S3-Leitlinie
Psychosoziale Therapien bei schweren psychischen Erkrankungen

Deutsche Gesellschaft für Psychiatrie, Psychotherapie und Nervenheilkunde (Hrsg.)

S3-Leitlinie Psychosoziale Therapien bei schweren psychischen Erkrankungen

S3-Praxisleitlinien in Psychiatrie und Psychotherapie

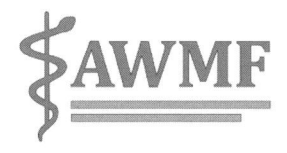

Herausgeber
DGPPN – Dt. Gesellschaft für Psychiatrie,
Psychotherapie und Nervenheilkunde
Berlin

Prof. Dr. Peter Falkai
Universitätsklinikum Göttingen
Deutschland

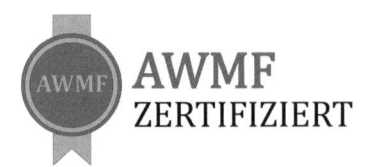

AWMF ZERTIFIZIERT

AWMF-Registrierungsnummer: 038-020

ISBN 978-3-642-30269-5   ISBN 978-3-642-30270-1 (eBook)
DOI 10.1007/978-3-642-30270-1

Die Deutsche Nationalbibliothek verzeichnet diese Publikation in der Deutschen Nationalbibliografie; detaillierte bibliografische Daten sind im Internet über http://dnb.d-nb.de abrufbar.

Springer Medizin
Springer-Verlag Berlin Heidelberg
© DGPPN (Deutsche Gesellschaft für Psychiatrie, Psychotherapie und Nervenheilkunde) 2013
Dieses Werk ist urheberrechtlich geschützt. Die dadurch begründeten Rechte, insbesondere die der Übersetzung, des Nachdrucks, des Vortrags, der Entnahme von Abbildungen und Tabellen, der Funksendung, der Mikroverfilmung oder der Vervielfältigung auf anderen Wegen und der Speicherung in Datenverarbeitungsanlagen, bleiben, auch bei nur auszugsweiser Verwertung, vorbehalten. Eine Vervielfältigung dieses Werkes oder von Teilen dieses Werkes ist auch im Einzelfall nur in den Grenzen der gesetzlichen Bestimmungen des Urheberrechtsgesetzes der Bundesrepublik Deutschland vom 9. September 1965 in der jeweils geltenden Fassung zulässig. Sie ist grundsätzlich vergütungspflichtig. Zuwiderhandlungen unterliegen den Strafbestimmungen des Urheberrechtsgesetzes.

Produkthaftung: Für Angaben über Dosierungsanweisungen und Applikationsformen kann vom Verlag keine Gewähr übernommen werden. Derartige Angaben müssen vom jeweiligen Anwender im Einzelfall anhand anderer Literaturstellen auf ihre Richtigkeit überprüft werden.

Die Wiedergabe von Gebrauchsnamen, Warenbezeichnungen usw. in diesem Werk berechtigt auch ohne besondere Kennzeichnung nicht zu der Annahme, dass solche Namen im Sinne der Warenzeichen- und Markenschutzgesetzgebung als frei zu betrachten wären und daher von jedermann benutzt werden dürfen.

Planung: Renate Scheddin
Projektmanagement: Renate Schulz
Lektorat: Traudel Lampel, Odenthal
Projektkoordination: Barbara Karg
Umschlaggestaltung: deblik Berlin
Herstellung: Crest Premedia Solutions (P) Ltd., Pune, India

Gedruckt auf säurefreiem und chlorfrei gebleichtem Papier

Springer Medizin ist Teil der Fachverlagsgruppe Springer Science+Business Media
www.springer.com

Vorwort

Die vorliegende Leitlinie ist eine S3-Leitlinie. Ihre Erstellung gründet sich auf eine systematische Recherche und ein formalisiertes Prozedere unter Einbindung von Experten, Betroffenen, Angehörigen und führenden Praxisvertretern des Feldes. In vielen Bereichen konnten aufgrund einer sehr umfangreichen Evidenz klare Behandlungsempfehlungen gegeben werden.

Das Besondere an dieser Leitlinie ist ihr diagnoseübergreifender Ansatz. Zielgruppe der Leitlinie sind Menschen mit schweren psychischen Störungen. Jedem praktisch Tätigen ist diese Gruppe von Patienten deutlich vor Augen. Die Patientengruppe ist hauptsächlich durch die Auswirkungen einer schweren und längerfristigen psychischen Erkrankung gekennzeichnet. Die Perspektive der vorliegenden S3-Leitlinie bezieht sich damit auf eine Gruppe von Menschen, die längere Zeit durch Symptome beeinträchtigt sind, deutliche Einschränkungen des sozialen Funktionsniveaus erleben und das Hilfesystem intensiv in Anspruch nehmen. Die vorliegende S3-Leitlinie sollte gemeinsam mit den diagnosebezogenen Leitlinien der Deutschen Gesellschaft für Psychiatrie, Psychotherapie und Nervenheilkunde (DGPPN) rezipiert werden [1; 2; 3].

Neben umschriebenen psychosozialen Interventionen werden in dieser Leitlinie auch grundlegende Aspekte psychosozialen Handelns, wie die therapeutische Beziehung, das therapeutische Milieu und neuere Entwicklungen wie Empowerment und Recovery, behandelt. Psychosoziale Interventionen gliedern sich zum einen in die sogenannten Systeminterventionen, bei denen es darum geht, Versorgungsangebote in einer bestimmten Art und Weise zu organisieren und bereitzustellen (z. B. Akutbehandlung im häuslichen Umfeld, Case Management, Arbeitsrehabilitation). Zum anderen werden Empfehlungen zu sogenannten Einzelinterventionen gegeben, die in verschiedenen Settings, ob im ambulanten Bereich, der Tagesklinik oder der stationären Psychiatrie, Anwendung finden, wie z. B. Psychoedukation oder künstlerische Therapien. Da der Selbsthilfe und verwandten Konzepten, wie zum Beispiel Selbstmanagement-Ansätzen, erhebliche und zunehmende Bedeutung bei der Versorgung von Menschen mit schweren psychischen Störungen zukommt, wird diesem Bereich ein eigenes Kapitel gewidmet.

Behandlungsleistungen, auch psychosoziale Interventionen, werden nicht im luftleeren Raum erbracht. Sie sind eingebettet in ein Versorgungssystem mit komplexen sozialrechtlichen Rahmenbedingungen, das sich in Deutschland seit der Psychiatriereform grundlegend verändert hat. Ein Kapitel, das wir Matrix-Kapitel genannt haben, trägt diesem Umstand Rechnung. Es verortet die beschriebenen Interventionen, zeigt den aktuellen Implementierungsstand in Deutschland und nimmt neuere Entwicklungen in der Versorgungslandschaft, wie zum Beispiel das regionale Psychiatriebudget, in den Blick.

Psychosoziale Interventionen bei Suchtstörungen und Demenzerkrankungen werden in der vorliegenden S3-Leitlinie nicht systematisch behandelt. Jedoch werden einige Aspekte psychosozialer Interventionen im Kindes- und Jugendalter, im höheren Lebensalter sowie im Zusammenhang mit Migration in Schnittstellenkapiteln adressiert.

Diese gründlich recherchierte Übersicht macht die Leitlinie zu einem Standardwerk[1], in dem die umfangreiche Evidenz des Themengebiets erstmals für den deutschen Sprachraum in dieser Weise zusammengefasst wird. Gleichzeitig zeigt es »weiße Flecken auf der Landkarte« psychosozialer Forschung und wird die methodisch anspruchsvolle Versorgungsforschung in diesem Bereich stimulieren.

Steffi G. Riedel-Heller
Stefan Weinmann
Thomas Becker

---

1 Zur besseren Lesbarkeit wurden im Text in der Regel die männlichen Formen der Personenbezeichnungen verwendet, selbstverständlich beziehen sich alle Aussagen auch auf die weibliche Form.

Inhaltsverzeichnis

1	**Methoden der Leitlinienentwicklung**	1
1.1	Zielsetzung, Anwendungsbereich und Adressaten	2
1.1.1	Zielsetzung und Begründung	2
1.1.2	Berücksichtigte Interventionen	4
1.2	**Andere relevante Leitlinien in Deutschland**	5
1.3	**Zusammensetzung und Organisation des Leitliniengremiums**	6
1.3.1	Konsensusgruppe	6
1.3.2	Expertengruppe	9
1.3.3	Projektgruppe	9
1.4	**Methodik der Erarbeitung der Leitlinie**	10
1.4.1	Wesentliche Schritte in der Erarbeitung der Leitlinie	10
1.4.2	Literaturrecherche, Datenbanken und Extraktion der Reviews und Studien	10
1.5	**Evidenzebenen und Empfehlungsgrade**	11
1.5.1	Empfehlungsgrade	12
1.5.2	Ausarbeitung der Empfehlungen	13
1.6	**Methodenkritische Aspekte**	13
1.7	**Interessenkonflikte**	14
1.8	**Gültigkeitsdauer der Leitlinie**	14
1.9	**Finanzierung der Leitlinie**	14
2	**Empfehlungen und Statements im Überblick**	15
2.1	Grundlagen psychosozialer Interventionen	16
2.1.1	Therapeutische Beziehung	16
2.1.2	Milieutherapie	16
2.2	Systeminterventionen	16
2.2.1	Gemeindepsychiatrische Versorgungsansätze	16
2.2.2	Arbeitsrehabilitation und Teilhabe am Arbeitsleben	17
2.2.3	Wohnangebote für psychisch kranke Menschen	18
2.3	Einzelinterventionen	19
2.3.1	Psychoedukative Interventionen für Betroffene und Angehörige, Peer-to-peer-Ansätze und Trialog	19
2.3.2	Training von Alltags- und sozialen Fertigkeiten	20
2.3.3	Künstlerische Therapien	21
2.3.4	Ergotherapie	21
2.3.5	Sport- und Bewegungstherapie	22
2.3.6	Selbsthilfe und verwandte Konzepte	22
2.4	Matrixkapitel	23
2.4.1	Grundprinzipien des professionellen Handelns	23
2.4.2	Selbstbestimmung vs. Fürsorgepflicht	23
2.4.3	Kinder psychisch kranker Eltern	23
3	**Hintergrund und Evidenz**	25
3.1	**Grundlagen psychosozialer Interventionen**	26
3.1.1	Therapeutische Beziehung	26
3.1.2	Milieutherapie	29

3.1.3	Grundsätzliche Aspekte	32
3.2	**Systeminterventionen**	35
3.2.1	Überblick über ausgewählte gemeindepsychiatrische Versorgungsansätze	35
3.2.2	Multiprofessionelle gemeindepsychiatrische teambasierte Behandlung	36
3.2.3	Case Management	52
3.2.4	Arbeitsrehabilitation und Teilhabe am Arbeitsleben	62
3.2.5	Wohnangebote für psychisch kranke Menschen	74
3.3	**Einzelinterventionen**	82
3.3.1	Psychoedukative Interventionen für Betroffene und Angehörige, Peer-to-peer-Ansätze und Trialog	82
3.3.2	Training von Alltags- und sozialen Fertigkeiten	103
3.3.3	Künstlerische Therapien	114
3.3.4	Ergotherapie	122
3.3.5	Sport- und Bewegungstherapie	128
3.4	**Selbsthilfe und verwandte Konzepte**	148
3.4.1	Einführung	148
3.4.2	Evidenz zu einzelnen Formen von Selbsthilfe	149
4	**Matrix des deutschen Versorgungssystems – Hilfen für schwer psychisch kranke Menschen**	**159**
4.1	**Einführung**	160
4.2	**Sozialrechtliche Rahmenbedingungen**	164
4.3	**Sozialpsychiatrische Behandlung und Rehabilitation**	169
4.3.1	Ambulante Behandlung und Rehabilitation schwer psychisch kranker Menschen	169
4.3.2	Teilstationäre Behandlung und Rehabilitation schwer psychisch kranker Menschen	178
4.3.3	Stationäre Behandlung und Rehabilitation schwer psychisch kranker Menschen	180
4.4	**Integrierte Hilfen zur Teilhabe an Arbeit und Beschäftigung**	183
4.4.1	Trends und Entwicklungen im Bereich der beruflichen Teilhabe	185
4.4.2	Die Umsetzung von Supported Employment in Deutschland	186
4.5	**Sozialpsychiatrische Leistungen zur Teilhabe am Leben in der Gemeinde**	188
4.5.1	Sozialpsychiatrische Leistungen zur Tagesgestaltung und Kontaktfindung	188
4.5.2	Sozialpsychiatrische Leistungen zur Selbstversorgung im Bereich Wohnen	189
4.6	**Vernetzung und Kooperation**	192
5	**Schnittstellen in der psychiatrischen Versorgung von schwer psychisch kranken Menschen**	**199**
5.1	**Die Bedeutung eines Migrationshintergrunds für die Behandlung schwer psychisch kranker Menschen**	200
5.1.1	Einführung	200
5.1.2	Bedeutung interkultureller Aspekte in der Psychiatrie und Psychotherapie	201
5.1.3	Evidenz zu Diagnostik, therapeutischen Ansätzen und Prävention psychischer Störungen bei Migranten	205
5.1.4	Politische Rahmenbedingungen in Deutschland	209
5.1.5	Zusammenfassung	209
5.2	**Psychosoziale Therapien bei Kindern und Jugendlichen**	210
5.2.1	Einführung	210
5.2.2	Evidenzbasierte Verfahren der psychosozialen Therapien für Kinder und Jugendliche	212
5.2.3	Zusammenfassung	214

5.3	**Psychosoziale Therapien im höheren Lebensalter**	214
5.3.1	Einführung	214
5.3.2	Evidenz zu psychosozialen Therapien in der Demenzbehandlung	215
5.3.3	Zusammenfassung	218
6	**Ausblick**	219
6.1	Maßnahmen zur Leitlinienimplementierung	220
6.2	Qualitätsindikatoren	220
6.3	Berücksichtigung der Steuerungswirkungen des Versorgungssystems	221
6.4	Desiderate für die Forschung	222
	Literatur	227

Herausgeber

Die vorliegende *S3-Leitlinie Psychosoziale Therapien* wurde von der Deutschen Gesellschaft für Psychiatrie, Psychotherapie und Nervenheilkunde (DGPPN) koordiniert und wird gemeinsam mit den beteiligten Organisationen herausgegeben.

- **Am Konsensusprozess beteiligt und mitgetragen von (in alphabetischer Reihenfolge)**

ACKPA	Arbeitskreis der Chefärztinnen und Chefärzte der Kliniken für Psychiatrie und Psychotherapie an Allgemeinkrankenhäusern in Deutschland
AKP	Aktionskreis Psychiatrie e. V.
AOK	AOK Bayern
APK	Aktion Psychisch Kranke e. V.
ARGE BFW	Arbeitsgemeinschaft Deutscher Berufsförderungswerke
BAG BBW	Bundesarbeitsgemeinschaft der Berufsbildungswerke
BAG BTZ	Bundesarbeitsgemeinschaft Beruflicher Trainingszentren
BAG GPV	Bundesarbeitsgemeinschaft Gemeindepsychiatrischer Verbünde e. V.
BAG KT	Bundesarbeitsgemeinschaft Künstlerischer Therapien
BAG RPK	Bundesarbeitsgemeinschaft Rehabilitation psychisch kranker Menschen e. V.
BAG UB	Bundesarbeitsgemeinschaft für Unterstützte Beschäftigung e. V.
BAG WfbM	Bundesarbeitsgemeinschaft Werkstätten für behinderte Menschen e. V.
BALK	Verband Bundesarbeitsgemeinschaft Leitender Pflegepersonen e. V.
BApK	Bundesverband der Angehörigen psychisch Kranker e. V./Familien-Selbsthilfe Psychiatrie
BAPP	Bundesinitiative ambulante psychiatrische Pflege e. V.
BDK	Bundesdirektorenkonferenz Psychiatrischer Krankenhäuser
BDP	Berufsverband Deutscher Psychologinnen und Psychologen e. V.
BFLK	Bundesfachvereinigung Leitender Krankenpflegepersonen der Psychiatrie e. V.
BKMT	Berufsverband für Kunst-, Musik- und Tanztherapie
BPE	Bundesverband der Psychiatrie-Erfahrenen e. V.
BPtK	Bundespsychotherapeutenkammer
BVDN	Berufsverband Deutscher Nervenärzte e. V.
BVDP	Berufsverband Deutscher Psychiater
bvvp	Bundesverband der Vertragspsychotherapeuten e. V.
DBSH	Deutscher Berufsverband für Soziale Arbeit e. V.
DGBP	Deutsche Gesellschaft für Biologische Psychiatrie
DGGPP	Deutsche Gesellschaft für Gerontopsychiatrie und -psychotherapie e. V.

Fortsetzung	
DGKJP	Deutsche Gesellschaft für Kinder- und Jugendpsychiatrie, Psychosomatik und Psychotherapie e. V.
DGPE	Deutsche Gesellschaft für Psychoedukation e. V.
DGPPN	Deutsche Gesellschaft für Psychiatrie, Psychotherapie und Nervenheilkunde
DGS	Deutsche Gesellschaft für Suizidprävention e. V.
DGSP	Deutsche Gesellschaft für Soziale Psychiatrie e. V.
DHS	Deutsche Hauptstelle für Suchtfragen e. V.
DTGPP	Deutsch-türkische Gesellschaft für Psychiatrie, Psychotherapie und psychosoziale Gesundheit e. V.
DVE	Deutscher Verband der Ergotherapeuten e. V.
DVGS	Deutscher Verband für Gesundheitssport und Sporttherapie e. V.
VKD	Verband der Krankenhausdirektoren Deutschlands e. V./Fachgruppe Psychiatrie
	Berufsverband der Soziotherapeuten e. V.
	Dachverband Gemeindepsychiatrie e. V.

- **Verantwortlich für die S3-Leitlinie Psychosoziale Therapien**

Deutsche Gesellschaft für Psychiatrie, Psychotherapie und Nervenheilkunde (DGPPN) - in Zusammenarbeit mit dem
— Universitätsklinikum Ulm, Klinik für Psychiatrie und Psychotherapie II und dem
— Institut für Sozialmedizin, Arbeitsmedizin und Public Health der Universität Leipzig sowie dem
— Institut für Sozialmedizin, Epidemiologie und Gesundheitsökonomie, Charité, Universitätsmedizin Berlin

- **Koordination und Redaktion**

Die Projektkoordination übernahmen:
— Prof. Dr. Thomas Becker, Abteilung für Psychiatrie und Psychotherapie II der Universität Ulm (Projektleitung)
— Prof. Dr. Steffi Riedel-Heller, MPH, Institut für Sozialmedizin, Arbeitsmedizin und Public Health der Universität Leipzig
— Dr. Dr. Stefan Weinmann, Deutsche Gesellschaft für Internationale Zusammenarbeit (GIZ)

Die Projektmitarbeiterinnen, welche die Studien recherchierten und extrahierten sowie die Texte verfassten, waren:
— Dr. Uta Gühne, Institut für Sozialmedizin, Arbeitsmedizin und Public Health der Universität Leipzig
— Esra-Sultan Ay (B. Sc. Medizinische Dokumentarin), Abteilung für Psychiatrie und Psychotherapie II der Universität Ulm

- Dipl. Soz. Katrin Arnold, Abteilung für Psychiatrie und Psychotherapie II der Universität Ulm

- **Methodische Unterstützung des Koordinations- und Redaktionsteams und Moderation**

Prof. Dr. med. Ina Kopp – Arbeitsgemeinschaft der Wissenschaftlichen Medizinischen Fachgesellschaften (AWMF)

- **Korrespondenz**

Prof. Dr. Thomas Becker
Klinik für Psychiatrie und Psychotherapie II der Universität Ulm, BKH Günzburg, Ludwig-Heilmeyer-Str. 2, 89312 Günzburg
E-Mail: t.becker@uni-ulm.de

- **Expertengruppe**

Experte	Stellvertreter
Prof. Dr. Thomas Reker	PD Dr. Holger Hoffmann
PD Dr. Thomas Reuster	Dr. Matthias Schützwohl
PD Dr. Reinhold Kilian	
Prof. Dr. Arno Deister	
Prof. Dr. Hans-Helmut König	Dr. Alexander Konnopka
Prof. Dr. Andreas Heinz	Prof. Dr. Rainer Hellweg
Prof. Dr. Dirk Richter	
PD Dr. Katarina Stengler	
Prof. Dr. Heinrich Kunze	Prof. Dr. Gerhard Längle
Prof. Dr. Wielant Machleidt	PD Dr. Iris Tatjana Calliess
PD Dr. Thomas Bock	Dr. Tina Wessels
Dr. Hermann Elgeti	Dr. Stefan Bartusch
Prof. Dr. Dr. Manfred Wolfersdorf	Dr. Manfred Moos

Mitglieder der Konsensusgruppe (in alphabetischer Reihenfolge)

Organisation	Vertreter	Stellvertreter
Arbeitskreis der Chefärztinnen und Chefärzte der Kliniken für Psychiatrie und Psychotherapie an Allgemeinkrankenhäusern in Deutschland	Prof. Dr. Dr. Martin Hambrecht	Prof. Dr. Karl-Heinz Beine
Aktionskreis Psychiatrie e. V.	PD Dr. Felix M. Böcker	Prof. Dr. E. Rüther
AOK Bayern	Walter Langenecker	
Aktion Psychisch Kranke e. V.	Prof. Dr. Reinhard Peukert	
Arbeitsgemeinschaft Deutscher Berufsförderungswerke	August Busch	Wilhelm Bultmann
Bundesarbeitsgemeinschaft der Berufsbildungswerke	Walter Krug	
Bundesarbeitsgemeinschaft Beruflicher Trainingszentren	Erih Novak	Heiko Kilian
Bundesarbeitsgemeinschaft Gemeindepsychiatrischer Verbünde e. V.	Matthias Rosemann	Mechthild Böker-Scharnhölz
Bundesarbeitsgemeinschaft Künstlerischer Therapien	Beatrix Evers-Grewe	Titus Hamdorf
Bundesarbeitsgemeinschaft Rehabilitation psychisch kranker Menschen e. V.	Annette Theißing	Gerhard Häberle
Bundesarbeitsgemeinschaft für Unterstützte Beschäftigung e. V.	Holger Mangold	Andreas Backhaus
Bundesarbeitsgemeinschaft Werkstätten für behinderte Menschen e. V.	Wolfgang Schrank	
Verband Bundesarbeitsgemeinschaft Leitender Pflegepersonen e. V.	Matthias Krake	Gerrit Krause
Bundesverband der Angehörigen psychisch Kranker e. V./Familien-Selbsthilfe Psychiatrie	Gudrun Schliebener	Eva Straub
Bundesinitiative ambulante psychiatrische Pflege e. V.	Michael Theune	Alfred Karsten
Bundesdirektorenkonferenz Psychiatrischer Krankenhäuser	Prof. Dr. Hartmut Berger	
Berufsverband Deutscher Psychologinnen und Psychologen e. V.	Elisabeth Noeske	Heinrich Bertram
Bundesfachvereinigung Leitender Krankenpflegepersonen der Psychiatrie e. V.	Heinz Lepper	
Berufsverband für Kunst-, Musik- und Tanztherapie	Prof. Dr. Dr. Dr. Georg Hörmann	Dr. Georg Franzen
Bundesverband der Psychiatrie-Erfahrenen e. V.	Ruth Fricke	Jurand Daszkowski
Bundespsychotherapeutenkammer	Prof. Dr. Rainer Richter	Dr. Tina Wessels

Herausgeber

Fortsetzung		
Organisation	**Vertreter**	**Stellvertreter**
Berufsverband Deutscher Nervenärzte e. V.	Dr. Roland Urban	
Berufsverband Deutscher Psychiater	Dr. P. C. Vogel	Dr. Christa Roth-Sackenheim
Bundesverband der Vertragspsychotherapeuten e. V.	Dr. Alessandra Carella	Dr. Hans Ramm
Deutscher Berufsverband für Soziale Arbeit e. V.	Carmen Mothes-Weiher	Rolf Schneider
Deutsche Gesellschaft für Biologische Psychiatrie	Prof. Dr. med. Peter Falkai	PD Dr. Thomas Wobrock
Deutsche Gesellschaft für Gerontopsychiatrie und -psychotherapie e. V.	Dr. Beate Baumgarte	
Deutsche Gesellschaft für Kinder- und Jugendpsychiatrie, Psychosomatik und Psychotherapie e. V.	Prof. Dr. Renate Schepker	Prof. Dr. Andreas Warnke
Deutsche Gesellschaft für Psychoedukation e. V.	PD Dr. Josef Bäuml	Dr. Gabi Pitschel-Walz
Deutsche Gesellschaft für Psychiatrie, Psychotherapie und Nervenheilkunde	Prof. Dr. Thomas Becker	Prof. Dr. Steffi Riedel-Heller
Deutsche Gesellschaft für Suizidprävention e. V.	Univ.-Prof. Dr. Elmar Etzersdorfer	
Deutsche Gesellschaft für Soziale Psychiatrie e. V.	Martin Urban	Achim Dochat
Deutsche Hauptstelle für Suchtfragen e. V.	Dr. Heribert Fleischmann	
Deutsch-türkische Gesellschaft für Psychiatrie, Psychotherapie und psychosoziale Gesundheit e. V.	Dr. Eckhardt Koch	Dr. Meryam Schouler-Ocak
Deutscher Verband der Ergotherapeuten e. V.	Andreas Pfeiffer	Jens Rohloff
Deutscher Verband für Gesundheitssport und Sporttherapie e. V.	Prof. Dr. Klaus Schüle	Prof. Dr. Gerd Hölter
Verband der Krankenhausdirektoren Deutschlands e. V./Fachgruppe Psychiatrie	Dipl.-BTW Holger Höhmann	Dr. Hans-Dieter Voigt
Berufsverband der Soziotherapeuten e. V.	S. Schreckling	
Dachverband Gemeindepsychiatrie e. V.	Birgit Görres	Petra Godel-Ehrhardt

- **Beteiligt war außerdem folgende Organisation**
– Deutsche Gesellschaft für Allgemeinmedizin und Familienmedizin e. V. (DEGAM), Dr. Christa Dörr
– Die Deutsche Gesellschaft für Allgemeinmedizin und Familienmedizin e. V. (DEGAM) hat sich bei der Abschlussabstimmung der Stimme enthalten.

- **Externe Begleiter**

Folgende Personen hatten eine beratende Funktion bei der Leitlinien-Entwicklung:
- Prof. Dr. Holger Pfaff
- Prof. Dr. med. Wolfgang Weig

- **Externer Peer-Review**

Ein externer Peer-Review fand durch Prof. Dr. med. Dipl.-Psych. Wulf Rössler (Zürich) statt.

Methoden der Leitlinienentwicklung

1.1	**Zielsetzung, Anwendungsbereich und Adressaten – 2**	
1.1.1	Zielsetzung und Begründung – 2	
1.1.2	Berücksichtigte Interventionen – 4	
1.2	**Andere relevante Leitlinien in Deutschland – 5**	
1.3	**Zusammensetzung und Organisation des Leitliniengremiums – 6**	
1.3.1	Konsensusgruppe – 6	
1.3.2	Expertengruppe – 9	
1.3.3	Projektgruppe – 9	
1.4	**Methodik der Erarbeitung der Leitlinie – 10**	
1.4.1	Wesentliche Schritte in der Erarbeitung der Leitlinie – 10	
1.4.2	Literaturrecherche, Datenbanken und Extraktion der Reviews und Studien – 10	
1.5	**Evidenzebenen und Empfehlungsgrade – 11**	
1.5.1	Empfehlungsgrade – 12	
1.5.2	Ausarbeitung der Empfehlungen – 13	
1.6	**Methodenkritische Aspekte – 13**	
1.7	**Interessenkonflikte – 14**	
1.8	**Gültigkeitsdauer der Leitlinie – 14**	
1.9	**Finanzierung der Leitlinie – 14**	

1.1 Zielsetzung, Anwendungsbereich und Adressaten

1.1.1 Zielsetzung und Begründung

Behandlungsleitlinien sind systematisch entwickelte Aussagen, die den gegenwärtigen Erkenntnisstand im Fachgebiet wiedergeben und den behandelnden Therapeuten und ihren Patienten die Entscheidungsfindung für eine angemessene Behandlung spezifischer Krankheitssituationen erleichtern [4]. Die vorliegende Leitlinie der Deutschen Gesellschaft für Psychiatrie, Psychotherapie und Nervenheilkunde reiht sich in das Leitlinienprogramm der AWMF ein und basiert auf der Methodik der S3-Leitlinien, weist aber einige Besonderheiten auf. Die grundlegende Vorgehensweise bei der Erstellung dieser Leitlinie ist auf der Internetseite der AWMF beschrieben [5].

So ist die **Zielgruppe** dieser Leitlinie nicht auf Menschen mit einer bestimmten psychischen Erkrankung begrenzt, sondern umfasst allgemein Menschen mit schweren psychischen Erkrankungen. Diese Personengruppe wird in der internationalen Literatur als *people with severe mental illness* beschrieben. Jedem praktisch in der Versorgung psychisch Kranker Tätigen ist dieser Personenkreis als Gruppe mit besonderem Hilfebedarf evident. Zudem gibt die Leitlinie **Empfehlungen zu psychosozialen Interventionen**, die ihrem Charakter nach zunächst beschrieben und sowohl von der psychotherapeutischen Behandlung im engeren Sinne als auch von allgemeinen Unterstützungsleistungen und Lebenshilfen abgegrenzt werden müssen. Die Leitlinie versucht Empfehlungen zu psychotherapeutischen Verfahren zu vermeiden, diese Regel ist bei den körperpsychotherapeutischen Verfahren (▶ Kap. 3.3.5) verletzt (Ergebnis des nominalen Gruppenprozesses). Es werden keine Empfehlungen zu medikamentösen und sonstigen somatischen Behandlungsverfahren gegeben. In dieser Leitlinie wird nicht dem angloamerikanischen Sprachgebrauch gefolgt, bei dem die psychotherapeutischen und soziotherapeutischen Verfahren zu den psychosozialen Verfahren zusammengefasst werden. Vielmehr ist der Schwerpunkt der hier behandelten Interventionen ein soziotherapeutischer.

Die so verstandenen **psychosozialen Interventionen** zielen hauptsächlich darauf ab, die individuellen Möglichkeiten der Betroffenen, in ihrer sozialen Umgebung zu leben und am gesellschaftlichen Leben teilzuhaben, zu verbessern. Dies wird entweder durch eine günstige Gestaltung der Umgebungsbedingungen oder dadurch erreicht, dass soziale und kommunikative Kompetenzen für die Reintegration in den verschiedenen Lebensbereichen vermittelt werden [6]. Eine klare Trennung psychosozialer und soziotherapeutischer Interventionen von der Gestaltung des psychiatrischen Hilfe- und Versorgungssystems insgesamt ist nicht möglich. Daher wird in einem separaten Kapitel (▶ Kap. 4) eine Integration der einzelnen Interventionen in das deutsche Versorgungssystem vorgenommen.

Ziel der vorliegenden evidenz- und konsensusbasierten Leitlinie ist es, Empfehlungen zur umfassenden psychosozialen Behandlung und Versorgung von Menschen mit schweren psychischen Erkrankungen auf der Basis der besten verfügbaren Evidenz vor dem Hintergrund des deutschen Versorgungssystems zu geben. Den mit der Behandlung und Versorgung von Menschen mit schweren psychischen Erkrankungen befassten Personen wird eine systematisch entwickelte Entscheidungshilfe an die Hand gegeben, welche psychosozialen Interventionen sich in Studien als wirksam und im deutschen Versorgungssystem als umsetzbar herausgestellt haben. Die Leitlinie dient auch der Information von Erkrankten und Angehörigen. Weiterhin liefert die Leitlinie eine Entscheidungshilfe für die mit der Versorgungsplanung befassten Personen und Institutionen.

Die Leitlinie gibt den aktuell konsentierten Standard bei psychosozialen Interventionen wieder. Durch die Empfehlungen dieser Leitlinie soll die Qualität der Behandlung und Versorgung der unten genannten Personengruppe verbessert und nicht durch Evidenz begründete Varianz in der Versorgung verringert werden. Die Anwendung wirksamer und hilfreicher Verfahren soll gestärkt werden. Gleichzeitig werden bei einzelnen Verfahren bei Hinweisen auf fehlende Wirksamkeit Empfehlungen gegen eine Anwendung gegeben. Ziel ist die Steigerung der Lebensqualität und die Ermöglichung eines so weit wie möglich selbstbestimmten

1.1 · Zielsetzung, Anwendungsbereich und Adressaten

Lebens der Betroffenen mit größtmöglicher Teilhabe am gesellschaftlichen Leben.

In dieser Leitlinie wird besonders der deutsche Kontext berücksichtigt. Dies ist notwendig, da viele Studien im Ausland durchgeführt wurden. Über Fragen der Kontextabhängigkeit hinaus treffen die in Gruppenuntersuchungen dargestellten Effekte nicht immer auf jeden individuell Betroffenen zu. Die S3-Leitlinie »Psychosoziale Therapien bei Menschen mit schweren psychischen Erkrankungen« ist, wie alle anderen Leitlinien auch, keine Richtlinie und entbindet Personen, die in der Behandlung und Versorgung von Erkrankten tätig sind, nicht davon, Entscheidungen unter Berücksichtigung der Umstände des individuell Betroffenen zu treffen.

Zielgruppe der Leitlinie

Die vorliegende Leitlinie soll als Entscheidungsgrundlage bzw. Handlungshilfe für folgenden Personenkreis dienen:

- erwachsene Menschen mit einer Schizophrenie, schweren affektiven Erkrankungen (schwere Depression, schwere bipolare Erkrankung) und schweren Persönlichkeits- und Zwangsstörungen (Menschen mit *severe mental illness*) und deren Angehörige,
- professionell psychiatrisch Tätige (wie Psychiater, ärztliche Psychotherapeuten und Allgemeinärzte, Psychologische Psychotherapeuten, Diplom-Psychologen, Ergotherapeuten, Sozialarbeiter, Krankenpflegepersonal, Personal in anderen psychiatrischen Einrichtungen, gesetzliche Betreuer und andere, die im Hilfesystem tätig sind),
- andere Personen und Entscheidungsträger im Gesundheits- und Sozialsystem, die Unterstützungsleistungen für Menschen mit schweren psychischen Erkrankungen anbieten oder organisieren.

Interventionen bei folgenden Erkrankungen im Sinne medizinischer Diagnosen wurden recherchiert und berücksichtigt:

- Schizophrenie und andere schwere psychische Erkrankungen aus dem schizophrenen Formenkreis (ICD-10: F20–F22, F25)
- Schwere affektive Störungen: Manie (ICD-10: F30), bipolar-affektive Störung (ICD-10: F 31), schwere und rezidivierend-depressive Erkrankungen (ICD-10: F32.2–F32.3 und F33)
- Schwere Persönlichkeitsstörungen (ICD-10: F60–F61)
- Schwere Angststörungen (ICD-10: F41)
- Schwere Zwangsstörungen (ICD-10: F42) [7]

Zielgruppe dieser Leitlinie sind Menschen mit einer dieser Diagnosen, welche über längere Zeit, d. h. über mindestens zwei Jahre, Krankheitssymptome aufweisen, die mit erheblichen Auswirkungen auf die Aktivitäten des täglichen Lebens und das soziale Funktionsniveau einhergehen sowie häufig mit einer intensiven Inanspruchnahme des Behandlungs- und psychosozialen Hilfesystems verbunden sind. Diese Definition schwerer psychischer Erkrankungen findet sich in vielen internationalen Studien [8].

Demenzerkrankungen sind ebenfalls schwere psychische Erkrankungen im Sinne dieser Leitlinie. Demenzielle Störungen gehen mit gravierenden Funktionseinbußen und Einschränkungen bei den Aktivitäten des täglichen Lebens einher, die Erkrankungsprozesse verlaufen über lange Zeit, die Auswirkungen für das psychosoziale Netzwerk sind erheblich. Häufig wird intensive psychosoziale und psychiatrisch-psychotherapeutische Hilfe in Anspruch genommen. Die wissenschaftliche Evidenz zu psychosozialen Interventionen und Versorgungsangeboten bei Menschen mit Demenzerkrankungen ist allerdings umfangreich, eine Vielzahl von Interventionsstudien liegt vor, wobei eine zeitgemäße Demenzbehandlung ohne psychosoziale Interventionen nicht vorstellbar ist. Die Behandlung demenzieller Erkrankungen erfordert jedoch einen eigenen Zugang und die Evidenzbewertung in diesem Bereich eine eigene Datenanalyse. Daher wurden demenzielle Erkrankungen, für die eine eigene S3-Leitlinie der DGPPN vorliegt, hier nicht berücksichtigt.

Auch **Suchtstörungen** sind häufig schwere psychische Erkrankungen im Sinne der vorliegenden Leitlinie. Dies gilt für die Schwere der Beeinträchtigung, die Vielfalt der psychosozialen Einschränkungen, Einschränkungen des sozialen Funktionsniveaus, die häufig intensive Inanspruchnahme des Versorgungssystems sowie die in der Regel längere Zeitdauer der Erkrankung. Auch in diesem Indikationsbereich liegt vielfältige Evidenz und ein reicher Erfahrungsschatz zu psychosozialen Versorgungsangeboten und Interventionen vor. Die Sichtung der Evidenz und Erfahrung zu psychosozialen Hilfen bei Menschen mit Suchterkrankungen erfordert eine eigene Evidenzrecherche und Bewertung der klinischen Erfahrung. Diese Evidenzrecherche und Evidenzbewertung war im Rahmen der vorliegenden S3-Leitlinie nicht möglich. Psychosoziale Interventionen bei Suchtstörungen sind Gegenstand anderer suchtspezifischer Leitlinien der DGPPN.

Für **Menschen mit schweren psychischen Erkrankungen** liegt hochwertige Evidenz aus einer Vielzahl von Studien zu unterschiedlichen psychosozialen Interventionen vor. Die Begründung für die gemeinsame Berücksichtigung dieser Personengruppe ist, dass schwere Verlaufsformen oft zu ähnlichen psychosozialen Beeinträchtigungen und Einschränkungen in der Teilhabe am sozialen Leben führen und es häufig das Ausmaß dieser Beeinträchtigungen und weniger die konkrete medizinische Diagnose ist, welche die Gestaltung und Durchführung der psychosozialen Interventionen im psychosozialen Versorgungssystem bestimmt. Entsprechend werden in Studien zu diesen Interventionen häufig diagnostisch heterogene Patientengruppen mit *severe mental illness* eingeschlossen. Trotz dieser Herangehensweise gilt, dass für die optimale Behandlung und Therapie dieser Personengruppe auch diagnosespezifische Therapien notwendig sind, die in den jeweiligen diagnosespezifischen Leitlinien der DGPPN behandelt werden.

1.1.2 Berücksichtigte Interventionen

Folgende psychosoziale Interventionen wurden für die vorliegende Leitlinie ausgewählt:

- **System-Interventionen**
  - Multiprofessionelle gemeindepsychiatrische teambasierte Behandlung
  - Case Management
  - Arbeitsrehabilitation und Teilhabe am Arbeitsleben
  - Wohnangebote für psychisch kranke Menschen
- **Einzelinterventionen**
  - Psychoedukative Interventionen für Betroffene und Angehörige, Peer-to-peer-Ansätze und Trialog
  - Training von Alltags- und sozialen Fertigkeiten
  - Künstlerische Therapien
  - Ergotherapie
  - Sport- und Bewegungstherapie

Weiterhin wurden die **Selbsthilfe und verwandte Konzepte** in einem eigenen Kapitel mit ableitbaren Empfehlungen behandelt. **Grundlagen psychosozialer Interventionen** (Recovery-Orientierung, therapeutisches Milieu und Empowerment) werden ebenfalls in einem eigenen Kapitel beschrieben. Schließlich wurden in einem separaten Abschnitt 3 **Schnittstellen** zu spezifischen Aspekten (Migration in ihrer Bedeutung für psychosoziale Interventionen, Aspekte der Kinder- und Jugendpsychiatrie und der Behandlung und Versorgung älterer Menschen) beleuchtet. Die Struktur dieser drei Schnittstellenkapitel lehnt sich an diejenige des Hauptteils der Leitlinie an, eine systematische Evidenzrecherche, orientiert an der im Methodenteil beschriebenen Recherchestrategie, erfolgte hier allerdings nicht.

Psychosoziale Interventionen lassen sich somit verschiedenen Aggregationsebenen zuordnen. Einige **Interventionen** sind **auf der Systemebene** angesiedelt, deren Umsetzung in der Regel durch ein Helfersystem erfolgt (z. B. aufsuchende gemeindepsychiatrische Teams (*Assertive Community Treatment*)). Zum anderen gibt es psychosoziale Interventionen, die stärker als **Einzelinterventionen** beurteilt werden können und die an verschiedenen Stellen im Versorgungssystem in Anspruch genommen werden können (z. B. Psychoedukation). Zudem ordnete die vorliegende Leitlinie psychosoziale Versorgungsansätze als **Querschnittsthemen** ein, weil sie beispielsweise das tägliche Handeln der professionellen Helfer beeinflussen und Grundhaltungen psychosozialen Wirkens darstellen (z. B. Recovery, Empowerment).

Für die Auswahl der systematisch recherchierten psychosozialen Interventionen wurden nur solche berücksichtigt, die therapeutische Ziele verfolgen, d. h. nicht nur Bestandteil des Hilfe- und

Versorgungssystems sind. Psychotherapeutische Interventionen, die auf einer individuellen Therapie mit entsprechendem Setting basieren und die Bearbeitung dysfunktionaler kognitiver oder emotionaler Muster zum Ziel haben, wie kognitive Verhaltenstherapie, kognitive Rehabilitation oder psychodynamische Psychotherapie wurden nicht eingeschlossen, sondern sind in den jeweiligen diagnosespezifischen Leitlinien der DGPPN [1;3;9], bzw. der DGPPN gemeinsam mit der DGN [10] behandelt.

1.2 Andere relevante Leitlinien in Deutschland

Andere für die Zielgruppe und thematisch relevante Leitlinien aus Deutschland wurden für die Erarbeitung der vorliegenden Leitlinie berücksichtigt. Sie werden im Folgenden aufgeführt, wobei kurz auf Besonderheiten und mögliche Überschneidungen eingegangen wird:

- **S1-Leitlinie Psychosoziale Therapien der DGPPN (2005) [11]**

Diese Leitlinie greift als erste deutsche Leitlinie den Themenbereich der Psychosozialen Therapien auf. Im Gegensatz zur vorliegenden S3-Leitlinie wurde die Patientenzielgruppe jedoch nicht dezidiert auf die Menschen mit *schweren* psychischen Störungen eingegrenzt. Außerdem folgte das methodische Vorgehen bei der Erstellung der Leitlinie weniger strengen Anforderungen: Die Entwicklergruppe repräsentierte nicht vollständig den Anwenderkreis der Leitlinie, die Evidenzrecherche und -bewertung erfolgte nicht nach einer strengen und nachvollziehbaren Systematik und die Struktur des Konsensusverfahrens entsprach nicht dem für S3-Leitlinien vorgegebenen nominalen Gruppenprozess. Das Spektrum der behandelten psychosozialen Therapien war kleiner als das der vorliegenden S3-Leitlinie Psychosoziale Therapien. Schnittstellen zu migrationsspezifischen Aspekten, Aspekten der Kinder- und Jugendpsychiatrie sowie dem höheren Lebensalter wurden nicht aufgegriffen.

- **S3-Behandlungsleitlinie Schizophrenie der DGPPN (2006) [1], AWMF-Reg. Nr. 038-009**

In dieser evidenzbasierten Konsensusleitlinie erfolgte keine systematische Recherche und Darstellung der Evidenz zur Gestaltung des Behandlungssettings. Es werden basierend auf einer systematischen Recherche und Literaturauswertung Empfehlungen zu definierten psychosozialen Interventionen gegeben, die allerdings nur auf die Schizophrenie bezogen sind. Die settingbezogenen Aspekte waren nicht Inhalt des Konsentierungsprozesses. Es werden ausgewählte Interventionen bewertet, wobei Empfehlungen zur Gestaltung des gesamten Hilfesystems nicht gegeben werden. Hauptadressaten dieser Leitlinie sind, im Gegensatz zur vorliegenden Leitlinie, medizinisches Personal und Patienten.

- **Nationale Versorgungsleitlinie Unipolare Depression, herausgegeben durch die DGPPN (2010) [3], AWMF-Reg. Nr. nvl-005**

In dieser diagnosespezifischen S3-Leitlinie werden evidenzbasierte Konsensusempfehlungen zur Behandlung der Depression gegeben, die neben der medikamentösen Therapie auch die psychotherapeutische Behandlung und die Gestaltung der Versorgungskette beinhalten. Allerdings finden sich zwar Aspekte der Versorgungskoordination und Schnittstellenproblematik, aber keine systematisch recherchierten Empfehlungen zu soziotherapeutisch orientierten psychosozialen Interventionen.

- **S3-Leitlinie Bipolare Störungen, initiiert durch die DGPPN, in Kooperation mit der Deutschen Gesellschaft für Bipolare Störungen (DGBS e. V.) [2], AWMF-Reg. Nr. 038-019**

In dieser S3-Leitlinie finden sich etliche Empfehlungen zu psychosozialen Interventionen und zum Versorgungssystem, diese sind allerdings auf die Gruppe der Menschen mit bipolaren Störungen begrenzt.

- **S2-Behandlungsleitlinie Persönlichkeitsstörungen der DGPPN (2009) [9], AWMF-Reg. Nr. 038-015**
In der Leitlinie Persönlichkeitsstörungen sind für den psychosozialen Bereich lediglich Kriterien für Erwerbs- und Arbeitsunfähigkeit genannt, außerdem rechtliche Aspekte. Die Evidenz zur Gestaltung des Hilfesystems bei Menschen mit Persönlichkeitsstörungen ist nicht systematisch recherchiert und dargestellt, ebenso wenig über die Psychotherapie hinausgehende soziotherapeutische Interventionen.

- **S3-Diagnose- und Behandlungsleitlinie Demenzen der DGPPN und der Deutschen Gesellschaft für Neurologie (DGN) (2010) [10], AWMF-Reg. Nr. 038-013**
In dieser Leitlinie werden auch Empfehlungen zu einzelnen systematisch recherchierten psychosozialen Interventionen gegeben. Diese sind allerdings auf die Gruppe der Menschen mit einer Demenz begrenzt.

- **S2-Leitlinie Demenz der Deutschen Gesellschaft für Allgemeinmedizin und Familienmedizin (DEGAM) [12], AWMF-Reg. Nr. 053-021**
Diese Leitlinie behandelt auch einzelne psychosoziale Interventionsformen bei Demenz, so zum Beispiel Ergotherapie, Angehörigengruppen oder Case Management. Es werden allerdings nicht durchgängig zu allen diesen Interventionen dezidierte Empfehlungen mit dazugehörigen Empfehlungsgraden gegeben. An der Entwicklung der Leitlinie waren mit Fachärzten für Allgemeinmedizin und/oder innere Medizin lediglich zwei Fachgruppen beteiligt. Menschen mit Demenz bzw. deren Angehörige waren nicht direkt in die Leitlinienentwicklung eingebunden. Es kam ein wenig formalisiertes Abstimmungsverfahren zur Anwendung.

- **Praxis-Leitlinien Rehabilitation für Menschen mit psychischen Störungen der Bundesarbeitsgemeinschaft Rehabilitation für psychisch kranke Menschen (BAG RPK) [13]**
Diese Leitlinie gibt Empfehlungen zur Rehabilitation psychischer Störungen. Sie wurde durch Expertenkonsens unter Berücksichtigung der relevanten Literatur erarbeitet und entspricht somit den Anforderungen der Stufe S1 der methodischen Empfehlungen der AWMF.

1.3 Zusammensetzung und Organisation des Leitliniengremiums

Das **Leitliniengremium** war multidisziplinär unter Beteiligung von Patienten- und Angehörigenvertretern und Vertretern der wichtigsten im psychiatrisch-psychotherapeutischen Hilfesystem tätigen Professionen zusammengesetzt.

Die **Projektgruppe** führte die Literaturrecherche und -auswertung durch, erstellte die Textentwürfe und war für die Gesamtkonzeption der Leitlinie verantwortlich. Die **Expertengruppe** bestand aus ausgewählten Experten, die für die jeweiligen in der Leitlinie behandelten thematischen Bereiche beratend tätig waren. Die **Konsensusgruppe** bestand aus je einem Patienten- und Angehörigenvertreter und Vertretern von Fachgesellschaften aller relevanten im psychosozialen Hilfesystem tätigen Fachgruppen. Maßgeblich unterstützt wurde der Entwicklungsprozess in Form von Beratung und eines formalisierten Konsensusverfahrens (Nominaler Gruppenprozess) durch die AWMF. Unter der **Moderation** von Frau Prof. Dr. Ina Kopp (AWMF) wurden die Empfehlungen, inklusive der Empfehlungsgrade, durch alle am Konsensusprozess Beteiligten diskutiert und konsentiert.

1.3.1 Konsensusgruppe

Die an der Versorgung von Menschen mit einer schweren psychischen Erkrankung maßgeblich beteiligten Fachgesellschaften, Berufsverbände sowie Patienten- und Angehörigenorganisationen wurden durch die Projektgruppe des S3-Leitlinien-Verfahrens angesprochen und um Entsendung von Mandatsträgern in die Konsensusgruppe gebeten (◘ Tab. 1.1). In der ersten und auch in den folgenden Sitzungen der Konsensusgruppe wurde die Repräsentativität der Gruppe zur Entwicklung

1.3 · Zusammensetzung und Organisation des Leitliniengremiums

Tab. 1.1 Mitglieder der Konsensusgruppe (in alphabetischer Reihenfolge)

Fachgesellschaft/Organisation		Vertreter	Stellvertreter
ACKPA	Arbeitskreis der Chefärztinnen und Chefärzte der Kliniken für Psychiatrie und Psychotherapie an Allgemeinkrankenhäusern in Deutschland	Prof. Dr. Dr. Martin Hambrecht	Prof. Dr. Karl-Heinz Beine
AKP	Aktionskreis Psychiatrie e. V.	PD Dr. Felix M. Böcker	Prof. Dr. E. Rüther
AOK	AOK Bayern	Walter Langenecker	
APK	Aktion Psychisch Kranke e. V.	Prof. Dr. Reinhard Peukert	
ARGE BFW	Arbeitsgemeinschaft Deutscher Berufsförderungswerke	August Busch	Wilhelm Bultmann
BAG BBW	Bundesarbeitsgemeinschaft der Berufsbildungswerke	Walter Krug	
BAG BTZ	Bundesarbeitsgemeinschaft Beruflicher Trainingszentren	Erih Novak	Heiko Kilian
BAG GPV	Bundesarbeitsgemeinschaft Gemeindepsychiatrischer Verbünde e. V.	Matthias Rosemann	Mechthild Böker-Scharnhölz
BAG KT	Bundesarbeitsgemeinschaft Künstlerischer Therapien	Beatrix Evers-Grewe	Titus Hamdorf
BAG RPK	Bundesarbeitsgemeinschaft Rehabilitation psychisch kranker Menschen e. V.	Anette Theißing	Gerhard Häberle
BAG UB	Bundesarbeitsgemeinschaft für Unterstützte Beschäftigung e. V.	Holger Mangold	Andreas Backhaus
BAG WfbM	Bundesarbeitsgemeinschaft Werkstätten für behinderte Menschen e. V.	Wolfgang Schrank	
BALK	Verband Bundesarbeitsgemeinschaft Leitender Pflegepersonen e. V.	Matthias Krake	Gerrit Krause
BApK	Bundesverband der Angehörigen psychisch Kranker e. V./Familien-Selbsthilfe Psychiatrie	Gudrun Schliebener	Eva Straub
BAPP	Bundesinitiative ambulante psychiatrische Pflege e. V.	Michael Theune	Alfred Karsten
BDK	Bundesdirektorenkonferenz Psychiatrischer Krankenhäuser	Prof. Dr. Hartmut Berger	
BDP	Berufsverband Deutscher Psychologinnen und Psychologen e. V.	Elisabeth Noeske	Heinrich Bertram
BFLK	Bundesfachvereinigung Leitender Krankenpflegepersonen der Psychiatrie (BFLK) e. V.	Heinz Lepper	
BKMT	Berufsverband für Kunst-, Musik- und Tanztherapie	Prof. Dr. Dr. Dr. Georg Hörmann	Dr. Georg Franzen
BPE	Bundesverband der Psychiatrie-Erfahrenen e. V.	Ruth Fricke	Jurand Daszkowski
BPtK	Bundespsychotherapeutenkammer	Prof. Dr. Rainer Richter	Dr. Tina Wessels
BVDN	Berufsverband Deutscher Nervenärzte e. V.	Dr. Roland Urban	

Tab. 1.1 Fortsetzung

Fachgesellschaft/Organisation		Vertreter	Stellvertreter
BVDP	Berufsverband Deutscher Psychiater	Dr. P. C. Vogel	Dr. Christa Roth-Sackenheim
bvvp	Bundesverband der Vertragspsychotherapeuten e. V.	Dr. Alessandra Carella	Dr. Hans Ramm
DBSH	Deutscher Berufsverband für Soziale Arbeit e. V.	Carmen Mothes-Weiher	Rolf Schneider
DEGAM	Deutsche Gesellschaft für Allgemeinmedizin und Familienmedizin e. V.	Dr. Christa Dörr	
DGBP	Deutsche Gesellschaft für Biologische Psychiatrie	Prof. Dr. med. Peter Falkai	PD Dr. Thomas Wobrock
DGGPP	Deutsche Gesellschaft für Gerontopsychiatrie und -psychotherapie e. V.	Dr. Beate Baumgarte	
DGKJP	Deutsche Gesellschaft für Kinder- und Jugendpsychiatrie, Psychosomatik und Psychotherapie e. V.	Prof. Dr. Renate Schepker	Prof. Dr. Andreas Warnke
DGPE	Deutsche Gesellschaft für Psychoedukation e. V.	PD Dr. Josef Bäuml	Dr. Gabi Pitschel-Walz
DGPPN	Deutsche Gesellschaft für Psychiatrie, Psychotherapie und Nervenheilkunde	Prof. Dr. Thomas Becker	Prof. Dr. Steffi Riedel-Heller
DGS	Deutsche Gesellschaft für Suizidprävention e. V.	Univ.-Prof. Dr. Elmar Etzersdorfer	
DGSP	Deutsche Gesellschaft für Soziale Psychiatrie e. V.	Martin Urban	Achim Dochat
DHS	Deutsche Hauptstelle für Suchtfragen e. V.	Dr. Heribert Fleischmann	
DTGPP	Deutsch-türkische Gesellschaft für Psychiatrie, Psychotherapie und psychosoziale Gesundheit e. V.	Dr. Eckhardt Koch	Dr. Meryam Schouler-Ocak
DVE	Deutscher Verband der Ergotherapeuten e. V.	Andreas Pfeiffer	Jens Rohloff
DVGS	Deutscher Verband für Gesundheitssport und Sporttherapie e. V.	Prof. Dr. Klaus Schüle	Prof. Dr. Gerd Hölter
VKD	Verband der Krankenhaus-direktoren Deutschlands e. V./Fachgruppe Psychiatrie	Dipl.-BTW Holger Höhmann	Dr. Hans-Dieter Voigt
	Berufsverband der Soziotherapeuten e. V.	S. Schreckling	
	Dachverband Gemeindepsychiatrie e. V.	Birgit Görres	Petra Godel-Ehrhardt

der Leitlinie durch die Anwesenden und die Vertreter geprüft.

Jede beteiligte Fachgesellschaft, jeder Berufsverband bzw. jede Organisation hatte im formalen Konsensusverfahren eine Stimme. Die Benennung des Stimmberechtigten und die Abgabe der Voten erfolgten im Einvernehmen mit den von der jeweiligen Fachgesellschaft bzw. Organisation entsandten Repräsentanten.

Nach einer ersten Kick-off-Veranstaltung am 06.07.2009 fanden im Zeitraum von Dezember 2009 bis Januar 2011 sieben weitere Treffen der

Tab. 1.2 Mitglieder der Expertengruppe (in alphabetischer Reihenfolge)

Themenbereich	Experte	Stellvertreter
Arbeit	Prof. Dr. Thomas Reker	PD Dr. Holger Hoffmann
Beschäftigung	PD Dr. Thomas Reuster	Dr. Matthias Schützwohl
Empowerment und Recovery	PD Dr. Reinhold Kilian	
Gesundheitssystem-Perspektive	Prof. Dr. Arno Deister	
Gesundheitsökonomie-Perspektive	Prof. Dr. Hans-Helmut König	Dr. Alexander Konnopka
Klinische Relevanz und Außenperspektive	Prof. Dr. Andreas Heinz	Prof. Dr. Rainer Hellweg
Pflege-Perspektive	Prof. Dr. Dirk Richter	
Psychoedukation	PD Dr. Katarina Stengler	
Teilhabe am sozialen Leben/Finanzen/Sozialrecht	Prof. Dr. Heinrich Kunze	Prof. Dr. Gerhard Längle
Transkulturelle Psychiatrie/Migrationsaspekte	Prof. Dr. Wielant Machleidt	PD Dr. Iris Tatjana Calliess
Trialog	PD Dr. Thomas Bock	Dr. Tina Wessels
Vernetzung von Hilfen	Dr. Hermann Elgeti	Dr. Stefan Bartusch
Wohnen	Prof. Dr. Dr. Manfred Wolfersdorf	Dr. Manfred Moos

Leitlinien-Konsensusrunde statt, in denen auf der Basis der vorab zugesandten Materialien mittels einer Präsentation die recherchierte Evidenz zu den verschiedenen Themen dargestellt und diskutiert sowie Vorschläge für Empfehlungen mittels eines nominalen Gruppenprozesses unter Leitung von Frau Prof. Dr. Ina Kopp (AWMF) diskutiert und abgestimmt wurden. Die 38 in der Leitlinie enthaltenen Empfehlungen wurden abschließend im Rahmen der 7 Konsensustreffen, die am 07. Dezember 2009, 09. März 2010, 17. Mai 2010, 05. Juli 2010, 27. September 2010, 08. November 2010 sowie am 24. Januar 2011 stattfanden, konsentiert.

1.3.2 Expertengruppe

Für die jeweiligen thematischen Bereiche wurden durch die Projektgruppe nach Konsultation der verschiedenen Fachgesellschaften Experten angesprochen und benannt, welche die Aufarbeitung der Evidenz und die Ausarbeitung der Texte und Empfehlungen fachlich begleiteten (Tab. 1.2). Vertreter der Expertengruppe konnten nicht gleichzeitig in der Konsensusgruppe sein.

1.3.3 Projektgruppe

Der Projektgruppe oblagen neben der Sitzungsvorbereitung, der gesamten Organisation des Leitlinienprozesses und der Kommunikation mit allen Beteiligten die Aufbereitung der Evidenzen, die Erstellung der Hintergrundtexte, der Entwurf der Empfehlungen, die Einarbeitung aller Kommentare und die abschließende Erstellung des Leitlinientextes.

Die Projektgruppe bestand aus der Projektkoordination und wissenschaftlichen Mitarbeiterinnen aus der Abteilung für Psychiatrie und Psychotherapie II der Universität Ulm im Bezirkskrankenhaus Günzburg und dem Institut für Sozialmedizin, Arbeitsmedizin und Public Health der Universität Leipzig.

- **Die Projektkoordination übernahmen:**
  - Prof. Dr. Thomas Becker, Abteilung für Psychiatrie und Psychotherapie II der Universität Ulm (Projektleitung)
  - Prof. Dr. Steffi Riedel-Heller, MPH, Institut für Sozialmedizin, Arbeitsmedizin und Public Health der Universität Leipzig

- Dr. Dr. Stefan Weinmann, Gesellschaft für Internationale Zusammenarbeit (GIZ) und Institut für Sozialmedizin, Epidemiologie und Gesundheitsökonomie der Charité, Berlin

- **Die Projektmitarbeiterinnen, welche die Studien recherchierten und extrahierten und die Texte verfassten, waren:**
- Dr. Uta Gühne, Institut für Sozialmedizin, Arbeitsmedizin und Public Health der Universität Leipzig
- Esra-Sultan Ay (B. Sc. Medizinische Dokumentarin), Abteilung für Psychiatrie und Psychotherapie II der Universität Ulm
- Dipl. Soz. Katrin Arnold, Abteilung für Psychiatrie und Psychotherapie II der Universität Ulm

1.4 Methodik der Erarbeitung der Leitlinie

1.4.1 Wesentliche Schritte in der Erarbeitung der Leitlinie:

- Zusammenstellung der Projektgruppe, der Expertengruppe und der Konsensusgruppe
- Definition klinisch relevanter Fragestellungen
- Entwicklung von Kriterien für die Evidenzsuche
- Entwicklung von Kriterien für die Evidenzbewertung: Studientypen und -bewertung
- Entwicklung von Kriterien für die Informationssynthese und den Konsensusprozess: Studientypen und -bewertung, formalisierter Konsensusprozess
- Zusammenfassung/Synthese der Review- und Studien-Ergebnisse und Bewertung der klinischen Relevanz
- Durchführung der formalisierten Gruppenprozesse
- Einarbeitung der Kommentare
- Ausarbeitung der endgültigen Version der Leitlinie

1.4.2 Literaturrecherche, Datenbanken und Extraktion der Reviews und Studien

Der **Literaturrecherche** lag eine Zusammenstellung klinisch relevanter Fragestellungen durch die Projektgruppe zugrunde, welche die Recherche und Auswertung leitete. Für die Mehrheit der Themen wurde eine systematische Literaturrecherche in folgenden **Datenbanken** durchgeführt:
- MEDLINE
- Cochrane-Datenbanken: Cochrane Controlled Trials Register (CCTR), Database of Abstracts of Effectiveness (DARE)
- Embase
- PsycINFO
- Alle großen Leitlinien- und HTA-Datenbanken wie die der NGC (National Guideline Clearinghouse, INAHTA, ÄZQ, SIGN)
- Für ausgewählte Themen wurde auf zusätzliche Datenbanken zurückgegriffen: Ergotherapie: OTSEEKER.com, OTDBASE.org, CINAHL.com

Außerdem wurde in den Literaturverzeichnissen der identifizierten Studien und Reviews und in ausgewählten Fachbüchern nach relevanten Publikationen gesucht. Weiterhin wurden die Mitglieder der Konsensus- und Expertengruppe um Übersendung relevanter Literatur zu den Themen gebeten.

Für die Suche wurden für jedes Thema sensitive **Suchstrategien** festgelegt, die auf die Cochrane-Suchstrategien aufbauten. Es wurden zunächst systematische Reviews und Metaanalysen berücksichtigt und in einem zweiten Schritt später erschienene Arbeiten, insbesondere randomisierte kontrollierte Studien, betrachtet. Lediglich englisch- oder deutschsprachige Publikationen wurden eingeschlossen, für die ein Volltext vorlag.

Die Auswahl der Studien wurde für jeden Themenbereich von zwei Mitarbeiterinnen vorgenommen. Zunächst wurden in einem ersten Screening-Schritt anhand der Abstracts nichtrelevante Literaturstellen entfernt. In einem zweiten Schritt erfolgte die endgültige Auswahl der Publikationen anhand der Volltexte.

Für die jeweiligen thematischen Bereiche wurden aufgrund der Unterschiede in der Methodik der anwendbaren Studiendesigns und der Zahl der Publikationen unterschiedliche **Einschlusskriterien** festgelegt. Insgesamt kann man von einer hierarchischen Strategie für die Evidenzrecherche sprechen.

Für alle Interventionen wurden zunächst **systematische Reviews** recherchiert, die auf einer systematischen und berichteten Literaturrecherche und -auswertung beruhen. Auch evidenzbasierte Leitlinien, deren Empfehlungen auf einer systematischen Literaturrecherche beruhten, wie die Schizophrenie-Leitlinien des National Institute for Health and Clinical Excellence (NICE), wurden als systematische Reviews gewertet. Für die Themen Multiprofessionelle gemeindepsychiatrische teambasierte Behandlung, Case Management, Psychoedukation und Training sozialer Fertigkeiten wurden zusätzlich lediglich **randomisierte kontrollierte Studien (RCTs)** eingeschlossen, in denen mindestens zehn Teilnehmer pro Behandlungsgruppe eingeschlossen waren. Für die Themen Arbeitsrehabilitation und Teilhabe am Arbeitsleben, Wohnangebote für psychisch kranke Menschen, Ergotherapie und Sport- und Bewegungstherapie wurden zusätzlich zu systematischen Reviews und RCTs auch **nichtrandomisierte kontrollierte Studien, seltener Beobachtungsstudien** eingeschlossen. Der Grund hierfür lag darin, dass die Studienlage zu diesen 4 Themen schwächer war, sodass ein ausschließlicher Einschluss von systematischen Reviews und RCTs keine bzw. zu wenige Ergebnisse hervorgebracht hätte, auf deren Basis man die Wirksamkeit dieser Interventionen hätte beurteilen können. Die mit den Themen Grundlagen psychosozialer Interventionen sowie Selbsthilfe verbundenen methodischen Besonderheiten werden jeweils an entsprechender Stelle beschrieben.

Ausgeschlossen wurden Studien, in denen die untersuchte Population nicht die Kriterien für *severe mental illness* (SMI) erfüllte. Weiterführende Informationen finden sich im Leitlinien-Report.

Ergebnisparameter (Outcome-Parameter), zu denen Studienergebnisse extrahiert wurden, waren:
- *Krankheitsassoziierte Merkmale*, wie Reduktion der psychischen Symptomatik/Psychopathologie, Verbesserung von Allgemeinzustand und körperlicher Gesundheit, Reduktion von Rückfällen in akute Krankheitsphasen, Förderung der Remission
- *Behandlungsassoziierte Merkmale*, wie Reduktion von Klinikeinweisungen und stationären Behandlungstagen bzw. -zeiten, Reduktion von Behandlungsabbrüchen, Verbesserung der Medikamentencompliance und Krankheitseinsicht
- *Merkmale sozialer Inklusion/Exklusion*, wie Verbesserung sozialer Funktionen, sozialer Anpassung und sozialer Integration, Verbesserung beruflicher Perspektiven und der Wohnsituation
- *Zufriedenheit* von Patienten und deren Angehörigen, Steigerung der *gesundheitsbezogenen Lebensqualität* und des Selbstbewusstseins sowie Reduktion erlebter Belastungen
- *Kosteneffektivität*

1.5 Evidenzebenen und Empfehlungsgrade

Für jedes Thema und jeden Outcome-Parameter wurde in der Zusammenschau der Reviews und Studien die höchste verfügbare Evidenzebene dargestellt. Tabelle 1.3. gibt eine Übersicht über die verwendeten Evidenzebenen (◘ Tab. 1.3):

Für die Erarbeitung der den einzelnen Empfehlungen zugrunde liegenden Empfehlungsgrade wurden in Anlehnung an die GRADE-Kriterien (Grading of Recommendations Assessment, Development and Evaluation) folgende Faktoren berücksichtigt [15]:
- *Qualität der Evidenz*: Evidenzebene unter Berücksichtigung der Qualität der Studien und Reviews.
- *Relevanz der Effekte und Effektstärken*: Wenn durch die Intervention nur ein wenig patientenrelevanter Outcome-Parameter beeinflusst wurde, konnte die Evidenzebene für die Bestimmung des Empfehlungsgrades herabgestuft werden.
- *Unsicherheit über Ausgewogenheit zwischen erwünschten und unerwünschten Effekten*: Bei hohem Risiko, dass unerwünschte Effekte überwiegen oder zu deutlichen Bedenken führen könnten, konnte die Evidenzebene für

Tab. 1.3 Evidenzgraduierung [14]

Ia	Evidenz aus einer Metaanalyse von mindestens 3 randomisierten kontrollierten Studien (randomized controlled trials, RCTs) oder einer einzelnen großen randomisierten kontrollierten Studie mit eindeutigem Ergebnis
Ib	Evidenz aus mindestens einer kleineren randomisierten kontrollierten Studie oder einer Metaanalyse von weniger als 3 RCTs
IIa	Evidenz aus zumindest einer methodisch guten, kontrollierten nichtrandomisierten Studie
IIb	Evidenz aus mindestens einer methodisch guten, quasi-experimentellen Studie
III	Evidenz aus methodisch guten, nichtexperimentellen deskriptiven Studien, wie z. B. Vergleichsstudien, Korrelationsstudien und Fallserien
IV	Evidenz aus Berichten und Empfehlungen von Expertenkomitees oder Expertenmeinung und/oder klinische Erfahrung respektierter Autoritäten

Tab. 1.4 Empfehlungsgrade

A	**Soll-Empfehlung:**	Die meisten Patienten sollten diese Intervention in einer spezifischen Situation erhalten und würden sich dafür entscheiden	Evidenz-Ebene Ia und Ib
B	**Sollte-Empfehlung:**	Ein Teil der Patienten sollte diese Intervention erhalten, nachdem Vor- und Nachteile und andere Alternativen gemeinsam erörtert wurden	Evidenzebenen IIa, IIb, III oder Evidenz aus Ebene I, die jedoch für die spezifische Fragestellung extrapoliert, abgeleitet werden muss
0	**Kann-Empfehlung:**	Es gibt unzureichende Evidenz, um eine Empfehlung abzugeben oder die Nachteile und Vorteile sind vergleichbar	Evidenz-Ebene IV oder Ableitungen aus IIa, IIb oder III
KKP	**Klinischer Konsensus-Punkt:**	Empfehlung, zu deren Begründung keine Studien durchgeführt werden können oder die einer breiten Werte- und Präferenzentscheidung in unserer Gesellschaft entsprechen	Empfehlung auf der Basis von Konsens

die Bestimmung des Empfehlungsgrades herabgestuft werden.
- *Unsicherheit/Schwankungen hinsichtlich der Werte und Präferenzen:* Bei hoher Wahrscheinlichkeit, dass trotz Wirksamkeit der Intervention diese für Patienten oder einen Teil der Patienten nicht akzeptabel sein könnte, konnte die Evidenzebene für die Bestimmung des Empfehlungsgrades herabgestuft werden.
- *Unsicherheit darüber, ob die Intervention eine sinnvolle Nutzung der Ressourcen darstellt:* Bei hoher Wahrscheinlichkeit eines ungünstigen Kosten-Nutzen-Verhältnisses konnte die Evidenzebene für die Bestimmung des Empfehlungsgrades herabgestuft werden.
- *Breite Anwendbarkeit im deutschen Versorgungssystem:* Wenn Studien in anderen Gesundheitssystemen durchgeführt wurden und die Umsetzbarkeit im deutschen Versorgungssystem nur sehr eingeschränkt gegeben war, konnte die Evidenzebene für die Bestimmung des Empfehlungsgrades herabgestuft werden.

1.5.1 Empfehlungsgrade

Für die Empfehlungen wurden die in Tabelle 1.4 dargestellten Empfehlungsgrade verwendet, wobei die Evidenzebenen auf der Basis der oben genannten Kriterien herauf- oder herabgestuft werden konnten (**Tab. 1.4**):

1.5.2 Ausarbeitung der Empfehlungen

Alle Empfehlungen und Empfehlungsgrade dieser Leitlinie wurden in einem formalisierten Konsensusverfahren (Nominaler Gruppenprozess) verabschiedet. Die Texte der Leitlinie wurden allen Mitgliedern der Konsensusgruppe vorab zugesendet. Kommentare wurden eingearbeitet. Verfahren und Abstimmungsergebnisse des Konsensusverfahrens sind im Leitlinien-Report ausführlich dargelegt.

1.6 Methodenkritische Aspekte

Die Evidenzlage zur Gestaltung des Versorgungssystems und zu psychosozialen Interventionen bei Menschen mit schweren psychischen Erkrankungen hat sich insbesondere in den letzten Jahren verbessert. Hier muss berücksichtigt werden, dass sich einzelne umschriebene Interventionen wie Psychoedukation oder ein Training sozialer Fertigkeiten leichter mittels kontrollierter Studien untersuchen lassen als komplexe Versorgungsmodelle oder gar die therapeutische Haltung oder Recovery-Orientierung von psychiatrischen Einrichtungen. Zudem werden die Versorgungsmodelle mit dem Ausbau der gemeindepsychiatrischen Behandlung komplexer. Während in den frühen Studien meist direkte Vergleiche zwischen gemeindepsychiatrischer Behandlung und Standardkrankenhausbehandlung erfolgten, sind in den letzten Jahrzehnten ganz unterschiedliche Modelle mit einer Vielzahl von Modulen entstanden, die unterschiedlich miteinander kombiniert wurden und regional unterschiedlich implementiert wurden. Die Forschungsfragen umfassen heutzutage nicht nur die Evidenz zu bestimmten Versorgungsmodellen und Einzelinterventionen mit soziotherapeutischen Schwerpunkten, sondern auch die Art und Implementation der Intervention, die Integration in bestehende Angebote, Kosten-Effektivität und Zielgruppenspezifität.

In der Konsensusgruppe bestand Einigkeit, dass bei **randomisierten kontrollierten Studien (RCTs)** und **systematischen Reviews von RCTs** das Vertrauen in die Studienergebnisse am größten ist, da das Risiko von Verfälschung (Bias) am geringsten ist. Allerdings wurden auch die Limitationen von RCTs in der Evaluierung komplexer Versorgungsmodelle mit soziotherapeutischen Wirkfaktoren berücksichtigt. Insbesondere ist es eine Herausforderung, mittels kontrollierter Studien zu untersuchen, welche Art der Umsetzung und Erbringung psychiatrischer Dienste bei welchen Patientengruppen mit einem schlechteren oder besseren Outcome verbunden ist. Für RCTs ist es wichtig, Interventionen genau zu definieren und alle anderen Faktoren konstant zu halten. Diese Faktoren können Eigenschaften der Patienten (Geschlecht, Alter), der Mitglieder des professionellen Hilfesystems (Ausbildungsgrad der Mitarbeiter, Treue der Umsetzung des ursprünglichen Versorgungsmodells) oder soziokulturelle Faktoren (Stigma, finanzielle Absicherung, Gesetze und Praxis der Frühberentung) sein. Um klare Ergebnisse zu erhalten, werden in den Studien daher Kombinationen von Therapien und Versorgungsmodellen, die in der Praxis häufig vorkommen, oft nicht direkt evaluiert. Randomisierte Studien, die in der psychiatrischen Versorgungsforschung kaum doppelblind durchgeführt werden können, werden unter experimentellen Rahmenbedingungen durchgeführt, die oft nicht der Versorgungswirklichkeit entsprechen, und in die aufgrund der Zustimmungspflicht der Patienten oft nur ein Teil der Zielpopulation eingeschlossen werden kann. Die hohe interne Validität der Studie kann daher zu Problemen der externen Validität und zur Frage der Alltagsnähe führen. Dies muss in der Interpretation der Studien berücksichtigt werden.

Viele der randomisierten kontrollierten Studien zu Versorgungsmodellen oder Einzelinterventionen wurden in anderen Gesundheitssystemen wie Großbritannien oder den USA durchgeführt. Dies führt, im Unterschied zu Pharmakotherapiestudien, dazu, dass die Ergebnisse nicht direkt ins deutsche Versorgungssystem übertragen werden können, da die Gesundheitssysteme mit ihren besonderen Finanzierungsbedingungen, historisch bedingten Strukturen und anderen Kontextfaktoren die Umsetzung der Modelle beeinflussen. Daher wurde für die Entwicklung und Formulierung der einzelnen Empfehlungen aus der Synthese der Studienevidenz stets die **Übertragbarkeit der Studienergebnisse ins deutsche psychiatrische Versorgungssystem** überprüft und eine Herabstufung vorgenommen, wenn schwerwiegende Bedenken hinsichtlich der Übertragbarkeit bestanden.

Die Probleme der Randomisierung bei der Evaluierung psychiatrischer Versorgungsmodelle bei schweren psychischen Erkrankungen und die Frage, wie positive oder negative Studienergebnisse, die Vergleiche zwischen verschiedenen Modellen bei fehlender »Standardbehandlung« beinhalten, interpretiert werden sollen, lassen die Frage aufkommen, ob andere Formen der Evidenz neben den kontrollierten Studien für die Erstellung einer Leitlinie berücksichtigt werden sollen. Einerseits wurde argumentiert, dass psychiatrische Versorgungsforschung ohne Randomisierung lediglich eine besonders sorgfältige Form von Audit sei, da die Wirkung von Interventionen nur in kontrollierten Studien mit präzisen Fragestellungen erfasst werden kann [16]; andererseits können Wirkfaktoren oft nur in nichtkontrollierten Studien untersucht werden, und Forschungsförderung ist nicht in gleichem Maße für alle potenziell wirksamen Interventionen vorhanden. Daher wurden in die Leitlinie für die genau definierten psychosozialen Interventionen und Versorgungsmodelle lediglich randomisierte Studien und systematische Reviews von RCTs eingeschlossen. Bei anderen Interventionen wie beispielsweise Sport- und Bewegungstherapien und Selbsthilfegruppen wurden auch **nichtrandomisierte kontrollierte Studien** eingeschlossen, wenn nicht genügend RCTs vorhanden waren. Relevante **nichtexperimentelle Studien** wie beispielsweise deskriptive Studien, die im deutschen Versorgungskontext durchgeführt wurden, wurden in den Kapiteln teilweise aus Gründen der Veranschaulichung berichtet, ohne in den Studienpool, der für die Empfehlungen herangezogen wurde, eingeschlossen zu werden.

Bei den meisten eingeschlossenen Studien wurden nur Daten zu patientenrelevanten **Ergebnisparametern** oder (in wenigen Fällen) Daten zur Kosten-Effektivität extrahiert. Es wurden daher verschiedene Ebenen von Outcomes berücksichtigt, wobei die Symptomschwere, funktionelle Outcomes wie die soziale Anpassung, die Lebensqualität, Rückfallraten, Bedarfsdeckung etc. im Vordergrund standen. Nicht immer standen hier standardisierte Instrumente und Skalen zur Verfügung, sodass in diesen Fällen die in den Studien verwendeten herangezogen wurden.

Tab. 1.5 Abgabe der Mittel

Kosten	Betrag €
Mittel an das Universitätsklinikum Ulm	74.600
Mittel an die Medizinische Fakultät Leipzig	46.000
Gesamt: Finanzierungssumme für die S3-Leitlinie Psychosoziale Therapien	120.600

1.7 Interessenkonflikte

Alle Mitglieder der Projektgruppe und Expertengruppe sowie die Teilnehmer der Konsensusrunde legten potenzielle Interessenkonflikte anhand eines Formblatts dar (▶ Leitlinien-Report). Vertreter der Industrie und Wirtschaft waren an der Erstellung der Leitlinie nicht beteiligt.

1.8 Gültigkeitsdauer der Leitlinie

Die Gültigkeitsdauer der Leitlinie beträgt 5 Jahre ab Zeitpunkt der Veröffentlichung. Eine Aktualisierung wird durch die DGPPN koordiniert. Für die Aktualisierung der Leitlinie spätestens 5 Jahre nach Veröffentlichung fühlt sich die Autorengruppe verantwortlich. Die Aktualität der Leitlinie wird ständig beobachtet und ihre Inhalte überprüft. Gegebenenfalls wird, insbesondere bei Bekanntwerden neuer Erkenntnisse, was voraussichtlich eine erhebliche Änderung wichtiger Empfehlungen zur Folge haben könnte, ein Addendum hinzugefügt oder vorzeitig ein Aktualisierungsverfahren eingeleitet.

1.9 Finanzierung der Leitlinie

Die S3-Leitlinie Psychosoziale Therapien wird von der Deutschen Gesellschaft für Psychiatrie, Psychotherapie und Nervenheilkunde (DGPPN) finanziert. Die Zuwendungen belaufen sich insgesamt auf € 120.600. Tabelle 1.5 zeigt die Abgabe der Mittel an das Universitätsklinikum Ulm und an die Medizinische Fakultät der Universität Leipzig (◘ Tab. 1.5). Die Arbeit der Experten und Teilnehmer an der Konsensusrunde erfolgte ehrenamtlich ohne Honorar.

Empfehlungen und Statements im Überblick

2.1	**Grundlagen psychosozialer Interventionen – 16**	
2.1.1	Therapeutische Beziehung – 16	
2.1.2	Milieutherapie – 16	
2.2	**Systeminterventionen – 16**	
2.2.1	Gemeindepsychiatrische Versorgungsansätze – 16	
2.2.2	Arbeitsrehabilitation und Teilhabe am Arbeitsleben – 17	
2.2.3	Wohnangebote für psychisch kranke Menschen – 18	
2.3	**Einzelinterventionen – 19**	
2.3.1	Psychoedukative Interventionen für Betroffene und Angehörige, Peer-to-peer-Ansätze und Trialog – 19	
2.3.2	Training von Alltags- und sozialen Fertigkeiten – 20	
2.3.3	Künstlerische Therapien – 21	
2.3.4	Ergotherapie – 21	
2.3.5	Sport- und Bewegungstherapie – 22	
2.3.6	Selbsthilfe und verwandte Konzepte – 22	
2.4	**Matrixkapitel – 23**	
2.4.1	Grundprinzipien des professionellen Handelns – 23	
2.4.2	Selbstbestimmung vs. Fürsorgepflicht – 23	
2.4.3	Kinder psychisch kranker Eltern – 23	

2.1 Grundlagen psychosozialer Interventionen

2.1.1 Therapeutische Beziehung

Empfehlung 1

Menschen mit schweren psychischen Erkrankungen haben ein Recht darauf, in ihren besonderen Bedürfnissen und ihrem individuell unterschiedlichen Hilfebedarf wahrgenommen zu werden und sollten befähigt und in die Lage versetzt werden, ihre Interessen selbst durchzusetzen, sich zu organisieren sowie ihre Lebensverhältnisse individuell bestimmen zu können (Selbstbefähigung/*Empowerment*).
Empfehlungsgrad: KKP. Abstimmung erfolgte am 08.11.2010 → Ergebnis: starker Konsens

2.1.2 Milieutherapie

Empfehlung 2

Bei allen psychosozialen Interventionen sollten Erkenntnisse zur Gestaltung therapeutischer Milieus berücksichtigt werden.
Empfehlungsgrad: KKP. Abstimmung erfolgte am 24.01.2011 → Ergebnis: Konsens

Empfehlung 3

Eine Behandlung in einer therapeutischen Gemeinschaft kann für bestimmte Patienten erwogen werden. Dieses Konzept ist nicht an stationäre Settings gebunden.
Empfehlungsgrad: KKP. Abstimmung erfolgte am 24.01.2011 → Ergebnis: starker Konsens

2.2 Systeminterventionen

2.2.1 Gemeindepsychiatrische Versorgungsansätze

Empfehlung 4

Gemeindepsychiatrische teambasierte multiprofessionelle ambulante Behandlung in definierten Regionen soll zur Versorgung von Menschen mit schwerer psychischer Erkrankung etabliert werden.
Empfehlungsgrad: A, Evidenzebene: Ia. Abstimmung erfolgte am 09.03.2010 → Ergebnis: starker Konsens

Empfehlung 5

Multiprofessionelle gemeindepsychiatrische Teams sollen Menschen mit schwerer psychischer Erkrankung wohnortnah und erforderlichenfalls aufsuchend behandeln.
Empfehlungsgrad: A, Evidenzebene: Ia. Abstimmung erfolgte am 09.03.2010 → Ergebnis: starker Konsens

Empfehlung 6

Menschen mit schweren psychischen Störungen in akuten Krankheitsphasen sollen die Möglichkeit haben, von mobilen multiprofessionellen Teams definierter Versorgungsregionen in ihrem gewohnten Lebensumfeld behandelt zu werden.
Empfehlungsgrad: A, Evidenzebene: Ia. Abstimmung erfolgte am 09.03.2010 → Ergebnis: starker Konsens

Empfehlung 7

Ein aufsuchender Ansatz soll v. a. dann zur Verfügung stehen, wenn Behandlungsabbrüche drohen.

Empfehlungsgrad: A, Evidenzebene: Ia. Abstimmung erfolgte am 09.03.2010 → Ergebnis: starker Konsens

Empfehlung 8

Insbesondere soll die Möglichkeit der aufsuchenden Behandlung für die Versorgung von wohnungslosen Menschen mit schwerer psychischer Erkrankung zur Verfügung stehen.
Empfehlungsgrad: A, Evidenzebene: Ia. Abstimmung erfolgte am 09.03.2010 → Ergebnis: starker Konsens

Empfehlung 9

Menschen mit chronischen und schweren psychischen Störungen sollen die Möglichkeit haben, auch über einen längeren Zeitraum und über akute Krankheitsphasen hinausgehend, nachgehend aufsuchend in ihrem gewohnten Lebensumfeld behandelt zu werden.
Empfehlungsgrad: A, Evidenzebene: Ia. Abstimmung erfolgte am 09.03.2010 → Ergebnis: Konsens

Empfehlung 10

Wesentliche Aufgabe der multiprofessionellen gemeindepsychiatrischen Teams soll neben der bedarfsorientierten und flexiblen Behandlung die gemeinsame Verantwortung für die gesundheitliche, als auch die psychosoziale Versorgung der Betroffenen sein und so die Behandlungskontinuität sichern.
Abstimmung erfolgte am 09.03.2010 → Ergebnis: Konsens
Ziel soll eine Behandlung sein, die sich am individuellen Bedarf der Betroffenen und an der Intensität der erforderlichen Interventionen zu jedem Zeitpunkt des Behandlungsprozesses orientiert. Im Sinne der Forderung nach einer Behandlung *ambulant vor stationär* sollen wo möglich stationäre Behandlungen vermieden werden.

Empfehlungsgrad: KKP. Abstimmung erfolgte am 09.03.2010 → Ergebnis: Konsens

Empfehlung 11

Case Management kann nicht uneingeschränkt für die Routineversorgung aller Patienten empfohlen werden, sollte jedoch nach Prüfung der entsprechenden Voraussetzungen (z. B. geringe Versorgungsdichte von gemeindepsychiatrischen Ansätzen in einer Region und/oder hoher Inanspruchnahme von stationären Behandlungen) gezielt zur Anwendung kommen.
Empfehlungsgrad: B, Evidenzebene: Ia. Abstimmung erfolgte am 17.05.2010 → Ergebnis: Konsens

Hinweis: Der Empfehlungsgrad dieser Empfehlung in Bezug auf die angegebene Evidenzebene wurde herabgestuft, da die verfügbaren Studien im Wesentlichen in Versorgungskontexten anderer Länder durchgeführt wurden und die Evidenz extrapoliert werden musste.

2.2.2 Arbeitsrehabilitation und Teilhabe am Arbeitsleben

- Statement 1

Arbeitstherapie kann den Übergang in weiterführende arbeitsrehabilitative Angebote oder den (Wieder-)Eintritt in den ersten Arbeitsmarkt erleichtern.

Empfehlung 12

Zur beruflichen Rehabilitation von Menschen mit schweren psychischen Erkrankungen, die eine Tätigkeit auf dem ersten Arbeitsmarkt anstreben, sollten Programme mit einer raschen Platzierung direkt auf einen Arbeitsplatz des ersten Arbeitsmarktes und unterstützendem Training (Supported Employment) genutzt und ausgebaut werden.
Empfehlungsgrad: B, Evidenzebene: Ia. Abstimmung erfolgte in einem formalen Delphi-verfahren im Januar/Februar 2012 → Ergebnis: mehrheitliche Zustimmung (60 %)

Hinweis: Eine initiale Abstimmung des Empfehlungsgrades dieser Empfehlung im Rahmen eines formalen Konsensusprozesses am 05.07.2010 ergab einen starken Konsens für Empfehlungsgrad A. Im Rahmen des Verabschiedungsprozesses der Leitlinie durch die Vorstände der Fachgesellschaften wurde jedoch kritisch hinterfragt, ob die internationale Evidenz, welche starke Wirksamkeitsnachweise für Supported Employment zeigt und daher Empfehlungsgrad A nahelegt, tatsächlich auf das deutsche Versorgungssystem übertragbar ist, in dem Wirksamkeitsnachweise auf der Ebene randomisierter kontrollierter Studien bisher noch ausstehen. Das Redaktionskomitee empfahl nach sorgfältiger Abwägung eine Änderung des Empfehlungsgrades in B (statt A). Der Empfehlungsgrad wurde in der gesamten Leitliniengruppe noch einmal in einem formalen Delphiverfahren abgestimmt, wobei sich eine mehrheitliche Zustimmung, jedoch kein Konsens, für Empfehlungsgrad B ergab.

Hauptargument für eine Übertragbarkeit der Datenlage auf Deutschland bzw. für Empfehlungsgrad A war die überwältigende Menge an internationalen (vorrangig US-amerikanischen, in geringer Zahl auch europäischen) randomisierten kontrollierten Studien, die konsistent die Effektivität von SE zeigten.

Hauptargument gegen eine Übertragbarkeit der Datenlage auf Deutschland bzw. für Empfehlungsgrad B war, dass die einzigen bisher auf RCT-Niveau erhobenen Daten zu SE in Deutschland (deutsche Substichprobe der EQOLISE-Studie) keine signifikante Überlegenheit von SE im Vergleich zur Kontrollgruppe (Pre-vocational-Training) zeigten.

Empfehlung 13

Zur Förderung der Teilhabe schwer psychisch kranker Menschen am Arbeitsleben sollten auch Angebote vorgehalten werden, die nach dem Prinzip »erst trainieren, dann platzieren« vorgehen. Diese sind insbesondere für die Teilgruppe schwer psychisch Kranker unverzichtbar, für die eine Platzierung auf dem ersten Arbeitsmarkt (noch) kein realistisches Ziel darstellt. Finanzielle Anreize erhöhen die Wirksamkeit entsprechender Angebote. Die Kombination der Angebote mit Interventionen, die auf Motivationssteigerung abzielen oder ein rasches Überleiten der Programmteilnehmer in bezahlte übergangsweise Beschäftigung erhöht ebenfalls die Wirksamkeit.
Empfehlungsgrad: B, Evidenzebene: Ib. Abstimmung erfolgte am 05.07.2010 → Ergebnis: Konsens

Hinweis: Der Empfehlungsgrad dieser Empfehlung in Bezug auf die angegebene Evidenzebene wurde herabgestuft, da die Studienlage nicht einheitlich genug war, um eine starke Empfehlung zu rechtfertigen.

Empfehlung 14

Die berufliche Rehabilitation sollte noch stärker darauf ausgerichtet werden, den Arbeitsplatzverlust zu vermeiden. Dazu bedarf es beim Auftreten psychischer Erkrankungen eines frühzeitigen Einbezuges entsprechender Dienste bzw. Hilfen.
Empfehlungsgrad: KKP. Abstimmung erfolgte am 05.07.2010 → Ergebnis: starker Konsens

Empfehlung 15

Das Vorhandensein einer abgeschlossenen Ausbildung ist als Grundlage für die Teilhabe am Arbeitsleben für Menschen mit schweren psychischen Erkrankungen von enormer Wichtigkeit. Daher sollten reguläre betriebliche und sonstige Ausbildungsangebote wohnortnah und mit entsprechenden flankierenden Unterstützungsangeboten zur Verfügung stehen.
Empfehlungsgrad: KKP. Abstimmung erfolgte am 05.07.2010 → Ergebnis: Konsens

2.2.3 Wohnangebote für psychisch kranke Menschen

■ **Statement 2**
Im Jahr 1987 definierte das *National Institute of Mental Health* (NIMH) den Begriff *supported housing* (betreutes Wohnen) wie folgt:»Betreutes Wohnen ist fokussiert auf die Bedürfnisse und Wünsche der Patienten mit schweren psychischen Erkrankungen, wendet individualisierte und flexible Rehabilitationsprozesse an und berücksichtigt das Recht auf ein normales festes Wohnverhältnis und die Stabilisierung der Kontakte zum sozialen Netz.« [17]

2.3 · Einzelinterventionen

> **Empfehlung 16**
>
> Mit Zunahme des Institutionalisierungsgrades nehmen unerwünschte Effekte zu und die Lebensqualität ab. Deshalb soll eine Dauerinstitutionalisierung möglichst vermieden werden.
> **Empfehlungsgrad: A**. Abstimmung erfolgte am 08.11.2010 → Ergebnis: Konsens

Hinweis: Dieser Empfehlungsgrad wurde vergeben, da die Mitglieder der Leitliniengruppe vermuten, dass es für die bekannten und umfänglich dokumentierten negativen Effekte der Institutionalisierung aus ethischen Gründen in der Zukunft keine randomisierten und kontrollierten Studien geben wird.

> **Empfehlung 17**
>
> Die Möglichkeit einer Veränderung im Sinne einer Deinstitutionalisierung sollte regelmäßig geprüft werden.
> **Empfehlungsgrad: KKP**. Abstimmung erfolgte am 07.05.2010 → Ergebnis: Konsens

> **Empfehlung 18**
>
> Differenzierte Wohnangebote sollten für Menschen mit schweren psychischen Erkrankungen zur Förderung von Teilhabe und Selbstständigkeit zur Verfügung stehen. Die Entscheidung für die Art der Betreuung und die Form des Wohnens sollte in Abhängigkeit von dem individuellen Hilfebedarf der Patienten und den Einschätzungen der unmittelbar an der Behandlung und Betreuung Beteiligten, unter Einschluss der Fachärzte für Psychiatrie und Psychotherapie sowie des sozialen Umfeldes, insbesondere der Angehörigen, erfolgen.
> **Empfehlungsgrad: 0, Evidenzebene: III**. Abstimmung erfolgte am 07.05.2010 → Ergebnis: Konsens

> **Empfehlung 19**
>
> Betreute Wohnformen sollten möglichst gemeindenah orientiert sein, um soziale Kontaktmöglichkeiten der Patienten zu erhalten bzw. zu fördern.
> **Empfehlungsgrad: KKP**. Abstimmung erfolgte am 07.05.2010 → Ergebnis: Konsens

2.3 Einzelinterventionen

2.3.1 Psychoedukative Interventionen für Betroffene und Angehörige, Peer-to-peer-Ansätze und Trialog

> **Empfehlung 20**
>
> Jeder Betroffene mit einer schweren psychischen Erkrankung hat über die gesetzliche Aufklärungspflicht der Behandelnden hinaus ein Recht darauf, situationsgerechte Informationen zu seiner Erkrankung, deren Ursachen, Verlauf und den verschiedenen Behandlungsalternativen vermittelt zu bekommen. Die Informiertheit des Patienten ist Grundlage kooperativer klinischer Entscheidungsfindung und Voraussetzung gesundungsfördernden Verhaltens. Menschen mit Migrationshintergrund sollten diese Informationen in ihrer Muttersprache erhalten können (vgl. auch S3-Behandlungsleitlinie Schizophrenie der DGPPN [1]).
> **Empfehlungsgrad: KKP**. Abstimmung erfolgte am 27.09.2010 → Ergebnis: starker Konsens

- **Statement 3**

Die einzelnen Angehörigen (Eltern, Geschwister, Partner, Kinder) bringen jeweils unterschiedliche Bedürfnisse, Konflikte und Fragen mit, die jeweils verschiedene Perspektiven eröffnen (präventiv: Kinder, Geschwister; protektiv: Belastungserleben von Eltern und Partnern; rehabilitativ: familiäre Bindung als positiver Prognosefaktor, informativ: Freunde als weiterer Teil des sozialen Umfeldes) und eine Zusammenarbeit im regionalen Netzwerk erfordern.

- **Statement 4**

Im Rahmen der Informationsvermittlung, aber auch für die Beziehungsgestaltung im gesamten Hilfesystem ist die trialogische Zusammenarbeit zwischen Betroffenen, Angehörigen und professionell Tätigen besonders wichtig. Sie ist eine wesentliche Voraussetzung für eine offene, vertrauensvolle und erfolgreiche Kooperation aller Beteiligten, auf deren Basis gemeinsame Interessen und Behandlungsziele verfolgt werden können. Ergebnisse der trialogischen Zusammenarbeit beschränken sich nicht nur auf die individuelle Therapiebeziehung, sondern haben Auswirkungen auf die angemessene Darstellung der Interessen der Patienten und Angehörigen in der Öffentlichkeit und Politik, auf die Qualitätsförderung und auf die Fortentwicklung der Versorgungsstrukturen. Das sog. Psychoseseminar ist dafür ein gutes Übungsfeld.

> **Empfehlung 21**
>
> Psychoedukation kann auch im Rahmen von Trialogforen und Psychoseminaren angeboten werden.
> **Empfehlungsgrad: KKP**. Abstimmung erfolgte am 08.11.2010 → Ergebnis: Konsens

> **Empfehlung 22**
>
> Zur Optimierung des Wissenserwerbs über die Erkrankung und zur Reduktion der Rückfallwahrscheinlichkeit sollte eine strukturierte Psychoedukation im Rahmen eines Gesamtbehandlungsplanes ausreichend lange und gegebenenfalls wiederholt angeboten werden.
> **Empfehlungsgrad: B, Evidenzebene: Ia**.
> Abstimmung erfolgte am 08.11.2010 → Ergebnis: Konsens

Hinweis: Der Empfehlungsgrad dieser Empfehlung in Bezug auf die angegebene Evidenzebene wurde herabgestuft, da die Studienlage nicht einheitlich genug war, um eine starke Empfehlung zu rechtfertigen.

> **Empfehlung 23**
>
> Angehörige sollen in die psychoedukative Behandlung mit einbezogen werden. Sowohl separate Angehörigengruppen als auch bifokale Gruppen haben sich dabei als wirksam erwiesen.
> **Empfehlungsgrad: A, Evidenzebene: Ia**.
> Abstimmung erfolgte am 07.05.2010 → Ergebnis: Konsens

Hinweis: Bei bifokalen Gruppen ist die Zustimmung des Patienten einzuholen.

> **Empfehlung 24**
>
> Evidenz für die Wirksamkeit psychoedukativer Interventionen stützt sich auf Studien in Gruppensettings. Psychoedukation kann auch im Einzelsetting angeboten werden.
> **Empfehlungsgrad: KKP**. Abstimmung erfolgte am 27.09.2010 → Ergebnis: starker Konsens

- **Statement 5**

Psychoedukative Ansätze nach dem Peer-to-peer-Modell ermöglichen Patienten und Angehörigen alternative Wege, Wissenszuwachs und Krankheitskonzept positiv zu beeinflussen und das Belastungserleben zu reduzieren.

2.3.2 Training von Alltags- und sozialen Fertigkeiten

> **Empfehlung 25**
>
> Da schwere psychische Erkrankungen häufig mit Beeinträchtigungen von Alltagsfertigkeiten und sozialen Funktionen verbunden sind und dadurch die Teilhabe am sozialen Leben deutlich erschwert ist, haben Hilfen zur eigenen Lebensgestaltung und die Befähigung zur Teilhabe an sozialen Aktivitäten in verschie-

2.3 · Einzelinterventionen

denen Lebensbereichen (Selbstsorge, Familie, Freizeit, Arbeit, gesellschaftliche Teilhabe) einen hohen Stellenwert in der Behandlung.
Empfehlungsgrad: KKP. Abstimmung erfolgte am 11.08.2010 → Ergebnis: Konsens

- **Statement 6**

Ohne die Durchführung der Selbstpflege (Körper-, Kleider- und Wohnungspflege) ist kein selbstbestimmtes Leben mit dauerhafter Integration in Familie, Arbeitsprozesse etc. möglich.

- **Statement 7**

Es gibt Hinweise, dass eine Kombination von Interventionen, die gleichermaßen kognitive und soziale Funktionen stärken, positive Effekte zeigen.

- **Statement 8**

Es zeigten sich Hinweise dafür, dass der Transfer von im Training erlernten sozialen Fertigkeiten auf Alltagsbedingungen durch begleitende Interventionen effektiv unterstützt werden kann.

- **Statement 9**

Die Berücksichtigung individueller Entwicklungsbesonderheiten in sozialem Fertigkeitentraining kann die Effektivität des Trainings erhöhen.

Empfehlung 26

Ein Training sozialer Fertigkeiten soll als Intervention bei Vorhandensein sozialer Beeinträchtigungen mit dem Ziel der Verbesserung sozialer Kompetenzen durchgeführt werden.
Empfehlungsgrad: A, Evidenzebene: Ia.
Abstimmung erfolgte am 11.08.2010 → Ergebnis: Konsens

Hinweis: An dieser Stelle konnte kein einheitliches Abstimmungsergebnis erzielt werden. Einige Stimmberechtigte (5/22 Stimmen) votierten für den Empfehlungsgrad B und damit eine »Sollte«-Empfehlung. Als problematisch wurden zum einen die kaum erreichbare flächendeckende Umsetzung eines Trainings sozialer Fertigkeiten und zum anderen die Übertragbarkeit der meist in der Gruppe der Menschen mit schizophrenen Erkrankungen erhobenen Ergebnissen auf die Gesamtgruppe der Menschen mit schweren psychischen Störungen angesehen.

Empfehlung 27

Das Training sozialer Fertigkeiten soll gemessen an den individuellen Bedürfnissen der Betroffenen in ein komplexes Behandlungsangebot eingebettet werden.
Empfehlungsgrad: KKP. Abstimmung erfolgte am 11.08.2010 → Ergebnis: Konsens

2.3.3 Künstlerische Therapien

Empfehlung 28

Künstlerische Therapien sollten im Rahmen eines Gesamtbehandlungsplanes und gemessen an den individuellen Bedürfnissen und Präferenzen der Betroffenen insbesondere zur Verbesserung von Negativsymptomen angeboten werden.
Empfehlungsgrad: B, Evidenzebene: Ib.
Abstimmung erfolgte am 08.11.2010 → Ergebnis: Konsens

Hinweis: Der Empfehlungsgrad dieser Empfehlung in Bezug auf die angegebene Evidenzebene wurde herabgestuft, da die Studienlage nicht einheitlich genug war, um eine starke Empfehlung zu rechtfertigen.

2.3.4 Ergotherapie

Empfehlung 29

Ergotherapeutische Interventionen sollten bei Menschen mit schweren psychischen Erkrankungen im Rahmen eines Gesamtbehandlungsplanes und orientiert an den individuellen Bedürfnissen und Präferenzen des Patienten angeboten werden.
Empfehlungsgrad B, Evidenzebene: Ib.
Abstimmung erfolgte am 24.01.2011 → Ergebnis: starker Konsens

Hinweis: Der Empfehlungsgrad dieser Empfehlung in Bezug auf die angegebene Evidenzebene wurde herabgestuft, da die Studienlage nicht einheitlich genug war, um eine starke Empfehlung zu rechtfertigen.

2.3.5 Sport- und Bewegungstherapie

Empfehlung 30

Bei Menschen mit einer Schizophrenie sollten – je nach Beschwerdebild und Neigung sowie unter Berücksichtigung der körperlichen Leistungsfähigkeit – Bewegungsinterventionen als Teil eines multimodalen Gesamttherapiekonzeptes zur Anwendung kommen.
Empfehlungsgrad: B, Evidenzebene: Ib.
Abstimmung erfolgte am 28.06.2011 → Ergebnis: Konsens

Hinweis: Der Empfehlungsgrad dieser Empfehlung in Bezug auf die angegebene Evidenzebene wurde herabgestuft, da die Studienlage nicht einheitlich genug war, um eine starke Empfehlung zu rechtfertigen.

Empfehlung 31

Körperpsychotherapeutische Verfahren sollten bei Menschen mit einer Schizophrenie zur Anwendung kommen.
Empfehlungsgrad: B, Evidenzebene: IIa.
Abstimmung erfolgte am 28.06.2011 → Ergebnis: Konsens

Empfehlung 32

Bei depressiven Patienten sollte – unter Berücksichtigung der körperlichen Leistungsfähigkeit – gezielt regelmäßiges Trainieren zum Einsatz kommen.
Empfehlungsgrad: B, Evidenzebene: Ib.
Abstimmung erfolgte am 28.06.2011 → Ergebnis: Konsens

Empfehlung 33

Patienten sollten zur selbstständigen Fort- bzw. Durchführung regelmäßiger körperlicher Aktivität in ihrem Alltag ermutigt und angeleitet werden.
Empfehlungsgrad: 0, Evidenzebene: III. Abstimmung erfolgte am 28.06.2011 → Ergebnis: starker Konsens

Empfehlung 34

Regelmäßige körperliche Aktivität unter Anleitung sollte angeboten werden, um psychische Symptomatik zu bessern, Körperwahrnehmung zu fördern, Gemeinschaft zu finden und Fitness zu stärken.
Empfehlungsgrad: KKP. Abstimmung erfolgte am 24.01.2011 → Ergebnis: starker Konsens

2.3.6 Selbsthilfe und verwandte Konzepte

- **Statement 10**

Selbsthilfe ist mittlerweile ein fester Bestandteil im Hilfesystem für Menschen mit schweren psychischen Erkrankungen. Sie unterstützt die Selbstmanagementkompetenzen, dient dem Austausch und der Aktivierung von Ressourcen und Selbstheilungskräften und dem Verständnis und der Akzeptanz der Erkrankung.

- **Statement 11**

Angehörige von schwer psychisch kranken Menschen erfahren schwerwiegende und vielfältige Belastungen. Zugleich sind sie eine wichtige Ressource und haben eine wesentliche stabilisierende Funktion. Neben professionellen Entlastungs- und Unterstützungsmöglichkeiten sind deshalb auch Ansätze der selbstorganisierten Angehörigenselbsthilfe zu unterstützen.

2.4 · Matrixkapitel

> **Empfehlung 35**
>
> Selbstmanagement ist ein bedeutender Teil der Krankheitsbewältigung und sollte im gesamten Behandlungsprozess unterstützt werden.
> **Empfehlungsgrad: KKP.** Abstimmung erfolgte am 24.01.2011 → Ergebnis: starker Konsens

> **Empfehlung 36**
>
> Ratgeber und Selbsthilfemanuale sollten interessenunabhängig, leicht verständlich und qualitativ hochwertig sein.
> **Empfehlungsgrad: KKP.** Abstimmung erfolgte am 24.01.2011 → Ergebnis: starker Konsens

- **Statement 12**

Das Hinweisen von Patienten und Angehörigen auf eine mögliche Unterstützung in Form von Ratgebern, Selbsthilfemanualen und Schulungsprogrammen (z. B. Kommunikationstrainings, Selbstmanagementtrainings) sowie die Ermunterung hierzu durch konkrete Literaturhinweise bzw. Flyer zu aktuellen Veranstaltungen erscheint hilfreich.

> **Empfehlung 37**
>
> Internet- und computerbasierte Angebote mit der Möglichkeit professioneller Rückmeldung können bei entsprechender Motivation hilfreich sein.
> **Empfehlungsgrad: KKP.** Abstimmung erfolgte am 24.01.2011 → Ergebnis: starker Konsens

> **Empfehlung 38**
>
> Patienten sollen über Selbsthilfe- und Angehörigengruppen informiert und, wenn angebracht, zur Teilnahme ermuntert werden (aus NVL-Depression).
> **Empfehlungsgrad: KKP.** Abstimmung erfolgte am 24.01.2011 → Ergebnis: starker Konsens

- **Statement 13**

Peer-Beratung kann die Erreichbarkeit und Compliance von Patienten und Angehörigen verbessern.

2.4 Matrixkapitel

2.4.1 Grundprinzipien des professionellen Handelns

- **Statement 14**

»Behandlungsziel ist der von Krankheitssymptomen weitgehend freie, zu selbstbestimmter Lebensführung fähige, therapeutische Maßnahmen in Kenntnis von Nutzen und Risiken abwägende Patient. Hierfür ist die Erstellung eines Gesamtbehandlungsplanes unter Partizipation der Betroffenen und aller am Behandlungsprozess Beteiligten, eine Zusammenarbeit mit Angehörigen, die Koordination und Kooperation der Behandlungsinstitutionen und der Einbezug des nichtprofessionellen Hilfe- und Selbsthilfesystems notwendig. Alle Behandlungs- (und Rehabilitations-)schritte sollten in diesen Gesamtbehandlungsplan integriert werden sowie individuell und phasenspezifisch im Rahmen einer multiprofessionellen und möglichst wohnortnahen Behandlung abgestimmt werden.« ([1], S. 38)

2.4.2 Selbstbestimmung vs. Fürsorgepflicht

- **Statement 15**

»Die *Deklaration von Madrid 1996* (dt. Übersetzung von Shiffmann und Helmchen 1998) hält fest, dass gegen den Willen des Patienten keine Behandlung durchgeführt werden soll, es sei denn, dass die Vorenthaltung der Behandlung das Leben des Patienten oder anderer Personen in seiner Umgebung gefährden würde. Die Behandlung muss immer im besten Interesse des Patienten sein.« ([18], S. 61)

2.4.3 Kinder psychisch kranker Eltern

- **Statement 16**

Für die Erweiterung und Qualifizierung notwendiger Unterstützungsangebote für Kinder und

Jugendliche psychisch kranker Eltern und ihre Familien sind »(präventive) Hilfen und systemübergreifende Vernetzungen« sowie eine verstärkte »Zusammenarbeit zwischen den verantwortlichen Hilfesystemen, insbesondere der Suchtkrankenhilfe, der Kinder- und Jugendhilfe, der Erwachsenenpsychiatrie und anderen medizinischen Diensten« erforderlich. »Lehrer, Erzieherinnen, Ärzte, Sozialarbeiterinnen, Psychologen und Pädagoginnen, aber auch Familienrichterinnen sowie die Polizei müssen verbindlich« und fachübergreifend zusammenarbeiten »und die jeweils anderen Hilfesysteme im Blick haben«. Weitere Beachtung sollte zudem »der Errichtung niedrigschwelliger Angebote, der Öffentlichkeitsarbeit, der Schulung von Mitarbeiterinnen und Mitarbeitern in den Hilfesystemen und den Möglichkeiten der Finanzierung der Hilfen zuteilwerden.« ([19], S. 2)

Hintergrund und Evidenz

3.1	**Grundlagen psychosozialer Interventionen – 26**	
3.1.1	Therapeutische Beziehung – 26	
3.1.2	Milieutherapie – 29	
3.1.3	Grundsätzliche Aspekte – 32	
3.2	**Systeminterventionen – 35**	
3.2.1	Überblick über ausgewählte gemeindepsychiatrische Versorgungsansätze – 35	
3.2.2	Multiprofessionelle gemeindepsychiatrische teambasierte Behandlung – 36	
3.2.3	Case Management – 52	
3.2.4	Arbeitsrehabilitation und Teilhabe am Arbeitsleben – 62	
3.2.5	Wohnangebote für psychisch kranke Menschen – 74	
3.3	**Einzelinterventionen – 82**	
3.3.1	Psychoedukative Interventionen für Betroffene und Angehörige, Peer-to-peer-Ansätze und Trialog – 82	
3.3.2	Training von Alltags- und sozialen Fertigkeiten – 103	
3.3.3	Künstlerische Therapien – 114	
3.3.4	Ergotherapie – 122	
3.3.5	Sport- und Bewegungstherapie – 128	
3.4	**Selbsthilfe und verwandte Konzepte – 148**	
3.4.1	Einführung – 148	
3.4.2	Evidenz zu einzelnen Formen von Selbsthilfe – 149	

3.1 Grundlagen psychosozialer Interventionen

Bei der Behandlung und Rehabilitation von Menschen mit psychischen Erkrankungen sind die seelische und körperliche Stabilisierung, die Aktivierung der Ressourcen und Förderung der Motivation, die Entwicklung von Fähigkeiten für eine selbstständige und eigenverantwortliche Lebensführung und Alltagsgestaltung sowie die Feststellung der Eignung für erforderliche Behandlungsmaßnahmen von großer Bedeutung [13]. Die Grundlagen psychosozialer Therapien in diesem Kapitel stützen sich auf die Förderung dieser Aspekte.

Eine systematische Literaturrecherche lieferte unzureichende Ergebnisse. Hauptsächlich wurden spezifische Studien aus Großbritannien und den USA identifiziert. Diese Studien finden hier Erwähnung, jedoch reicht die Evidenzlage nicht aus, um Empfehlungen für die Praxis abzuleiten.

3.1.1 Therapeutische Beziehung

Haltung des Patienten, Empowerment

Der Begriff *Empowerment* stammt historisch aus den Bürgerrechts- und Interessenvertretungen benachteiligter Bevölkerungsgruppen (Emanzipationsbewegungen der Frauen und Befreiungsbewegung der Schwarzamerikaner) und bezeichnet die Eigeninitiative des Betroffenen [20]. *Empowerment* kann am ehesten übersetzt werden mit Selbstbefähigung [21] und **Förderung der Eigeninitiative** [22]. Außerdem ist *Empowerment* ein wichtiger Grundsatz auf dem Weg zu *Recovery*. In der Behandlung von Menschen mit schweren psychischen Erkrankungen, beispielsweise der medikamentösen Behandlung, besteht das Risiko, dass die Bedürfnisse und Wünsche der Patienten vernachlässigt werden. Bei den Betroffenen bleibt möglicherweise das Gefühl zurück, dass sie nicht ernst genommen werden. Durch *Empowerment* sollen Betroffene jedoch dabei unterstützt werden, »sich selbst zu helfen« [23]. Auch nach Langzeithospitalisierungen zeigen Patienten häufig Verhaltens- und Erlebnisweisen, die als auffällig wahrgenommen werden (Kommunikations- und Kontaktprobleme, aggressives Verhalten, zwanghaftes Verhalten etc).

Diese Hospitalisierungseffekte signalisieren eine Art »erlernter Hilflosigkeit« oder eine »erlernte Bedürfnislosigkeit« [24]. Den Betroffenen werde Selbstbestimmung als die Möglichkeit und Fähigkeit, frei nach eigenem Willen zu handeln, kaum zugetraut. Es sei daher wichtig, dass die Betroffenen nicht in Unselbstständigkeit, Abhängigkeit und Hilflosigkeit belassen werden, sondern während der Behandlung und in ihrer Umgebung darin unterstützt und bestärkt werden, eigene Wünsche und Ziele festzulegen und Entscheidungen zu treffen [25].

> **Empfehlung 1**
>
> Menschen mit schweren psychischen Erkrankungen haben ein Recht darauf, in ihren besonderen Bedürfnissen und ihrem individuell unterschiedlichem Hilfebedarf wahrgenommen zu werden und sollten befähigt und in die Lage versetzt werden, ihre Interessen selbst durchzusetzen, sich zu organisieren sowie ihre Lebensverhältnisse individuell bestimmen zu können. (Selbstbefähigung/Empowerment)
> **Empfehlungsgrad: KKP**

Eine ähnliche Empfehlung findet sich in der Praxisleitlinie »Rehabilitation für Menschen mit psychischen Störungen«: »Übergeordnetes Ziel sozialpsychiatrischer Interventionen in der Rehabilitation für Menschen mit psychischen Störungen ist, den therapeutischen Prozess zu begleiten und die Selbstbefähigung (*Empowerment*) der Teilnehmerinnen und Teilnehmer zur gleichberechtigten Teilhabe am Leben in der Gemeinschaft (Wohnen und Freizeit) und am Arbeitsleben zu fördern« ([13], S. 133).

Im Rahmen von *Empowerment* soll sich der Patient in seiner Umgebung sicher fühlen und **Fähigkeiten erlernen**, die ihm helfen, bei Konfrontation mit neuen Situationen **angemessene Ressourcen zu mobilisieren und Unterstützung aufzusuchen** [26]. Die wichtigsten Komponenten von *Empowerment* wurden nach Jacobson und Greenley (2001) wie folgt definiert:
1. *Autonomie*: die Fähigkeit, als eine unabhängige Person zu funktionieren,

2. *Mut*: der Wille, Risiken einzugehen und einen Schritt zu wagen sowie
3. Verantwortung [27].

Ein Erfolg des *Empowerment*-Ansatzes setzt voraus, dass der Patient interessiert und aktiv daran beteiligt ist und die an der Therapie Beteiligten diesen Prozess unterstützen [23]. *Empowerment* bedeutet für den Patienten **Entscheidungsfreiheit, Unabhängigkeit und Selbstbestimmung** [26].

Untersuchungen in Einzelstudien konnten zeigen, dass das **Vorhandensein sozialer Kontakte** und eine **höhere Lebensqualität** sich positiv auf die Selbstbefähigung auswirken [28–30].

Corrigan und Kollegen (1999) untersuchten in einer Studie 35 Patienten mit schweren chronischen psychischen Erkrankungen (Schizophrenie, schizoaffektive, bipolare und depressive Störungen), welche in den letzten 2 Jahren mindestens 3-mal in stationärer Behandlung waren, aufgrund ihrer Erkrankung nicht in der Lage waren, zu arbeiten und aufgrund der akuten psychischen Symptome auf der Suche nach einem guten Therapieprogramm waren [28]. Ziel dieser Studie war es, die konzeptionelle Validität von Empowerment (Selbstbefähigung) unter Anwendung der »Empowerment Scale« [31] zu analysieren. Die Autoren untersuchten die Effektivität von Selbstorientierung (Selbstvertrauen eines Patienten angesichts des gesellschaftlichen Stigmas) und Gemeindeorientierung (Beeinflussung der Gesellschaft, um die Auswirkungen von Stigma zu reduzieren). Patienten mit hoher Selbstorientierung berichteten über eine Erhöhung der Selbstachtung und verbesserte Lebensqualität. Es gab einen Zusammenhang zwischen Selbstorientierung zu Empowerment und der Lebensqualität, Selbstachtung und sozialer Unterstützung sowie psychischen Symptomen. Gemeindeorientierung stand in Zusammenhang mit Selbstachtung, Ressourcen, Auffassungsvermögen und ethnischer Zugehörigkeit [28].

In einer anderen Studie wurden **Validität und Konsistenz der schwedischen Version der Empowerment-Skala** von Rogers und Kollegen (1997) [31] nachgewiesen. Ein Ziel dieser Studie war es, den Zusammenhang zwischen Empowerment und den Beeinflussungsfaktoren herauszuarbeiten. Eingeschlossen wurden 176 Patienten, von denen 92 an einem 6-Jahres-Follow-up teilnahmen. 60 % der Patienten litten an einer Schizophrenie. Die Ergebnisse zeigten **signifikant positive Korrelationen zwischen Empowerment und dem sozialen Netzwerk, den psychosozialen Funktionen und der subjektiven Lebensqualität** auf. Die Ergebnisse weisen auf einen signifikanten Zusammenhang zwischen Stigma und der Selbstachtung sowie der Aktivität hin [29].

Der **Zusammenhang zwischen Empowerment und Einkommen sowie der Teilhabe am Leben in der Gemeinde** wurde durch Lloyd und Kollegen (2010) im Rahmen einer quasi-experimentellen Studie untersucht. 161 Patienten aus öffentlichen psychiatrischen Einrichtungen mit einer Schizophrenie, Depression, einer bipolaren oder schizoaffektiven Störung oder einer Angst- oder Persönlichkeitsstörung wurden eingeschlossen. Lediglich wenige der Patienten waren berufstätig. **Erhöhte Werte** für Empowerment und Recovery waren statistisch signifikant **bei Patienten mit einer Beschäftigung** im Gegensatz zu denjenigen, die eine finanzielle Unterstützung vom Staat erhielten. Menschen mit bipolaren Störungen zeigten erhöhte Werte für Recovery und Empowerment im Gegensatz zu Menschen mit einer Schizophrenie oder Depression. Die Autoren schlussfolgern, dass die Diagnose eine Bedeutung als subjektiver und objektiver Indikator für Recovery hat [30].

Die Förderung von *Empowerment*-Prozessen sollte in jeden Therapieansatz eingebunden sein, da *Empowerment*-orientierte Therapieansätze die Selbstbefähigung des Patienten erhöhen können [25;32;33].

Lecomte und Kollegen (1999) konnten in einer randomisierten kontrollierten Studie zeigen, dass durch die Anwendung eines spezifischen **Selbstwertschätzungsmoduls** Krankheitsbewältigungsfähigkeiten (*coping skills*) verbessert werden können [32]. Das angewandte Modul war in 5 Blöcke aufgeteilt [23]:
1. Sicherheit (lernen, mit Kritik umzugehen und versuchen, die eigene Umgebung besser kennenzulernen);
2. Identität (Selbsterkenntnis, Erkennen von eigenen Wünschen);
3. Zugehörigkeit (Fähigkeit, anderen zu helfen, mit anderen zu arbeiten);
4. Zielgerichtetheit (Ziele definieren, Entscheidungen treffen) sowie
5. Kompetenz (erkennen von Stärken und Schwächen).

Die Autoren weisen darauf hin, dass das Modul und die Gruppeninterventionen positive Auswirkungen haben können, die Dauer dieser Auswirkungen jedoch von einer permanenten Unterstützung der Umgebung abhängt.

Borras und Kollegen (2009) folgten dem Prinzip von Lectome (1999) und untersuchten die Effektivität des gleichen Moduls bei Patienten mit einer Schizophrenie. Die Bewältigungsstrategien »umfassten« im Rahmen dieser Studie Bereiche wie die Konfrontation mit neuen oder angespannten Situationen. Die Ergebnisse zeigen, dass auch in dieser Studie anhand dieses Therapieansatzes eine Verbesserung der Bewältigungsstrategien erzielt werden konnte [33] (▶ Erweiterte Handlungsempfehlungen).

Partizipative Entscheidungsfindung

Die **Arzt-Patient-Kommunikation** ist ein wichtiger Bestandteil der medizinischen Behandlung. Studien konnten zeigen, dass eine gute Kommunikation zwischen beiden die Zufriedenheit des Patienten mit der Behandlung und die Wahrschein-

> **Erweiterte Handlungsempehlungen**
>
> Das Konzept der Selbstbefähigung beinhaltet die persönliche Kontrolle über die eigenen Lebensbedingungen sowie die Teilnahme an Aktivitäten mit anderen, um gemeinsame Ziele zu erreichen. Der Empowerment-Ansatz (Selbstbefähigung) verlangt daher vom gesamten sozialpsychiatrisch tätigen Personal eine grundsätzliche Haltung, die den von einer psychischen Erkrankung Betroffenen so weit wie möglich Entscheidungsfreiheit in allen persönlichen Lebensbereichen zubilligt, einschließlich der freien Wahl der Behandler bzw. Begleiter sowie aller Mittel der Behandlung und Rehabilitation.
>
> Auf diese Weise kann die (Wieder-)Erlangung von Selbstachtung und Anerkennung in der Gesellschaft gefördert werden. Diese Faktoren sind essenziell mit dem Prozess der Genesung verbunden. In Studien mit spezifischen Trainingsprogrammen konnte gezeigt werden, dass der Empowerment-Prozess im Sinne der Selbstbefähigung im Rahmen der psychiatrischen Behandlung gefördert werden kann, indem die Betroffenen gezielt zu Aktivitäten ermutigt werden und ihnen mehr Eigenverantwortung übertragen wird. Auch kann durch ein spezifisches Training des Fachpersonals (*SFT*) der Prozess der Selbstbefähigung beschleunigt werden. Es ist unstrittig, dass soziale Kontakte und eine höhere Lebensqualität sich positiv auf die Selbstbefähigung auswirken.

lichkeit der Einhaltung von Behandlungsempfehlungen erhöhen kann [34]. Auch wird darauf hingewiesen, dass ein »guter Draht« zwischen beiden das Vertrauen des Patienten in den behandelnden Arzt stärkt, welches mit der Erhöhung des Behandlungserfolges korreliert [35;36]. Laine und Kollegen (1996) weisen darauf hin, dass die Einbeziehung des Patienten in den Behandlungsprozess im Sinne einer **partizipativen Entscheidungsfindung vertrauensfördernde Effekte** haben kann [37]. Prinzipiell erwarten die Patienten neben der Therapieentscheidung des Arztes eine umfassende Aufklärung über ihre Erkrankung sowie eine Mitbeteiligung an wichtigen Entscheidungen [38]. Die partizipative Entscheidungsfindung (*shared decision making*) ist in diesem Zusammenhang ein Interaktionsprozess, an dem Patient und Behandler aktiv beteiligt sind und auf Basis geteilter Informationen eine gemeinsam verantwortete Entscheidung treffen [39;40]. »Die partizipative Entscheidungsfindung steht für die Individualisierung der Behandlung und das *Empowerment* des Patienten« ([41], S. 64).

Die gemeinsame Definition des Problems, die Erklärung der Lösungsalternativen und der damit verbundenen Risiken durch den Behandler und der anschließende gemeinsame Entscheidungsprozess bilden die **Kernbestandteile der partizipativen Entscheidungsfindung** [38]. Die Art und Weise, wie Entscheidungen getroffen werden, hängt allerdings vom klinischen Zustand, den Präferenzen und Kompetenzen des Patienten ab. In diesem Sinne wurden Handlungsschritte zur Umsetzung einer partizipativen Entscheidungsfindung erarbeitet (◘ Tab. 3.1). Auch in der S3-Leitlinie Nationale Versorgungsleitlinie Unipolare Depression (2009) ist ein Hinweis auf diese Handlungsschritte zu finden [3].

Die **partizipative Entscheidungsfindung** ist vor allem dann von Vorteil, wenn verschiedene Therapiemöglichkeiten zur Auswahl stehen, die prinzipiell gleichwertig sind und erst nach einer gemeinsamen Vereinbarung bewertet werden können [38]. Dieser Prozess erfordert die Bereitschaft und Einwilligung des Patienten. Es ist allerdings darauf hinzuweisen, dass eine partizipative Entscheidungsfindung nicht immer sinnvoll und anwendbar ist. **Einschränkungen,** wie die Schwere der Erkrankung sowie die Bedeutung der Entscheidung für den Patienten, sollten berücksichtigt werden [3;40]. Limitationen der Möglichkeiten in schweren Krankheitsphasen, beispielsweise bei eingeschränkter Einwilligungsfähigkeit des Patienten, sind zu berücksichtigen. Gerade bei schweren psychischen Erkrankungen und langen Verläufen bestehen jedoch eine Reihe von Behandlungsalternativen.

- **Spezifische Schulungen für psychiatrisches Fachpersonal**

Zahlreiche Studien zeigen, dass ein **Bedarf an Schulungsmaßnahmen** für psychiatrisches Fachpersonal bezüglich kommunikativer Strategien zwischen Professionellen und Betroffenen besteht. Wissenschaftliche Untersuchungen zeigten

3.1 · Grundlagen psychosozialer Interventionen

Tab. 3.1 Handlungsschritte der partizipativen Entscheidungsfindung [42;43]

1.	Mitteilen, dass eine Entscheidung ansteht
2.	Gleichberechtigung der Partner formulieren
3.	Über Wahlmöglichkeiten informieren
4.	Über Vor- und Nachteile der Option informieren
5.	Verständnis, Gedanken und Erwartungen erfragen
6.	Präferenzen ermitteln
7.	Aushandeln der Entscheidung
8.	Gemeinsame Entscheidung herbeiführen
9.	Vereinbarungen zur Umsetzung der Entscheidung treffen

zudem eine erhöhte Zufriedenheit der Patienten nach einer Behandlung durch spezifisch geschultes Fachpersonal. Angestrebt wurde die Erweiterung von gewissen Fähigkeiten bei den Behandlern, wie bspw. das Erkennen notwendiger Ressourcen und Kapazitäten des Patienten, der Respekt gegenüber der Sichtweise des Patienten und die Pflege einer tragfähigen Beziehung zum Patienten [44–46].

3.1.2 Milieutherapie

Bei der Therapie von Menschen mit schweren psychischen Erkrankungen müssen vielfältige Umweltaspekte berücksichtigt werden. In diesem Zusammenhang versteht man unter Milieutherapie **alle gezielt therapeutisch eingesetzten Veränderungen von Umweltfaktoren** (z. B. bauliche Gegebenheiten und Organisationsstrukturen) **sowie zwischenmenschlichen Umgangsformen** [47]. Die Umweltfaktoren sind verknüpft mit der sozialen Umgebung des Patienten sowie der Behandlungsumgebung. Ein Einfluss der Klinikumgebung ist immer vorhanden, dieser kann sich positiv, negativ, unterstützend oder behindernd auf den Therapieverlauf auswirken [48]. Das Fundament der Milieutherapie entstand aus der Auseinandersetzung mit alten sowie neueren negativen Erfahrungen aus den früheren Krankenhaus- und »Anstaltsmilieus« [49]. Die Milieutherapie gewann in den 1960er-Jahren immer mehr an Bedeutung. Grundlegend waren hierfür die Erkenntnisse zu negativen Einflüssen des Krankenhausmilieus. Untersuchungen zeigten, dass Hospitalismus sowie ungünstige Milieueinflüsse insbesondere die Negativsymptomatik verstärken können und damit den Behandlungsverlauf und Therapieerfolg negativ beeinflussen [50–53]. **Ziel der Milieutherapie** ist, eine günstige Umgebung für einen optimalen Behandlungsverlauf zu schaffen [47;48].

Milieutherapie und Milieugestaltung

Mit **Milieutherapie** sind unterschiedliche Maßnahmen gemeint, die zur Gestaltung einer Atmosphäre beitragen, von der angenommen wird, dass sie den Heilungsprozess positiv beeinflussen kann. Damit wird durch die Milieutherapie ein geeigneter Rahmen für andere Therapieformen und die Wiedererlangung von Selbstständigkeit und Kompetenzen geschaffen [47]. Milieutherapie ist ein wichtiger therapeutischer Ansatz zur Gestaltung einer Umgebung im stationären und teilstationären Bereich, welcher soziale Fertigkeiten über eine Teilnahme der Patienten an wichtigen täglichen Aktivitäten während des Klinikaufenthaltes heranbilden und verbessern möchte [54–56].

Das **Ziel der Milieutherapie** ist nicht nur die Gestaltung des äußeren Rahmens, sondern auch die Vermeidung von Passivität und die Schaffung von Ablenkung. Die bewusste Gestaltung therapeutischer Milieus kann auch in ambulanten (z. B. Institutsambulanzen) und teilstationären Settings dem Patienten neue Bedeutungsräume erschließen und zu mehr Selbstverantwortung führen. Um positive Effekte zu erreichen, müssen die Settings und Milieus unter psychologischen, sozialen und baulichen Gesichtspunkten gezielt behandlungsförderlich gestaltet werden. Die Bedeutung des ökologischen Milieus (bauliche und architektonische Aspekte eines therapeutischen Milieus) für den Therapieerfolg stationärer Behandlungen wurde immer wieder betont [48].

- **Merkmale der Milieutherapie**

Patienten, die in einem **motivierenden** und nicht von Behandlern dominierten **Milieu**, in dem ihnen eine aktive Rolle zugebilligt wird, behandelt wurden, verblieben nach ihrer Entlassung länger in der Gemeinde [57;58]. Die **Betonung von Autonomie und Unabhängigkeit** und die Möglichkeit der Äußerung von Gefühlen trugen hierzu bei [59]. Dass Behandler von den Patienten als erreichbar und aufnahmefähig wahrgenommen wurden, zählt zu den wichtigsten Merkmalen positiver Milieugestaltung [60]. Die Schwere der Erkrankung hat einen Einfluss auf die Bewertung der **Behandlungswahrnehmung** des Patienten [61]. Friedman und Kollegen (1986) konnten zeigen, dass Frauen im Vergleich zu Männern ihr Behandlungsprogramm positiver bewerteten [62]. Nach Moos (1997) sind die Zusammenhänge zwischen demografischen und persönlichen Merkmalen und wahrgenommenem Behandlungsmilieu sparsam und wenig konsistent [63]. Konsistent ist jedoch der Befund, dass Patienten, die einer gesellschaftlichen Minderheit angehören, aufgrund der schlechten Integration das Behandlungsmilieu schlechter bewerten [64]. Pederson und Karterud (2007) konnten in ihrer Studie die Ergebnisse von Moos bestätigen [65]. Individuelle Differenzen wie Alter und Geschlecht, Schulbildung, Diagnose und Symptomatik sowie zwischenmenschliche Probleme scheinen eine Bedeutung zu haben; die persönlichen Merkmale erklären jedoch nur einen kleinen Teil der Unterschiede.

Die Beurteilung des Stationsmilieus kann durch die sogenannte *Ward Atmosphere Scale* (WAS), eine häufig angewandte Skala zur Messung und Bestimmung von Milieuaspekten für Behandlungsprogramme, erfolgen. Diese Skala wurde ursprünglich in den 1960er-Jahren von Moos (1974) entwickelt [66]. Der Stationsbeurteilungsbogen (SBB) in Deutschland basiert auf dieser Skala [67].

Ellsworth und Kollegen (1979) untersuchten die **Effekte von Setting- und Behandlungsmerkmalen im Rahmen stationärer Behandlungsprogramme** auf die Behandlungseffektivität [58;68]. Eingeschlossen wurden 11.283 Patienten aus 18 Krankenhäusern der US-amerikanischen *Veterans Administration*. Insgesamt wurden 191 Programmmerkmale (68 Setting- und 123 Behandlungsmerkmale) definiert. Die Behandlungsmerkmale bezogen sich auf die medikamentöse und psychologische Behandlung, auf die Umgebung der Einrichtung und Prozesse der medizinischen Dokumentation sowie auf soziale Aktivitäten der Patienten, psychosoziale Merkmale der Station und die Nachbehandlung. Die Datenerhebung erfolgte bei Einschluss der Patienten sowie 3 Monate nach Entlassung.

Lediglich 6 der untersuchten Behandlungsmerkmale und 3 der Settingmerkmale erwiesen sich als signifikante Einflussfaktoren auf die Ausprägung von Angst und Depressionen, Lebenskraft, Distanzierung und Vertrauen in Fähigkeiten, zwischenmenschliche Beteiligung, Beunruhigung, Unordnung und äußere Sozialisation. Die 3 **Settingvariablen** waren ein separater Fernsehraum, der Anteil an Patienten mit längerem stationärem Aufenthalt (über 3 Monate) und der Anteil an bisher ledigen Patienten auf Station. Die **Behandlungsmerkmale** waren:

- **Patienten-Aktivitäten** (Anzahl an Patienten, die als sozial passiv eingeordnet wurden, war geringer auf den Stationen mit besserer Behandlungseffektivität),
- **Verschreibung von Medikamenten** (die Verschreibung von Beruhigungsmitteln mit höheren Dosierungen sowie antipsychotischer Medikation für neurotisch erkrankte Patienten nach der Entlassung beeinflussten den Therapieerfolg negativ),
- **Ordnung und Organisation durch Personal** (eine Überbetonung von Ordnung und Organisation führte zu nicht wünschenswerten Effekten, sodass angenommen wird, dass eine hohe Kontrolle die Interaktion zwischen Behandler und Patient stört),
- **Instabilität des Schichtwechsels bei Pflegepersonal** (durch häufige Schichtwechsel ist das Personal nicht in der Lage, Gruppentherapien regulär durchzuführen, da Verlässlichkeit und personelle Kontinuität für die Koordination sozialer sowie therapeutischer Aktivitäten des Patienten notwendig sind).

Ähnlich beschrieb Gunderson (1978) 3 **grundlegende Merkmale** positiv wirksamer Milieus [55]:
1. Verteilung der Verantwortlichkeiten und Entscheidungsbefugnisse,
2. Bestimmung der Programme, der Rollen und der Führung sowie
3. intensive Kommunikation und Interaktion zwischen Personal und Patienten.

Außerdem wies Gunderson (1978) darauf hin, dass die Kontrolle des äußeren Rahmens und der Sicherheit, die Unterstützung durch Ermutigung und Beratung, die Strukturierung durch Programme, Wochenpläne und Stationsordnung, das Engagement in Gruppen und Versammlungen sowie die Wertschätzung (z. B. Rückzugsmöglichkeiten) zu den wichtigsten **Prinzipien der Milieugestaltung** gehören [55].

Deister hingegen spezifiziert die **Struktur der Milieugestaltung** unter Berücksichtigung der baulichen und der organisatorischen Gestaltung sowie der therapeutischen Haltung des psychiatrischen Fachpersonals [47]:

- Lage der Einrichtung möglichst nahe am gewohnten sozialen Umfeld,
- Berücksichtigung der baulichen Gegebenheiten,
- Gestaltung der Stationsumgebung im Sinne einer Wohnatmosphäre,
- Geschlechtermischung auf den Stationen,
- Möglichkeit der Selbstgestaltung des Umfeldes durch den Patienten sowie
- entsprechende Einstellung des therapeutischen Personals.

Heim (1984) fasst ergänzend die **Ziele der milieutherapeutischen Ansätze** in Partizipation, offene Kommunikation, soziales Lernen und Leben in der Gemeinschaft zusammen [69].

> **Empfehlung 2**
>
> Bei allen psychosozialen Interventionen sollten Erkenntnisse zur Gestaltung therapeutischer Milieus berücksichtigt werden.
> **Empfehlungsgrad: KKP**

■ **Milieutypen**
Heutzutage hat sich die Milieutherapie in soziotherapeutische, psychodynamische und verhaltensorientierte Formen entwickelt [70]. Der psychodynamische Ansatz ist zurückzuführen auf Sullivan (1931), Menninger (1936) und Cumming und Cumming (1962) aus den USA [71–73]. In England wurden milieutherapeutische Ansätze bei der Entwicklung erster Therapeutischer Gemeinschaften nach dem 2. Weltkrieg angewandt [74]. Ähnlich ist der psychodynamische Ansatz der Milieutherapie in den nördlichen Ländern verbreitet, ebenso in Deutschland und Österreich [75]. Wenige der bisherigen Untersuchungen betrachteten die Milieutherapie als einen familienähnlichen Ansatz. Bloor und Kollegen (1988) berichteten über Kliniken in England, in denen der Ansatz dem des privaten Wohnens ähnlich war. Zahlreiche Aktivitäten der Patienten beruhten auf täglichen Alltagsaufgaben wie Waschen, Einkaufen, Kochen sowie kleinen Reparaturen [76].

Milieutherapeutische Maßnahmen sind individuell in Abhängigkeit von der bestehenden Diagnose und vom Krankheitsstadium des Patienten zu gestalten [47]. Heim (1984) spezifizierte außerdem verschiedene Milieutypen bezogen auf unterschiedliche Patientengruppen [69]. Auch Deister (2003) weist auf diesen Ansatz hin und betont die Wichtigkeit eines individuellen Milieus (◘ Abb. 3.1).

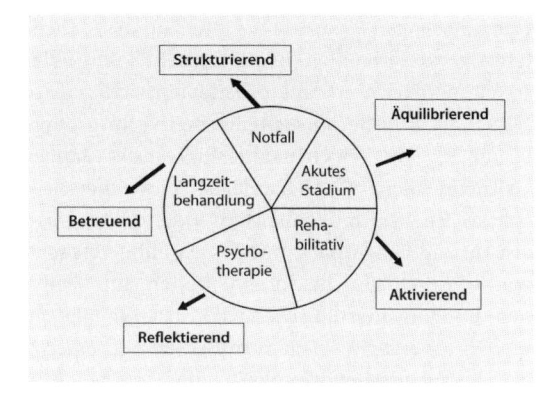

◘ **Abb. 3.1** Ausgestaltung des Milieus in Abhängigkeit von unterschiedlichen Behandlungsstadien. (Nach Deister 2003 [47], S. 802)

Therapeutische Gemeinschaften
Therapeutische Gemeinschaften sind eine **Sonderform der Milieutherapie**. Ihnen liegt der Gedanke zugrunde, dass eine Gemeinschaft aller Patienten, die sich gegenseitig bei ihrem Therapieprozess unterstützen, therapeutisch wirksam sein könnte [49].

Erfahrungen mit Therapeutischen Gemeinschaften gibt es schon lange, so sind zahlreiche Beispiele aus Gefängnissen und speziellen Krankenhäusern bekannt. Das Konzept der Therapeutischen Gemeinschaft war auch ein wesentliches Element der internationalen psychiatrischen Reformprozesse. Unterschieden werden ein »demokratisches« und ein »konzeptbasiertes« oder »hierarchisches« Modell. Das **demokratische Modell** wurde von Maxwell Jones entwickelt ([77]) und zielt auf eine große diagnostische Bandbreite, mäßig strukturierte Tagesplanung und demokratische Organisation ab. Das **hierarchische Modell** wird in spezialisierten Therapeutischen Gemeinschaften verwirklicht, die mit einer speziellen Zielgruppe arbeiten, insbesondere mit Menschen mit Substanzmissbrauch. Die Tagesplanung und das Behandlungsprogramm sind stark strukturiert. Der Ansatz Therapeutischer

Gemeinschaften ist zurückzuführen auf die 1940er-Jahre, als kriegsbedingt psychosomatisch und/oder somatopsychisch erkrankte Patienten sich gegenseitig halfen. Dabei wurde teilweise in sehr großen Gruppen gearbeitet. Grund hierfür war der Mangel an Therapeuten [78]. Es handelt sich um einen beispielsweise in Krankenhäusern oder Gefängnissen verwandten Ansatz, mit dessen Hilfe versucht wurde, durch gezielte Interventionen auf Gruppen- und Organisationsebene das Zusammenleben und die therapeutischen Prozesse zu verbessern. In Therapeutischen Gemeinschaften sollten Patienten adäquat über die Behandlung informiert, in Entscheidungen mit einbezogen (▶ Abschn. 3.1.1, Partizipative Entscheidungsfindung) und auf die Konsequenzen von bestimmten Verhaltensweisen hingewiesen werden [79;80].

Ein systematischer Review von Lees und Rawlings (1999) untersuchte speziell die **Wirksamkeit von Therapeutischen Gemeinschaften** bei Menschen mit schweren psychischen Erkrankungen. Betrachtet wurden 58 Studien unterschiedlicher Designs. Die Metaanalyse zeigt, dass Patienten in Therapeutischer Gemeinschaft gegenüber der Standardgruppe eine signifikante Erhöhung der Selbstachtung (*self-esteem*) erreichten. Außerdem konnten Effekte auf weitere Outcome-Parameter, wie die Reduzierung von Gewalttätigkeit und negativer Verhaltensmerkmale, erzielt werden. Es gab einen signifikanten Zusammenhang zwischen der Dauer der Inanspruchnahme einer Behandlung innerhalb einer Therapeutischen Gemeinschaft und der Reduzierung von Negativsymptomen. Damit konnten bei Patienten, die nicht frühzeitig entlassen wurden, generell positive Effekte beobachtet werden. Zusammenfassend zeigte sich eine **starke Evidenz für die Wirksamkeit einer Behandlung in Therapeutischen Gemeinschaften** [77].

In einer britischen Studie untersuchten Hodge und Kollegen (2010) die **Effektivität** einer wöchentlich einmaligen ganztägigen **Therapeutischen Gemeinschaft**. Eingeschlossen wurden insgesamt 31 Patienten mit schweren psychischen Erkrankungen und 20 Personen des psychiatrischen Fachpersonals. Alle Teilnehmer wurden zu Studienbeginn und nach 12 Monaten befragt. Ziel war es, die Hauptprobleme der Patienten zu erfassen. Eine frühere quantitative Analyse der Daten zeigte statistisch signifikante Verbesserungen hinsichtlich sozialer Funktionen sowie der psychischen Verfassung. Die Autoren zeigen in einer qualitativen Analyse, dass die Ergebnisse zugunsten dieser einwöchigen ganztägigen Therapeutischen Gemeinschaft ausfallen. Das wichtigste günstige Merkmal dieser Einrichtung ist der gemeinsame Erfahrungsaustausch mit anderen ähnlich erkrankten Patienten. **Die Patienten berichten, dass ein gemeinsamer Austausch von Problemen und Erfahrungen das Gefühl von Stigma und Isolation reduziert.** Die Autoren schlussfolgern, dass Therapeutische Gemeinschaften bei der Bestimmung von Problemen in Zusammenhang mit Selbstverletzung hilfreich sein können. Aufgrund der kleinen Stichprobengröße können keine weiteren statistisch bedeutsamen Aussagen gemacht werden [81].

Ähnliche Ergebnisse zeigte eine Studie von Loat (2006), allerdings mit einer sehr kleinen Stichprobengröße von Patienten mit schweren psychischen Erkrankungen (N=12). Die Datenerhebung erfolgte anhand eines Interviews mit dem Ziel, die Erfahrungen gemeinsamer Unterstützung innerhalb einer Therapeutischen Gemeinschaft zu bestimmen. Die Autoren konnten zeigen, **dass die Patienten die gemeinsame Unterstützung und den gemeinsamen Erfahrungsaustausch mit anderen positiv bewerten.** Außerdem konnte diese Studie verschiedene Wege aufzeigen, wie eine gemeinsame Unterstützung zwischen Patienten in Therapeutischen Gemeinschaften Anwendung finden und welche Auswirkungen dies für jeden Einzelnen haben kann [82].

Die Therapeutischen Gemeinschaften zielen so weit wie möglich auf die Selbstständigkeit des Patienten [47]. In der klinischen Psychiatrie spielt das Konzept der Therapeutischen Gemeinschaft heute, nicht zuletzt durch die Reduktion der Verweildauer, nur noch eine untergeordnete Rolle. Eine Bedeutung besitzt es am ehesten in Tageskliniken, auf Rehabilitations- oder Psychosetherapiestationen, aber auch auf psychiatrischen Akutstationen [49].

> **Empfehlung 3**
>
> Eine Behandlung in einer Therapeutischen Gemeinschaft kann für bestimmte Patienten erwogen werden. Dieses Konzept ist nicht an stationäre Settings gebunden.
> **Empfehlungsgrad: KKP**

3.1.3 Grundsätzliche Aspekte

Recovery – Ziel psychosozialer Interventionen

Der Begriff *Recovery* gewann im Umgang mit schweren psychischen Erkrankungen in den letzten Jahren an Bedeutung und kann wie folgt übersetzt werden: »Erholung, Besserung, Genesung, Gesundung, Rückgewinnung, Wiedergewinnung, Wiederfinden.« Im Rahmen dieser Leitlinie wird *Recovery* an einigen Textstellen mit Genesung übersetzt. Ursprünglich wurde *Recovery* als ein Ergebnisparameter betrachtet. Anfang der 1980er-Jahre entstand

3.1 · Grundlagen psychosozialer Interventionen

eine neue Definition von *Recovery*, in der dieser als Entwicklungsprozess zu einem sinnhaften Leben beschrieben wurde [83].

> **Recovery**
>
> *Recovery* ist ein persönlicher Prozess der Veränderung der eigenen Haltungen, Werte, Gefühle und Ziele. Es ist der Weg zu einem befriedigenden, hoffnungsvollen und in soziale Bezüge eingebetteten Leben innerhalb der krankheitsbedingten Grenzen. *Recovery* beinhaltet auch die Entwicklung eines Lebenssinns im Prozess der Überwindung der Folgen der psychischen Erkrankung (Definition nach Anthony, 1993 [83] in Cranach, 2007 [84]). Eine *Recovery-Orientierung* bedeutet für die Behandler, die Hoffnung des Patienten auf Besserung und Genesung aufrechtzuerhalten [22;85].

Obwohl der Einfluss der Recovery-Orientierung auf die Gestaltung der psychiatrischen Dienste wächst, besteht derzeit noch eine Unschärfe, was der Begriff bei verschiedenen psychischen Erkrankungen konkret bedeutet. Kritiker des Begriffs betonen einen Mangel an Klarheit, aber auch eine mögliche Realitätsferne und die Gefahr einer zu optimistischen Beurteilung des Verlaufs schwerer psychischer Erkrankungen, was aufgrund nicht gerechtfertigter Hoffnungen auch zu Enttäuschungen führen könne. Die Verwendung des Recovery-Prozesses als Leitprinzip für das Ziel der besseren Teilhabe in der Gesellschaft trotz Erkrankung ist allerdings in vielen Ländern und Gesundheitssystemen Konsens und ist zunehmend auch durch die Literatur gestützt. Ein konzeptioneller Rahmen für die Einordnung der verschiedenen Dimensionen von Recovery wurde erarbeitet und trägt zur Klärung des Begriffes bei [86;87].

Recovery beschreibt damit einen Prozess, durch den die Betroffenen die persönlichen, sozialen und gesellschaftlichen Folgen einer psychischen Erkrankung überwinden und zurück zu einem erfüllten Leben finden. *Recovery* bedeutet nicht zwangsläufig Heilung, sondern meint eine **Teilhabe** in der Gesellschaft trotz Erkrankung [83]. Damit ist *Recovery* ein längerer Prozess, der u. a. den Umgang mit der Erkrankung und den Aspekt sozialer Inklusion beinhaltet [88;89]. Ein wichtiges **Ziel** von *Recovery* ist die Remission, wobei Hoffnung ein wichtiges Element auf dem Weg zum Ziel ist.

Mit Remission ist nicht notwendigerweise Symptomfreiheit gemeint. Vielmehr können Symptome weiter vorhanden sein, die aber leichter Ausprägung sind und zu keinen wesentlichen Beeinträchtigungen im Alltag führen und die soziale und berufliche Funktionsfähigkeit nicht behindern. Zur Feststellung einer Remission müssen ein symptombasiertes- und ein Zeit-Kriterium verwendet werden. Dabei sollten eine Reihe von Schlüsselsymptomen für einen bestimmten Zeitraum unterhalb eines Schwellenwertes gehalten werden (mind. 6 Monate [88] bzw. mind. 2 Jahre [90]). Die *Remission Schizophrenia Working Group* definierte die symptomatische Remission in Bezug auf die Negativ- und Positiv-Symptomatik, auf Halluzinationen, Wahnvorstellungen und andere krankheitsassoziierte Verhaltensweisen [91]. Wichtig ist zudem die Stärkung der **Resilienz**. *Resilienz* beschreibt die Fähigkeit, sich an schwierige Lebenssituationen flexibel anzupassen, ohne dass eine schwere psychische Beeinträchtigung und Selbststigmatisierung resultiert ([88], S. 11).

Hoffnung als eine wichtige Komponente im *Recovery*-Prozess kann definiert werden als der persönliche Glaube daran, dass *Recovery* (Genesung) überhaupt möglich ist. Hoffnung finden und erhalten bedeutet unter anderem:
- erkennen und akzeptieren, dass ein Problem besteht
- Prioritäten ordnen
- sich um Veränderungen bemühen
- sich auf die eigenen Stärken konzentrieren statt auf Schwächen
- nach vorne blicken und Optimismus üben
- kleine Schritte feiern
- an sich selbst glauben [92]

Weitere **wichtige Elemente** von *Recovery* sind die gesellschaftliche Teilhabe, Selbstbestimmung, Lebensqualität und die Bewältigung von Stigma [92;93]. Ein weiterer zentraler Grundsatz von *Recovery* ist die Selbstbefähigung (*Empowerment*). Die Datenlage zeigt, dass **Empowerment** einen Einfluss auf *Recovery* haben kann [20;94;95]. Warner (2009) weist darauf hin, dass **Empowerment sowie Mitbestimmung der Betroffenen** wichtige Bestandteile des *Recovery-Prozesses* sind. Ein aktives Mitbestimmungsrecht bei Behandlungsentscheidungen führt bei vielen Betroffenen zu einer Erhöhung der Selbstbefähigung [96] (▶ Abschn. 3.1.1, Partizipative Entscheidungsfindung). Die Bedeutung von Hoffnung, Optimismus und Empowerment für *Recovery* konnte in wissenschaftlichen Untersuchungen bestätigt werden [97;98].

Auch die NICE-Leitlinie Schizophrenie [97] weist auf die Bedeutung von Hoffnung und Optimismus auf dem Weg zu *Recovery* hin. Resnick und Kollegen (2005) definieren in ihrer Studie *Recovery* als eine Einstellung oder Lebensorientierung [98]. Die Autoren erarbeiteten einen Ansatz zur Messung und Konzeptualisierung von *Recovery*. Eingeschlossen wurden Daten von 1.076, überwiegend männlichen Patienten im Alter von 18 Jahren und älter mit der klinischen Diagnose einer Schizophrenie. Untersucht wurden 4 Bereiche für die Konzeptualisierung der *Recovery*-Orientierung: *Empowerment*, subjektives Wissen (über die Erkrankung und die verfügbaren Behandlungen), Lebensqualität, Hoffnung und Optimismus für die Zukunft. **In den Ergebnissen zeigte Empowerment den größten Einfluss auf den Recovery-Prozess.** Empowerment bezeichnet hier die Übernahme von Eigenverantwortung für wichtige Entscheidungen und die Behandlung sowie das Gefühl, dass die Behandlung in Übereinstimmung mit eigenen Zielen steht. Die Autoren zeigen, dass Hoffnung, Optimismus, subjektives Wissen über die Erkrankung und Bewältigung einen positiven Einfluss auf den Genesungsprozess haben. Die Ergebnisse dieser Studie verdeutlichen, dass die Lebensqualität mit der Zufriedenheit mit familiären Kontakten, der Wohnsituation und der Qualität der sozialen Beziehungen zusammenhängt [98].

Therapeutische Haltung

Verbunden mit einer *Recovery*-Orientierung ist die Aufklärung der Betroffenen im Hinblick auf einen besseren Umgang mit der Erkrankung und die Bereitstellung von Behandlungsangeboten, bei denen Behandler und Patient gemeinsam Entscheidungen treffen können [96].

Recovery kann vielfältig gefördert werden. Damit die Genesung möglich wird, sind möglicherweise Veränderungen in der **Haltung von Behandlern**, im konkreten Umgang und in der Arbeitsweise mit den Patienten sowie auf struktureller Ebene notwendig. »Im *Recovery*-Ansatz rücken Klienten und professionelle Helfer näher zusammen« [99]. Dies kann erreicht werden, indem die Behandler die Patienten respektieren und sie ermutigen, die Kontrolle über ihr Leben und ihre Zukunft zu übernehmen [100]. Ferner sollten die Behandler das Ziel verfolgen, eine Umgebung zu schaffen, die zu einer Zunahme des Selbstvertrauens, der Selbstachtung und des Selbstwertgefühls führt [101].

In einer Studie, in deren Rahmen die Studienteilnehmer durch **spezifisch** (Recovery-orientiert) **geschultes Fachpersonal** behandelt wurden, wurden Interviews mit 15 Patienten mit schweren psychischen Erkrankungen durchgeführt. Eingeschlossen wurden lediglich Patienten, die sich selbst als »recovered« oder im Prozess von *Recovery* betrachteten, den Anforderungen in ihrem Leben gut umgehen konnten oder ihr Leben mithilfe von psychiatrischen Hilfeangeboten verbessert hatten und in den letzten zwei Jahren nicht in psychiatrischer Behandlung gewesen waren. In den Interviews wurden die Patienten zu bedeutsamen Themen mit Bezug zu *Recovery* befragt (Rolle des Patienten, Unterstützung und Einfluss, Ereignisse, Umweltfaktoren etc.). In den Ergebnissen zeigten sich positive sowie negative Erfahrungen und Herausforderungen auf dem Weg zur Wiedergenesung. Dabei erwiesen sich folgende Elemente als hilfreich für den *Recovery*-Prozess: **Empathie, Respekt und das Vorhandensein einer positiven Beziehung** zwischen Behandler und Patient [44].

Young und Kollegen (2005) untersuchten in einer einjährigen quasi-experimentellen Studie die Effektivität von Mitarbeiterschulungen zur Förderung der Selbsthilfe von Betroffenen und Verbesserung der Kommunikation und Zusammenarbeit zwischen Klinikern und Betroffenen auf die klinischen Kompetenzen und die Recovery-Orientierung. Die Interventionen wurden von Psychiatrie-Betroffenen entwickelt. Die Studie wurde in 5 großen psychiatrischen Einrichtungen in den USA durchgeführt. Eingeschlossen wurden 269 Kliniker (151 in der Interventionsgruppe, 118 in der Kontrollgruppe). Das Fachpersonal der Interventionsgruppe zeigte nach der Intervention eine Verbesserung in den **Fähigkeiten, über die Behandlung aufzuklären,** der **Rehabilitationsmethoden,** der **Teamarbeit,** der **Kompetenz insgesamt** und der *Recovery-Orientierung*. Die Studie zeigt, dass **eine Schulung des Fachpersonals durch Psychiatrie-Betroffene die Recovery-Orientierung verbessern** und Kompetenzen in wichtigen Bereichen steigern kann, die für eine qualitativ hochwertige Gesundheitsversorgung notwendig sind [45].

Eine weitere Studie auf der Basis einer Online-Delphi-Befragung von Psychiatrie-Betroffenen untersuchte wichtige Merkmale und Kompetenzen psychiatrischen Fachpersonals für die Förderung von *Recovery*. Die Ergebnisse zeigten, dass das **Zuhören und Respektieren der Sichtweise des Patienten und die Förderung der Hoffnung,** dass *Recovery* möglich ist, als die wichtigsten Fähigkeiten des Fachpersonals bewertet wurden, um die Ressourcen der Betroffenen zu stärken und *Recovery*-Prozesse zu fördern [46].

Barbic und Kollegen (2009) verglichen in einer randomisierten kontrollierten Studie die Behandlung durch aufsuchende gemeindepsychiatrische Teams, wobei die Interventionsgruppe zusätzlich ein *Recovery Workbook Training* erhielt. Untersucht wurde die Effektivität des »Recovery

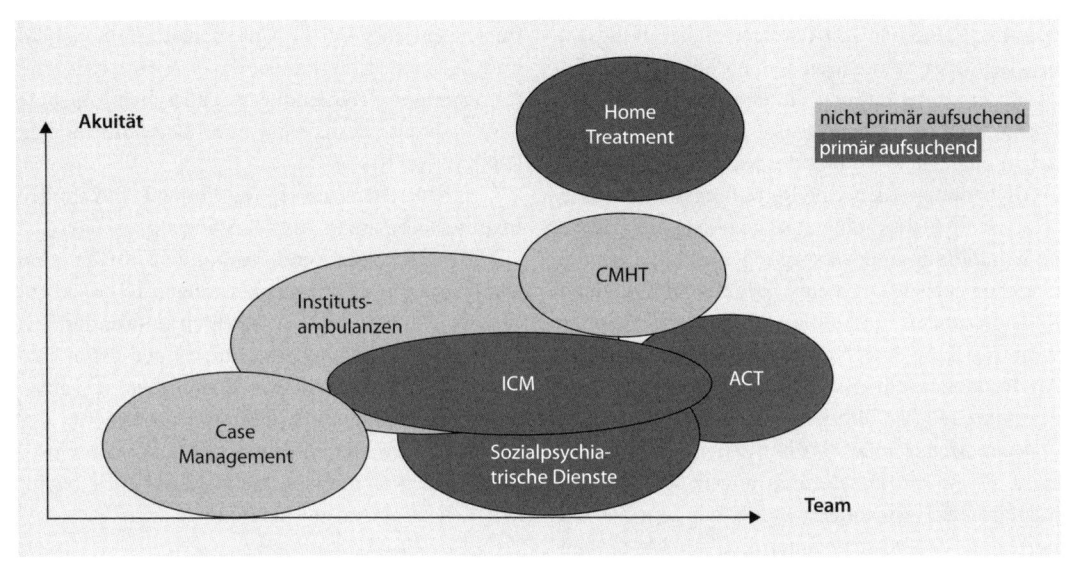

○ **Abb. 3.2** Darstellung ambulanter gemeindepsychiatrischer Ansätze. (Mod. nach Becker et al. 2008 [103])

Workbook Program« als Gruppenintervention zur Förderung von *Recovery* bei Menschen mit schweren psychischen Erkrankungen zwischen 18 und 60 Jahren, die seit mehr als 6 Monaten durch ein aufsuchendes gemeindepsychiatrisches Team behandelt wurden. Insgesamt wurden 33 Patienten eingeschlossen (17 Patienten in Kontrollgruppe, 16 Patienten mit *Recovery Workbook Program* in Interventionsgruppe). Die Ergebnisse zeigten die Wirksamkeit des *Recovery-Workbook*-Gruppenprogramms **hinsichtlich der Erhöhung von Selbstvertrauen, Hoffnung, Empowerment, Setzung individueller Ziele und Wiedergenesung**. Außerdem konnte im Rahmen dieser Studie gezeigt werden, dass das *Recovery Workbook Program* einfach in aufsuchende gemeindepsychiatrische Behandlungsansätze eingebunden werden kann [102].

3.2 Systeminterventionen

3.2.1 Überblick über ausgewählte gemeindepsychiatrische Versorgungsansätze

Für die ambulante Versorgung von Menschen mit schweren psychischen Erkrankungen gibt es verschiedene gemeindepsychiatrische Versorgungsmodelle, die in unterschiedlicher Ausprägung auch im deutschen Versorgungsalltag umgesetzt sind. Auch die DGPPN S3-Behandlungsleitlinie Schizophrenie geht auf das Thema ein ([1], S. 127–141).

Die Unterschiede zwischen den verschiedenen in Deutschland und anderen Ländern praktizierten Versorgungsansätzen lassen sich mithilfe einzelner Dimensionen beschreiben. In Anlehnung an Becker et al. (2008) wurden die in dieser Leitlinie betrachteten ambulanten Versorgungsmodelle hinsichtlich Akuität der Erkrankung (akut vs. anhaltend/chronisch) sowie Teambasiertheit des Modells eingeordnet (○ Abb. 3.2). Daneben wurde zwischen vorwiegend aufsuchender bzw. nichtaufsuchender Behandlung unterschieden [103]. Hausbesuche können jedoch Bausteine innerhalb jeder Behandlungsform sein. Eine weitere Dimension zur Einteilung der Modelle ist die Krankheitsschwere. Während eine teambasierte Behandlung in Form von *Community Mental Health Teams (CMHT)* für Menschen mit psychischen Erkrankungen in einer definierten Versorgungsregion vorgehalten wird und nicht überwiegend aufsuchend erfolgt, ermöglichen die beiden teambasierten aufsuchenden Ansätze des *Home Treatments (HT)* und *Assertive Community Treatments (ACT)* eine deutlich intensivere Behandlung durch spezialisierte mobile Behandlungsteams. Dabei behandelt ein *Home-Treatment-Team* prinzipiell für die Dauer der psychischen Krise (ca. 2–6 Wochen), ein ACT-Team jedoch über einen längeren Zeitraum hinweg (auch über Jahre). Die Behandlung durch ACT ist

v. a. für Menschen mit häufigen Behandlungsabbrüchen oder stationären Behandlungen gedacht. ACT wird international als eine sehr spezifische Form des *Case Management* angesehen, mit deutlichen eine Alleinstellung des Modells begründenden Charakteristika: Der Betreuungsschlüssel bei ACT ist intensiver, eine ausdrückliche aufsuchende Behandlung und Versorgung einschließlich der Deckung sozialer, Arbeits-, Wohn- und anderer Bedarfe zuhause und außerhalb von Institutionen steht im Zentrum. Zudem ist ein teambasierter Ansatz kennzeichnend, und die Betreuungszeiten überschreiten den üblichen 8-Stunden-Tag.

Case Management als übergreifender Terminus kann als ein auf längere Zeit angelegter Komplementärdienst verstanden werden, mit dem Ziel der Koordinierung verschiedener medizinisch-psychiatrischer Dienste und Interventionen zur Bedarfsdeckung in unterschiedlichen Lebensbereichen. *Case Management* wird jedoch oft in der klassischen Form in Einzelverantwortung eines Case Managers meist ohne eine gemeinsame Teamverantwortung durchgeführt. ACT beinhaltet jedoch immer auch sowohl eine Koordination der Dienste, die psychosoziale Versorgung in verschiedenen Lebensbereichen als auch die klinische Behandlung selbst – insbesondere bei solchen psychisch Kranken, die schwer mit anderen Formen der Behandlung und Versorgung zu erreichen und im Versorgungssystem zu halten sind. In dieser Leitlinie werden ACT und *Case Management* separat dargestellt.

Besondere Bedeutung hat in diesem Zusammenhang der Begriff des *Intensive Case Management (ICM)*, da in der wissenschaftlichen Literatur einige Autoren ACT als eine Form von ICM betrachten [104]. ICM beschreibt ein teambasiertes gemeindepsychiatrisches Angebot mit niedrigerer Fallzahl pro Mitarbeiter als im Fall des Case Managements. ICM unterscheidet sich durch eine intensivierte Patientenbetreuung, d. h. eine Personal-zu-Patienten-Relation von < 1 : 20 (z. B. 1 : 10 bis 1 : 15) [104;105]. ICM schließt eine nachgehende Betreuung, aufsuchende Tätigkeiten, multiprofessionelle teambasierte Behandlung, geteilte Verantwortung der Mitarbeiter für alle Patienten sowie das Training von Alltagsfertigkeiten ein [106;107]. Das Modell ähnelt ACT, ein systematischer Review hat die beiden Angebote gemeinsam behandelt [106].

Im Folgenden wird die Unterscheidung von ICM und ACT aufrechterhalten, da ACT eine besondere Ausprägung gemeindepsychiatrischer Angebote beschreibt und deshalb durchaus Bedeutung behält [108].

Im deutschen Versorgungskontext sind sowohl Institutsambulanzen als auch Sozialpsychiatrische Dienste flächendeckend vorhanden. Beide sind teambasiert und in ihren Leistungen teilweise gut vergleichbar mit den dargestellten internationalen Versorgungsansätzen. Zunehmend etablieren sich Anwendungen des *Case-Management-Ansatzes*. Hingegen stehen aufsuchende teambasierte Behandlungsformen für Menschen mit schweren psychischen Erkrankungen wie HT oder ACT bisher lediglich vereinzelt zur Verfügung.

3.2.2 Multiprofessionelle gemeindepsychiatrische teambasierte Behandlung

Multiprofessionelle gemeindepsychiatrische Teams
Einführung
- **Beschreibung des Modells**

Multiprofessionelle gemeindepsychiatrische Teams oder *Community Mental Health Teams (CMHTs)* betonen die Teamkomponente und die Beteiligung von Mitarbeitern unterschiedlicher Professionen. Sie ermöglichen gemeindenahe Komplexangebote für Menschen mit schwerer psychischer Erkrankung. Die DGPPN S3-Behandlungsleitlinie Schizophrenie behandelt diese Angebotsform ([1], S. 127–141). Die CMHTs orientieren sich an den speziellen Hilfebedarfen der betreuten Patienten. Sie sind das Kernstück der gemeindepsychiatrischen Versorgung in England und beinhalten eine konstante räumliche Zuständigkeit nach Wohnort der Patienten. Innerhalb eines definierten Versorgungssektors sind diese Teams verantwortlich für die Erhebung des Versorgungsbedarfes, die Überwachung und Verschreibung von Medikamenten sowie die Sicherstellung verschiedener Formen psychosozialer Interventionen einschließlich Familieninterventionen. Ziel ist es, die Betroffenen darin zu unterstützen, ein unabhängiges Leben in ihrem Lebensumfeld zu führen. Die gemeindepsychiatrischen Teams werden im Allgemeinen die gesamte Breite an spezialisierter psychiatrischer Versorgung sicherstellen und ihre Patienten in allen Phasen der Erkrankung begleiten. Insbesondere im angloamerikanischen Raum werden gemeindepsychiatrische Teams durch spezielle Teams wie Kriseninterventionsdienste, aufsuchende multiprofessionelle Teams (*Assertive Community Treatment*) oder Frühinterventionsteams – letztere zur intensiven Behandlung von Menschen mit psychotischen Ersterkrankungen – unterstützt. Gleichfalls findet sich eine klare Abgrenzung zwischen multiprofessionellen gemeindenahen Teams und spezialisierten Teams, z. B. in der Ausprägung der Erreichbarkeit [109].

■■ **Beschreibung der Teams in England**
In Großbritannien haben Community Mental Health Teams eine zentrale Bedeutung innerhalb der gemeindepsychiatrischen Versorgung. Ein Team, bestehend aus 1–2 Fachärzten für Psychiatrie, 1–2 Assistenzärzten, einer Ergotherapeutin, einer Psychologin, 5–6 Sozialarbeitern und 6–8 Krankenschwestern (Community Psychiatric Nurses), versorgt gewöhnlich einen Einzugsbereich von 60.000 bis 90.000 Einwohnern. Sozialarbeiter und Pflegekräfte betreuen in ihrer Rolle als Care Coordinator oder Case Manager 20–30 Patienten, welche sie regelmäßig in der klinischen Einrichtung oder auch zu Hause sehen. **In ihrem Aufgabenbereich liegen die Erhebung von psychischen Befunden sowie des Behandlungs- und Versorgungsbedarfes.** Daneben organisieren sie regelmäßige ärztliche Konsultationen und Hilfeplankonferenzen oder unterstützen bei der Suche nach einem Psychotherapie-, Tagesstätten- oder Arbeitsplatz. Sie kümmern sich um psychoedukative Elemente, die Verabreichung von Depotneuroleptika sowie eine allgemeine Gesundheitsberatung. In Phasen einer notwendigen stationären Versorgung der zu betreuenden Patienten erfolgen regelmäßige Besuche in der Klinik durch den Care-Koordinator, welcher zudem an den stationären Behandlungsplankonferenzen teilnimmt. Grundsätzlich ist die englische Gemeindepsychiatrie auf die Versorgung von schwer Erkrankten und chronisch Kranken ausgerichtet. Dabei orientiert sich die Intensität der Betreuung, die letztlich über die jeweilige Fallzahlhöhe reguliert wird, am Ausmaß der psychischen Störung und der daraus resultierenden Beeinträchtigungen im Alltag. In der Regel werden die Patienten zwischen 6 Monaten und 5 Jahren betreut. Danach erfolgt die Überweisung zurück an den Hausarzt oder an erwähnte Spezialteams [110].

Evidenz zu multiprofessionellen gemeindepsychiatrischen Teams
Die Evidenz aus randomisierten Studien zu multiprofessionellen gemeindepsychiatrischen Teams kommt ausschließlich aus Großbritannien, da sie nur dort in der in den Studien untersuchten Form implementiert sind (▶ Abschn. 3.2.2, Beschreibung der Teams in England). Die Übertragbarkeit der Ergebnisse nach Deutschland bleibt ähnlich wie in den weiteren Abschnitten dieses Kapitels aufgrund erheblicher Unterschiede der Versorgungssysteme eingeschränkt.

> **Evidenz**
> **A) Metaanalysen**
> — Malone (2007): Einschluss von 3 Studien
> — Metaanalyse der NICE-Leitlinie Schizophrenie (2009): Einschluss von 3 Studien
>
> **B) Keine zusätzliche randomisierte kontrollierte Studie zu multiprofessionellen gemeindepsychiatrischen Teams bei Menschen mit schwerer psychischer Erkrankung seit 2006**

■ **A Evidenz aus Metaanalysen**
In allen 3 eingeschlossenen Studien der Metaanalyse von Malone und Kollegen (2007) wurde die Wirksamkeit von *Community Mental Health Teams* bei Menschen mit schweren psychischen Störungen (neben depressiven, bipolaren und anderen Störungen v. a. schizophrene Erkrankungen) gegenüber herkömmlicher ambulanter Versorgung ohne die Besonderheit multidisziplinärer Teams untersucht [109]. Im Rahmen der 3- bis 12-monatigen Begleitung durch multiprofessionelle gemeindepsychiatrische Teams erfolgten Diagnostik und notwendige Behandlungen sowie regelmäßige Teambesprechungen. Die Kontrollgruppen erhielten eine herkömmliche Versorgung durch Klinikmitarbeiter, die sowohl ambulante als auch

Tab. 3.2 Effekte von multiprofessioneller gemeindepsychiatrischer Behandlung auf verschiedene Zielparameter

	Metaanalyse Cochrane-Review	Metaanalyse NICE-Leitlinie Schizophrenie
	Malone 2007	NICE 2009
Krankheitsassoziierte Merkmale		
↓ Sterbefälle	~	~[2]
↓ Symptomschwere	+[1]	+[2]
Behandlungsassoziierte Merkmale		
↓ Stationäre Aufnahmen	++	+[2]
↓ Stationäre Behandlungszeiten	~[1]	k. A.
↓ Behandlungsabbrüche	~	~[2]
Merkmale sozialer Inklusion/Exklusion		
↑ Soziale Funktionen	~[1]	+[2]
↓ Polizeikontakte	-	k. A.
Zufriedenheit		
↑ Patientenzufriedenheit	++	k. A.
Kosteneffektivität		
↑ Kosteneffektivität	++[1]	k. A.

++ signifikanter Vorteil in Experimentalgruppe gegenüber Kontrollgruppe
+ tendenzielle Überlegenheit ohne signifikanten Unterschied in Experimentalgruppe gegenüber Kontrollgruppe oder verzerrte Daten
~ Ergebnisse vergleichbar in beiden Gruppen
- Nachteil in Experimentalgruppe gegenüber Kontrollgruppe
k. A. keine Angaben zu diesem Kriterium
↓ Reduktion
↑ Erhöhung
[1] Daten basieren auf Einzelstudie
[2] Evidenz unzureichend

stationäre Tätigkeiten übernahmen. Die Behandlung im Rahmen von multidisziplinären gemeindepsychiatrischen Teams führte bei den Patienten zu **signifikant geringerer Unzufriedenheit mit der Versorgung** (Tab. 3.2). Mit einer Number needed to treat von 4 lag ein großer Effekt vor. Außerdem führte diese Form der Behandlung zu einer **Verringerung von stationären Aufnahmen um 20 %**. Von insgesamt 280 Personen, welche durch ein multiprofessionelles gemeindepsychiatrisches Team begleitet wurden, erfolgte bei 87 Patienten eine stationäre Einweisung. In der Kontrollgruppe erfolgte in 105 von 307 Fällen eine stationäre Aufnahme. Es ergaben sich keine signifikanten Unterschiede hinsichtlich der Inanspruchnahme anderer Versorgungsleistungen. Das Management durch ein multiprofessionelles gemeindepsychiatrisches Team führte nicht zu Unterschieden in den **Mortalitätsraten**. Die Angaben zur Effektivität von multiprofessioneller gemeindepsychiatrischer Behandlung auf die **Symptomschwere** beruhen lediglich auf einer einzelnen Studie [105]. Nach 3 Monaten zeigten in dieser Studie die Patienten der Interventionsgruppe etwas geringere Symptomausprägungen in der Comprehensive Psychopathological Rating Scale (CPRS). Die Konfidenzintervalle sind jedoch breit. CMHT-Management zeigte sich im Vergleich zu nichtteambasierter Behandlung **gleichwertig hinsichtlich** der **stationären Behandlungsdauer [111]** sowie hinsichtlich **sozialer Funktionen** [105;112].

Die Autoren der NICE-Leitlinie Schizophrenie schlossen in ihre Metaanalyse ebenfalls 3 Studien mit insgesamt 334 Patienten mit schweren psychischen Erkrankungen ein [105;111;113]. Die NICE-Leitlinie kommt zu keiner klaren Empfehlung, da die Evidenz zur Behandlung durch multiprofessionelle gemeindepsychiatrische Teams hinsichtlich einer Reduktion der Klinikeinweisungen und Mortalitätsraten sowie hinsichtlich der Verbesserung psychischer Symptome, sozialer Funktionen oder des Kontaktes zu den Helfern als unzureichend eingeschätzt wird. Die Empfehlung lautet, Community Mental Health Teams neben anderen gemeindepsychiatrisch tätigen Teams als eine Möglichkeit zu nutzen, Menschen mit einer schizophrenen Erkrankung zu begleiten [97].

- **B Evidenz aus Einzelstudien**

Es gibt keine neueren Studien, in denen multiprofessionelle gemeindepsychiatrische Teams als Experimentalintervention untersucht wurden. Weitaus häufiger findet man diese Form der Behandlung als Kontrollintervention. Vor diesem Hintergrund gibt es durchaus Evidenz dafür, dass traditionelle multiprofessionelle gemeindepsychiatrische Teams, wie sie in Großbritannien etabliert sind, vergleichbar gute Erfolge in der Behandlung von Menschen mit schweren psychischen Erkrankungen erzielen [114]. Denn viele Studien aus jüngerer Zeit, die multiprofessionelle gemeindepsychiatrische Teams als Vergleichsbehandlung heranzogen, zeigten keine Überlegenheit intensiverer Formen der Behandlung (*Intensive Case Management (ICM)* und *Assertive Community Treatment (ACT)*). Diese Befunde werden von den Ergebnissen einer Metaanalyse von über 30 publizierten Studien gestützt, die deutlich machte, dass ACT insbesondere dann die stationären Behandlungszeiten reduziert, wenn bereits im Vorfeld stationäre Behandlungen häufig und lange erfolgten [115]. Multiprofessionelle gemeindepsychiatrische Teams sind daher hinsichtlich der Auswirkungen auf stationäre Behandlungen bei Menschen mit schweren psychischen Erkrankungen ebenso wirksam wie beispielsweise ein aufsuchendes multiprofessionelles Team (ACT). Allerdings führte die Behandlung durch mobile multiprofessionelle Teams bei höherer Intensität der Versorgung zu einer höheren Behandlungszufriedenheit der Patienten [116].

Eine aktuelle randomisierte kontrollierte Studie konnte zeigen, dass ein zusätzliches strukturiertes Training der Mitarbeiter von CMHT-Teams mit dem Ziel einer erweiterten Rückfallprävention bei Patienten mit bipolarer Erkrankung die durchschnittliche rückfallfreie Episode bei diesen Patienten um mehr als 8 Wochen verlängern kann. Zudem konnten soziale und mit einer beruflichen Tätigkeit assoziierte Fertigkeiten verbessert werden [117].

Zusammenfassung

Die Befunde zur Effektivität multiprofessioneller gemeindepsychiatrischer Teams sind insgesamt begrenzt. Studien, die diese Form der Behandlung mit anderen Behandlungsformen verglichen, zeigten jedoch Effekte hinsichtlich einer Reduktion stationärer Behandlungen und hinsichtlich einer höheren Behandlungszufriedenheit der Patienten. Aussagen zu allen anderen Ergebnisparametern beruhen auf Einzelstudien, sind nicht signifikant oder bisher unzureichend untersucht. Insgesamt zeigt sich, dass die Behandlung durch ein multiprofessionelles Team gegenüber anderen gemeindebasierten Behandlungsformen mindestens gleichwertig ist.

Multidisziplinäre gemeindepsychiatrische Teams sind in der in der englischen Literatur untersuchten Form in Deutschland nicht implementiert. In Deutschland übernehmen niedergelassene Fachärzte für Psychiatrie und Psychotherapie bzw. Nervenärzte, Sozialpsychiatrische Dienste, Teams von Institutsambulanzen und teilweise Gesundheitsämter in unterschiedlichem Maße diese Aufgabe (▶ Kap. 4). Diese Behandlungsinstitutionen erfüllen jedoch oft nur Teile der Aufgaben multiprofessioneller gemeindepsychiatrischer Teams und sind unterschiedlich gut vernetzt.

> **Empfehlung 4**
>
> Gemeindepsychiatrische teambasierte multiprofessionelle ambulante Behandlung in definierten Regionen soll zur Versorgung von Menschen mit schwerer psychischer Erkrankung etabliert werden.
> **Empfehlungsgrad: A, Evidenzebene: Ia**

Multidisziplinäre gemeindepsychiatrische Teams können nur entstehen, wenn eine gemeinsame Verantwortung für eine definierte Gruppe von Patienten vorliegt und die Behandlung und Versorgung entsprechend koordiniert und strukturiert erfolgt. Dies erfordert tragfähige Vergütungsstrukturen für alle an der Teamversorgung Beteiligten. Die Behandlung soll sich an den individuellen Bedarfen der Betroffenen und mit hoher Flexibilität an der Intensität der erforderlichen Interventionen zu jedem Zeitpunkt des Behandlungsprozesses orientieren. Im Sinne der Forderung nach einer Behandlung *ambulant vor stationär* sollen unnötige stationäre Behandlungen vermieden und gleichzeitig die Kontinuität therapeutischer und sozialer Beziehungen gesichert werden.

> **Empfehlung 5**
>
> Multiprofessionelle gemeindepsychiatrische Teams sollen Menschen mit schwerer psychischer Erkrankung wohnortnah und erforderlichenfalls aufsuchend behandeln.
> **Empfehlungsgrad: A, Evidenzebene: Ia**

Akutbehandlung im häuslichen Umfeld
Einführung
- **Beschreibung des Modells**

Die Akutbehandlung im häuslichen Umfeld versteht sich als eine ambulante Begleitung psychiatrisch behandlungsbedürftiger Patienten in akuten Krankheitsphasen durch speziell ausgebildete multiprofessionelle Behandlungsteams und stellt eine Alternative zur herkömmlichen Krankenhausbehandlung dar. Letztere soll durch die Akutbehandlung im häuslichen Umfeld verkürzt oder vermieden werden. Die häusliche Akutbehandlung wird als Behandlungsoption in der DGPPN S3-Behandlungsleitlinie Schizophrenie behandelt ([1], S. 127–141). Die Betroffenen werden in ihrem gewohnten Lebensumfeld nach einem gemeinsam erarbeiteten Behandlungsplan über 24 Stunden an 7 Tagen der Woche von einem mobilen multiprofessionellen Behandlungsteam versorgt. Im englischen Sprachraum werden zur Kennzeichnung die Begriffe *Crisis intervention teams*, *Crisis resolution teams* und *Home treatment teams* verwendet.

Wesentliche Bestandteile und Wirkfaktoren sind regelmäßige Hausbesuche, erforderlichenfalls mehrmals am Tage, die ärztlich-psychiatrische Beteiligung und die permanente und rasche Verfügbarkeit der Mitarbeiter. Weitere Kriterien einer effektiven Akutbehandlung im häuslichen Umfeld sind eine hohe Flexibilität der Mitarbeiter bei Berücksichtigung der individuellen Bedürfnisse der Patienten, der Einbezug des sozialen Netzwerkes, die konsequente Einbeziehung bedeutender sozialer Faktoren sowie die Unterstützung und Supervision der medikamentösen Behandlung. Nach Möglichkeit erfolgen eine kontinuierliche Betreuung bis zum Ende der Krise sowie die Gewährleistung einer entsprechenden Nachsorge. Die Entscheidung zu einer möglicherweise notwendigen stationären Behandlung muss durch das Behandlungsteam mitgetragen werden [118;119].

Es sei noch darauf hingewiesen, dass im Rahmen von alternativen Kriseninterventionen die Akutbehandlung im häuslichen Umfeld eine Möglichkeit abbildet, Menschen mit schweren psychischen Störungen in akuten Krankheitsphasen zu begleiten. Andere gemeindenahe krisenorientierte Versorgungsformen sind Tageszentren oder Wohnprojekte, die speziell für Kriseninterventionen ausgerichtet sind. Diese werden hier jedoch nicht betrachtet.

Evidenz zu Akutbehandlung im häuslichen Umfeld

Die bisher vorliegende Evidenz zur Wirksamkeit der Akutbehandlung einer psychischen Erkrankungsepisode im häuslichen Umfeld stammt nahezu ausnahmslos aus internationalen Studien aus dem englischsprachigen Raum. Die einzelnen Befunde beziehen sich auf Vergleiche zwischen einer Akutbehandlung im häuslichen Umfeld und herkömmlichen Behandlungsformen, meist stationären Behandlungen in einer psychiatrischen Klinik oder psychiatrischen Abteilung eines städtischen Krankenhauses. Es gibt keine Ergebnisse aus kontrollierten randomisierten Studien, die die Wirksamkeit einer Akutbehandlung im häuslichen Umfeld gegenüber einer tagesklinischen Behandlung beschreiben. In der Mehrheit der Fälle wurden schizophrene Erkrankungen diagnostiziert.

3.2 · Systeminterventionen

> **Evidenz**
> **A) Metaanalysen**
> — Joy 2006: Einschluss von 5 Studien
> — Metaanalyse der NICE-Leitlinie Schizophrenie 2009: Einschluss von 6 Studien
>
> **B) Aktuelle randomisierte kontrollierte Studien**
> — Johnson 2005
> — McCrone 2009

- **A Evidenz aus Metaanalysen**

Um die Effekte der Akutbehandlung im häuslichen Umfeld von Menschen mit schweren psychischen Erkrankungen zu untersuchen, schlossen die Autoren des Cochrane-Reviews [120] 5 randomisierte kontrollierte Studien ein [121–125]. Berücksichtigt wurden ausschließlich Studien, in denen erwachsene Personen mit schweren psychischen Störungen in einer akuten Erkrankungsphase und einer daraus resultierenden stationären Behandlungsindikation behandelt wurden (N=724). Die Studiendauer variierte zwischen 12 und 24 Monaten. Die Studien zeigen, dass die **stationären Wiederaufnahmeraten signifikant reduziert** werden konnten (◘ Tab. 3.3). Patienten in der Behandlung durch ein mobiles Krisenteam wurden innerhalb von 12 Monaten um 28 % seltener stationär wieder aufgenommen als diejenigen in der Kontrollgruppe. Zudem gab es innerhalb von 12 Monaten **seltener Behandlungsabbrüche**. In der Experimentalgruppe fühlten sich mehr Patienten und Angehörige **mit der erhaltenen Behandlung zufrieden** verglichen mit der Kontrollintervention. Ebenso gaben die Familien in der Experimentalgruppe **signifikant weniger Belastungen** als in der Vergleichsgruppe an. Obgleich die Resultate hinsichtlich psychopathologischer Symptome aufgrund der Verwendung unterschiedlicher Erhebungsinstrumente nicht vergleichbar waren, wurden **positive Veränderungen auf der Verhaltensebene** (Reduktion von unkooperativen Verhaltensweisen, Erregung und Desorientierung) durch die Angehörigen der Patienten in der Interventionsgruppe beschrieben [126]. Lediglich 2 Studien berichten Daten zur Kosteneffektivität [121;123]. Danach ist die **Behandlung in akuten Krankheitsphasen durch ein multiprofessionelles Behandlungsteam im häuslichen Umfeld kostengünstiger.**

Im Rahmen der Erstellung der Leitlinie Schizophrenie des National Institute for Health and Clinical Excellence (NICE) führten die Autoren eine Metaanalyse zur Effektivität von *Home treatment* durch. Die Daten stützen sich auf die bereits in dem Cochrane-Review [120] verwendeten 5 Studien und eine weitere Studie [127]. Es wurden Daten von 883 Personen eingeschlossen [97]. Die Ergebnisse waren damit in den Grundzügen ähnlich (vgl. ◘ Tab. 3.3). Die Autoren wiesen neben einer zu erwartenden **Reduktion von stationären Behandlungen** während der akuten Krankheitsphase auf eine **reduzierte stationäre Behandlungsdauer** während dieser Zeit in der Experimentalgruppe hin. Andere Ergebnisse betreffen die **höhere Akzeptanz der Behandlungsform** (erhöhte Zufriedenheit der Studienteilnehmer, weniger Studienabbrüche) durch die Akutbehandlung im häuslichen Umfeld gegenüber der Standardbehandlung. NICE wies auf die unzureichende Befundlage hinsichtlich Veränderungen der Mortalitätsrate, der klinischen Symptome und des allgemeinen Funktionsniveaus hin. Jedoch zeigte sich 20 Monate nach der Behandlung im häuslichen Umfeld eine signifikante Verbesserung der psychopathologischen Symptome gegenüber denjenigen, die eine Standardbehandlung erfuhren. Eine geringfügige Verbesserung allgemeiner sozialer Funktionen innerhalb der Interventionsgruppe zeigte sich nach 6 Monaten, jedoch nicht zu einem späteren Zeitpunkt. Ein Review zur Kosteneffektivität schloss 4 Studien ein [128–131]. Die Studien konnten nachweisen, dass HT im 1-Jahreszeitraum signifikant kosteneffektiver ist als eine Standardbehandlung, oder im 6-Monatszeitraum signifikant kosteneffektiver ist als eine klinikbasierte psychiatrische Akutbehandlung. Es gab jedoch Hinweise darauf, dass sich die gesundheitsökonomischen Unterschiede zwischen den verschiedenen Behandlungen nach dem ersten Jahr kontinuierlich verkleinern.

- **B Evidenz aus Einzelstudien**

Eine weitere randomisierte kontrollierte Studie zur Effektivität von Akutbehandlung im häuslichen Umfeld bei 260 Patienten in psychischen Krisen wurde ebenfalls in Großbritannien durchgeführt [132;133]. Die Patienten der Kontrollgruppe wurden überwiegend durch ambulante gemeindepsychiatrische Teams, Aufnahme in ein Krisenhaus oder stationäre Behandlungseinheiten versorgt. In der Stichprobe der Kontrollgruppe war die Symptombelastung zu Beginn etwas höher. Die Patienten, die während ihrer akuten Krankheitsphase im häuslichen Umfeld behandelt wurden, wurden innerhalb der ersten 8 Wochen **signifikant seltener stationär aufgenommen**. Der Effekt blieb auch nach 6 Mo-

Tab. 3.3 Effekte von Akutbehandlung im häuslichen Umfeld auf verschiedene Zielparameter

	Metaanalyse Cochrane-Review	Metaanalyse NICE-Leitlinie Schizophrenie	Randomisierte kontrollierte Studie
	Joy 2006	NICE 2009	Johnson 2005 McCrone 2009
Krankheitsassoziierte Merkmale			
↓ Sterbefälle	~	~	~
↓ Symptomschwere	+	+	+
↑ Allgemeinzustand	~	+	k. A.
Behandlungsassoziierte Merkmale			
↓ Stationäre Aufnahmen in akuter Phase	k. A.	++	++
↓ Stationäre Wiederaufnahmeraten	++	~	++[1]
↓ Stationäre Behandlungszeiten	k. A.	++	++
↓ Behandlungsabbrüche	++	++	k. A.
Merkmale sozialer Inklusion/Exklusion			
↑ Beschäftigungssituation	~	k. A.	k. A.
↓ Haftstrafen, Gewaltaktivitäten	~	k. A.	~
Zufriedenheit und erlebte Belastungen			
↓ Erlebte Belastungen, Angehörige	++	k. A.	k. A.
↑ Patientenzufriedenheit	++	++	+
↑ Angehörigenzufriedenheit	++	k. A.	k. A.
Kosteneffektivität			
↑ Kosteneffektivität	+	++	++

++ signifikanter Vorteil in Interventionsgruppe gegenüber Kontrollgruppe
+ tendenzielle Überlegenheit ohne signifikanten Unterschied in Interventionsgruppe gegenüber Kontrollgruppe oder kleine Stichprobe
~ Ergebnisse vergleichbar in beiden Gruppen
k. A. keine Angaben zu dieser Zielgröße
↓ Reduktion
↑ Erhöhung
[1] innerhalb von 6 Monaten nach Krisenereignis (Interventionsbeginn)

naten erhalten. Ein signifikanter **Vorteil zugunsten der Akutbehandlung im häuslichen Umfeld** zeigte sich auch hinsichtlich der Anzahl stationärer Behandlungstage. Bezogen auf Patientenzufriedenheit, Symptomschwere, Lebensqualität, soziales Funktionsniveau sowie Mortalität zeigten sich keine signifikanten Unterschiede. Ein Vergleich der Behandlungskosten für den 6-Monatszeitraum zeigte, dass die Akutbehandlung im häuslichen Umfeld zu einer **Reduktion von stationären Behandlungskosten** führte, was die zusätzlichen ambulanten Kosten deutlich überstieg. Damit wurde die Intervention im britischen Gesundheitssystem als äußerst kosteneffizient bezeichnet.

Zusammenfassung

Insgesamt zeigt sich, dass die Behandlung von Menschen mit schwerer psychischer Störung in akuten Krankheitsphasen durch ein mobiles Behandlungsteam hinsichtlich verschiedener Zielgrößen einer herkömmlichen Behandlung überlegen ist. Die Befunde sprechen überwiegend für eine **Reduktion stationärer Aufnahmen während der akuten Krankheitsphase** sowie für die **Verringerung künftiger stationärer Aufnahmen**. Zudem können **stationäre Behandlungszeiten insgesamt reduziert** werden. Ausreichend Evidenz scheint dafür vorhanden, dass die Akutbehandlung im häuslichen Umfeld das **Risiko eines Behandlungsabbruchs senkt, die Behandlungszufriedenheit bei Patienten und Angehörigen erhöht** sowie **erlebte Belastungen bei den Angehörigen reduziert**. Hinsichtlich weiterer betrachteter Zielgrößen wie **Allgemeinzustand und psychische Gesundheit** scheint eine solche Behandlung gegenüber herkömmlichen Behandlungsformen mindestens **gleichwertig**. Es gibt zudem Evidenz dafür, dass eine Akutbehandlung im häuslichen Umfeld durchaus **kosteneffektiver** ist als eine herkömmliche stationäre Behandlung.

Die Verbreitung der Akutbehandlung im häuslichen Umfeld in Deutschland bleibt hinter dem Entwicklungsstand in anderen Ländern zurück. Bekannt sind einige wenige lokale Versorgungsangebote, die sich mehr oder weniger an der beschriebenen Versorgungsform der Akutbehandlungsteams orientieren. Beispielhaft benannt und im Matrixkapitel (▶ Kap. 4) beschrieben seien das Modell der *Integrativen Psychiatrischen Behandlung* (Krefeld), das *Mobile Krisenteam* (Günzburg) und die *Ambulante psychiatrische Akutbehandlung zu Hause* (Frankfurt).

> **Empfehlung 6**
>
> Menschen mit schweren psychischen Störungen in akuten Krankheitsphasen sollen die Möglichkeit haben, von mobilen multiprofessionellen Teams definierter Versorgungsregionen in ihrem gewohnten Lebensumfeld behandelt zu werden.
> **Empfehlungsgrad: A, Evidenzebene: Ia**

> **Entscheidungshilfen: Welche Form der Behandlung wird in welcher Krankheitsepisode hilfreich sein?**
>
> Generell lässt sich sagen, dass es sich nicht wissenschaftlich belegen lässt, dass gemeindebasierte Dienste allein eine ausreichende und umfassende Versorgung schwer psychisch Erkrankter sichern können. Experten neigen deshalb überwiegend dazu, einen Mittelweg zu empfehlen, der auch durch die Ergebnisse vorliegender Untersuchungen unterstützt wird. Dieser Ansatz wird unter der Bezeichnung *Balanced Care* [134], gleichbedeutend mit einer ausgewogenen Versorgung, diskutiert. *Balanced Care* findet zunächst außerhalb des Krankenhauses statt, wobei den psychiatrischen Kliniken eine wichtige absichernde Funktion zukommt. Angestrebt wird dabei eine psychiatrische Gesundheitsversorgung, die möglichst nah an der Alltagsumgebung der Betroffenen angesiedelt ist und die Krankenhausaufenthalte möglichst minimiert. Die Einweisungen erfolgen umgehend und nur dann, wenn sie wirklich erforderlich sind. Wichtig ist, dass das Angebot der verschiedenen staatlichen, nichtstaatlichen oder privaten Dienstleister koordiniert wird und sichergestellt ist, dass die Zusammenarbeit reibungslos funktioniert [135].
>
> Es bedarf einer regional abgestimmten Entscheidungshilfe für professionell Tätige, welche Form der Behandlung für den Betroffenen hilfreich ist. Als **Kontraindikationen für eine ambulante Akutbehandlung** durch ein mobiles Kriseninterventionsteam können **erhebliche Eigen- oder Fremdgefährdung, also Situationen, bei denen eine zwangsweise stationäre Unterbringung notwendig wird, sowie Intoxikationen oder andere Notfälle** gelten, welche auf somatischen Stationen behandelt werden müssen. Darüber hinaus gibt es etliche Faktoren, die oft zu stationären Einweisungen führen, obwohl den Patienten eine ambulante aufsuchende Krisenintervention zur Verfügung steht. Cotton und Kollegen (2007) werteten Daten aus 3 Untersuchungen von *Crisis Resolution Teams* in London aus. In

einer multivariaten Analyse wurden diejenigen Faktoren ermittelt, die mit einer stationären Einweisung in eine Klinik innerhalb von 8 Wochen nach Auftreten der krisenhaften Zuspitzung der Erkrankung assoziiert waren. Die Wahrscheinlichkeit einer stationären Aufnahme war umso größer, je unkooperativer die Patienten mit der initial praktizierten Behandlung im häuslichen Umfeld waren und je mehr die Betroffenen sich selbst vernachlässigten bzw. gefährdeten. Zudem stieg die Wahrscheinlichkeit in Abhängigkeit von notwendigen Zwangseinweisungen im Vorfeld und hing mit dem zeitlichen Auftreten der Krise zusammen (außerhalb gewöhnlicher Sprechzeiten, verbunden mit Vorstellung in Notfallambulanz). Das Risiko einer stationären Aufnahme war außerdem unter jüngeren Patienten größer [136]. Diese Daten zeigen einerseits, unter welchen Umständen eine ambulante Akutbehandlung besonders schwierig ist und möglicherweise mit einer stationären Aufnahme gerechnet werden muss und andererseits, in welchen Fällen die ambulante Behandlung besonders intensiv und strukturiert durchgeführt werden sollte.

Eine Akutbehandlung im häuslichen Umfeld erfordert deshalb eine initiale Beurteilung, wer für diese Art der Versorgung infrage kommt. Eine intensive Vernetzung mit den traditionellen, in die Akutbehandlung einbezogenen Institutionen (psychiatrische Kliniken, Ambulanzen, niedergelassene Psychiater) ist daher erforderlich. Für die Entscheidung einer Aufnahme sollten die Vorgeschichte, die Art der Krankheitsepisode, akute Gefährdungen und die Präferenz des Patienten berücksichtigt werden. Ebenfalls von Bedeutung für die **Indikationsstellung** sind Aspekte familiärer Bedingungen. Letzteres gilt insbesondere vor dem Hintergrund, dass die Wirksamkeit von Kriseninterventionsteams auch auf der Berücksichtigung sozialer Faktoren, die möglicherweise die Auslösung von Krisenereignissen begünstigt haben, basiert. Neben einem intensiven Einbezug der Angehörigen während der Behandlung ist gleichzeitig eine Überforderung der Angehörigen dieser zu vermeiden. Eine aufsuchende Behandlung erlaubt dabei sowohl eine erweiterte diagnostische Perspektive sozialer Kontextfaktoren als auch eine unmittelbare Möglichkeit, Interventionen im familiären Rahmen gezielter zu platzieren. Die Akutbehandlungsteams sollten multidisziplinär zusammengesetzt sein, d. h. zumindest aus einem psychiatrisch erfahrenen Arzt, psychiatrisch erfahrenem Krankenpflegepersonal und einem Sozialarbeiter, Ergotherapeuten oder Soziotherapeuten bestehen. Andere Berufsgruppen können beteiligt sein. Akutbehandlungsteams sollten speziell für diese Tätigkeit ausgebildet und personell hinreichend ausgestattet sein. Eine ausreichende Erreichbarkeit und Mobilität muss sichergestellt sein. Stationäre Aufnahmemöglichkeiten oder Betten in Krisenpensionen mit psychiatrischer Betreuung sollten vorhanden sein. Nach der Akutbehandlung sollte feststehen, wie der Patient weiter behandelt wird. Hierfür sind intensive Kontakte in die psychiatrische und komplementäre Regelversorgung notwendig.

Aufsuchende (nachgehende) Behandlung durch multiprofessionelle gemeindepsychiatrische Teams
Einführung
- **Beschreibung des Modells**

Als aufsuchende (nachgehende) gemeindepsychiatrische Teams (auch *Assertive Community Treatment*, *ACT*) werden **multidisziplinäre Teams** mit einer **hohen Betreuungsintensität** bezeichnet. Ursprünglich entwickelt wurde dieses Konzept der gemeindenahen Versorgung Anfang der 1970er-Jahre in Madison, Wisconsin (USA) durch Marx, Stein und Test (*Training in Community Living Model*) [125;137]. Ziel war es, Menschen mit schweren psychischen Störungen dahingehend zu unterstützen, Fähigkeiten für ein möglichst selbstständiges Leben außerhalb von psychiatrischen stationären Institutionen zu entwickeln und zu erweitern. Inzwischen hat dieser Ansatz zahlreiche Anpassungen, u. a. für spezielle Zielgruppen erfahren [138–141] und ist beispielsweise in Großbritannien auch als *Program for Assertive Community Treatment (PACT)* bzw. als *Continuous Treatment Teams* bezeichnet worden. Der ACT-Ansatz wird in der DGPPN S3-Behandlungsleitlinie Schizophrenie behandelt ([1], S. 127–141).

Ziele der aufsuchenden gemeindepsychiatrischen Teambehandlung sind, die Betroffenen im **Kontakt zum Versorgungssystem** zu halten, **stationäre Aufnahmen zu vermeiden** und **Krankheitsverläufe**, insbesondere hinsichtlich sozialer Funktionen sowie der Lebensqualität, **zu verbessern** [104]. ACT wird international als eine sehr spezifische Form des Case Management angesehen. In Kapitel 3.2.1 ist begründet, warum ACT Charakteristika besitzt, die eine Alleinstellung des Modells gegenüber Case Management und eine separate Behandlung in dieser Leitlinie rechtfertigen. Die **Leistungen** von ACT sind vielfältiger Natur, sie umfassen die Unterstützung bei Aktivitäten des täglichen Lebens und in der Arbeitswelt, Unterstützung bei der medikamentösen Behandlung, das Management in Krisensituationen, die Einbindung von Familienangehörigen, die Förderung allgemeiner Gesundheit, Hilfe und Unterstützung bei allen erforderlichen behördlichen Aktivitäten sowie die Erarbeitung von Problemlösestrategien und sozialen Fertigkeiten [142].

In einem Expertenforum wurden die wichtigsten **Elemente des Versorgungsmodells** hinsichtlich der Wirksamkeit des Ansatzes auf der Basis eines Konsensusprozesses herausgearbeitet, die sich 3 Bereichen zuordnen lassen: (1) Stellenbesetzung, (2) organisatorische Komponenten sowie (3) Servicekomponenten [143;144]. Der **Schlüsselaspekt** dieses Modells liegt in der **Teambasiertheit**. Charakteristisch ist ein multidisziplinäres Team, welches eine gemeinsame Verantwortung für alle betreuten Patienten trägt. ACT-Teams arbeiten überwiegend aufsuchend in Form von Hausbesuchen oder vereinbaren Visiten an anderen Orten im Lebensumfeld der Erkrankten. Es wird angestrebt, die Patienten kontinuierlich zu kontaktieren und den Kontakt bei bestehender Ambivalenz oder geringer Kooperation weiter zu intensivieren. Die Teammitglieder versuchen, alle Betreuungsangebote, die ihre Patienten benötigen, selbst vorzuhalten, möglichst ohne diese an andere Institutionen zu verweisen. Fokussiert wird zudem eine kontinuierliche Unterstützung der Betroffenen über einen längeren Zeitraum, oft über Jahre, im Sinne einer Stabilisierung von Erfolgen. Andere spezielle Programmkomponenten sind der hohe Betreuungsschlüssel (ca. 1 : 10), die Erreichbarkeit der Teammitarbeiter über 24 Stunden an 7 Tagen in der Woche und die Möglichkeit täglicher Fallbesprechungen im Team. Als Ergebnis einer Expertenbefragung in Großbritannien schienen v. a. flexible Betreuungszeiten zwischen 6.00 und 21.00 Uhr an 7 Tagen in der Woche für die Effektivität von *Assertive Community Treatment* von Bedeutung zu sein [145]. Effektiver sei zudem eine Fallzahlhöhe von < 1 : 25 Patienten pro Mitarbeiter gegenüber einer Fahlzahlhöhe < 1 : 15. Herausgestellt wurde ebenfalls die Bedeutung einer großen Spannbreite an Fachkompetenzen und Fähigkeiten des multiprofessionellen Teams bei einer integrierten Gesundheits- und sozialen Versorgung sowie guter Kooperation mit Primärversorgern. Konsens bestand über die große Relevanz von regelmäßigen aufsuchenden Angeboten.

Evidenz zu aufsuchender (nachgehender) Behandlung durch multiprofessionelle gemeindepsychiatrische Teams

Die Evidenz aus randomisierten Studien zu aufsuchenden multiprofessionellen gemeindepsychiatrischen Teams stammt insbesondere aus den USA und aus Großbritannien. Einige wenige Studien wurden in Europa und Kanada durchgeführt. Eine Übertragbarkeit der Ergebnisse nach Deutschland bleibt deshalb eingeschränkt. Es wurden ein Cochrane-Review sowie 6 weitere aktuelle Übersichtsarbeiten, die z. T. besonderen Fragestellungen nachgehen, identifiziert. Darüber hinaus wurden die Metaanalyse der NICE-Leitlinie Schizophrenie sowie 6 nach 1998 erschienene randomisierte kontrollierte Studien, die die Behandlung durch ein *Assertive Community Treatment Team* untersuchten, in die Betrachtung eingeschlossen. Untersucht wurden ausnahmslos Menschen mit schweren psychischen Erkrankungen. Es erfolgt dabei eine explizite Betrachtung des *Assertive Community Treatment* Ansatzes, weshalb hier auch der **Verweis auf den mittlerweile zurückgezogenen, aber noch zugänglichen** Review von Marshall und Lookwood 1998 erfolgt [104]. Dieser Review wurde durch den Review von Dieterich et al. (2010) ersetzt [106], der

Intensive Case Management (ICM) als übergreifenden Ansatz versteht, welcher Elemente von *Assertive Community Treatment* und *Case Management* vereint und daher ACT dem ICM-Konzept subsumiert. Der systematische Review von Dieterich et al. 2010 [106] bildet nicht alle relevanten Fragestellungen ab, weshalb in dieser Leitlinie die Referenz und die Auswertung zum Marshall-Review (1998) beibehalten wurde.

> **Evidenz**
> **A) Systematische Reviews und Metaanalysen**
> - Marshall und Lockwood 1998: Einschluss von 26 Studien
> - Metaanalyse der NICE-Leitlinie Schizophrenie 2009: Einschluss von 22 Studien
> - Ziguras und Stuart 2000: Einschluss von 35 Studien
> - Zygmunt 2002: Einschluss von 7 Studien
> - Nelson 2007: Einschluss von 8 Studien
> - Coldwell und Bender 2007: Einschluss von 6 Studien
> - Drake 2008: Einschluss von 22 Studien
> - Cleary 2008: Einschluss von 5 Studien
>
> **B) Aktuelle randomisierte kontrollierte Studien**
> - Harrison 2002
> - Killaspy 2006
> - Macias 2006
> - Schonebaum 2006
> - Gold 2006
> - Sytema 2007

- **A Evidenz aus systematischen Reviews und Metaanalysen**

Im Rahmen eines Cochrane-Reviews auf der Basis von 26 randomisierten kontrollierten Studien wurde die Effektivität von ACT bei erwachsenen Menschen mit einer schweren psychischen Erkrankung als Alternative zu herkömmlicher gemeindenaher Versorgung, traditioneller krankenhausbasierter Rehabilitation und zu Case Management untersucht [104].

Die **Effektivität der Behandlung durch ein aufsuchendes gemeindepsychiatrisches Team gegenüber einer Standardbehandlung** wurde in 17 Studien untersucht. Es zeigten sich bezogen auf verschiedene Zielkriterien deutliche Vorteile. Signifikant weniger Patienten (ca. 50 %) dieser Gruppe brachen im Untersuchungszeitraum die Behandlung im Vergleich zur Kontrollgruppe ab. Die **Wahrscheinlichkeit einer stationären Behandlung** war unter ACT-Behandlung um etwa 40 % **niedriger** als bei Standardbehandlung. Es bestand jedoch eine deutliche Heterogenität zwischen den Studien. Allerdings wurde in keiner der eingeschlossenen Studien ein Nachteil für die Interventionsgruppe hinsichtlich des Kriteriums »stationäre Behandlungsnotwendigkeit« gefunden. Bei 7 Studien konnte die **stationäre Behandlungszeit** um mehr als 33 % gegenüber der Standardversorgung **reduziert** werden. Signifikante Auswirkungen zeigten sich in den Bereichen **Wohnen und Arbeit** sowie innerhalb der Patientenzufriedenheit. Patienten, welche durch ein aufsuchendes Team behandelt wurden, lebten deutlich häufiger unabhängig und gerieten mit geringerer Wahrscheinlichkeit in die Obdachlosigkeit. Die Behandlung durch ein aufsuchendes Team erhöhte die Behandlungszufriedenheit signifikant. Es zeigten sich keine klaren Unterschiede zwischen den beiden Gruppen hinsichtlich der Mortalität, der Symptomschwere, der Ausprägung sozialer Funktionen, der Lebensqualität und des Selbstwertgefühls. Die Behandlung durch ACT gegenüber Standardversorgung reduziert durchgehend die Höhe **stationärer Behandlungskosten**. Allerdings zeigte sich kein klarer Vorteil bei Betrachtung der gesamten Kosten.

Im Verhältnis zu einer klinikbasierten rehabilitativen Behandlung hatte die Behandlung durch ACT keine Auswirkungen auf den Kontakterhalt zwischen Patienten und Versorgungssystem. Die Wahrscheinlichkeit einer stationären Behandlung war bei gemeindebasierter aufsuchender Behandlung um 80 % geringer. Zwei von drei Studien berichteten über die **Dauer erfolgter stationärer Behandlungen** im Untersuchungszeitraum, die innerhalb der Interventionsgruppe deutlich kürzer ausfiel. Signifikante positive Auswirkungen zeigten sich in den Bereichen **Wohnen und Arbeit** sowie hinsichtlich des Auftretens von Haftstrafen durch die Behandlung eines aufsuchenden Teams. Für alle weiteren betrachteten Zielkriterien zeigten sich keine Unterschiede.

◘ Tab. 3.4 Effekte von aufsuchender gemeindepsychiatrischer Behandlung auf verschiedene Zielparameter. (Marshall und Lockwood 1998 [104])

	Effekte von ACT gegenüber		
	herkömmlicher Versorgung (k=17 Studien)	krankenhausbasierter Rehabilitation (k=3 Studien)	Case Management (k=6 Studien)
Krankheitsassoziierte Merkmale			
↓ Sterbefälle	~	~	~
↓ Symptomschwere	~	~	~
Behandlungsassoziierte Merkmale			
↓ Stationäre Behandlungen	++	++	k. A.
↓ Stationäre Behandlungszeiten	++	++	k. A.
↓ Behandlungsabbrüche	++	~	k. A.
Merkmale sozialer Inklusion/Exklusion			
↑ Soziale Funktionen	~	~	~
↑ Beschäftigungssituation	++	++	~
↓ Obdachlosigkeit	++	++	++
↓ Straffälliges Verhalten/Inhaftierung	~	++	~
Zufriedenheit und Lebensqualität			
↑ Behandlungszufriedenheit	++	~	++
↑ Lebensqualität	~	~	~
Kosteneffektivität			

++ signifikanter Vorteil in Experimentalgruppe gegenüber Kontrollgruppe
~ Ergebnisse vergleichbar in beiden Gruppen
k. A. keine Angaben zu diesem Outcome-Kriterium bzw. Evidenz nicht ausreichend
↓ Reduktion
↑ Erhöhung

Eine Gegenüberstellung von **Assertive-Community-Treatment-Behandlung gegenüber Case Management** blieb aufgrund der schwachen Datenlage wenig aussagekräftig. Allerdings zeigten sich signifikante Vorteile in den Bereichen **Wohnen** sowie **Behandlungszufriedenheit**. Patienten, welche durch ein aufsuchendes Team behandelt wurden, lebten signifikant häufiger in stabilen Wohnverhältnissen und gaben eine höhere Behandlungszufriedenheit an (◘ Tab. 3.4).

Zu vergleichbaren Ergebnissen kamen Ziguras und Kollegen (2000) in ihrer Metaanalyse [146]. Zwischen 1980 und 1998 publizierte Studien, in deren Fokus verschiedene *Case-Management*-Modelle standen, wurden hinsichtlich ihrer Effektivität in 12 verschiedenen Bereichen untersucht. Mithilfe von ACT konnten die **Zahl der Klinikeinweisungen sowie die Hospitalisationsrate und die Anzahl der Behandlungstage** gegenüber herkömmlichen Versorgungsmodellen **reduziert** werden. Außerdem konnten die **Zufriedenheit von Patienten und Angehörigen mit der Behandlung verbessert, die Anzahl der Kontakte zu den Helfern erweitert und Behandlungsabbrüche durch Patienten verringert** werden. Zudem wurden erlebte **familiäre Belastungen reduziert**. In dieser Metaanalyse, die sich in ihrer Methodik und durch die breitere Definition des Versorgungsmodells mit resultierender erhöhter Zahl eingeschlossener Studien deutlich von der vorangegangenen Analyse durch Marshall und Lockwood (1998) [104] unterschied, gab es auch Hinweise darauf, dass ACT **psychische Symptome reduziert**, das **soziale Funktionsniveau** erhöht und **kosteneffektiver** im Vergleich zu anderen Versorgungsformen ist.

Die Autoren der NICE-Leitlinie Schizophrenie [97] schlossen in ihre Reanalyse der Metaanalyse von Marshall und Lockwood (1998) [104] insgesamt 22 Studien ein mit insgesamt 3.722 Teilnehmern, davon 2 neu identifizierte Studien. Verglichen mit einer Standardversorgung gab es Evidenz dafür, dass eine Behandlung von Menschen mit schwerer psychischer Erkrankung durch ein *Assertive Community Treatment Team* den **Kontakt zwischen Patienten und Versorgungssystem verbessert** und **Behandlungsabbrüche und stationäre Behandlungen reduziert**. ACT war in einem Zeitraum bis zu 28 Monaten mit einer durchschnittlichen Reduktion an Behandlungstagen von 40 % verbunden. Es ergab sich umschriebene Evidenz dafür, dass ACT die **Behandlungszufriedenheit erhöht**. Die Ergebnisse der Metaanalyse von NICE zeigen ebenfalls eine starke Evidenz hinsichtlich einer **höheren Wahrscheinlichkeit unabhängiger Lebensführung und Reduzierung von Obdachlosigkeit sowie von Arbeitslosigkeit** in der Interventionsgruppe. Die Autoren beschrieben **mäßige Verbesserungen in den Bereichen psychopathologische Symptomatik und Lebensqualität** bei den Patienten der Interventionsgruppe. Der **gesundheitsökonomische Review** schloss 11 Studien ein. Die Ergebnisse wiesen eindeutig auf eine **höhere Kosteneffektivität** von ACT gegenüber standardisierten Versorgungsansätzen hin. Verglichen mit verschiedenen Anwendungen von Case Management findet sich kein signifikanter Unterschied. Wiederum zeigte sich ein **signifikanter Vorteil von ACT bei obdachlosen Menschen mit einer schweren psychischen Erkrankung**. Zusammenfassend empfiehlt die NICE-Leitlinie ACT für Menschen mit schwerer psychischer Störung und einer hohen Nutzung stationärer Behandlungen sowie ganz besonders für Menschen, welche durch das Versorgungssystem nur schwer erreicht werden und bei denen es zu Behandlungsabbrüchen kommt. Daneben empfehlen sie ACT für obdachlose Personen mit einer chronischen psychischen Erkrankung.

gegenüber anderen weniger intensiven Formen von gemeindepsychiatrischer Versorgung *(Standard Case Management, Standard Care)* untersuchten, wurden lediglich in 3 Studien positive Effekte beobachtet. Die Autoren kommen zu dem Ergebnis, dass Modelle gemeindenaher Versorgung, wie z. B. ACT, dann einen vielversprechenden Ansatz hinsichtlich einer verbesserten Medikamentencompliance darstellen, wenn sie auf Prinzipien motivierender Interventionen basieren. Insgesamt wurde die Evidenz aktuell als unzureichend eingeschätzt. Trotz der Definition einer verbesserten Medikamentencompliance als Ziel des Monitorings im Rahmen gemeindenaher Versorgung, bleibt dieser **Aspekt bisher wenig untersucht** [147].

Als Ergebnis eines aktuellen Reviews, in dem die Effekte verschiedener psychosozialer Interventionen zur Unterstützung von **Menschen mit schweren psychischen Störungen und Obdachlosigkeit** betrachtet wurden, wurden **nahezu durchweg positive Effekte von ACT und Intensive Case Management hinsichtlich der Reduktion von Obdachlosigkeit** (durchschnittliche Effektstärke 0.47) **und stationärer Behandlungen und Behandlungszeiten** gefunden. Die Effektivität war am größten bei Kombination von langfristig betreuten Wohnangeboten und aufsuchenden gemeindenahen Interventionsformen [148].

Auch Coldwell und Bender (2007) untersuchten die Effektivität von aufsuchender gemeindepsychiatrischer Behandlung bei **wohnungslosen Menschen mit schweren psychischen Erkrankungen** und fanden hinsichtlich der **Reduktion psychischer Symptome** signifikante Unterschiede zugunsten von ACT gegenüber Kontrollgruppen, welche eine herkömmliche Begleitung durch einen Case Manager erhielten. Die **Obdachlosigkeit** konnte **um 37 %** reduziert werden. Keine signifikanten Unterschiede zwischen beiden Gruppen zeigten sich hinsichtlich der Reduktion von Klinikaufnahmen [149].

Empfehlung 8

Insbesondere soll die Möglichkeit der aufsuchenden Behandlung für die Versorgung von wohnungslosen Menschen mit schwerer psychischer Erkrankung zur Verfügung stehen.
Empfehlungsgrad: A, Evidenzebene: Ia

Empfehlung 7

Ein aufsuchender Ansatz soll v. a. dann zur Verfügung stehen, wenn Behandlungsabbrüche drohen.
Empfehlungsgrad: A, Evidenzebene: Ia

Weitere systematische Arbeiten zur Wirksamkeit von Assertive Community Treatment fokussieren konkrete Fragestellungen oder betrachten definierte Subpopulationen.

In einem narrativen Review wurden verschiedene psychosoziale Interventionen hinsichtlich ihrer Auswirkungen auf die **Medikamentencompliance** bei Menschen mit schizophrenen Erkrankungen untersucht. Von 7 Studien, die ACT

Untersuchungen an einer anderen Subpopulation zeigten neben inkonsistenten Befunden auch deutlich positive Ergebnisse. Während Case Management mit einem starken Bezug zu *Assertive Community Treatment* und in einer integrativen Form bezüglich spezifischer Interventionen bei **Menschen mit einer schweren psychischen Störung und Substanzmissbrauch** keine durchgängig homogenen Auswirkungen hinsichtlich eines reduzierten Missbrauches oder psychischer Symptome zeigt, so gibt es Hinweise darauf, dass die Betroffenen mit dieser Form der Unterstützung ein **höheres**

Engagement gegenüber der Intervention zeigen, stationäre Behandlungszeiten reduziert werden, die **Teilnahme am gesellschaftlichen Leben wächst** und die **Lebensqualität** der Patienten insgesamt **verbessert** wird [150]. *Integrated Assertive Community Treatment* vereint gemeindepsychiatrische aufsuchende Interventionen im Sinne von ACT und Interventionen, die sehr spezifisch auf die Behandlung von Abhängigkeitserkrankungen ausgerichtet sind. Zwischen 6 Monaten und 3 Jahren andauernde Behandlungen können **Substanzmissbrauch reduzieren**, die **Compliance erweitern** und die **Zahl an stationären Behandlungen verringern**. Die Befunde sind jedoch nicht konsistent [151].

Die Evidenzlage zur Effektivität von ACT bei anderen Personengruppen, z. B. bei **Menschen mit kognitiven Beeinträchtigungen und psychischen Störungen** ist deutlich schwächer [152].

- **B Evidenz aus Einzelstudien**

Neuere randomisierte kontrollierte Studien, welche ausschließlich Personengruppen mit schwerer psychischer Störung betrachten und Aspekte wie komorbide Störungen oder eingeschränkte intellektuelle Fähigkeiten und Lebensumstände wie Obdachlosigkeit ausschließen, unterstützen die Befunde von Marshall und Lockwood (1998) [104] nicht durchgängig. Die identifizierten Studien wurden in Großbritannien [116;153], den USA [154–156] und in den Niederlanden [157] durchgeführt. Die Experimentalinterventionen umfassten ausschließlich aufsuchende teambasierte Behandlungen im Sinne eines *Assertive Community Treatment* mit einer sehr hohen Versorgungsintensität. Zum Teil wurden die Teams durch spezielle Fachleute aus dem Bereich beruflicher Rehabilitation unterstützt. Die Kontrollinterventionen variierten und umfassten herkömmliche Behandlungsformen durch lokale gemeindepsychiatrische Gesundheitseinrichtungen oder durch ein *Community Mental Health Team*. In 2 Studien wurde die Effektivität von *Assertive Community Treatment* gegenüber dem Klubhausmodell betrachtet.

Die Befunde (◘ Tab. 3.5) zeigen übereinstimmend, dass die Patienten der Experimentalgruppen **besser im Kontakt mit dem Versorgungssystem** bleiben [116;154;157] und eine **größere Behandlungszufriedenheit** angeben [116;157]. Auch nach 3 Jahren der Behandlung durch eine aufsuchende teambasierte Behandlungsform **brachen vergleichsweise weniger Patienten eine Behandlung ab** [158]. Zudem werden **verbesserte Chancen hinsichtlich beruflicher Beschäftigung** deutlich [156]. Es zeigte sich in den betrachteten Studien, dass *Assertive Community Treatment* gegenüber herkömmlichen gemeindenahen Behandlungsansätzen hinsichtlich der Symptomreduktion, der Verbesserung sozialer Funktionen und der individuellen Wohnsituation gleichwertig ist.

Zusammenfassung

Es existieren zahlreiche Studien zur Wirksamkeit von ACT; die Befunde sind jedoch nicht immer konsistent. Insbesondere neuere Studien zeigen weniger deutliche Vorteile des ACT im Vergleich zur Standardbehandlung. Burns und Mitarbeiter (2007) suchten in einem systematischen Review nach möglichen Erklärungsansätzen für die Inkonsistenz der Befunde hinsichtlich der Wirksamkeit von *Intensive Case Management* bei Menschen mit SMI (▶ Abschn. 3.2.3). Sie stellten heraus, dass die Effekte bezogen auf die Reduzierung von stationären Behandlungszeiten dann am höchsten waren, wenn die Betroffenen stationäre Angebote im Vorfeld in hoher Intensität nutzten. Zudem schien die Variation stationärer Behandlungszeiten von organisatorischen und strukturellen Komponenten des Behandlungsansatzes – weniger jedoch von personellen Aspekten – beeinflusst zu sein. Das bedeutet, dass sich bei Organisation des Versorgungsmodells in Übereinstimmung mit ACT-Prinzipien – wie Teamansatz, tägliche Verfügbarkeit über 24 Stunden, gemeindenahe Versorgung, geteilte Verantwortung aller Teammitglieder etc. – eine höhere Wirksamkeit zeigte [115].

Auch King (2006) suchte nach Erklärungsansätzen für die inkonsistenten Befunde, die v. a. zwischen den Ergebnissen früherer Studien und aktuellen Untersuchungen zum Ausdruck kommen. Als Ergebnis seiner Analyse in Form eines narrativen Reviews schlussfolgerte er, dass eine Implementierung von spezialisierten *Intensive Case Management Teams* (ICM) in der Versorgungsroutine (ACT ist die meist verbreitete und am besten evaluierte Form von ICM) nur dann gerechtfertigt scheint, wenn (1) die Betroffenen im Vorfeld kontinuierlich mehr als 50 Tage pro Jahr in stationärer Behandlung verbrachten und wahrscheinlich ist, dass sich ohne ICM die stationäre Inanspruchnahme nicht ändern wird, (2) eine angemessene Unterstützung für diese Patienten nicht als Teil eines Standard Case Management geleistet werden kann und (3) Ressourcen von einer stationären Versorgungsleistung zu ICM verschoben werden können [159]. Es wird u. a. eine sich über die Zeit verän-

◘ Tab. 3.5 Effekte von aufsuchender gemeindepsychiatrischer Behandlung aus Einzelstudien auf verschiedene Zielparameter

	Harrison-Read 2002	Killaspy 2006	Macias 2006	Schonebaum 2006	Gold 2006	Sytema 2007
Krankheitsassoziierte Merkmale						
↓ Symptomschwere	~	~	k. A.	k. A.	~	~
↓ Substanzmissbrauch	k. A.	~	k. A.	k. A.	k. A.	~
Behandlungsassoziierte Merkmale						
↓ Stationäre Behandlungszeiten	~	~	k. A.	k. A.	k. A.	~
Kontakterhalt zwischen Patienten und Helfern	k. A.	++	++	k. A.	k. A.	++
Merkmale sozialer Inklusion/ Exklusion						
↑ Soziale Funktionen	~	~	k. A.	k. A.	k. A.	~
↓ Obdachlosigkeit	k. A.	~	k. A.	k. A.	k. A.	~
↓ Haftstrafen, Gewaltaktivitäten	k. A.	~	k. A.	k. A.	k. A.	k. A.
↑ Beschäftigungssituation	k. A.	k. A.	-[1]	~/-[1]	++	k. A.
Zufriedenheit und Lebensqualität						
↑ Behandlungszufriedenheit	k. A.	++	k. A.	k. A.	k. A.	+
↑ Lebensqualität	~	~	k. A.	k. A.	~	~
Kosteneffektivität						
Kosteneffektivität	~	k. A.	k. A.	k. A.	k. A.	k. A.

++ signifikanter Vorteil in Experimentalgruppe gegenüber Kontrollgruppe
+ tendenzielle Überlegenheit ohne signifikanten Unterschied in Experimentalgruppe gegenüber Kontrollgruppe
~ Ergebnisse vergleichbar in beiden Gruppen
- Nachteil in Experimentalgruppe gegenüber Kontrollgruppe
k. A. keine Angaben zu diesem Outcome-Kriterium
↓ Reduktion
↑ Erhöhung
[1] vergleichbar/Nachteil gegenüber Clubhouse Modell

dernde und wachsende Versorgungslandschaft als mögliche Erklärung für schwindende Unterschiede zwischen den Ergebnissen von Experimental- und Kontrollgruppen angenommen. Insbesondere in England kommen zunehmend häufiger wesentliche Prinzipien der aufsuchenden gemeindepsychiatrischen Behandlung auch im Rahmen der Routinebehandlung zur Anwendung [119].

Dennoch lässt sich sagen, dass bei Betreuung durch ein ACT-Team die **Wahrscheinlichkeit für stationäre Wiederaufnahmen reduziert sowie Verweildauern gesenkt** werden können. Patienten, welche von einem *Assertive Community Treatment Team* versorgt werden, profitieren außerdem vom **höheren Ausmaß an unabhängiger Lebensführung** sowie an **mehr Beschäftigungsmöglich-**

keiten. Der **Kontakt zwischen Betroffenen und dem Versorgungssystem kann länger aufrechterhalten bleiben**. Es wurden **kaum Unterschiede** hinsichtlich der Ausprägung **klinischer Symptome** oder verbesserter **sozialer Funktionen** im Vergleich zur Standardbehandlung gefunden. Insgesamt stellt ACT ein wirksames Verfahren im Rahmen von aufsuchender und nachgehender gemeindenaher Versorgung von Menschen mit schweren psychischen Störungen dar. Bei entsprechender Indikation, v. a. für Patienten, welche Versorgungsangebote in hochfrequenter Form und ausgeprägter Intensität nutzen, **können Behandlungskosten substanziell verringert** und verschiedene Ergebnisparameter sowie die Patientenzufriedenheit verbessert werden.

In **Deutschland** gibt es aktuell keine Umsetzung von ACT in der Routinebehandlung. Am ehesten realisieren aktive Psychiatrische Institutsambulanzen (PIA) oder Sozialpsychiatrische Dienste (SPD) zentrale Aspekte von ACT. Die Versorgungsstruktur des Arbeitsbereiches Psychosen des Universitätsklinikums Hamburg-Eppendorf (UKE) hält neben anderen Versorgungseinrichtungen wie einer Psychosespezialambulanz, tagesklinischen und stationären Behandlungsplätzen auch ein *Assertive-Community-Treatment-Team* für die Versorgung psychotischer Patienten bereit [160] (▶ Kap. 4).

> **Empfehlung 9**
>
> Menschen mit chronischen und schweren psychischen Störungen sollen die Möglichkeit haben, auch über einen längeren Zeitraum und über akute Krankheitsphasen hinausgehend, nachgehend aufsuchend in ihrem gewohnten Lebensumfeld behandelt zu werden.
> **Empfehlungsgrad: A, Evidenzebene: Ia**

Die **ambulante Versorgung schwer psychisch Kranker in Deutschland** leidet vor allem unter Fragmentierung. Damit sind zwei Hauptrisiken verbunden:
- dass Bezugspersonen einer oder mehrerer Institutionen Beziehungen knüpfen, aber niemand ausreichend flexibel und tragfähig genug ist, um ernste Krisen aufzufangen und niemand das Versorgungssystem insgesamt letztverantwortlich koordinierend im Blick hat, und
- dass umgekehrt Netzwerke geknüpft und gemanagt werden, aber niemand mehr eine belastbare Beziehung zum Patienten aufnimmt und entsprechend in eine langfristige und tragfähige dialogische bzw. unter Einbeziehung der Angehörigen trialogische Beziehung tritt.

Das ambulante System steht also vor der Herausforderung, die verbindliche Verantwortung für die Gestaltung von Netzwerken und eine gute Beziehungsqualität mindestens in einer Person, möglichst aber in einem Team/Netzwerk personenbezogen zusammenzubringen.

Das kann abhängig von der Schwere und Komplexität der Erkrankung unterschiedliche Namen tragen (*Intensive Care Management, ACT, Home Treatment* u. a.) und in unterschiedlichen Institutionen stattfinden (PIA, Gemeindepsychiatrische Zentren u. a.). Entscheidend ist, dass die Organisations- und Finanzierungsform ein Höchstmaß an Flexibilität im Ressourceneinsatz erlaubt. Flexibilität bezieht sich auf Ort, Zeit, Dauer und Setting. Die Tragfähigkeit hängt wesentlich davon ab, ob die Behandlung als Krisen-Intervention 24 Stunden verfügbar ist. Hier sind Modelle der Integrierten Versorgung, die Ressourcen des Krankenhauses einbeziehen und von stationärer in ambulante Versorgung umschichten, hilfreich. Beziehungsqualität meint dabei auch eine gewisse Ausdauer im Ringen um Beziehung – vor und auch anstelle der Zuständigkeit eines rechtlichen Betreuers.

> **Empfehlung 10**
>
> Wesentliche Aufgabe der multiprofessionellen gemeindepsychiatrischen Teams soll neben der bedarfsorientierten und flexiblen Behandlung die gemeinsame Verantwortung für die gesundheitliche und psychosoziale Versorgung der Betroffenen sein um so die Behandlungskontinuität zu sichern.
>
> Ziel soll eine Behandlung sein, die sich am individuellen Bedarf der Betroffenen und an der Intensität der erforderlichen Interventionen zu jedem Zeitpunkt des Behandlungs-

prozesses orientiert. Im Sinne der Forderung nach einer Behandlung ambulant vor stationär sollen, wo möglich, stationäre Behandlungen vermieden werden.
Empfehlungsgrad: KKP

Erläuterung: Im Sinne der Forderung nach einer Behandlung, ambulant vor stationär' sollen, wo möglich, stationäre Behandlungen vermieden werden, wobei die Einschätzung der Notwendigkeit einer stationären Behandlung im Regelfall durch einen Facharzt für Psychiatrie und Psychotherapie oder einen Facharzt für Psychosomatische Medizin und Psychotherapie möglichst rasch erfolgen sollte und eine notwendige stationäre psychiatrische oder psychosomatische Behandlung gegebenenfalls ohne Verzögerung eingeleitet werden sollte (▶ Erweiterte Handlungsempfehlungen).

3.2.3 Case Management

Einführung
- **Beschreibung des Modells**

Mit der Psychiatriereform in der zweiten Hälfte des 20. Jahrhunderts haben sich die Behandlungsmöglichkeiten für Menschen mit schweren psychischen Störungen durch eine Kombination aus stationären, ambulanten und multiprofessionellen gemeindepsychiatrischen Angeboten erweitert. Psychiatrische Versorgungsleistungen wurden an unterschiedlichen Orten von unterschiedlichen Professionen übernommen, was auch dazu führte, dass einzelne Anbieter teilweise den Kontakt zu den Patienten verloren und dem komplexen psychiatrischen und sozialen Hilfebedarf nicht mehr gerecht werden konnten [162]. Es ergab sich die Notwendigkeit einer Behandlungskoordination. So wurde gegen Ende der 1970er-Jahre in den USA das Konzept des Case Managements (CM) entwickelt [163]. CM kann in erster Linie als Strategie verstanden werden, die verschiedenen Versorgungsangebote zuzuteilen und zu koordinieren. Insbesondere für schwer psychisch Kranke soll durch die Begleitung durch einen Case Manager die sinnvolle und bedarfsgerechte Nutzung entsprechender medizinischer, psychiatrischer und psychosozialer Hilfen ermöglicht werden [164]. CM ist ein Angebot über professionelle und institutionelle Grenzen hinweg. CM wird in der DGPPN S3-Behandlungsleitlinie Schizophrenie behandelt ([1], S. 127–141).

CM umfasst ein breites Aufgabenspektrum, verschiedene Formen von CM lassen sich voneinander und von *Assertive Community Treatment* nicht scharf abgrenzen. Trotz der Unterschiede zwischen den verschiedenen Ansätzen sind **gemeinsame Prinzipien** von CM definiert [165]:
- Erhalt von Behandlungskontinuität,
- Erreichbarkeit von Serviceleistungen,
- Gestaltung der Helfer-Patient-Beziehung als Kernkomponente von CM,
- individuelle bedarfsgerechte Unterstützung,
- Förderung von Unabhängigkeit im Alltag der Patienten,
- Sicht auf die Interessen der Patienten und entsprechende Versorgung.

Die **Hauptziele** von CM umfassen die Aufrechterhaltung der Kontakte zwischen Helfern und Patienten, die Reduktion von Häufigkeit und Dauer stationärer Behandlungen und die Verbesserung von sozialen Funktionen und Lebensqualität [166].

CM geht über Einzelfallhilfe hinaus. In seiner elementarsten Form (*Brokerage Case Management* oder *Makler-Modell*) übernimmt ein Case Manager die Beurteilung der individuellen Hilfebedarfe seiner Patienten, entwickelt mit diesen einen Hilfeplan, sorgt für eine Sicherstellung der erforderlichen Hilfen, überprüft deren Umsetzung hinsichtlich Qualität und Passung und hält den Kontakt zu seinen Patienten aufrecht [167]. Darüber hinaus kann das Tätigkeitsspektrum von Case Managern auch die Überwachung der medikamentösen Therapie, die Begleitung in Krisensituationen, die Freizeitgestaltung oder auch individuelle therapeutische Interventionen umfassen [11].

Thornicroft (1991) definierte 12 Achsen, auf denen die **Charakteristika von Case Management** in seiner Anwendung beschrieben werden können [165]. Damit wird deutlich, dass die konzeptionelle Breite des Begriffes, die Vielfalt der Achsen und die Schwierigkeit einer Operationalisierung einerseits für das lebhafte Interesse am Case Management (umfassender Ansatz, von offensichtlicher Relevanz, Fehlen erkennbarer Nachteile), aber ande-

Erweiterte Handlungsempfehlungen

Strukturqualität
Die gemeindenahe Behandlung durch ein multiprofessionelles Team erfordert die Sicherstellung:
- einer **Sektorisierung** der psychiatrischen Versorgung und damit eine Versorgung einer begrenzten Bevölkerungszahl in einem überschaubaren Bereich,
- der **Erreichbarkeit** des Behandlungsortes innerhalb einer Stunde mit öffentlichen Verkehrsmitteln vom Wohnort des Patienten,
- von **aufsuchender Behandlung** neben der Behandlung im Rahmen einer »Kommstruktur«,
- der Möglichkeit von **mobiler Krisenintervention**, die über 24 Stunden an 7 Tagen die Woche vorgehalten werden muss, um Patienten in Krisen in ihrem Lebensumfeld über die Dauer der akuten Krankheitsphase zu behandeln,
- einer **aufsuchenden und aktiv nachgehenden Behandlung**, deren Behandlungsdauer sich auch über einen längeren Zeitraum definiert,
- eines **Betreuungsschlüssels**, der sich an der jeweils erforderlichen Intensität des Versorgungsbedarfes der Betroffenen ausrichtet.

Unter dem **multiprofessionellen Team** wird die Zusammenarbeit verschiedener relevanter Berufsgruppen verstanden (Fachärzte für Psychiatrie und Psychotherapie bzw. Nervenheilkunde, Fachärzte für Psychosomatische Medizin und Psychotherapie, psychiatrische Fachpflege, Psychologen und Psychologische Psychotherapeuten sowie weitere Fachberufe, z. B. Ergotherapeuten, Soziotherapeuten, Sozialarbeiter, Sozialpädagogen, Sport- und Bewegungstherapeuten, Therapeuten der künstlerischen Therapieansätze), wie sie auch in der stationären Behandlung Standard ist. Insbesondere im ambulanten Rahmen sind darüber hinaus Hausärzte, also Fachärzte für Allgemeinmedizin bzw. hausärztlich tätige Fachärzte für innere Medizin und praktische Ärzte an der Behandlung schwer psychisch kranker Patienten beteiligt. Sofern eine Behandlung vor dem 19. Lebensjahr begonnen wurde, zählen auch Kinder- und Jugendlichenpsychotherapeuten sowie Kinder- und Jugendpsychiater dazu.

Eine angemessene **Qualifikation der Mitarbeiter** des multiprofessionellen Teams ist Voraussetzung für eine effektive Behandlung.

Bei akuter Selbst- und Fremdgefährdung, bei schwerer somatisch begründbarer psychischer Störung, bei ausgeprägtem aggressiven sowie wenig kooperativem Verhalten und/oder ungünstigen psychosozialen Umfeldbedingungen reicht möglicherweise die Behandlung durch ein ambulantes mobiles multiprofessionelles Team nicht aus. Hier muss die Erweiterung der Behandlungsmöglichkeit durch stationäre Angebote erwogen werden.

Mögliche Organisationsformen
Teambasierte gemeindepsychiatrische Versorgung für Menschen mit schwerer psychischer Störung soll in Deutschland durch **Psychiatrische Institutsambulanzen** (§ 118 (1) und (2) SGB V), deren Anbindung an psychiatrische Kliniken, an psychiatrisch-psychotherapeutische Abteilungen von Allgemeinkrankenhäusern oder auch an Universitätskliniken gewährleistet ist, angeboten werden.

Andere Möglichkeiten der Umsetzung bestehen durch die Tätigkeit **Sozialpsychiatrischer Dienste**, durch **Kooperation und Vernetzung ambulant tätiger Fachleute**, auch im Rahmen von sogenannten IV-Verträgen nach § 140a.

Mögliche Leistungen
Ein sowohl an **Intensität und an Umfang umfassendes Versorgungsangebot** soll sowohl alle notwendigen diagnostischen Maßnahmen als auch alle erforderlichen somatischen (einschließlich Psychopharmakotherapie), psychotherapeutischen, psychosozialen sowie rehabilitativen Interventionen auf der Grundlage eines Behandlungsplanes umfassen und sich am Bedarf und den Bedürfnissen der Patienten orientieren. Die Umsetzung der komplexen Behandlung erfordert die **Selbstbestimmung des Patienten**. Angehörige der Patienten werden dabei einbezogen. Zudem ist eine **Behandlungskontinuität** sicherzustellen.

Notwendigkeit von Vernetzung
Ambulante Hilfen unterschiedlicher Leistungsbereiche müssen so organisiert werden, dass sie als **Komplexleistung** alle notwendige Unterstützung personenbezogen und individuell abgestimmt für Menschen mit schweren psychischen Störungen bereithalten. Die Gestaltung der Versorgungssysteme erfordert deshalb die **Vernetzung** derselben. Vernetzung muss sich dabei auf fünf Ebenen vollziehen:
- Trägerübergreifende Vernetzung
- Vergütungssystemübergreifende Vernetzung
- Zielgruppenspezifische Vernetzung
- Regionale Vernetzung
- Strukturübergreifende Vernetzung [161]

Weitere Besonderheiten des psychiatrischen Versorgungssystems für die Behandlung und Rehabilitation von Menschen mit schweren psychischen Störungen sind im Matrixkapitel skizziert (▶ Kap. 4).

Tab. 3.6 Achsen zur Praxis von Case Management. (Nach Thornicroft 1991 [165])

Achse 1	Individuelles und Team-CM (Verteilung von Verantwortung)
Achse 2	Direkte Betreuung und Makler-Modell (*Brokerage-Modell*)
Achse 3	Intensität der Intervention (Frequenz der Kontakte)
Achse 4	Grad der Budgetkontrolle
Achse 5	Gesundheits- und/oder Sozialdienste (Serviceformen)
Achse 6	Berufsgruppe des Case Managers
Achse 7	Spezialisierung des Case Managers
Achse 8	Relation Case Manager-Patient (Betreuungsschlüssel)
Achse 9	Grad des Einbezugs der Patienten (Partizipation)
Achse 10	Form des Kontaktes (zu Hause, Institution)
Achse 11	Interventionsebene (individuelle, soziales Netz)
Achse 12	Zielgruppe

rerseits auch für dessen kritische Beurteilung (zu unbestimmt, ohne Störungsspezifik, administrativ überfrachtet) verantwortlich sind (◘ Tab. 3.6).

- **Modelle von Case Management**

Ein Nachteil des *Brokerage Case Management* ist darin zu sehen, dass einzelne Case Manager den Zugang zu und die Koordination der Versorgung und Behandlung oft nicht sicherstellen konnten, weil es ihnen an administrativer und finanzieller Kompetenz oder Verantwortung fehlte. Außerdem hatten viele Case Manager oftmals keine Erfahrung in der klinischen Praxis oder in der Arbeit mit psychisch kranken Menschen [166]. Daher wurden in der Folge differenziertere Modelle entwickelt, die zum Teil Überlappungen zeigen und dennoch unterschiedliche Schwerpunkte setzen. Mueser grenzt 6 Modelle von Case Management gegeneinander ab; bezieht dabei jedoch Assertive Community Treatment (▸ Abschn. 3.2.2) ein [107] (◘ Tab. 3.7). In einer neueren Cochrane-Metaanalyse (Dieterich et al. 2010 [106]) wird das *Assertive-Community-Treatment*-Modell dem *Intensive Case Management* zugerechnet. Die Autoren sehen die Unterscheidbarkeit der Modelle als nicht gegeben und fassen unter dem Begriff *Intensive Case Management* alle Modelle zusammen, bei denen die Betreuungsintensität pro Betreuer unter 20 Patienten liegt. Andere Autoren sehen jedoch in den unterschiedlichen Modellen einen Erklärungsansatz für internationale Unterschiede [108]. Aus diesem Grund wird im Folgenden die Unterscheidung der Modelle aufrechterhalten und auch auf die aufgrund des Dieterich Reviews zurückgezogenen Reviews zu *Assertive Community Treatment* und *Case Management* zurückgegriffen [104;166].

Während im Rahmen von *Brokerage Case Management* v. a. die Navigation durch das komplexe und unübersichtliche gemeindepsychiatrische Versorgungssystem entscheidend war [168], umfasst das Aufgabenspektrum eines *Clinical Case Managers* weit mehr Funktionen. So liegen die Schwerpunkte eines *Clinical Case Managers* zum einen in der Anwendung von patientenzentrierten Interventionen (Psychoedukation, Fertigkeitentraining, psychotherapeutische Interventionen) und zum anderen von kontextbezogenen Ansätzen (Einbezug der Familie und anderen Helfern, Erhalt und Pflege der sozialen Netzwerke etc.) [169].

Ein weiterer einflussreicher Ansatz wird mit dem *Ressourcen-* oder *Stärken-Modell* (*strength model*) beschrieben [170;171]. Ansätze von Case Management für Menschen mit schweren psychischen Erkrankungen tendierten dazu, die Grenzen, Defizite und Beeinträchtigungen, die mit der Erkrankung verbunden sind, zu betonen. Mit dem neuen

■ Tab. 3.7 Merkmale verschiedener gemeindenaher Versorgungsmodelle. (Nach Mueser 1998) [107]

Programm-Merkmal	Gemeindenahe Versorgungsmodelle					
	Makler-Modell	Klinisches Case Management	Stärken-Modell	Rehabilitationsmodell	ACT	Intensive Case Management
Betreuungsschlüssel	1 : 50 (?)	1 : 30+	1 : 20–30	1 : 20–30	1 : 10	1 : 10
Aufsuchende Versorgung	Selten	Selten	gelegentlich	gelegentlich	oft	oft
Geteilte Verantwortung im Team	nein	nein	nein	nein	ja	nein
24-Stunden-Absicherung	nein	nein	nein	nein	oft	oft
Patienteneinbezug	nein	niedrig	hoch	hoch	niedrig	niedrig
Betonung von Fertigkeitentraining	nein	niedrig	mittelmäßig	hoch	Mittelmäßig (?)	Mittelmäßig (?)
Frequenz der Kontakte	niedrig	mittelmäßig	mittelmäßig	mittelmäßig	hoch	hoch
Ort der Kontakte	Institution	Institution	Gemeinde	Institution/Gemeinde	Gemeinde	Gemeinde
Integration der Interventionen	niedrig	mittelmäßig	niedrig (?)	niedrig (?)	hoch	hoch (?)
Direkte Versorgungsleistungen	niedrig	mittelmäßig	mittelmäßig	mittelmäßig	hoch	hoch
Zielpopulation	SMI	SMI	SMI	SMI	SMI/«high service users«	SMI/«high service users«

SMI severly mentally ill, *ACT* Assertive Community Treatment
(?) unklare Definition

Ansatz lag nun der Fokus auf den individuellen Stärken der Patienten. Weitere wichtige Prinzipien umfassen die Bedeutung der Beziehungsgestaltung zwischen Case Manager und Patient, die Selbstbestimmungsaspekte der Patienten, den Alltagsbezug und die unmittelbare soziale Umgebung als Ressource, die aufsuchende Tätigkeit sowie die Überzeugung, dass ein kontinuierliches Lernen, Wachsen und Verändern auch bei schweren psychischen Erkrankungen möglich ist [172].

Das Rehabilitationsmodell [173;174] betont die Bedeutung der individuellen Bedürfnisse und Ziele der psychisch kranken Menschen bei der Planung und Umsetzung der Versorgungsleistungen gegenüber einer Zieldefinition durch das Versorgungssystem. Eine Besonderheit dieses Ansatzes ist die starke Gewichtung von Fähigkeiten und Fertigkeiten, die es den Betroffenen ermöglichen sollen, persönliche Ziele und eine dauerhafte Integration in das unmittelbare soziale Umfeld zu erreichen.

In den 1970er-Jahren des 20. Jahrhunderts wurde im Hinblick auf die Unterstützung von sehr schwer beeinträchtigten Personen mit chronischen psychischen Erkrankungen das *Program for Assertive Community Treatment* entwickelt [125;137]. Während beim Assertive-Community-Treatment-Ansatz (▶ Abschn. 3.2.2) Teamarbeit und die gemeinsame Verantwortung des Teams gegenüber einer Gruppe von betreuten Patienten im Vordergrund stehen, behält der Case Manager die professionelle Autonomie und individuelle Verantwortlichkeit für die von ihm begleiteten Patienten [173].

Ähnlich wie *Assertive Community Treatment* wurde das *Intensive Case Management* mit dem Ziel entwickelt, den Bedürfnissen von Hochnutzern des Versorgungssystems (*high service user*) zu entsprechen [175;176]. Kennzeichnend für das *Intensive-Case-Management-Modell* sind geringe Fallzahlen pro Mitarbeiter, aufsuchende Tätigkeit sowie die praktische Unterstützung beispielsweise durch Einüben von Alltagsfertigkeiten. Der Unterschied zum Konzept des *Assertive Community Treatment* liegt auch hier in der Modellkomponente der geteilten bzw. autonomen Verantwortung der Mitarbeiter für ihre Patienten [107].

Evidenz zu Case Management

Die Evidenz zur Wirksamkeit des Case Management gründet sich auf mehrere systematische Reviews sowie die Metaanalyse der NICE-Leitlinie Schizophrenie. Grundsätzlich erschweren unterschiedliche Modelle von Case Management eine Vergleichbarkeit. Drei der Metaanalysen haben das Intensive-Case-Management-Modell hinsichtlich seiner Effektivität überprüft. Dabei wurde der Review von Marshall und Kollegen (2000) [166] aufgrund der Publikation eines neueren Reviews (Dieterich et al. 2010 [106]) zurückgezogen. Um jedoch die orginäre Form von *Case Management* zu evaluieren, wurde der Cochrane-Review von Marshall und Kollegen (2000) [177] dennoch berücksichtigt. Untersucht wurden erwachsene Menschen mit schweren psychischen Erkrankungen (schizophrene Erkrankungen, schwere bipolare und depressive Störungen sowie Persönlichkeitsstörungen) überwiegend in den USA, allerdings auch in verschiedenen europäischen Ländern (Großbritannien, Dänemark, Schweden, Niederlande).

> **Evidenz**
> **A) Metaanalysen**
> - Marshall und Kollegen 2000 (Cochrane-Review): Einschluss von 10 Studien
> - Ziguras und Stuart 2000: Einschluss von 35 Studien
> - Burns 2007, Intensive Case Management: Einschluss von 29 Studien
> - Dieterich et al. 2010 (Cochrane-Review), Intensive Case Management: Einschluss von 38 Studien
> - Metaanalyse der NICE-Guideline Schizophrenie 2009, Intensive Case Management: Einschluss von 13 Studien

- **A Evidenz aus Metaanalysen**

Marshall und Kollegen (2000) untersuchten die Effekte von Case Management gegenüber herkömmlicher psychiatrischer Versorgung [166]. Die Komplexität des Modells *Case Management* spiegelt sich auch in der Unterschiedlichkeit der jeweils untersuchten Versorgungsmodelle wieder (*Intensive outreach case management, Intensive Broker-Model-Team, Stärken-Modell* und andere). Das Verhältnis zwischen Case Manager und Anzahl der zu betreuenden Patienten über alle eingeschlossenen Studien hinweg schwankte erheblich (1 : 4 bis 1 : 40). Die Autoren betonen, *Assertive-Community-Treatment*-Versorgungsmodelle nicht berücksichtigt zu haben, ebenso wenig wie *Home Based Care*, welche eher als Krisenintervention zu verstehen ist. Die Patienten der Kontrollgruppen erhielten herkömmliche Behandlungen, die nicht immer ausreichend gut beschrieben waren und ebenfalls beträchtlich variierten (übliche Nachsorge durch klinikeigenes Versorgungszentrum, psychiatrische Serviceeinrichtungen, Versorgung durch multidisziplinäre psychiatrische Teams, psychosoziales Rehabilitationsprogramm durch Gemeindepsychiatrisches Zentrum, Versorgung durch *community psychiatric nurses* innerhalb der Primärversorgung etc.). Die Daten zeigen, dass **Kontakte zwischen Patienten und Helfersystem in den CM-Gruppen eher aufrechterhalten** werden konnten als bei Standardbehandlung. Die **Wahrscheinlichkeit einer stationären Aufnahme war jedoch fast doppelt so groß** bei denjenigen, die CM erhielten. Zudem gab es in 4 von 6 Studien Hinweise darauf, dass die durchschnittliche Anzahl von stationären Behandlungstagen in einem Monat innerhalb der Interventionsgruppe höher war. Mit Ausnahme der **höheren Compliance** der Patienten hinsichtlich der medikamentösen Behandlung in der CM-Gruppe zeigten sich keine Unterschiede zwischen beiden Gruppen in verschiedenen klinischen und sozialen Bereichen (◘ Tab. 3.8). Aussagen zur Kosteneffektivität bleiben aufgrund methodischer

3.2 · Systeminterventionen

Tab. 3.8 Effekte von Case Management auf verschiedene Zielparameter

	Marshall et al. 1998	Ziguras u. Stuart 2000	Burns et al. 2007 ICM	Dieterich et al. 2010 ICM	NICE 2009 Schizophrenie ICM
Krankheitsassoziierte Merkmale					
↓ Sterbefälle	~	k. A.	k. A.	~	k. A.
↓ Symptomschwere	~	++	k. A.	~	~
↑ Allgemeinzustand	k. A.	k. A.	k. A.	+	k. A.
Behandlungsassoziierte Merkmale					
↓ Stationäre Wiederaufnahmeraten	-	-	k. A.	+	k. A.
↓ Stationäre Behandlungszeiten	-	++	++	++	k. A.
↓ Behandlungsabbrüche	++	++	k. A.	++	++
↑ Medikamentencompliance	++	k. A.	k. A.	+	k. A.
Merkmale sozialer Inklusion/Exklusion					
↑ Soziale Funktionen	~	++	k. A.	~	~
↑ Beschäftigungssituation	k. A.	k. A.	k. A.	~	k. A.
↓ Von Haftstrafen, Gewaltaktivitäten	~	k. A.	k. A.	~	k. A.
Zufriedenheit und Lebensqualität					
↑ Patientenzufriedenheit	k. A.	++	k. A.	++	k. A.
↑ Angehörigenzufriedenheit	k. A.	++	k. A.	k. A.	k. A.
↑ Lebensqualität	~	k. A.	k. A.	~	k. A.
↓ Erlebte Belastungen, Angehörige	k. A.	++	k. A.	k. A.	k. A.
Kosteneffektivität					
↑ Kosteneffektivität	k. A.	+	k. A.	++	k. A.

++ signifikanter Vorteil in Experimentalgruppe gegenüber Kontrollgruppe
+ tendenzielle Überlegenheit ohne signifikanten Unterschied in Experimentalgruppe gegenüber Kontrollgruppe oder kleine Stichprobe
~ Ergebnisse vergleichbar in beiden Gruppen
- Nachteil in Experimentalgruppe gegenüber Kontrollgruppe
k. A. keine Angaben zu dieser Zielgröße
↓ Reduktion
↑ Erhöhung

Einschränkungen vage. Insgesamt zeigt die Evidenzlage, dass Case Management die Kosten der Gesundheitssorge erhöht, aber möglicherweise die gesamtgesellschaftlichen Kosten reduziert.

Ziguras und Stuart (2000) nahmen eine erneute Berechnung der Metaanalyse von Marshall und Kollegen vor [146]. Sie erweiterten dabei die Einschlusskriterien und schlossen 35 Studien ein, darunter auch nichtrandomisierte Studien und Studien mit methodischen Limitationen und Verzerrungen [178]. Von den eingeschlossenen Studien verglichen 19 *Assertive Community Treatment* mit einer Standardversorgung und 16 andere Modelle von CM (*Stärken-Modell, Rehabilitationsmodell, Broker Case Management*) mit der jeweils implementierten Standardversorgung. In 9 Studien wurde *Assertive Community Treatment* direkt einem anderen Case-Management-Modell gegenüber gestellt. In 13 Studien konnte keine Klassifikation der Behandlungsform erfolgen. Die Autoren bündelten die verschiedenen Case-Management-Modelle neben *Assertive Community Treatment* in einem Begriff *Clinical Case Management*. Alle diese Ansätze beinhalteten die Übernahme der Verantwortung für die verschiedenen Elemente von CM (Beurteilung der Bedürfnisse der Patienten, Entwicklung eines individuellen Behandlungsplanes, Monitoring, Koordination etc.) durch eine Person. Demgegenüber fokussierte *Assertive Community Treatment* auf die teambasierte Behandlung sowie die geteilte Verantwortung der einzelnen Teammitglieder und sah einen höheren Betreuungsschlüssel sowie eine breitere Palette an Interventionen vor. 29 der eingeschlossenen Studien waren randomisiert, die durchschnittliche Studiendauer betrug 16,5 Monate. Verglichen mit einer Standardversorgung war die Versorgungsform des *Case Management* mit einer **signifikanten Verbesserung der psychopathologischen Symptome und der sozialen Funktionen** assoziiert sowie mit einer **geringeren Verweildauer in stationärer Behandlung**. Die **Anzahl der Krankenhausaufenthalte war jedoch höher** (◘ Tab. 3.8). Die **Kontakte zwischen Patienten und Versorgungssystem** schienen in der Interventionsgruppe **intensiver** zu sein, was auch an der signifikant geringeren Abbruchrate deutlich wurde. Die **Behandlungszufriedenheit** war sowohl bei den Patienten als auch deren Angehörigen gegenüber der Standardbehandlung **höher**. Mit der Erkrankung verbundene Belastungen wurden innerhalb der Interventionsgruppen in geringerer Ausprägung erlebt als in den Kontrollgruppen. Die Behandlung durch einen Case Manager im Vergleich zur Standardbehandlung war insgesamt **kosteneffektiver**. Allerdings schränken unterschiedliche Berechnungsmethoden in den Studien die Aussagekraft dieses Ergebnisses ein.

Übereinstimmende Befunde in beiden Reviews sind die größere Anzahl stationärer Behandlungen sowie die geringeren Abbruchraten bei Case Management. Darüber hinaus fanden Ziguras und Kollegen (2000) positive Befunde in anderen Domänen (wie z. B. klinische Symptomreduktion, Verbesserung sozialer Funktionen, Verringerung erlebter Belastungen) und bewerteten Case Management in seiner Anwendung für die Zielgruppe der schwer psychisch Erkrankten insgesamt als positiv [146]. Die Autoren führen die Unterschiede in beiden Reviews auf unterschiedliche Einschlusskriterien zurück und geben darüber hinaus weitere mögliche Gründe wie beispielsweise die Verwendung unterschiedlicher Case-Management-Konzepte an, die eine Vergleichbarkeit erschweren [178].

Ein neuerer systematischer Review versuchte, inkonsistente Befunde hinsichtlich der Reduktion stationärer Behandlungszeiten bei **Intensive Case Management** (ICM) zu erklären [115]. Er schloss 29 Studien ein, die ICM (mit niedriger Fallzahl von < 20 Patienten pro Case Manager) mit herkömmlicher gemeindepsychiatrischer Behandlung oder einer CM-Behandlung mit höherer Fallzahl pro Mitarbeiter verglichen. Unter Berücksichtigung verschiedener Einflussfaktoren (wie z. B. Anzahl stationärer Behandlungstage vor Interventionsbeginn, Intensität der Behandlung in der Kontrollgruppe, Studienland, Studienzeitraum, Programmkomponenten wie Mitarbeiterzahl im Team, Betreuungsschlüssel, Ausmaß der Verfügbarkeit der Mitarbeiter) konnte gezeigt werden, dass die Reduktion stationärer Behandlungszeiten umso größer war, je mehr das Intensive-Case-Management-Team in Übereinstimmung mit dem Ansatz von *Assertive Community Treatment* organisiert war. Die Berechnung zeigte, dass eine größere Modelltreue, gemessen mit einem zusätzlichen Punkt im Bereich »Organisation« der Skala »*Index of fidelity to assertive community treatment*« (IFACT) [143] mit einer Verringerung von 0.44 Tagen stationärer Behandlung pro Monat verbunden war. Das bedeutet, dass die Reduktion stationärer Behandlungstage von organisatorischen Variablen wie der multiprofessionellen teambasierten Behandlung, der täglichen Verfügbarkeit der Mitarbeiter über 24 Stunden, der geteilten Verantwortung der Mitarbeiter für alle Patienten, der Existenz eines Teamleiters oder der uneingeschränkten zeitlichen Ressourcen für die Patienten abhängig war. Andere Komponenten der Subskala »Teammitarbeiter« (z. B. Betreuungsschlüssel, Teamgröße) schienen hingegen keinen Einfluss auf die Anzahl stationärer Behandlungstage zu haben. Größer erwies sich zudem der Einfluss durch das Ausmaß vorangegangener stationärer Behandlungstage. Unter Berücksichtigung dieser Variable sank der Einfluss der organisatorischen Programmkomponenten auf die stationären Behandlungszeiten, gleichwohl blieb dieser signifikant. Die Autoren schlussfolgern, dass die **Behandlung von Menschen mit schweren psychischen Erkrankungen durch Intensive Case Management** hinsichtlich der angestrebten **Reduktion stationärer Behandlungszeiten** dann **am effektivsten** ist, wenn die Patienten **häufige stationäre Vorbehandlungen** hatten. Zugleich erklären die Autoren damit die unterschiedlichen Befunde der bisherigen Studien zu CM. **In Regionen mit einer gut entwickelten gemeindenahen Versorgungslandschaft sind stationäre Behandlungen nur bei absolut notwendiger Indikation erforderlich, sodass die zusätzliche Einführung eines Intensive-Case-Management-Teams wenig Einfluss auf die ohnehin schon niedrige Inanspruchnahme von Krankenhausbehandlungen hat. In Regionen mit einer gering ausdifferenzierten gemeindepsychiatrischen Versorgungslandschaft und hoher Nutzung stationärer Behandlungsressourcen durch die Patienten** hingegen wird die Einführung eines **Intensive Case Managements zu einer deutlichen Reduktion stationärer Behandlungstage** führen. Darüber hinaus wurden andere Erklärungsansätze diskutiert. So ließen sich geringere stationäre Behandlungszeiten in den Studien auch darauf zurückführen, dass die untersuchten Studienteilnehmer möglicherweise weniger schwer krank waren und deshalb weniger von einer solchen aufsuchenden Behandlung profitierten. Ebenso könnten geringere stationäre Kapazitäten in einer Region im Vergleich zu anderen eine Rolle spielen, sodass es problematisch ist, den Erfolg einer Behandlung lediglich an der Reduktion stationärer Behandlungszeiten zu messen. Als entscheidender Einflussfaktor wird auch an anderer Stelle die Form der Behandlung in der Vergleichsstichprobe (*treatment as usual*) diskutiert [114].

Intensive Case Management (ICM) mit einem Betreuungsverhältnis von kleiner 1 : 20 bei erwachsenen Menschen mit schweren psychischen Erkrankungen erwies sich in einer aktuellen Metaanalyse gegenüber herkömmlicher Behandlung bezogen auf verschiedene Zielgrößen **überlegen**. So konnte die **stationäre Behandlungsdauer** über 12 Monate um ca. 7–10 Tage pro Patient **reduziert** werden. Die Patienten der Experimentalgruppe brachen vergleichsweise seltener den Kontakt zum psychiatrischen Versorgungssystem ab. Die Wahrscheinlichkeit stationärer Wiederaufnahmen ließ sich tendenziell reduzieren; die Medikamentencompliance tendenziell verbessern. Bezogen auf krankheitsassoziierte Merkmale zeigten sich hingegen kaum Vorteile. Deutlich wurden jedoch eine **größere Patientenzufriedenheit** sowie eine **höhere Kosteneffektivität**. Gegenüber Case-Management-Modellen mit höherem Betreuungsschlüssel von mehr als 20 Patienten pro Case Manager zeigten sich durchweg keine Vorteile durch Intensive Case Management. Weitere Analysen zeigten auch hier, dass die Dauer stationärer Behandlungen mit einer höheren Programmtreue zum *Assertive-Community-Treatment*-Ansatz reduziert werden kann. Ebenso erwies sich das Niveau der Nutzung stationärer Behandlungen im Vorfeld im Hinblick auf eine Reduktion stationärer Behandlungszeiten als von größerer Bedeutung [106].

Die Autoren der NICE-Leitlinie Schizophrenie führten auf der Grundlage des Cochrane-Reviews von Marshall und Kollegen eine aktuelle Metaanalyse durch und schlossen hierzu 3 weitere Studien ein [179-181]. Während die Autoren des Cochrane-Reviews keine Unterscheidung zwischen den verschiedenen Formen von CM vornahmen, wurde für die NICE-Metaanalyse *Intensive Case Management* mit einem Betreuungsschlüssel von weniger als 15 Patienten pro Case Manager definiert. Auch nach Berücksichtigung der zusätzlich eingeschlossenen Studien blieb die Evidenzlage hinsichtlich der Wirksamkeit von *Intensive Case Management* lt. Autoren unzureichend [97]. Es ließ sich jedoch nachweisen, dass durch *Intensive Case Management* gegenüber *Standard Case Management* die Wahrscheinlichkeit höher ist, dass die **Kontakte zwischen Patienten und Versorgungssystem** eher **aufrechterhalten werden**. Es zeigten sich keine statistisch bedeutsamen Unterschiede zwischen *Intensive Case Management* und *Standard Case Management* hinsichtlich klinischer oder sozialer Parameter. Der NICE-Review zur Kosteneffektivität schloss 12 Studien ein. Eine verlässliche Schlussfolgerung hinsichtlich einer größeren Kosteneffektivität von Case Management gegenüber herkömmlicher Versorgung ergab sich jedoch auf der Basis der vorliegenden Daten nicht. Verglich man CM mit *Assertive Community Treatment* oder der Versorgung durch ein *Community Mental Health Team*, zeigten sich keine bedeutenden Unterschiede. Die Ergebnisse weisen auch darauf hin, dass eine reduzierte Fallzahl und damit ein besserer Betreuungsschlüssel keinen klaren gesundheitsökonomischen Vorteil bringt. Die Autoren schlussfolgern, dass die unzureichende Evidenzlage eine Empfehlung zu *Intensive Case Management* als Routineversorgung zumindest in England und Wales gegenwärtig nicht zulässt.

Zusammenfassung

Die Befunde zu Case Management sind kritisch zu diskutieren, da sie zum Teil inkonsistent sind und uneinheitliche Definitionen eine Verallgemeinerung erschweren. Sie sprechen jedoch einheitlich dafür, dass die Begleitung durch einen Case Manager eine **höhere Behandlungszufriedenheit** im Vergleich zu einer herkömmlichen Behandlung bewirkt und **Behandlungsabbrüche deutlich reduziert**. Möglicherweise führt CM zu einer **verbesserten Medikamentencompliance,** zu einer **größeren Zufriedenheit und einem verringerten Belastungserleben bei den Angehörigen**. Die Anzahl **stationärer Aufnahmen** war während einer Behandlung durch einen Case Manager meist höher, während die **stationären Verweildauern überwiegend reduziert** waren, insbesondere dann, wenn es sich um eine Behandlung in Form von Intensive Case Management handelte. Veränderungen hinsichtlich **klinischer oder sozialer Parameter oder der Lebensqualität** und des allgemeinen Wohlbefindens konnten nicht nachgewiesen werden. Die Daten zur **Kosteneffektivität** sind bislang unzureichend. Eine aktuelle Metaanalyse zur Effektivität von Intensive Case Management gegenüber Standardbehandlung zeigte jedoch eine höhere Kosteneffektivität. Case Management scheint hinsichtlich der Reduktion stationärer Behandlungstage dann umso wirksamer, wenn zum einen die Form der Behandlung dem *Assertive-Community-Treatment*-Ansatz verpflichtet ist und zum anderen im Vorfeld häufig stationäre Aufenthalte notwendig waren.

In **Deutschland** wird der Case-Management-Ansatz genutzt, wenngleich die Situation insgesamt noch wenig übersichtlich ist (▶ Erweiterte Handlungsempfehlungen). Daten aus aktuellen randomisierten kontrollierten Studien zu den Effekten von koordinierter und integrierter Behandlung bei Menschen mit schweren psychischen Erkrankungen in Deutschland liegen nicht vor. Allerdings werden derzeit Projekte Integrierter Versorgung verschiedener Krankenkassen evaluiert, die Case-Management-Module beinhalten. Von einigen Krankenkassen wird Case Management auch eher als Fallsteuerung oder administrative Begleitung des Einzelnen durch Ärzte des Medizinischen Dienstes (MDK) oder Versicherungsangestellte bzw. Sozialarbeiter der Krankenkassen verstanden [182]. Insgesamt gibt es vielfältige Modelle der Koordinierung psychiatrischer Hilfen durch verschiedene Berufsgruppen (z. B. Ärzte, Psychologen, Krankenschwestern, Sozialarbeiter). Die Absprachen zur Hilfekoordination sind dabei wenig vereinheitlicht und eine Qualitätsüberprüfung daher erschwert (▶ Kap. 4).

Exkurs: Ambulante Soziotherapie

Soziotherapie stellt ein Bindeglied zwischen psychiatrischer Behandlung und sozialem Umfeld, bzw. gemeindepsychiatrischen Einrichtungen dar. Soziotherapie ist eine supportive Therapie mit einem methodenübergreifenden Grundprinzip helfenden Handelns. Der Schwerpunkt der Betreuung liegt im Realitätsbezug und in der Hilfestellung zur Korrektur von Funktionseinschränkungen. Die nervenärztlich verordneten Maßnahmen (120 Stunden innerhalb von 3 Jahren) sollen folgende Fähigkeiten vermitteln:
- Krankheitsbewältigungsstrategien (Compliance für die notwendige Behandlung)
- Soziales Kompetenztraining
- Lebenspraktisches Training
- Einbeziehung von Angehörigen
- Nutzung komplementärer Hilfen

Soziotherapie ermöglicht in Zusammenarbeit mit dem behandelnden Nervenarzt/Psychiater eine wohnortnahe, lebensfeldbezogene Behandlung und Betreuung von schwer psychisch Erkrankten unter Einbeziehung vorhandener ambulanter Komplexleistungsangebote. Sie beinhaltet eine Hinführung zu ergänzenden Behandlungsformen und Rehabilitationsmöglichkeiten und bündelt diese in einer für den Patienten individuell angepassten Form (▶ Abb. 4.2 Ambulante Behandlung und andere Angebote der ambulanten Behandlung schwer psychisch kranker Menschen).

Die im Folgenden betrachtete, in der deutschen sozialpsychiatrischen Praxis gewachsene Form von Case Management ist ein wesentliches Element der psychiatrisch- psychotherapeutischen und psychosozialen Arbeit. Dieses Konzept ist jedoch bisher nicht im Rahmen klinischer Studien in Deutschland untersucht.

Case Management (CM)

- CM beinhaltet die koordinierende Erbringung von Hilfen durch ein Mitglied des therapeutischen Teams (im Sinne eines Clinical Case Managers) und
- die Funktion einer Bezugsperson, die in Abstimmung mit dem Patienten und den weiteren Beteiligten im Rahmen einer komplexen Hilfeleistung diese verbindlich koordiniert,
- CM verfolgt die Durchgängigkeit über Grenzen von Versorgungsbereichen und Sektoren hinweg (Integration) sowie
- die Unterstützung des Patienten zur Wahrung seiner Interessen im erforderlichen Rahmen.

Case Management wird in klinischen Studien unterschiedlich definiert. Davon ausgehend wurde

Erweiterte Handlungsempfehlungen

Während sich die Befunde internationaler Studien auf Basis sehr unterschiedlicher Versorgungssysteme insbesondere auf die Besonderheiten einer geringen Versorgungsdichte und hoher Inanspruchnahme stationärer Behandlungen beziehen, findet man in Deutschland die Besonderheit eines stark fragmentierten Versorgungssystems. Aufgrund damit verbundener besonderer Erfordernisse eines höheren Koordinierungsaufwands etabliert sich Case Management zunehmend. Trotz einer gewissen Bandbreite an verschiedenen, nicht immer gut voneinander abgrenzbaren Formen des Case Managements wird insbesondere das Modell einer koordinierenden Bezugsperson im Rahmen des personenzentrierten Ansatzes bei der Behandlung von schwer und chronisch psychisch Kranken in verschiedenen Regionen des Landes umgesetzt. In Kombination mit dem Integrierten Behandlungs- und Rehabilitationsplan und der Hilfeplankonferenz (▶ Kap. 4) bieten diese Instrumente bei Erhalt wichtiger therapeutischer und sozialer Bezüge die Möglichkeit, notwendige Hilfen flexibel sowie personen- und bedarfsorientiert auszurichten. In der Praxis finden sich vergleichbare Hilfen auch unter anderer Bezeichnung (z. B. therapeutische Hauptbezugsperson).

Die koordinierende Bezugsperson wird im Rahmen des Behandlungs- und Rehabilitationsplanes, an dessen Planung Betroffene und Angehörige sowie Vertreter des Sozialpsychiatrischen Dienstes, der Klinik und anderer Leistungserbringer (z. B. aus dem Bereich Wohnen, Arbeit, Therapie) sowie Leistungsträger beteiligt sind, bestimmt. Aufgabe der koordinierenden Bezugsperson ist es, sowohl einrichtungs- als auch leistungsbereichsübergreifend den Rehabilitationsprozess längerfristig zu begleiten und als Ansprechpartner für Patient und Angehörige sowie alle anderen Beteiligten zur Verfügung zu stehen. Die koordinierende Bezugsperson achtet auf die Umsetzung der vereinbarten Hilfen und trägt Verantwortung für den kontinuierlichen Informationsaustausch.

Die koordinierende Tätigkeit wird entweder im Rahmen der eigentlichen Tätigkeit der koordinierenden Bezugsperson durchgeführt (z. B. im Bereich Wohnen) oder es werden zusätzliche Ressourcen (z. B. im Rahmen der Hilfe zur Teilhabe nach § 10 SGB IX) bereitgestellt.

Darüber hinaus werden in Deutschland Elemente von Case Management von verschiedenen Berufsgruppen umgesetzt (z. B. niedergelassene Fachärzte für Psychiatrie und Psychotherapie, Psychologische Psychotherapeuten, ambulante Pflege, Ergo- und Soziotherapeuten).

Betont werden soll an dieser Stelle die Abgrenzung zum Case Management in Form eines Fallmanagements der Leistungsträger. CM im Sinne der koordinierenden Erbringung von Hilfen durch ein Mitglied des therapeutischen Teams verfolgt keine wirtschaftlichen Interessen, sondern konsequent die Interessen der Patienten. Ebenso wenig können die Aufgaben der Koordination durch einen möglicherweise benannten rechtlichen Betreuer übernommen werden.

die Wirksamkeit von Case-Management-Modellen bei der Begleitung von Menschen mit schwerer psychischer Erkrankung im Rahmen der internationalen Literatur im Hinblick auf alle untersuchten Zielgrößen nicht konsistent belegt. Unter den Bedingungen einer geringen Versorgungsdichte von gemeindepsychiatrischen Ansätzen in einer Region und/oder hoher Inanspruchnahme von stationären Behandlungen durch den Patienten kann Case Management im Sinne einer bedarfsorientierten Versorgung hilfreich sein. Case Management kann zu einer höheren Zufriedenheit von Patienten und Angehörigen führen, die Wahrscheinlichkeit von Behandlungsabbrüchen senken und die Medikamentencompliance verbessern.

Empfehlung 11

Case Management kann nicht uneingeschränkt für die Routineversorgung aller Patienten empfohlen werden, sollte jedoch nach Prüfung der entsprechenden Voraussetzungen (z. B. geringe Versorgungsdichte von gemeindepsychiatrischen Ansätzen in einer Region und/oder hohe Inanspruchnahme von stationären Behandlungen) gezielt zur Anwendung kommen.
Empfehlungsgrad: B, Evidenzebene: Ia

Hinweis: Der Empfehlungsgrad dieser Empfehlung in Bezug auf die angegebene Evidenzebene wurde herabgestuft, da die verfügbaren Studien im Wesentlichen in Versorgungskontexten anderer Länder durchgeführt wurden und die Evidenz extrapoliert werden musste.

3.2.4 Arbeitsrehabilitation und Teilhabe am Arbeitsleben

Einführung

- **Psychische Erkrankung und Arbeit**

Schwere psychische Erkrankungen haben häufig erhebliche negative Auswirkungen auf die Arbeits- bzw. Erwerbssituation der Betroffenen [183]. Infolge psychischer Erkrankungen kann es zum Abbruch der Ausbildung, zum Verlust des Arbeitsplatzes sowie zu Frühberentungen kommen. Obwohl die meisten Menschen mit psychischen Erkrankungen arbeiten wollen [184;185;186], belegen deutsche und internationale Studien, dass die Arbeitslosigkeit in dieser Bevölkerungsgruppe überdurchschnittlich hoch ist. Für Deutschland liegen beispielsweise aus einer Befragung des Bundesverbandes der Angehörigen psychisch Kranker (1996) Daten vor, nach denen nur 5,6 % der von einer psychischen Erkrankung Betroffenen vollzeitbeschäftigt sind. Weitere 6,5 % sind in Teilzeit beschäftigt. Immerhin 37 % der befragten Betroffenen waren arbeitslos und 26 % berentet [187]. Auch Daten der Deutschen Rentenversicherung weisen auf ein beträchtliches Ausmaß sozialer Exklusion im Bereich Arbeit bei psychisch kranken Menschen hin. Danach waren 27 % aller Frühberentungen im Jahr 2003 auf psychische Störungen zurückzuführen, wobei Menschen mit psychischen Störungen auch etwa 4 Jahre eher berentet wurden als Menschen mit somatischen Erkrankungen [188].

Bedenkt man die negativen Folgen von Arbeitslosigkeit für psychisch kranke Menschen, so wird deutlich, dass über allgemeine medizinisch-rehabilitative Maßnahmen hinaus auch dem (Wieder-)Erlangen einer Beschäftigung hohe Priorität beizumessen ist: Arbeitslosigkeit führt zu einem Verlust der Tagesstruktur, zur Ausdünnung sozialer Kontakte, zu finanziellen Schwierigkeiten, gesellschaftlicher Stigmatisierung sowie einer Verminderung des Selbstwertgefühls [189;190;190].

Andererseits ist es mittlerweile unstritten, dass Arbeit günstige Auswirkungen auf die psychische Gesundheit schwer psychisch Erkrankter hat [191]. Neben dem Ziel der Erlangung einer bezahlten Arbeit basiert daher die berufliche Rehabilitation auf der Vorstellung, dass Arbeit nicht nur Aktivität und Sozialkontakte fördert, sondern auch positive Auswirkungen auf die Lebensqualität, das Selbstwertgefühl und die Autonomie der Betroffenen hat. Die positiven Auswirkungen von Arbeit auf zahlreiche nichtarbeitsbezogene Outcomes konnten in kontrollierten Studien nachgewiesen werden [192–194]. Die Befunde verweisen auf die große Bedeutung, die Maßnahmen zur Förderung der Teilhabe schwer psychisch kranker Menschen am Arbeitsleben im Gesamtprozess der Rehabilitation zukommen sollte. Dabei zeichnet sich im Vergleich zu anderen Formen von Arbeit eine besondere Stellung kompetitiver Beschäftigung ab [192–194].

- **Ansätze beruflicher Rehabilitation**

Als Strategien der Arbeitsrehabilitation oder beruflichen Rehabilitation (beide Begriffe werden im Folgenden synonym verwendet) werden hier **alle psychosozialen Interventionen** verstanden, **die systematisch auf eine Verbesserung der Arbeits- und Beschäftigungssituation psychisch kranker Menschen abzielen** [183]. Nicht alle psychisch kranken Menschen können dabei das Ziel einer Arbeit auf dem ersten Arbeitsmarkt erreichen und damit kompetitiver Arbeit nachgehen. Daher sollte berufliche Rehabilitation nicht ausschließlich auf das Ziel einer Rückführung auf den allgemeinen Arbeitsmarkt eingeengt werden [195]. Vielmehr erscheint es sinnvoll, den Erfolg beruflicher Rehabilitation als individuellen Fortschritt auf einer Skala zu definieren, welche von »keine Arbeit« über »Beschäftigungs- und Arbeitstherapie« sowie »Arbeit in geschütztem Rahmen« bis hin zu »Arbeit auf dem ersten Arbeitsmarkt« reicht (vgl. Achse des Arbeitsmilieus in [196]). Obwohl für viele Betroffene das Erreichen oder der Erhalt eines Arbeitsverhältnisses im geschützten Rahmen bereits als positives Rehabilitationsergebnis zu werten ist, orientieren sich viele Studien im Bereich der beruflichen Rehabilitation hauptsächlich am Zielkriterium des Erreichens kompetitiver Beschäftigung [189]. Dass die alleinige Fokussierung auf dieses Kriterium zu kurz greift, um den Erfolg beruflicher Rehabilitationsmaßnahmen zu beurteilen, liegt auch an dessen Abhängigkeit von der regionalen Arbeitsmarktsituation bzw. der Arbeitslosenquote.

Für die Vielzahl an international beschriebenen und praktizierten arbeitsrehabilitativen Programmen gibt es keine allgemein anerkannte Systematik

[197]. Vor allem im englischsprachigen Raum werden jedoch zwei große methodische Ansätze der Arbeitsrehabilitation unterschieden, an denen sich auch die folgende Darstellung orientiert: Beim **Pre-vocational-Training** (vorbereitendes (Arbeits-)training als berufliche Rehabilitation) erfolgen mit dem Ziel einer Rückkehr auf den ersten Arbeitsmarkt zunächst berufsvorbereitende Maßnahmen. Diese können z. B. aus Arbeitstherapie, Bewerbungstraining und übergangsweiser Beschäftigung in einem geschützten Arbeitsverhältnis bestehen [183;198]. Erst im Anschluss an dieses Training unter »beschützten« Bedingungen wird die Eingliederung in den allgemeinen Arbeitsmarkt angestrebt (*»first train then place«*). Die Hilfen enden bisweilen jedoch bereits mit dem Abschluss des Trainingsprogramms. Unterstützung bei der Arbeitsplatzsuche, Hilfe in der Einarbeitungszeit sowie längerfristige Betreuung am Arbeitsplatz sind nicht in allen Programmen dieses Typs vorgesehen [183].

Beim **Supported Employment** (unterstützte Beschäftigung) erfolgt ein umgekehrtes Vorgehen. Der Betroffene wird – eine ausreichende Motivation und psychopathologische Stabilität vorausgesetzt – ohne (längere) Vorbereitungszeit bereits in der ersten Phase der Rehabilitation auf dem ersten Arbeitsmarkt platziert und dort durch spezialisierte Dienste (im angloamerikanischen Raum »job coaches«) professionell unterstützt (*»first place then train«*). Diese direkte Unterstützung am Arbeitsplatz durch einen Jobcoach ist zeitlich nicht limitiert. Weitere Merkmale von *Supported Employment* sind:
- das Ziel permanenter Beschäftigung in einem normalen Arbeitsverhältnis,
- das Stellen reduzierter Ansprüche an den Rehabilitanden (allerdings bei klarer Motivation für die Jobsuche),
- die Vermeidung bzw. Zurückstellung von vorbereitendem Training zugunsten betrieblicher Qualifizierung sowie
- eine individuelle Platzierung [199].

Ansätze nach dem Prinzip des *Supported Employment* haben ihren Ursprung in den USA, wo sie in den 1980er-Jahren entstanden [199].

Eine manualisierte Version von *Supported Employment* ist das **Individual Placement and Support** (IPS [200]). Die **Kernprinzipien** von *Individual Placement and Support* sind die Folgenden:
- der Fokus liegt auf dem Ziel kompetitiver Beschäftigung (Arbeitsplätze in der Gemeinde, auf die sich jeder bewerben kann, die mit Mindesteinkommen oder höher bezahlt sind und in denen überwiegend nichtbehinderte Menschen tätig sind [201]),
- die Zugangskriterien sind sehr niedrig gehalten: es ist ausreichend, dass der Klient eine kompetitive Beschäftigung annehmen möchte,
- die rasche Suche nach Arbeit,
- die enge Zusammenarbeit der medizinischen und arbeitsrehabilitativen Dienste,
- die Beachtung der Klienten-Präferenzen bei der Jobsuche sowie
- die individuelle und zeitlich unbegrenzte Unterstützung am Arbeitsplatz [201;202].

Eine spezielle Variante von *Pre-vocational-Training* stellt das sogenannte **Clubhouse-Modell** dar, das in den 1950er-Jahren in den USA entstand. Dieses Modell baut zentral auf professionell unterstützte Selbsthilfe. Ein Clubhouse ist eine Einrichtung, die von Klienten und Mitarbeitern gemeinsam geleitet und bewirtschaftet wird. Klienten treffen sich dort zu sozialen Aktivitäten und übernehmen gleichzeitig durch Beteiligung an verschiedenen notwendigen Aufgaben (z. B. Kochen) Verantwortung für die Gemeinschaft. Weiterhin bietet das Clubhouse seinen Mitgliedern die Möglichkeit zu externer übergangsweiser Beschäftigung, um sich auf die Anforderungen kompetitiver Beschäftigung vorzubereiten [155;203;204].

In Deutschland kommen bislang überwiegend arbeitsrehabilitative Programme zum Einsatz, die in der Tradition des *»first train then place«*-Ansatzes stehen [183]. Allerdings ist ein Trend dahingehend erkennbar, dass in viele dieser Programme zunehmend Elemente von *Supported Employment* einfließen – oftmals kann man deshalb auch von »**Mischformen**« zwischen *Pre-vocational-Training* und *Supported Employment* sprechen. In solchen Mischformen findet sich trotz eines (kurzen) initialen vorbereitenden Trainings eine deutliche Ausrichtung auf eine Beschäftigung auf dem ersten Arbeitsmarkt – beispielsweise durch frühzeitige Praktika in Betrieben des ersten Arbeitsmarktes, die von vornherein auf eine Festanstellung ausgerichtet sind. Seit etwa 15 Jahren sind in Deutschland im Rahmen von Modellprojekten Elemente von unterstützter Beschäftigung nach dem Vorbild des amerikanischen *Supported Employment* etabliert. Mit dem Ziel einer stärkeren, über lokale Umsetzungen hinausgehenden Implementierung wurde Anfang 2009 die Maßnahme »Unterstützte Beschäftigung« im § 38a des SGB IX gesetzlich verankert. Im Matrixkapitel (▶ Kap. 4) wird genauer auf das System beruflicher Rehabilitation in Deutschland eingegangen.

Insgesamt ist auf paradigmatischer Ebene im Bereich der beruflichen Rehabilitation bzw. der Leistungen zur Teilhabe am Arbeitsleben ein Perspektivenwechsel hin zu einer aktiveren, selbstbestimmten Rolle der Leistungsempfänger zu beobachten. Hiervon zeugt zum Beispiel die Leistungsform des Persönlichen Budgets, welche auch im Bereich der Leistungen zur Teilhabe am Arbeitsleben realisierbar ist und behinderten Menschen ermöglichen soll, sich entsprechende Leistungen gemäß dem empfundenen Bedarf individuell auszuwählen und selbst »einzukaufen«. Bisherige Realisierungen Persönlicher Budgets im Bereich Arbeit lassen sich im Wesentlichen drei verschiedenen Segmenten zuordnen: dem Bereich der Aus- und Weiterbildung, dem der Eingliederung in Arbeit und Beschäftigung sowie dem Bereich der Sicherung bestehender Arbeitsverhältnisse. Wenngleich vor überhöhten Erwartungen an die Leistungsform des Persönlichen Budgets im Sinne eines »Allheilmittels« für die berufliche Rehabilitation behinderter Menschen gewarnt werden muss, eröffnet es für die Teilhabe dieses Personenkreises am Arbeitsleben einige wichtige Gestaltungsspielräume [205].

Evidenz zu beruflicher Rehabilitation

Die bisherige Evidenz zu arbeitsrehabilitativen Maßnahmen stammt überwiegend aus dem englischsprachigen Raum. Erste, auch in dieser Leitlinie betrachtete Studien wurden bereits in den 1960er-Jahren durchgeführt. Einer Metaanalyse der Cochrane Collaboration folgten 3 weitere systematische Arbeiten, die ebenfalls ausnahmslos randomisierte kontrollierte Studien einschlossen. Zudem wurde die Metaanalyse aus der NICE-Leitlinie Schizophrenie 2009 berücksichtigt. Darüber hinaus wurden zahlreiche Einzelstudien ausgewertet.

> **Evidenz**
> **A) Systematische Reviews und Metaanalysen**
> - Crowther 2001: Einschluss von 18 Studien
> - Twamley 2003: Einschluss von 11 Studien
> - Bond 2008: Einschluss von 11 Studien
> - Campbell 2009: Einschluss von 4 Studien
> - Metaanalyse der NICE-Leitlinie Schizophrenie 2009: Einschluss von 20 Studien
>
> **B) Einzelstudien**
> *Randomisierte kontrollierte Studien*
> - Cook und Leff 2005
> - McGurk 2007
> - Howard 2010
> - Burns 2009
> - Schonebaum 2006
>
> *Kontrollierte Studien zu beschütztem Arbeiten und Berufsausbildung (ab 1990)*
> - Bond und Resnick 2001
> - Rüesch 2004
> - Holzner 1998
> - Watzke 2009
>
> *Randomisierte kontrollierte Studie zu Arbeitstherapie (ab 1990)*
> - Längle 2006

- **A Evidenz aus Metaanalysen**

Im Rahmen eines **Cochrane-Reviews** wurde verschiedenen Fragestellungen nachgegangen [203]. Die Studien wurden – abgesehen von einer Studie (England) – alle in den USA durchgeführt. Die älteste einbezogene Studie stammt aus dem Jahr 1963, die aktuellste aus dem Jahr 2000. Die Untersuchungsstichprobe setzt sich zusammen aus Menschen mit Schizophrenien, Psychosen aus dem schizophrenen Formenkreis, bipolaren Störungen und Depressionen mit psychotischen Symptomen.

Die dem *Pre-vocational-Training* (PVT) zugeordneten Interventionen konnten im Einzelnen recht heterogen aussehen. Voraussetzung der Klassifikation in dieser Kategorie war lediglich, dass die Teilnehmer eine »Vorbereitung« absolvierten, bevor sie zur Suche nach regulärer Beschäftigung ermutigt wurden. Es handelte sich typischerweise um »Kombinationsprogramme«. Häufig vertretene Bestandteile waren die individuelle Beratung des Rehabilitanden, Social-

3.2 · Systeminterventionen

skills-Training bzw. das Training von Fähigkeiten zum Problemlösen, geschützte Beschäftigung und/oder übergangsweise Beschäftigung (transitional employment) in Betrieben. Gemeindebasierte Standardbehandlung wurde von den Autoren charakterisiert als ambulante standardmäßige Behandlung ohne irgendeine spezifische arbeitsrehabilitative Komponente. Standard-Krankenhausbehandlung enthielt ebenfalls keine arbeitsrehabilitativen Maßnahmen.

Pre-vocational-Training vs. Standard-Krankenhausbehandlung: Im Hinblick auf das Erreichen einer Beschäftigung auf dem allgemeinen Arbeitsmarkt zeigte sich bei einem Follow-up nach 8 Monaten ein leichter, aber nicht signifikanter Vorteil für PVT. Nach 8 Monaten zeigte sich auch, dass signifikant **mehr Teilnehmer** von PVT **irgendeine Form von Beschäftigung** gefunden hatten. Es gab keine Unterschiede in der durchschnittlichen monatlichen Arbeitszeit zwischen den Gruppen. Der durchschnittliche **monatliche Verdienst** war bei PVT mit $ 97,3 pro Monat **signifikant höher** als bei der Kontrollgruppe mit lediglich $ 17,2 pro Monat, wenngleich beide Monatseinkommen bei Weitem nicht zur Existenzsicherung ausreichen. Es gab einen – wenn auch nicht signifikanten – Trend in Richtung einer höheren Teilnahme bei den Klienten der Gruppe mit PVT. Bei den Teilnehmern von PVT fand sich bei einem Follow-up nach 8 Monaten keine höhere Wahrscheinlichkeit, aus dem Krankenhaus entlassen zu werden. Andere klinische Outcomes waren nicht verfügbar.

Pre-vocational-Training vs. gemeindebasierte Standardbehandlung: Mit den begrenzten verfügbaren Daten ließ sich nach 18 und 24 Monaten hinsichtlich des Erreichens einer kompetitiven Beschäftigung kein Unterschied zwischen den Teilnehmern von PVT und der Kontrollgruppe feststellen. Auch hinsichtlich des Erreichens irgendeiner Form von Beschäftigung zeigten sich keine Unterschiede, ebenso wenig hinsichtlich der Teilnahme am Programm. Daten aus insgesamt 3 Studien zeigen, dass signifikant weniger Teilnehmer des PVTs ins Krankenhaus eingewiesen wurden. Die Ergebnisse hinsichtlich dieses Outcomes waren jedoch sehr heterogen, und eine Reanalyse mittels Random-effects-Modell ergab keinen signifikanten Unterschied mehr. In Bezug auf das Selbstwertgefühl ergab sich ebenfalls kein signifikanter Unterschied zwischen beiden Gruppen. Basierend auf einer Studie ergaben sich niedrigere durchschnittliche medizinische Gesamtkosten für PVT als für die Kontrollintervention. Dieses Ergebnis war allerdings nicht statistisch signifikant.

Subanalyse – Clubhouse-Ansatz vs. gemeindebasierte Standardbehandlung: Alle Aussagen zu diesem Vergleich beruhen auf einer Studie mit insgesamt 352 Teilnehmern. An Zielkriterien wurden das Erreichen einer Beschäftigung auf dem allgemeinen Arbeitsmarkt, das Erreichen irgendeiner Form von Beschäftigung sowie das Risiko stationärer Wiederaufnahmen betrachtet. Es gab lediglich bei den Krankenhauseinweisungen einen signifikanten Unterschied zwischen Clubhouse und gemeindebasierter Standardbehandlung. Dabei hatten Teilnehmer des Clubhouse-Programms eine **geringere Wahrscheinlichkeit, ins Krankenhaus eingewiesen zu werden**.

Supported Employment (SE) vs. gemeindebasierte Standardbehandlung: Bei einem Follow-up nach 12 Monaten gab es hinsichtlich der Beschäftigung auf dem allgemeinen Arbeitsmarkt keinen signifikanten Unterschied zwischen der Gruppe mit SE und der Kontrollgruppe. Allerdings hatten nach 24 und 36 Monaten jeweils signifikant **mehr Teilnehmer von SE einen regulären Arbeitsplatz**. Hinsichtlich des Erreichens irgendeiner Form von Beschäftigung zeigte sich nach 12 Monaten ein **deutlicher Vorteil** für SE. Die Teilnehmer von SE **verdienten nach 12 Monaten mit durchschnittlich $ 60,5 auch signifikant mehr** im Monat als die Teilnehmer der Kontrollgruppe ($ 26,9), wenngleich auch hier zu bedenken ist, dass die durchschnittlichen Absolutwerte in beiden Gruppen für einen Monatsverdienst extrem niedrig waren. Weder in Bezug auf die Teilnahme am jeweiligen Programm (mit einem Trend zugunsten SE) noch in Bezug auf Krankenhauseinweisungen ließ sich ein deutlicher Unterschied zwischen SE und Kontrollgruppe finden. Für SE wurden **signifikant höhere durchschnittliche medizinische Gesamtkosten** ermittelt als für die Kontrollintervention. Dieser Befund ist allerdings sehr schwierig zu interpretieren, da die Teilnehmer von SE gleichzeitig *Assertive Community Treatment* erhielten (◘ Tab. 3.9).

Supported Employment vs. Pre-vocational-Training: Hinsichtlich des primären Outcomes einer **Beschäftigung auf dem allgemeinen Arbeitsmarkt** war zu verschiedenen Messzeitpunkten ein signifikanter Unterschied zugunsten von *Supported Employment* festzustellen. Nach 12 Monaten waren im Durchschnitt 34 % der SE-Teilnehmer auf dem allgemeinen Arbeitsmarkt beschäftigt, jedoch nur 12 % der Teilnehmer von *Pre-vocational-Training*. Die Ergebnisse waren hier bemerkenswert homogen. Basierend auf 3 Studien zeigte sich auch, dass die Teilnehmer von SE eine **höhere monatliche Arbeitszeit** auf dem allgemeinen Arbeitsmarkt und einen **höheren durchschnittlichen Monatsverdienst** erreichten als die Teilnehmer von *Pre-vocational-Training*. In den eingeschlossenen Studien lag der monatliche Verdienst unter der SE-Bedingung zwischen $ 42 und $ 188. Hinsichtlich der Teilnahme an den Programmen gab es keinen signifikanten Unterschied zwischen Interventions- und Kontrollgruppe, ebenso wenig in Bezug auf Lebensqualität, psychische Symptomatik, allgemeines Funktionsniveau und Selbstwertgefühl. In einer Studie zeigte sich, ohne dass jedoch auf Signifikanz geprüft worden ist, dass die Kosten der SE-Intervention höher ausfielen als die Kosten von *Pre-vocational-Training*, jedoch dafür die medizinischen Gesamtkosten bei SE geringer waren (◘ Tab. 3.9).

In einer weiteren Fragestellung wurden in dem Cochrane Review die Effekte durch diverse **Modifikationen von Pre-vocational-Training** untersucht. Dabei zeigte ein Vergleich von *Pre-vocational-Training mit Bezahlung vs. ohne Bezahlung*, dass **bei bezahlter Arbeit positive Effekte** hinsichtlich aller analysierten beschäftigungsbezogenen und klinischen Outcomes auftraten. Nach 6 Monaten hatten im Vergleich zu der Gruppe ohne Bezahlung signifikant mehr Teilnehmer der »bezahlten« Gruppe irgendeine Form von Beschäftigung. Außerdem verdienten Teilnehmer der »bezahlten« Gruppe signifikant mehr im Monat und nahmen zu einem größeren Anteil am Programm teil. Bei ihnen zeigten sich auch signifikant weniger Krankenhauseinweisungen und deutlich bessere *Symptom-Scores* als bei den Teilnehmern der Kontrollbedingung ohne Bezahlung. Auf der Basis von 2 Studien mit 142 Teilnehmern zeigte sich, dass ein *Pre-vocational-Training mit zusätzlicher psychologischer Intervention*, die das Ziel einer Motivationssteigerung verfolgte, sowohl nach 6 als auch nach 9 Monaten **tendenziell zu einer Erweiterung von kompetitiver Beschäftigung** unter den Teilnehmern führte. Einen **signifikanten Vorteil zugunsten PVT mit psychologischer Intervention** gab es hinsichtlich des **Erreichens irgendeiner Form von Beschäftigung**. Die Teilnahmeraten an beiden Programmen unterschieden sich hingegen nicht. *Pre-vocational-Training mit forciertem (beschleunigtem) Übergang in bezahlte übergangsweise Beschäftigung vs. PVT mit stufenweisem (langsamem) Übergang* zeigte in Bezug auf das **Erreichen kompetitiver Beschäftigung** nach 15 Monaten einen schwachen, aber **signifikanten Vorteil**, nicht so in Bezug auf das Erreichen irgendeiner Form von Beschäftigung. Allerdings **verdienten die Teilnehmer der »beschleunigten« Form von PVT durchschnittlich mehr pro Monat** als die Teilnehmer der Kontrollgruppe (◘ Tab. 3.9).

Ein **weiterer systematischer Review** untersuchte die **Wirksamkeit verschiedener Ansätze beruflicher Rehabilitation** [206]. Die Untersuchungsstichprobe setzte sich zusammen aus Menschen mit schweren psychischen Erkrankungen, von denen die Mehrheit psychotische Störungen aufwies. In allen RCTs, in denen *Individual Placement* and *Support* bzw. *Supported Employment* (IPS/SE) mit anderen beruflichen Rehabilitationsprogrammen verglichen wurde, gab es **für IPS/SE eine Überlegenheit hinsichtlich des Erlangens kompetitiver Beschäftigung**. 51 % der Teilnehmer von IPS/SE hatten zu einem Zeitpunkt während der Studie eine kompetitive Beschäftigung, wohingegen es bei den Teilnehmern traditioneller Rehabilitationsprogramme nur 18 % waren. Damit hatten Teilnehmer von IPS/SE eine 4-mal so hohe Wahrscheinlichkeit, einen Arbeitsplatz auf dem ersten Arbeitsmarkt zu finden. Die Einzelergebnisse einer Überlegenheit von SE sind in Übereinstimmung mit anderen Reviews. Eine neu einbezogene Studie [207] zeigte, dass **arbeitsbezogenes Social-skills-Training** mit Nachbetreuung eine **nützliche Komponente beruflicher Rehabilitationsprogramme** sein kann. Zum Vergleich eines beschleunigten Übergangs in übergangsweise Beschäftigung vs. stufenweiser langsamer Übergang wird hier im Vergleich zum Cochrane-Review zusätzlich berichtet, dass sich die Rehospitalisierungsrate nicht unterschied.

Ein **aktueller Review** von Bond et al. [208] zu den **Effekten von IPS-Interventionen bei Menschen mit schweren psychischen Erkrankungen** mit Studien aus den USA, Kanada, Australien, China und Europa zeigte, dass in allen 11 Studien die **Beschäftigungsraten auf dem ersten Arbeitsmarkt in der Interventionsgruppe signifikant höher** waren als unter der Kontrollbedingung. Letztere konnte laut Einschlusskriterien in Standardbehandlung oder beruflicher Rehabilitation ausgenommen von SE bestehen (»erst trainieren, dann platzieren«). Die Einzeleffektstärken lagen im mittleren bis hohen Bereich. In 4 der 11 eingeschlossenen Studien wurden Angaben zum Prozentsatz der Teilnehmer gemacht, die 20 oder mehr Wochenstunden in kompetitiver Beschäftigung arbeiteten. Auch hier zeigte sich ein signifikanter Vorteil zugunsten von IPS: Im Durchschnitt über alle 4 Studien hinweg arbeiteten 43,6 % der IPS-Teilnehmer unter diesen Bedingungen, jedoch nur 14,2 % der Kontrollgruppenteilnehmer. Auch für weitere Ergebnisparameter zeigte sich die Überlegenheit der IPS-Intervention gegenüber der Kontrollbedingung. IPS-Teilnehmer konnten im Durchschnitt fast in der Hälfte der Zeit auf dem ersten Arbeitsmarkt platziert werden und arbeiteten im Jahr durchschnittlich doppelt so viele Wochen. Lediglich hinsichtlich der zeitlichen Dauer der am längsten währenden Beschäftigung im Follow-up-Zeitraum ergaben sich keine Unterschiede zwischen Interventions- und Kontrollgruppe. Im Vergleich zu den Ergebnissen vorangegangener Studien stellten die Autoren fest, dass für SE die Übergangsrate in kompetitive Beschäftigung in ihrer Studie mit 61 % zwar über der aller anderen Studien liegt und dass für die Kontrollbedingung die Übergangsrate in ihrer Studie mit 23 % immerhin die zweithöchste ist, aber bezogen auf die Richtung ist ihr Ergebnis eine Bestätigung der Ergebnisse der vorangegangenen Arbeiten. In dem Review von Bond und Kollegen wurde auch eine hochwertige randomisierte kontrollierte Studie (EQOLISE) einbezogen, die in 6 europäischen Zentren durchgeführt wurde und belegt, dass die positiven Outcomes von SE auf Europa übertragbar sind (vgl. [209]).

Campbell und Kollegen (2009) poolen in ihrer **Metaanalyse** die Daten von 4 randomisierten kontrollierten Studien, um zum einen am entstandenen Gesamtdatensatz die **Wirksamkeit von IPS im Vergleich zu Pre-vocational-Training** zu quantifizieren, zum anderen jedoch die Effektstärken von IPS in verschiedenen Subgruppen zu untersuchen. In Übereinstimmung mit den bisher angeführten Reviews fanden die Autoren eine **signifikante Überlegenheit von IPS im Vergleich zu PVT**: Hinsichtlich der untersuchten Zielgrößen (Erreichen eines Arbeitsplatzes, Anzahl gearbeiteter Wochen und Job-Haltedauer) lagen die Effektstärken für IPS im mittleren bis hohen Bereich (Effektstärke = 0.74–0.96). Diese starke Überlegenheit von IPS hinsichtlich der 3 untersuchten Outcomes zeigte sich auch in jeder der demographischen, klinischen und in Bezug auf die Arbeitsvergangenheit gebildeten Subgruppen (Effektstärke: 0.67–1.43 für Erreichen eines Arbeitsplatzes, Effektstärke: 0.5–1.06 für Anzahl gearbeiteter Wochen, Effektstärke: 0.47–1.09 für Job-Haltedauer). Die Autoren liefern mit ihren Ergebnissen Unterstützung für die These, dass IPS nicht nur für bestimmte Segmente der Zielgruppe psychisch kranker Menschen effektiv ist, sondern dass die hohe **Effektivität dieses Ansatzes auf die Gesamtheit psychisch kranker Menschen verallgemeinerbar ist**, welche eine Arbeitstätigkeit anstrebt [210].

Die Autoren der **NICE-Leitlinie Schizophrenie** schlossen in ihren Review [97] die 18 Studien des oben erwähnten Cochrane-Reviews sowie 2 neuere RCTs ein [211;212]. Letztere wiederum waren bereits Bestandteile des oben thematisierten Reviews von Bond (2008) [208]. Die Ergebnisse des NICE-Reviews sind mit der bereits dargelegten Befundlage konsistent. Im Vergleich zwischen *Supported Employment* und *Pre-vocational-Training* zeigte sich **starke Evidenz dafür, dass SE bei arbeitsbezogenen Zielparametern überlegen ist**. SE erhöhte bereits nach 4 Monaten signifikant die Wahrscheinlichkeit einer Platzierung auf dem ersten Arbeitsmarkt. Auch war die durchschnittliche monatliche Arbeitszeit unter

◘ Tab. 3.9 Effekte von Pre-vocational-Training und Supported Employment auf verschiedene Zielparameter. (Crowther et al. 2001 [203])

	Pre-vocational-Training vs.		Supported Employment vs.	
	herkömmliche Krankenhausbehandlung k=3 Studien	gemeindebasierte Standardbehandlung k=5 Studien	gemeindebasierte Standardbehandlung k=1 Studie	Pre-vocational-Training k=5 Studien
Merkmale sozialer Inklusion/ Exklusion				
↑ Beschäftigung auf allgemeinem Arbeitsmarkt	+[1]	~[2]	~[4]/++[5]	++
↑ Irgendeine Form von Beschäftigung	++[1]	~[3]	++[4]	k. A.
↑ Durchschnittl. monatliche Arbeitszeit	~	k. A.	k. A.	++
↑ Durchschnittl. monatlicher Verdienst	++	k. A.	++	++
↑ Teilnahme am Programm	+	~	+	~
Behandlungsassoziierte Merkmale				
↑ Entlassung aus dem Krankenhaus	~	k. A.	k. A.	k. A.
↓ Stationäre Wiederaufnahme	k. A.	+	~	k. A.
Krankheitsassoziierte Merkmale				
↑ Selbstwertgefühl	k. A	~	k. A.	~
↑ Lebensqualität	k. A.	k. A.	k. A.	~
Kosteneffektivität				
↓ Kosten der Intervention	k. A.	k. A.	k. A.	-/~[6]
↓ Medizinische Gesamtkosten	k. A.	+	(-)	+/~[6]

++ signifikanter Vorteil in Experimentalgruppe gegenüber Kontrollgruppe
+ tendenzielle Überlegenheit ohne signifikanten Unterschied in Experimentalgruppe gegenüber Kontrollgruppe oder kleine Stichprobe
~ Ergebnisse vergleichbar in beiden Gruppen
- Nachteil in Experimentalgruppe gegenüber Kontrollgruppe
k. A. keine Angaben zu diesem Zielkriterium bzw. Evidenz nicht ausreichend
↓ Reduktion
↑ Erhöhung
[1] FU nach 8 Monaten, [2] FU nach 18/24 Monaten, [3] FU nach 3/6/9/12/18 Monaten, [4] FU nach 12 Monaten, [5] FU nach 24/36 Monaten, [6] Befunde aus verschiedenen Studien

der SE-Bedingung höher als unter der Kontrollbedingung mit PVT. Bezüglich des **Vergleichs von *Pre-vocational-Training* mit einer Standardbehandlung** stellen die Autoren die **unzureichende Evidenz** heraus und äußern Zweifel daran, ob PVT tatsächlich – im Vergleich zur Standardbehandlung – einen zusätzlichen Effekt auf arbeitsbezogene Outcomes bringt. **Mit zusätzlicher Bezahlung oder psychologischer Intervention** ergaben sich für PVT begrenzte, aber signifikante Verbesserungen (gegenüber PVT allein) hinsichtlich der Platzierung auf dem allgemeinen Arbeitsmarkt. In Bezug auf Krankenhaus-Einweisungsraten lässt sich kein Unterschied zwischen PVT und einer Standardbehandlung statistisch absichern. Hinsichtlich **des Vergleichs von Supported Employment mit der Standardbehandlung** ziehen die Autoren aus ihrem Review die Schlussfolgerung, dass SE – im Vergleich zur Standardbehandlung allein – einen **signifikanten Effekt auf die Beschäftigungsaussichten** psychisch kranker Menschen hat. Sie führen an, dass die Wahrscheinlichkeit einer Rückkehr in irgendeine Form von Arbeit bei SE signifikant höher ist als in der Kontrollgruppe und dass die Wahrscheinlichkeit des Erreichens kompetitiver Beschäftigung beim Follow-up zwar nach 12 Monaten nicht signifikant höher ist, allerdings nach 24 und 36 Monaten. Ein zusätzlicher **gesundheitsökonomischer Review** der NICE-Autoren ergab lediglich tendenzielle Aussagen. Dabei stellte sich SE gegenüber PVT als vergleichbar oder sogar kostengünstiger heraus. Die bezahlte Form von PVT erschien kosteneffektiver als die unbezahlte. Die »Clubhouse«-Variante von PVT schien kostenintensiver zu sein als die Variante in beschützten Werkstätten. Die Autoren empfehlen die Bereitstellung von *Supported-Employment-Programmen* für Menschen mit einer Schizophrenie, die eine Arbeitstätigkeit anstreben. In Hinblick darauf, dass manche Patienten nicht arbeitsfähig bzw. bei der Jobsuche nicht erfolgreich sind, empfehlen sie jedoch, dass es alternative Angebote geben sollte.

- **B Evidenz aus Einzelstudien**
- - **B1 Randomisierte kontrollierte Einzelstudien**

Eine neuere randomisierte kontrollierte Multicenter-Studie (*Employment Intervention Demonstration Program, EIDP*) untersuchte die **Wirksamkeit von Supported-Employment-Programmen** an 8 US-amerikanischen Studienzentren im Vergleich zur jeweils standardmäßigen, lokal üblichen beruflichen Rehabilitation (überwiegend Formen von PVT) [213]. Die Untersuchungsstichprobe bestand aus Personen mit Störungen aus dem schizophrenen Formenkreis. Die Teilnehmer von **SE** erreichten **mit höherer Wahrscheinlichkeit eine kompetitive Beschäftigung** als Teilnehmer der Kontrollgruppe, arbeiteten **mit höherer Wahrscheinlichkeit mehr als 40 Stunden pro Monat** und **verdienten signifikant mehr im Monat**. Die Autoren schlussfolgern aufgrund der Unterschiedlichkeit der beteiligten Studienzentren und der über die Zentren im Detail durchaus divergierenden Interventionen, dass SE-Programme das Potential haben, überall einsetzbar zu sein.

Cook, Lehman und Drake (2005) überprüften in einer Publikation anhand derselben Daten (EIDP) die Hypothese, dass *Supported Employment* dann erfolgreicher ist, wenn berufliche Rehabilitationsdienste und psychiatrische Dienste eng zusammenarbeiten bzw. verknüpft sind. Der Grad an Integration wurde durch einen Score ermittelt (relevante Kriterien: multidisziplinäres Team mit häufigem persönlichen Austausch, gemeinsamer Arbeitsort, gemeinsame Patientenakten). Die Hypothese konnte bestätigt werden. **Unter der Bedingung hoher Integration psychiatrischer und berufsrehabilitativer Dienste** fanden **mehr** Klienten von SE (58 %) eine **kompetitive Beschäftigung** als unter der Bedingung geringer Integration (21 %), und arbeiteten auch mehr Klienten mehr als 40 Stunden pro Monat (53 % vs. 31 %) [214].

McGurk, Mueser und Feldman (2007) untersuchten in einer weiteren Studie mit schwer psychisch erkrankten Patienten aus 2 New Yorker Rehabilitationszentren die **Wirksamkeit einer mit kognitivem Training kombinierten Supported-Employment-Intervention im Vergleich zu *Supported Employment* allein**. Mit den Patienten wurden insbesondere Strategien zur Kompensation kognitiver Beeinträchtigungen erarbeitet sowie computerbasierte Trainings kognitiver Fähigkeiten durchgeführt. Bereits nach einem Jahr zeigten sich **in der Interventionsgruppe verbesserte psychopathologische und arbeitsbezogene Outcomes** [215;216]. Auch nach 2–3 Jahren zeigte sich eine signifikante Überlegenheit der SE-Gruppe mit kognitivem Training: Mehr Teilnehmer dieser Gruppe arbeiteten kompetitiv, die Teilnehmer hatten mehr Jobs gehabt, hatten über den Follow-up-Zeitraum hinweg mehr Wochen und mehr Stunden gearbeitet und mehr Geld verdient als die Teilnehmer der SE-Gruppe ohne kognitives Training [215]. Diese Befunde untermauern, **dass kognitionsbezogene Interventionen nützliche Ergänzungen beruflicher Rehabilitation sein können**.

Die **Effektivität von IPS** speziell in Großbritannien untersucht eine randomisierte kontrollierte Studie von Howard et al. (2010), welche 18- bis 65-jährige Patienten mit chronischen psychotischen oder affektiven Störungen einschloss. Die Teilnehmer der Kontrollgruppe erhielten traditionelle berufsvorbereitende Rehabilitationsmaßnahmen (PVT) mit Bestandteilen wie etwa Bewerbungstraining, PC-Training oder Motivationsaufbau. Im Zeitraum von einem Jahr hatten zwar mehr IPS-Teilnehmer kompetitive Beschäftigung erreicht als Kontrollgruppenteilnehmer (13 % vs. 7 %), dieser Unterschied war allerdings nicht statistisch signifikant. Auch hinsichtlich der übrigen erhobenen Zielkriterien (wöchentliche Arbeitszeit, Job-Haltedauer, Verdienst, Arbeitszufriedenheit, Lebensqualität, Bedarfserfüllung, Selbstwertgefühl) waren **keine signifikanten Gruppenunterschiede** nachweisbar [217].

Zur Erweiterung der Datenlage bezüglich der **Effekte der SE-Intervention IPS auf klinische Outcomes** trägt eine Analyse von Burns und Catty et al. (2009) bei. Anhand von Daten der europäischen Multicenter-Studie EQOLISE, gewonnen aus einer Stichprobe von Patienten mit psychotischen Störungen, zeigen die Autoren, dass sich IPS-Teilnehmer nach 18 Monaten nicht signifikant von den Teilnehmern standardmäßig üblicher beruflicher Rehabilitationsprogramme unterschieden, was das Funktionsniveau, soziale Beeinträchtigung, psychische Symptome und Lebensqualität betrifft. Ein nahezu **signifikanter Unterschied** zeigte sich **in Bezug auf Krankenhauseinweisungen**. IPS-Teilnehmer wurden nur halb so oft eingewiesen wie die Teilnehmer der standardmäßigen beruflichen Rehabilitationsprogramme.

Schonebaum, Boyd und Dudek (2006) evaluierten anhand einer Stichprobe von schwer psychisch kranken Patienten (Diagnosen bipolare Störung, Major Depression, Schizophrenie bzw. Störung aus dem schizophrenen Formenkreis) die **Wirksamkeit eines Clubhouse-Modells im Vergleich zu einem Assertive-Community-Treatment-Programm** (PACT) [155]. In Letzterem enthielt das multiprofessionell zusammengesetzte Team auch Spezialisten für berufliche Rehabilitation. Es gab im Zeitverlauf der Studie **keine signifikanten Unterschiede hinsichtlich des Erreichens einer kompetitiven Beschäftigung** oder des Prozentsatzes derer, die in einer gegebenen Woche kompetitiv beschäftigt waren. Auch unterschieden sich die Clubhouse- und PACT-Teilnehmer nicht bezüglich der Anzahl ausgeübter Jobs oder der wöchentlichen Arbeitszeit. Allerdings blieben **Clubhouse-Teilnehmer signifikant länger in einem gegebenen Arbeitsverhältnis** als PACT-Klienten und hatten einen **höheren Stundenverdienst**. Die Autoren stellen heraus, dass sowohl das Clubhouse-Programm als auch PACT sehr wirksam in der Platzierung von Klienten in kompetitiven Arbeitsverhältnissen waren und sich die entsprechenden Platzierungsraten mit denen von IPS-Programmen vergleichen lassen. Dem kann vor dem Hintergrund etwa der Resultate des Reviews von Bond (2008) nur partiell zugestimmt werden, da dort unter IPS-Bedingungen teilweise höhere Integrationsraten in kompetitive Beschäftigung erreicht wurden [208].

■ ■ **B2 Nichtrandomisierte Studien zu Berufsausbildung und beschütztem Arbeiten als Formen von Pre-vocational-Training**

Methodische Anmerkung: Mangels randomisierter Studien wurde die Suche zur Berufsausbildung auf nichtrandomisierte kontrollierte Studien ausgedehnt. Auch auf dieser Evidenzebene fand sich keine Evidenz. Zu beschütztem Arbeiten, das im deutschen Versorgungskontext eine wichtige Rolle spielt und einen großen Teil des hier praktizierten Pre-vocational-Training ausmacht, fanden sich im ersten Suchschritt zwar Studien auf der Ebene von RCTs, jedoch keine einzige Studie aus dem deutschen Sprachraum. Um eventuell auch solche Studien zu identifizieren, wurde auch zu diesem Bereich die Suche auf nichtrandomisierte kontrollierte Studien ausgedehnt. Die Suche wurde eingegrenzt auf Studien, die nach 1990 publiziert wurden. Vier kontrollierte Studien zu beschütztem Arbeiten konnten identifiziert werden.

Eine Studie von Bond und Kollegen (2001) untersuchte die **Effekte verschiedener Typen von Arbeit** – gruppiert in kompetitive Arbeit, beschützte Arbeit, geringfügige Beschäftigung und keine Beschäftigung – auf nichtarbeitsbezogene Zielgrößen. Ein spezieller Fokus lag auf der Fragestellung, wie sich die nichtarbeitsbezogenen Zielgrößen von beschützter Beschäftigung im Vergleich zu denen von kompetitiver oder minimaler/keiner Beschäftigung darstellen. Es wurden 149 Patienten mit schweren psychischen Erkrankungen einbezogen (Diagnosen Schizophrenie oder bipolare bzw. unipolare depressive Störung). Betrachtete Outcomes waren Lebensqualität, Zufriedenheit mit der finanziellen Situation, mit der Freizeit sowie mit berufsrehabilitativen Diensten, Selbstwertgefühl und Symptomschwere. **Alle Gruppen verbesserten sich** hinsichtlich der meisten Outcomes über die Zeit (nach 6, 12 und 18 Monaten). Es gab allerdings weder signifikante Unterschiede zwischen der Gruppe mit beschützter Beschäftigung und der mit kompetitiver Beschäftigung, noch zwischen der mit beschützter Beschäftigung und der mit minimaler/keiner Beschäftigung. Für **Menschen in kompetitiver Beschäftigung** konnte jedoch nachgewiesen werden, dass sie im Vergleich zu der Gruppe mit minimaler/keiner Beschäftigung **im Verlauf der Studie stärkere Verbesserungen** hinsichtlich der **Zufriedenheit mit Finanzen, Freizeit sowie mit berufsrehabilitativen Diensten, Selbstwertgefühl und Symptomen** erzielten. Obwohl der direkte Vergleich zwischen kompetitiver Beschäftigung und beschützter Beschäftigung nicht signifikant war, unterschieden sich die Effektstärken innerhalb der beiden Gruppen deutlich, und zwar zugunsten von kompetitiver Beschäftigung (kompetitive Beschäftigung: Effektstärke = 0.74 vs. beschützte Beschäftigung Effektstärke = 0.19). Die Autoren schlussfolgern, dass **Programme, die auf kompetitive Beschäftigung zielen**, hinsichtlich nichtarbeitsbezogener Outcomes **bessere Ergebnisse** versprechen als solche, die beschützte Beschäftigung anbieten [194].

Eine Schweizer Studie untersuchte den **Zusammenhang zwischen verschiedenen Typen von Arbeit** (kompetitive, beschützte, unbezahlte (hauptsächlich Familienarbeit oder Ausbildung) und keine Arbeit) und subjektiver sowie objektiver Lebensqualität [218]. 261 Personen mit schizophrenen oder affektiven Störungen wurden einbezogen. Hinsichtlich der **objektiven Lebensqualität** zeigte sich für Menschen in beschützter Beschäftigung, dass sie bezogen auf ihr Einkommen schlechter gestellt sind als kompetitiv Beschäftigte, aber besser als nicht Beschäftigte. Vom sozialen Netzwerk her profitieren Menschen in beschützter Beschäftigung weniger als kompetitiv Beschäftigte von Freunden, Kollegen und Verwandten, können jedoch mehr als nicht Beschäftigte auf diese Netzwerkgruppen zurückgreifen. Auch bestehen Zusammenhänge zwischen dem Beschäftigungstyp und subjektiver Lebensqualität, und zwar in den Bereichen körperliches Wohlbefinden, soziale Beziehungen und Umwelt. Die **höchste subjektive Lebensqualität geben Personen mit kompetitiver Beschäftigung und solche mit unbezahlter Beschäftigung an**, die niedrigste Personen ohne Beschäftigung. Menschen mit beschützter Beschäftigung liegen dazwischen, es zeigen sich im direkten Vergleich von beschützter Beschäftigung mit allen drei anderen Gruppen jedoch keine signifikanten Unterschiede. Die Autoren vermuten, dass dies auf die kleine Gruppengröße von beschützter Beschäftigung (N=31) zurückzuführen sein könnte.

In einer kontrollierten Studie von Holzner, Kemmler und Meise (1998) wurden im österreichischen Kontext die **Effekte eines arbeitsbezogenen Rehabilitationsprogramms auf die subjektive Lebensqualität** von Patienten untersucht [219]. Die Lebensqualität einer Gruppe schizophrener Patienten, die bereits durchschnittlich 15 Monate an dem arbeitsrehabilitativen Programm eines »*Professional Training Centre*« in Tirol teilgenommen hatten (N=36), wurde dabei mit der Lebensqualität einer Gruppe schizophrener Patienten verglichen, die für diese Intervention auf der Warteliste standen (N=24). Das Trainingszentrum ermöglichte den Programmteilnehmern Arbeitserfahrungen bzw. den Erwerb von Fähigkeiten in verschiedenen Bereichen, z. B. im Büro, in der Tischlerei oder im hauswirtschaftlichen Bereich. Professionelle Anleitung erhielten die Teilnehmer von Sozialarbeitern, Psychologen und Ergotherapeuten. Hinsichtlich der **Zufriedenheit mit verschiedenen Lebensbereichen** zeigten sich **insgesamt signifikante Unterschiede** zwischen Interventions- und Kontrollgruppe. Teilnehmer des Rehabilitationsprogramms waren im Vergleich zur Kontrollgruppe signifikant zufriedener in den Bereichen Arbeit, tägliche Aktivitäten, physische Leistungsfähigkeit, Erfolg und Anerkennung, Unabhängigkeit, Finanzen, Freizeit, Unterstützung sowie Freunde/Bekannte und psychisches Wohlbefinden. Keine Unterschiede gab es hinsichtlich der Bereiche Gesundheit, Ehe/Partnerschaft, Sexualleben, Familie und Wohnsituation.

Zur Überprüfung der **Wirksamkeit von Ansätzen beruflicher Rehabilitation nach dem »*first train then place*«-Prinzip in Deutschland** liegt eine systematische Untersuchung von Watzke, Galvao und Brieger (2009) vor [220]. Die Autoren führten eine Studie mit quasi-experimentellem Design durch, in der Patienten einer standardmäßigen beruflichen Rehabilitation nach dem »*first train then place*«-Prinzip mit einer Gruppe von Patienten verglichen wurden, die keine berufliche Rehabilitation, sondern nur reguläre psychiatrischambulante Behandlung erhielt. Die Teilnehmer der Interventionsgruppe setzten sich zusammen aus Teilnehmern einer Rehabilitationseinrichtung für psychisch Kranke (RPK) sowie Teilnehmern eines Bildungsträgers bzw. gleichzeitigen Integrationsbetriebes. Die Patienten der Stichprobe wiesen unterschiedliche Störungsbilder auf: Schizophrenien oder schizoaffektive Störungen, affektive Störungen, Angst- und Zwangsstörungen, somatoforme oder Essstörungen, Anpassungsstörungen sowie Persönlichkeitsstörungen. Nach 9 Monaten hatten signifikant **mehr Teilnehmer der Interventionsgruppe eine tagesstrukturierende Beschäftigung**, d. h. eine kompetitive Arbeit oder eine beschützte Arbeit/berufliche Rehabilitationsmaßnahme (39.7 % vs. 18.7 %). Bezüglich der **Symptomschwere** gab es zu Studienende **Unterschiede zwischen beiden Gruppen**, die zugunsten der Interventionsgruppe ausfielen, aber zum Follow-up nach 9 Monaten nicht mehr bestanden. Zu beiden Untersuchungszeitpunkten unterschieden sich beide Gruppen signifikant hinsichtlich des **Funktionsniveaus** und des **psychischen Wohlbefindens** (Interventionsgruppe besser als Kontrollgruppe). In Summe ließ sich in dieser Studie die Effektivität »traditioneller« beruflicher Rehabilitation im deutschen Versorgungskontext nachweisen.

■ ■ B3 Studien zu Arbeitstherapie als Form von Pre-vocational-Training

*Methodische Anmerkung: Die **Arbeitstherapie** wurde zusätzlich in die Recherche und Bewertung aufgenommen. Aus diesem Grund erfolgte eine Nachrecherche nach RCTs und kontrollierten Studien zu diesem Thema. Die Suche beschränkte sich auf Studien nach 1990.*

Arbeitstherapeutische Maßnahmen stellen **eine Säule psychiatrischer Behandlung** dar und gewissermaßen die erste Stufe zur beruflichen Wiedereingliederung psychisch kranker Menschen. Zentral für die Entwicklung arbeitstherapeutischer Maßnahmen sind die Arbeiten von Hermann Simon, der in den zwanziger Jahren Patienten mit gestuft aufgebauter Arbeit beschäftigte [221]. Die gemeinsame Grundlage verschiedener arbeitstherapeutischer Modelle ist die implizite Annahme, dass eine Nachbildung der Arbeitswelt durch Arbeitstherapie die Integration in diese langfristig fördert, da gerade die hierfür erforderlichen Fähigkeiten und Fertigkeiten angesprochen werden [222;223]. Als kurzfristige Effekte von Arbeitstherapie werden eine Beschleunigung des aktuellen Heilungsprozesses und eine Steigerung der Leistungsfähigkeit der Patienten erwartet [223]. Die kontrollierte Überprüfung der Effekte arbeitstherapeutischer Maßnahmen hat bisher kaum stattgefunden [222;224].

Eine randomisierte kontrollierte Multicenterstudie widmet sich der Fragestellung, ob **arbeitstherapeutische Maßnahmen gegenüber einer nicht arbeitsweltorientierten ergotherapeutischen Behandlung** bei postakuten Patienten mit einer Schizophrenie in (teil-)stationärer Behandlung eine überlegene Wirkung aufweisen [225]. Der Behandlungszeitraum betrug jeweils 4 Wochen. Die Experimentalgruppe bestand aus Teilnehmern von 5 Kliniken mit jeweils verschiedenen arbeitstherapeutischen Modellen (betreute, praktikumsähnliche Arbeitsversuche außerhalb der Klinik, manualisiertes Training von Grundarbeitsfertigkeiten, klassische Arbeitstherapie). Die Arbeitsmaßnahmen wurden entweder gar nicht oder mit maximal 1 Euro pro Stunde entlohnt. Teilnehmer der Vergleichsgruppe erhielten im Rahmen von kreativitätsorientierter Ergotherapie die Möglichkeit zum freien Gestalten mit verschiedenen frei wählbaren Materialien. Sie bekamen im Vergleich zu Teilnehmern der Experimentalgruppe weniger Anleitung und Rückmeldung. Die **Arbeitsfähigkeit** betreffend ergab sich im Prä-post-Vergleich bei Experimental- und Vergleichsgruppe eine **Verbesserung** auf der Skala Lernfähigkeit, wobei ein Gruppenunterschied **zugunsten der Vergleichsgruppe** feststellbar war. Die **Fähigkeit zur Kommunikation** verbesserte sich ebenfalls **in beiden Gruppen** im Untersuchungszeitraum, wobei kein signifikanter Gruppenunterschied feststellbar war. In der **Anpassungsfähigkeit** zeigten die **Patienten der Vergleichsgruppe** einen **günstigeren Verlauf**. Somit waren die Ergebnisse bezüglich der Arbeitsfähigkeit den Erwartungen überwiegend entgegengesetzt. Das **allgemeine Funktionsniveau** sowie die **Psychopathologie** verbesserten sich innerhalb des Untersuchungszeitraumes **in beiden Gruppen** signifikant, allerdings bestanden keine signifikanten Gruppenunterschiede. Dasselbe zeigte sich hinsichtlich **Lebensqualität, krankheitsspezifischer Selbstwirksamkeitsüberzeugung** und **kognitiver Leistungsgeschwindigkeit**. Auf Basis dieser Studie lässt sich keine Überlegenheit (teil-)stationärer arbeitstherapeutischer gegenüber kreativitätsorientierter Ergotherapie ableiten. Als Erklärung für den Vorteil der Vergleichsgruppe bezüglich Lernfähigkeit kommt sicher in Betracht, dass die Erwartungen und Anforderungen an Arbeitstherapie-Teilnehmer unter Umständen von vornherein höher sind als in kreativitätsbezogener Ergotherapie. Generell plädieren die Autoren für weitere Forschung hinsichtlich der Fragestellung ihrer Studie, da auch der aus Gründen der Praktikabilität gewählte Studienzeitraum von 4 Wochen zu knapp sein könnte, um messbare Effekte zu erzielen.

Eine im Anschluss durchgeführte **differenzielle Wirkungsanalyse** mit Daten der arbeitstherapeutischen Teilstichprobe identifizierte Untergruppen mit unterschiedlichen Verläufen. Darunter befanden sich auch Untergruppen mit Verbesserungen zwischen T0 und T1, die eine bedeutsame Effektstärke aufwiesen und damit offenbar von der arbeitstherapeutischen Maßnahme erreicht werden [224]. Für eine eindeutige Kausalitätszuordnung fehlt allerdings auch hier die nichtbehandelte Kontrollgruppe.

Eine **Katamneseerhebung nach 2 Jahren** an 89 Patienten zeigte weder hinsichtlich der Integration auf dem allgemeinen oder besonderen Arbeitsmarkt, noch hinsichtlich des Funktionsniveaus oder der Psychopathologie signifikante Unterschiede zwischen Experimental- und Vergleichsgruppe [226]. Es hatten in dem 2-Jahres-Zeitraum mehr Teilnehmer eine reguläre Arbeitstätigkeit verloren als eine neue Stelle gewonnen.

In Folge der Ursprungsstudie von Längle und Mitarbeitern (2006) [225] wurde auch der Versuch unternommen, die langfristigen **gesundheitsökonomischen Effekte** stationär-arbeitstherapeutischer Maßnahmen in der Schizophreniebehandlung im Vergleich zu ergotherapeutischen Maßnahmen zu ermitteln [227]. Es wurden zur Kostenermittlung die in den letzten 3 Monaten des 24-monatigen Nachverfolgungszeitraums individuell in Anspruch genommenen psychiatrischen Leistungen erfasst und monetär bewertet. Die Analyse umfasste 128 Patienten. Der Unterschied in den Gesamtkosten erwies sich als nicht signifikant zwischen den ehemals ergotherapeutisch und arbeitstherapeutisch behandelten Patienten. Der Standort, an dem die Patienten behandelt wurden – und damit die regional unterschiedlichen Versorgungsstrukturen – erwiesen sich dagegen unabhängig von Patienten- und Krankheitscharakteristika als ein bedeutender Kostenfaktor.

Obwohl sie keine kontrollierte Untersuchung darstellt, soll im Folgenden auch auf die *Münsteraner Arbeitsrehabilitationsstudie* eingegangen werden, die zwischen 1991 und 1996 in der norddeutschen Region Westfalen-Lippe durchgeführt wurde [197;228]. Diese Studie beinhaltet eine umfassende, über 3 Jahre laufende prospektive Untersuchung des Rehabilitationsverlaufs und der Rehabilitationsergebnisse von Teilnehmern dreier verschiedener arbeitsrehabilitativer Angebotstypen: *ambulanter Arbeitstherapie, (teil-)beschützter Arbeitsplätze in Firmen für psychisch Kranke sowie Werkstätten für psychisch Behinderte*. Es handelte sich bei den Studienteilnehmern mehrheitlich um chronisch kranke Patienten, überwiegend wiesen sie schizophrene Störungen auf. Die Untersuchten stammten im Einzelnen aus 7 Arbeitstherapieabteilungen, 13 Werkstätten und 10 Firmen. Von den ursprünglich 502 einbezogenen Patienten konnten 471 über 3 Jahre nachuntersucht werden. Die Stichprobe kann als für die Region repräsentativ angesehen werden. Die Autoren unterscheiden 5 Verlaufstypen der Rehabilitation, deren quantitative Verteilung über die verschiedenen Interventionstypen sie anschließend wiedergeben:

- stabile Integration in den ersten Arbeitsmarkt,
- gescheiterte Versuche einer Integration auf dem ersten Arbeitsmarkt, mehrfache Arbeitsplatzwechsel,
- Wechsel innerhalb des beschützten Arbeitsmarktes, aber keine Arbeitsversuche auf dem ersten Arbeitsmarkt,
- Verbleib am gleichen Arbeitsplatz,
- Wechsel in dauerhafte Beschäftigungslosigkeit.

Die **Rehabilitationsverläufe** sind über alle Einrichtungstypen hinweg stark vom Verbleib am gleichen Arbeitsplatz und somit von Konstanz geprägt. Besonders trifft dies für die Werkstätten für behinderte Menschen zu: 82 % der zu Beginn des Untersuchungszeitraums in Werkstätten beschäftigten Patienten waren die gesamten 3 Jahre über dort tätig. Bei den Beschäftigten in Arbeitstherapie war dieser Prozentsatz mit 23 % am geringsten. Dort ist insgesamt die meiste Dynamik zu erkennen: innerhalb der Arbeitstherapie sind die 5 Verlaufstypen etwa gleichmäßig verteilt. Immerhin auch 21 % der ursprünglich in Arbeitstherapie befindlichen Patienten waren nach 3 Jahren stabil in den ersten Arbeitsmarkt integriert – gegenüber 4 % der anfangs in Werkstätten Beschäftigten und 12 % der Beschäftigten in Firmen für psychisch Kranke. Der **Arbeitstherapie** kommt damit eine **Start- und Verteilerfunktion** innerhalb der Arbeitsrehabilitation zu: die Vorbereitung auf einen Eintritt in den ersten Arbeitsmarkt, auf *Supported-Employment-Programme* oder den beschützten Arbeitsmarkt. Aus Mangel an Alternativen bleiben einige Patienten aber auch über Jahre in Arbeitstherapie [229]. Aufgrund der sehr verschiedenen Patienten in den 3 Einrichtungstypen können die zum Teil erheblichen Unterschiede in den Verläufen nicht als Qualitätsunterschiede interpretiert werden [197].

Legt man das Erfolgskriterium der Arbeitsrehabilitation eng aus und betrachtet nur die zum Ende des Untersuchungszeitraums auf dem allgemeinen Arbeitsmarkt Beschäftigten, so sind mittels arbeitsrehabilitativer Maßnahmen zum Ende des Untersuchungszeitraums nur 11 % aller Untersuchten erfolgreich rehabilitiert. Bei Ausweitung auf das Kriterium, dass nach 3 Jahren eine bezahlte Arbeitstätigkeit in einem beschützten oder teilbeschützten Rahmen vorliegt, ist die Rehabilitation bei immerhin 67 % der Teilnehmer erfolgreich verlaufen. Eine sehr wichtige Erkenntnis ist darin zu sehen, dass ein **möglichst früher Beginn arbeitsrehabilitativer Maßnahmen prädiktiv für deren Erfolg** ist [197]. Wird das Erreichen oder Übertreffen der zu Beginn des Untersuchungszeitraums erhobenen subjektiven Zukunftserwartung als Erfolgskriterium herangezogen (Methode des goal attainment), so waren drei Viertel der Patienten erfolgreich rehabilitiert.

- **Statement 1**

Arbeitstherapie kann den Übergang in weiterführende arbeitsrehabilitative Angebote oder den (Wieder-)Eintritt in den ersten Arbeitsmarkt erleichtern.

Zusammenfassung

Mit Ausnahme der Studie von Howard et al. (2010) zeigen die aufgeführten Arbeiten zu *Supported Employment* stringent die Effektivität bzw. Überlegenheit dieses Ansatzes bezüglich arbeitsbezogener Zielgrößen [217]. Insbesondere gilt dies, wenn SE in der manualisierten Form (IPS) durchgeführt wird. Kein anderer Ansatz von beruflicher Rehabilitation wurde so intensiv studiert wie SE oder erbrachte so konsistent positive Befunde hinsichtlich kompetitiver Beschäftigung. Der **Konsens aus allen Reviews** ist, dass **Patienten unter der Bedingung von SE mindestens doppelt so hohe Raten kompetitiver Beschäftigung** erzielen wie Patienten unter der Bedingung alternativer beruflicher Rehabilitationsansätze [203;206;208;210]. Es zeigt sich in den Reviews und RCTs weiterhin, dass SE-Teilnehmer im Vergleich zu PVT-Teilnehmern insgesamt durchschnittlich länger (mehr Wochen pro Jahr) auf dem ersten Arbeitsmarkt arbeiten sowie eine höhere monatliche Arbeitszeit und einen höheren monatlichen Verdienst aufweisen. Mit dem RCT von Howard et al. (2010) liegen jedoch auch Einzelbefunde vor, die darauf hindeuten, dass SE unter bestimmten, nichtamerikanischen Kontextbedingungen keine signifikante Überlegenheit erzielt [217]. Bei näherer Betrachtung der EQOLISE-Studie deutet sich dies ebenfalls an: In der deutschen und niederländischen Substichprobe waren die Vorteile der IPS-Intervention gegenüber PVT zwar deskriptiv vorhanden, aber im Gegensatz zur Gesamtstichprobe nicht signifikant (▶ Kap. 4). Diese Befunde legen nahe, dass sich künftige Forschung mit der genauen Herausarbeitung der Faktoren beschäftigen sollte, die zum Integrationserfolg des *Supported Employment* beitragen. Insgesamt bestätigt SE dennoch seinen Status als evidenzbasierter Ansatz [213;214].

Unterschiede bezüglich klinischer bzw. nichtarbeitsbezogener Zielgrößen sind zwischen SE und alternativen arbeitsbezogenen Rehabilitationsmaßnahmen in deutlich geringerem Maße nachweisbar als Unterschiede bezüglich arbeitsbezogener Zielparameter [202;209].

Empfehlung 12

Zur beruflichen Rehabilitation von Menschen mit schweren psychischen Erkrankungen, die eine Tätigkeit auf dem ersten Arbeitsmarkt anstreben, sollten Programme mit einer raschen Platzierung direkt auf einen Arbeitsplatz des ersten Arbeitsmarktes und unterstützendem Training (Supported Employment) genutzt und ausgebaut werden.
Empfehlungsgrad: B, Evidenzebene: Ia

Hinweis: Eine initiale Abstimmung des Empfehlungsgrades dieser Empfehlung im Rahmen eines formalen Konsensusprozesses am 05.07.2010 ergab einen starken Konsens für Empfehlungsgrad A. Im Rahmen des Verabschiedungsprozesses der Leitlinie durch die Vorstände der Fachgesellschaften wurde jedoch kritisch hinterfragt, ob die internationale Evidenz, welche starke Wirksamkeitsnachweise für Supported Employment zeigt und daher Empfehlungsgrad A nahelegt, tatsächlich auf das deutsche Versorgungssystem übertragbar ist, in dem Wirksamkeitsnachweise auf der Ebene randomisierter kontrollierter Studien bisher noch ausstehen. Das Redaktionskomitee empfahl nach sorgfältiger Abwägung eine Änderung des Empfehlungsgrades in B (statt A). Der Empfehlungsgrad wurde in der gesamten Leitliniengruppe noch einmal in einem formalen Delphiverfahren abgestimmt, wobei sich eine mehrheitliche Zustimmung, jedoch kein Konsens, für Empfehlungsgrad B ergab.

3.2 · Systeminterventionen

Hauptargument für eine Übertragbarkeit der Datenlage auf Deutschland bzw. für Empfehlungsgrad A war die überwältigende Menge an internationalen (vorrangig US-amerikanischen, in geringer Zahl auch europäischen) randomisierten kontrollierten Studien, die konsistent die Effektivität von SE zeigten.

Hauptargument gegen eine Übertragbarkeit der Datenlage auf Deutschland bzw. für Empfehlungsgrad B war, dass die einzigen bisher auf RCT-Niveau erhobenen Daten zu SE in Deutschland (deutsche Substichprobe der EQOLISE-Studie) keine signifikante Überlegenheit von SE im Vergleich zur Kontrollgruppe (Pre-vocational-Training) zeigten.

Zu bedenken ist, dass ein beträchtlicher Teil der SE-Teilnehmer trotz dieser Intervention nicht in kompetitive Beschäftigung gelangt. Dieser Anteil ist nach einer Übersicht von Bond und Kollegen (2008), die 6 methodisch hochwertige Studien berücksichtigte, zwischen 39 und 66 Prozent anzusiedeln [208]. SE-Programme mögen nicht in jedem Falle angemessen sein und müssen weiter verbessert werden. Eine enge Zusammenarbeit mit psychiatrischen Diensten [213;214] oder die Erwägung von kombinierten SE-Angeboten gemeinsam mit kognitivem Training [215] scheinen hier vielversprechende Ansatzpunkte zu sein. Zu bedenken ist auch, dass bei Weitem nicht für alle Menschen mit schweren psychischen Erkrankungen eine Eingliederung in den ersten Arbeitsmarkt ein angestrebtes und realistisches Ziel darstellt [197].

Hinsichtlich des Begriffes *»Pre-vocational-Training«* im beschriebenen Cochrane-Review sei angemerkt, dass die unter diesem Begriff subsumierten Interventionen im Einzelnen deutlich divergieren [203]. Die Bildung *einer* Vergleichsbedingung von PVT – wie sie in dem Review aufgefunden wurde und aus Gründen der Praktikabilität im vorliegenden Kapitel beibehalten wird – geht somit mit gewissen Informationsverlusten einher. Einzelstudien zu berufsbezogenen Trainingsmaßnahmen nach dem *»first train then place«*-Prinzip, wie sie etwa Holzner et al. 1998 oder Watzke et al. 2009 vorgelegt haben, zeigen in jedem Fall, dass diese Maßnahmen im deutschsprachigen Raum wirksam sein können [219;220]. Welche konkreten PVT-Interventionen aber im Einzelnen für welche Patienten besonders geeignet sind, sollte in weiteren kontrollierten Studien noch systematisch erforscht werden. Es gibt deutliche Hinweise, dass zur Verbesserung der Effektivität von PVT bzw. Interventionen nach dem Prinzip des *»first train then place«* **finanzielle Anreize** sinnvoll sind [230]. Weiterhin kann die **Kombination von PVT mit einer psychologischen Intervention** die Ergebnisse verbessern [231]. Auch gibt es vorsichtige Hinweise dafür, dass im Rahmen von PVT-Maßnahmen ein rascher Eintritt in bezahlte, übergangsweise Beschäftigung günstiger ist als ein langsamer, stufenweiser Eintritt nach ausgedehnter Vorbereitungsphase (▶ Erweiterte Handlungsempfehlungen).

> **Empfehlung 13**
>
> Zur Förderung der Teilhabe schwer psychisch kranker Menschen am Arbeitsleben sollten auch Angebote vorgehalten werden, die nach dem Prinzip »erst trainieren, dann platzieren« vorgehen. Diese sind insbesondere für die Teilgruppe schwer psychisch Kranker unverzichtbar, für die eine Platzierung auf dem ersten Arbeitsmarkt (noch) kein realistisches Ziel darstellt. Finanzielle Anreize erhöhen die Wirksamkeit entsprechender Angebote. Die Kombination der Angebote mit Interventionen, die auf Motivationssteigerung abzielen oder ein rasches Überleiten der Programmteilnehmer in bezahlte übergangsweise Beschäftigung erhöht ebenfalls die Wirksamkeit.
> **Empfehlungsgrad: B, Evidenzebene: Ib**

Hinweis: Der Empfehlungsgrad dieser Empfehlung in Bezug auf die angegebene Evidenzebene wurde herabgestuft, da die Studienlage nicht einheitlich genug war, um eine starke Empfehlung zu rechtfertigen.

> **Empfehlung 14**
>
> Die berufliche Rehabilitation sollte noch stärker darauf ausgerichtet werden, den Arbeitsplatzverlust zu vermeiden. Dazu bedarf es beim Auftreten psychischer Erkrankungen eines frühzeitigen Einbezuges entsprechender Dienste bzw. Hilfen.
> **Empfehlungsgrad: KKP**

Erweiterte Handlungsempfehlungen

Maßnahmen der beruflichen Rehabilitation sollen frühzeitig beginnen und an den Prinzipien personenzentrierter, am individuellen Bedarf orientierter Hilfeleistung ausgerichtet sein. Sie sollen über alle verschiedenen Leistungsbereiche und Leistungsträger (Krankenversicherung, Rentenversicherung, Agentur für Arbeit, ARGE, Integrationsämter, Sozialämter) abgestimmt und koordiniert durchgeführt werden. Zur personenzentrierten Abstimmung der Hilfen bedarf es einer engen Vernetzung der sozialpsychiatrischen Gesamthilfeplanung mit der Teilhabeplanung. Zur Umsetzung dieser Aufgabe empfiehlt sich pro Rehabilitand der Einsatz eines persönlichen Ansprechpartners oder Fallmanagers, welcher beim entsprechenden Reha-Träger angesiedelt ist.

Bei der Auswahl von Leistungen zur Teilhabe am Arbeitsleben sollen Eignung, Neigung und bisherige Tätigkeit der psychisch behinderten oder von Behinderung bedrohten Menschen sowie die Lage und Entwicklung auf dem Arbeitsmarkt angemessen berücksichtigt werden. Um den individuell verschiedenen Fähigkeiten, Fertigkeiten und Interessen der Rehabilitanden entgegenzukommen, muss ein differenziertes System von Angeboten mit abgestuften Anforderungsprofilen zur Verfügung stehen. Einer individuellen und gezielten beruflichen Beratung, die frühzeitig im Rehabilitationsprozess zur Klärung der beruflichen Perspektive stattfindet, muss hohe Priorität eingeräumt werden [232].

Maßnahmen der beruflichen Rehabilitation sollen nach Möglichkeit wohnortnah bzw. betriebsnah zur Verfügung stehen. Ein hoher Grad an Integration psychiatrischer und berufsrehabilitativer Dienste ist anzustreben. Generell sollen berufliche Rehabilitationsmaßnahmen so konzipiert sein, dass in ihrem Umfeld ein ausreichendes Angebot flankierender Hilfen (z. B. Wohnmöglichkeiten, Tagesstätten) verfügbar ist.

Empfehlung 15

Das Vorhandensein einer abgeschlossenen Ausbildung ist als Grundlage für die Teilhabe am Arbeitsleben für Menschen mit schweren psychischen Erkrankungen von enormer Wichtigkeit. Daher sollten reguläre betriebliche und sonstige Ausbildungsangebote wohnortnah und mit entsprechenden flankierenden Unterstützungsangeboten zur Verfügung stehen.
Empfehlungsgrad: KKP

3.2.5 Wohnangebote für psychisch kranke Menschen

Einführung

Die eigene Wohnung ist auch für Menschen mit psychischen Erkrankungen zentraler Lebensort. Sie haben in Bezug auf das Wohnen prinzipiell dieselben Wünsche und Bedürfnisse wie andere Menschen auch [233], benötigen jedoch in unterschiedlichem Ausmaß Unterstützung. Betreute Wohnformen sind eine Hilfe zur Selbsthilfe für Menschen, die aufgrund ihrer schweren psychischen Erkrankung und deren Folgen nicht in der Lage sind, ihre persönliche Lebenssituation ohne professionelle Hilfe zu bewältigen.

- **Statement 2**

Im Jahr 1987 definierte das National Institute of Mental Health (NIMH) den Begriff supported housing (betreutes Wohnen) wie folgt: Betreutes Wohnen ist fokussiert auf die Bedürfnisse und Wünsche der Patienten mit schweren psychischen Erkrankungen, wendet individualisierte und flexible Rehabilitationsprozesse an und berücksichtigt das Recht auf ein normales festes Wohnverhältnis und die Stabilisierung der Kontakte zum sozialen Netz [17].

Diese Definition findet sich ähnlich wieder in den »Grundsätzen zur Versorgung von Menschen mit psychischen Erkrankungen in Bayern« [234]. *»Betreutes Wohnen soll die Eingliederung von Menschen mit schweren psychischen Erkrankungen im häuslichen Umfeld fördern. Neben der Bearbeitung krankenhausspezifischer Problemstellungen werden Unterstützungsleistungen vor allem im Bereich der Selbstverantwortung, der Kommunikation, Kontaktfindung und Alltagsbewältigung sowie der Krisenintervention erbracht«.*

Vor Beginn der Psychiatriereform lebten psychisch Kranke oft in sogenannten Langzeitbereichen der psychiatrischen Fachkrankenhäuser. In den letzten Jahrzehnten gab es allerdings große Veränderungen in der Behandlung, einschließlich derer im Bereich des betreuten Wohnens. Die Anzahl der Patienten mit Langzeitbehandlungen stieg, es erhöhte sich auch der Bedarf an betreuten Wohnformen [17].

In verschiedenen Ländern wurden die Auswirkungen der Veränderungen der langfristigen Wohnsituation psychisch Kranker untersucht. Im Rahmen einer kontrollierten Studie (**TAPS,** *Team for the Assessment of Psychiatric Services*) wurden 700 Langzeitpatienten über 5 Jahre nach Enthospitalisierung aus 2 Londoner Krankenhäusern begleitet. Bei den einzelnen Patienten zeigten sich Verbesserungen hinsichtlich des sozialen Funktionsniveaus sowie der Reduzierung der Negativsymptomatik [235]. In Italien wurden nach 1987 alle Patienten, die eine Langzeitbehandlung benötigen, in sogenannte **NHRFs** entlassen (*non-hospital residential facilities*). Dies entspricht dem Modell des betreuten Wohnens. In der 3-Phasen-Studie **PROGRES** wurden Bewohner aller NHRFs befragt. Ziel war es, Informationen über den Status in den einzelnen NHRFs zu gewinnen und den Zusammenhang zwischen dem betreutem Wohnen und sozioökonomischen Indikatoren zu ermitteln. Die verschiedenen Wohnformen in NHRFs schließen Wohngruppen, betreutes Einzelwohnen und Wohnheime ein. Die Ergebnisse zeigten, dass insgesamt 2,98 Betten/10.000 Einwohner zur Verfügung stehen und 73,4 % der NHRFs eine hohe Intensität der Betreuung anbieten. Die Patienten waren zwischen 40 und 59 Jahre alt – und weniger als 80 % litten an Suchtstörungen. Das Ergebnis zeigte, dass in Regionen mit geringer Arbeitslosigkeit mehr Patienten in betreuten Wohnformen leben [236].

Betreute Wohnformen bilden die Alternative für langfristige Hospitalisierungen. Die Psychiatriereform in Deutschland hat zu einem Aus- und Aufbau betreuter Wohnmöglichkeiten für psychisch kranke Menschen geführt [237; 238]. **Teilhabe und Selbstständigkeit der Betroffenen sind die primären Ziele einer betreuten Wohnform**. Dabei können die verschiedenen Wohnformen in betreutes Einzelwohnen, betreute Wohngruppen, den dezentralen Wohnverbund, Wohn- und Pflegeheime, Übergangseinrichtungen, soziotherapeutische Einrichtungen und die Familienpflege unterteilt werden (▶ Kap. 4).

Evidenz zu betreuten Wohnangeboten

Obwohl die Bedeutung des betreuten Wohnens für Menschen mit schweren psychischen Erkrankungen erkannt wurde, wurde deutlich, dass es in diesem Bereich wenig wissenschaftliche Untersuchungen gibt. Es liegt bisher lediglich eine geringe Anzahl an Studien vor, eine Vergleichbarkeit der Ergebnisse ist kaum gegeben. Es besteht mehr Bedarf an randomisierten und kontrollierten Studien, welche die Effektivität der einzelnen Interventionen bei schwer psychisch erkrankten Menschen untersuchen.

> **Evidenz**
> **A) Systematische Reviews**
> - Macpherson 2009 (Cochrane-Review): Einschluss einer randomisierten kontrollierten Studie
> - Chilvers 2006 (Cochrane-Review): Keine Studien eingeschlossen
> - Kyle und Dunn 2008: Einschluss von 4 randomisierten kontrollierten Studien
> - Taylor und Killaspy 2009: Einschluss von 18 Studien
> - Bitter und Kollegen 2009: Einschluss von 11 Studien
> - NICE clinical guideline Schizophrenie 2009: Keine Studien eingeschlossen
>
> **B) Randomisierte kontrollierte Studien**
> - Knapp und Beeacham 1994
>
> **C) Nichtrandomisierte Einzelstudien**
> - Im quasi-experimentellem Design (Vergleich verschiedener Wohnformen untereinander):
>   – Priebe 2009
>   – Kallert 2007
> - Enthospitalisierungsstudien:
>   – Kaiser 2001
>   – Franz 2001
> - Weitere Einzelstudien:
>   – Leisse und Kallert 2003
>   – Richter 2010

A Evidenz aus systematischen Reviews

Ein neuerer Cochrane-Review untersuchte die **Effektivität von 24-h-Betreuung im Vergleich zur routinemäßigen stationären Behandlung** mit dem Ziel der Entlassung in ein unabhängiges Wohnverhältnis [239]. Eingeschlossen wurde eine randomisierte kontrollierte Studie aus dem Jahr 1987, welche 22 Patienten mit einer Schizophrenie einschloss. In der *Interventionsgruppe (11 Patienten)* wurden die Patienten in ein Wohnheim mit 24-Stunden-Betreuung durch Fachpersonal aufgenommen. Ziel war insbesondere die Förderung bzw. Unterstützung von Selbstversorgungsaktivitäten. Die Patienten der *Kontrollgruppe* erhielten eine übliche stationäre Behandlung. Die statistische Analyse zeigt keine signifikanten Gruppenunterschiede in den Ergebnisparametern. Das **soziale Adaptationsverhalten und die Selbstversorgung der Patienten in der Interventionsgruppe verbesserten sich** nach Angaben der Autoren. Die Patienten der Interventionsgruppe waren **zufrieden mit ihren Mitbewohnern und der ausreichenden Einhaltung der Privatsphäre**. Allerdings legten die Autoren keine quantitativen Daten vor. Aufgrund der Angaben der Patienten wurde davon ausgegangen, **dass bei denjenigen Patienten, die in einer 24 Stunden betreuten Einrichtung lebten, die häuslichen Fähigkeiten verbessert, mehr unterschiedliche Gemeindeeinrichtungen aufgesucht wurden sowie eine größere Beteiligung an konstruktiven Aktivitäten erreicht wurde**. Die Ergebnisse sind allerdings nicht quantifizierbar und in ihrer Aussagekraft solide einzuschätzen. Die Reviewer fordern mehr quantitative Evidenz, um Wirksamkeit und gesundheitsökonomische Effekte dieser 24-Stunden-Betreuung im Wohnheim einzuschätzen.

Ein weiterer Cochrane-Review [240] untersuchte die **Wirksamkeit von zwei verschiedenen betreuten Wohnformen** und verglich diese miteinander sowie mit einer »Standardbehandlung«. Einer der betreuten Wohnangebote (*supported housing*) zeichnete sich dadurch aus, dass die Patienten ihren eigenen Wohnraum besitzen, aber zusammen mit anderen Patienten leben. Die Patienten werden zu bestimmten Zeiten vom Fachpersonal betreut. Die zweite untersuchte betreute Wohnform war dadurch gekennzeichnet, dass die Patienten ihren eigenen Wohnraum (eigene Mietverhältnisse) besitzen, diesen aber nicht mit anderen psychisch Erkrankten teilten (*outreach supported schemes*). Diese Patienten erhielten dennoch reguläre Visiten vom Fachpersonal. Da nur randomisierte kontrollierte Studien eingeschlossen werden sollten, wurde keine Studie identifiziert, die den Einschlusskriterien genügte. Damit gab es **keine ausreichende Studienevidenz**. Die Autoren schlussfolgern, dass die persönlichen Präferenzen des Patienten und die zur Verfügung stehenden Ressourcen eine große Rolle in der Wahl der Wohnformen spielen.

Um den **Zusammenhang zwischen betreuten Wohnangeboten und der stationären Krankenhausaufenthaltsdauer, der Lebensqualität sowie der Verbesserung der psychischen Negativsymptomatik** zu untersuchen, werteten Kyle und Dunn (2008) in ihrem Review insgesamt 29 Studien aus [241]. Dabei wurden nur Studien mit Patienten berücksichtigt, die an chronischen psychischen Erkrankungen leiden. Im Rahmen dieser Leitlinie werden ausschließlich die Ergebnisse der 4 randomisierten kontrollierten Studien gezeigt. Die Ergebnisse deuten darauf hin, dass bestimmte Wohnformen Vorteile in der Subgruppe der obdachlosen Patienten mit sich bringen (◘ Tab. 3.10).

Neben den randomisierten kontrollierten Studien wurden 4 quasi-experimentelle Studien eingeschlossen und hinsichtlich der verschiedenen Ergebnisparamter untersucht, welche ähnliche Ergebnisse wiedergeben. Die Ergebnisse von weiteren 17 Studien (prospektive, retrospektive und Querschnittsstudien) werden aufgrund der fehlenden Kontrollgruppen hier nicht berücksichtigt. Trotz der geringen Zahl der randomisierten Studien zeigen die Ergebnisse, dass bei Patienten mit schweren chronischen psychischen Erkrankungen **die Platzierung in einem stabilen Wohnverhältnis die durchschnittliche Krankenhausaufenthaltszeit in Abhängigkeit von der Aufenthaltsdauer in betreuten Wohneinrichtungen pro Jahr verringert**. In einer Studie konnten auch Verbesserungen der sozialen Funktionen gezeigt werden. Die Autoren empfehlen zeitlich nicht limitierte Aufenthalte in einer Wohneinrichtung, insbesondere bei Patienten mit schweren chronischen psychischen Erkrankungen. Kyle und Kollegen kommen zu dem Schluss, dass die stärkste Evidenz zugunsten von betreutem Wohnen für diejenigen Patienten vorliegt, die an schweren chronischen psychischen Erkrankungen leiden und vorher obdachlos waren. Kontrollierte Studien mit verschiedenen Wohninterventionen für Patienten mit schweren chronischen psychischen Erkrankungen ohne die Berücksichtigung von Obdachlosigkeit liegen nicht vor, die unkontrollierten Studien geben Hinweise auf eine positive Wirkung [241].

Tab. 3.10 Effekte von Wohninterventionen auf verschiedene Zielparameter. (Kyle u. Dunn 2008 [241])

	Eingeschlossene randomisierte kontrollierte Studien			
	Lipton 1988 [242]	Dickey 1996 [243]	Seidman et al. 2003 [244], Schutt 1997 [245]	Tsemberis 2004 [246]
	betreutes Wohnen vs. Standardbehandlung	Gruppenwohnen vs. betreutes Einzelwohnen	Gruppenwohnen vs. Einzelwohnen	Wohnheime vs. Übergangseinrichtung
Behandlungsassoziierte Merkmale				
↓ Stationäre Aufenthaltstage/Jahr	+[1]*	~[1]*	k. A.	k. A.
↓ Stationäre Aufenthaltstage/Jahr (in Abhängigkeit von der Dauer des Aufenthaltes in der Einrichtung)	k. A.	~[1]*	k. A.	k. A.
Krankheitsassoziierte Merkmale				
↓ Negativsymptomatik	k. A.	k. A.	k. A.	~*
↑ Neuropsychologische Funktionen	k. A.	k. A.	~*	k. A.
Soziale Funktionen und Lebensqualität				
↑ Exekutive Funktionen	k. A.	k. A.	++	k. A.
↑ Lebensqualität	k. A.	k. A.	~*	k. A.

++ signifikanter Vorteil in Experimentalgruppe gegenüber der Kontrollgruppe
+ tendenzielle Überlegenheit ohne signifikanten Unterschied in Experimentalgruppe gegenüber Kontrollgruppe
~ Ergebnisse vergleichbar in beiden Gruppen
- Nachteil in Experimentalgruppe gegenüber Kontrollgruppe
k. A. keine Angaben zu diesem Outcome-Kriterium
↓ Reduktion
↑ Erhöhung
[1] kleine Stichprobengröße und niedrige FU-Raten
* bei Wohnungslosigkeit

Von Taylor und Kollegen (2009) liegt ein systematischer Review vor, der wichtige **Kernbestandteile einer Wohneinrichtung** für Menschen mit schweren chronischen psychischen Erkrankungen untersuchte [247]. Es wurden 18 Faktoren im Hinblick auf die Ausrichtung und Umgebung der Wohnformen untersucht. Mehrere Studien zeigten, dass **Patienten mit einer längeren Erkrankungsdauer, insbesondere mit der Diagnose einer Schizophrenie eine Wohneinrichtung in einer gemeindenahen Einrichtung bevorzugen. Die Autoren empfehlen, eine geringe Zahl von Patienten pro Wohneinrichtung anzustreben.** Dies belegen sie mit Studienergebnissen, die darauf hinweisen, dass eine hohe Zahl von Patienten innerhalb einer Einrichtung das Stressniveau der einzelnen Bewohner erhöht sowie die Privatsphäre einschränkt. Beruhend auf den Ergebnissen der einzelnen Studien und systematischen sowie deskriptiven Reviews schlussfolgern die Autoren, dass **langzeiterkrankte Patienten in einer gemeindenahen Einrichtung mit einer möglichst geringen Anzahl von Mitbewohnern wohnen sollten.**

Bitter und Kollegen (2009) untersuchten in ihrem Review in Zusammenhang mit der Enthospitalisierung folgende Paramter: Psychopathologie, soziale Behinderung, Bedürfnisse und die Lebensqualität psychisch kranker Menschen [248]. Eingeschlossen wurden 11 quantitative Studien (7 prospektive Längsschnitt-, 4 Querschnittsstudien). In den Ergebnissen stellen die Autoren dar, dass es widersprüchliche Studienergebnisse für die Verbesserung der psychopathologischen Symptome im Verlauf der Enthospitalisierung gibt und damit **keine statistisch signifikanten Unterschiede** dargestellt werden können. Zu einem gleichen Ergebnis kommen die Autoren für die Outcomeparameter – die Verbesserung der sozialen Behinderung und der psychatrische Versorgungsbedarf der Patienten. Die Autoren schlussfolgern, dass nahezu alle Patienten weiterhin in einer 24 Stunden betreuten Wohnform leben und damit eher eine »Um«-Institutionalisierung der Patienten erfolgt ist.

Die NICE-Guideline Schizophrenie (2009) schloss für den Bereich Wohnen keine Studien ein [97].

- **B Evidenz aus randomisierten kontrollierten Einzelstudien**

Eine zusätzlich identifizierte randomiserte kontrollierte Studie untersuchte die **Kosten von *home-based care*** (N=92) im Vergleich zur stationär-psychiatrischen Routinebehandlung (N=97). Eingeschlossen wurden Patienten mit schweren psychischen Erkrankungen zwischen 17–64 Jahren. Die Kosten setzten sich zusammen aus den direkten Kosten für das Wohnen und den erhaltenen Serviceleistungen der Patienten. Das Ergebnis zeigte signifikante Unterschiede zwischen der Interventionsgruppe und der Kontrollgruppe. Schon in den ersten 4 Monaten zeigten sich **signifikante Vorteile für die Patienten, die zuhause wohnten**, da Patienten in *home-based care* weniger stationäre Behandlung in Anspruch nahmen als die Vergleichsgruppe. Signifikante Unterschiede zeigten sich hinsichtlich der **Verringerung der Inanspruchnahme stationärer Aufnahmen und damit verbundener geringerer Kosten in der Interventionsgruppe sowie der Reduzierung der ambulanten Behandlungen**. Allerdings suchten die Patienten der Wohnform (*home-based care*) häufiger andere Behandlungen außerhalb des Krankenhauses auf und hatten hier höhere Kosten [249].

- **C Evidenz aus nichtrandomisierten Einzelstudien**
- ■ ■ **C1 Evidenz aus Studien mit quasi-experimentellem Design (Vergleich verschiedener Wohnangebote untereinander)**

In einer Studie wurde die **Qualität von verschiedenen Wohnformen** bei Patienten mit psychischen Erkrankungen untersucht [250]. Insbesondere sollten Patientencharakteristika im Bezug auf die einzelnen Wohnformen, die Pflege und Betreuung in den einzelnen Wohnformen und die Höhe der entstehenden Kosten verglichen werden. Verglichen wurden folgende Wohnformen:

- **Pflegeheime** (24-h-Betreuung, *care homes*)
- **Betreutes Wohnen** (Betreuung zu bestimmten Uhrzeiten am Tag in einer Einrichtung, ohne Angabe darüber, ob betreutes Einzelwohnen oder Gruppenwohnen vorliegt, *supported housing*)
- **Ambulant betreutes Wohnen** (Patienten leben in eigener Wohnung und erhalten regelmäßig Visiten, *floating support*)
- **Ähnliche Wohngruppen** (Unterkunft und Betreuung, bis zu 3 Patienten und ein Betreuer wohnen zusammen, *adult placement schemes*)

414 Patienten-Fragebögen wurden ausgewertet, dabei zeigten die Ergebnisse, dass 68 % der Patienten vorher in anderen Wohnformen lebten, 80 % psychische Störungen haben und 50 % an Suchtstörungen leiden. Männliche Patienten waren stärker vertreten. Die Wahrscheinlichkeit einer eigenständigen **Selbstversorgung der Patienten war in der Gruppe mit betreutem Wohnen mit 60 % höher**, als in den anderen Gruppen. Patienten in Pflegeheimen konnten nur zu 33 % ihre alltäglichen Aufgaben eigenständig durchführen. Der am häufigsten genannte Wunsch der Patienten über alle Wohnformen hinweg war das Bedürfnis nach guter psychiatrischer Behandlung. Die **durchschnittlichen Kosten pro Woche unterschieden sich zwischen den einzelnen Wohnformen signifikant**. Es ergaben sich durchschnittliche Wohnkosten von £ 542 für Pflegeheime, £ 415 für betreutes Wohnen und £ 202 für ambulant betreutes Wohnen. In Bezug auf die **Betreuungsqualität** und die Bedeutung von psychiatrischen Diensten berichten die Autoren, dass die meisten Patienten unabhängig von den einzelnen Wohnangeboten Unterstützung in der Alltagsbewältigung erhalten, in berufsbezogene Aktivitäten eingebunden werden und 52 % einen »Koordinator« in einem gemeindepsychiatrischen Team haben.

Ähnlich verglichen die Autoren Kallert und Kollegen (2007) in einer weiteren quasi-experimentellen Studie **verschiedene Wohnformen in Dresden (Deutschland)** miteinander [251]:

- **Pflegeheime**: Für die in dieser Einrichtung wohnenden Patienten (N=50) bot sich keine andere adäquate Betreuungsform aufgrund der Krankheitsschwere an. Die Patienten wurden 24 Stunden durch Pflegepersonal, Psychologen und Psychotherapeuten betreut. Die Betreuungsintensität lag bei 1:2.
- **Sozialtherapeutische Einrichtungen**: Patienten wohnten in Gruppen zusammen und wurden 24 Stunden betreut (N=51). Dabei erhielten sie psychiatrische und sozial-therapeutische Behandlungen. Maximale Aufenthaltszeit liegt bei 3 Jahren und die Betreuungsintensität bei 1:3.
- **Ambulant betreutes Wohnen**: Patienten wohnten in eigenen Apartments oder in Gruppen und erhielten einmal pro Woche Visiten von Sozialarbeitern (N=38). Die hier wohnenden Patienten sind in der Lage, unabhängig zu leben.
- **Ohne Betreuung mit Familie lebend:** In dieser Gruppe sind Patienten, die mit ihren Eltern oder eigener Familie wohnen. Diesen Patienten wurde die Teilnahme an der Studie durch ihre Behandler vorgeschlagen (N=50).
- **Ohne Betreuung alleine lebend:** Diese Patienten wohnen allein in ihrer eigenen Wohnung ohne jegliche Betreuung mit Ausnahme ambulanter psychiatrischer Behandlung (N=55).

3.2 · Systeminterventionen

Untersucht wurden die Effekte auf die psychopathologischen Symptome und die subjektive Lebensqualität, der Nutzen insgesamt über alle betreuten Wohnformen sowie die Unterschiede zwischen den einzelnen Wohnformen. Eingeschlossen wurden 244 Patienten ohne Altersbeschränkung, welche zum Großteil an einer Schizophrenie erkrankt waren. Der Beobachtungszeitraum betrug 2 Jahre. Es zeigte sich eine stärkere **Verschlechterung der Negativsymptomatik in der Gruppe derer, die in Pflegeheimen lebten** (◘ Tab. 3.11). Allerdings weisen die Autoren darauf hin, dass dieser Umstand auf die höhere Anzahl von älteren Patienten in dieser Gruppe zurückzuführen sein könnte. Im Gegensatz zeigte sich in der Gruppe der Patienten, die in soziotherapeutischen Einrichtungen wohnten, eine Verbesserung der Negativsymptomatik. Bei Betrachtung aller Outcome-Parameter wird deutlich, dass das Wohnen in Pflegeheimen, soziotherapeutischen Einrichtungen sowie das Wohnen alleine ohne Betreuung geringere Effekte hinsichtlich sozialer Funktionen haben als andere Wohnmöglichkeiten. Mit **steigender Institutionalisierung sinkt offenbar die subjektive Lebensqualität**. Laut Autoren lassen sich mithilfe der vorliegenden Befunde fundierte Entscheidungen bezüglich der Wohnsituation jedoch nicht treffen.

■ ■ **C2 Evidenz aus Enthospitalisierungsstudien**
Im Rahmen der **Berliner Enthospitalisierungsstudie** wurden 66 in das betreute Wohnen entlassene Patienten über 5 Jahre in einem Kontrollgruppendesign begleitet [238]. 77 Patienten hielten sich weiterhin stationär auf (Kontrollgruppe). Die Patienten der Interventionsgruppe waren bei Einschluss im Vergleich jünger, aber fast doppelt so häufig in stationärer Behandlung gewesen und zu einem größeren Anteil an einer Schizophrenie erkrankt. Die psychopathologische Symptomatik war im Mittel um ca. 25 % geringer ausgeprägt. Die Ergebnisse zeigten nach 12–18 Monaten eine **Verbesserung in subjektiven und objektiven Parametern** bei der Gruppe nach Enthospitalisierung. Die Autoren verglichen in einem zweiten Follow-up nach 5 bis 6 Jahren beide Gruppen hinsichtlich der gleichen Outcomeparameter. Berücksichtigt wurden lediglich 24 Patienten, davon 11 Patienten in der Interventionsgruppe und 13 Patienten in der Vergleichsgruppe, die zu diesem Zeitpunkt nicht stationär waren. Die Ergebnisse zeigen **langfristig wenig statistisch signifikante Veränderungen in den subjektiven und objektiven Parametern**. Allerdings weisen die Ergebnisse auf eine im Zeitverlauf geringere **stationäre Aufenthaltsdauer pro Jahr in beiden Gruppen** hin. Außerdem wurde gezeigt, dass die Mortalitätsraten sehr hoch waren. Statistisch signifikante Unterschiede fanden sich nicht.

In einer weiteren **Enthospitalisierungsstudie aus Hessen** wurden die Unterschiede zwischen entlassenen Patienten und weiterhin stationären Patienten untersucht [252]. Untersucht wurde zudem die Fragestellung, ob bestimmte Merkmale der Patienten den Enthospitalisierungsprozess beeinflussen könnten. Entlassen wurden alle nicht mehr krankenhausbehandlungsbedürftigen Patienten, darunter an Schizophrenie erkrankte Patienten als größte diagnostische Gruppe. Das Durchschnittsalter der Patienten lag bei 60 Jahren. Von den untersuchten 266 Patienten konnten nur 60 Patienten enthospitalisiert werden. Dabei wurden 29 Patienten in Heime (Wohn- und Pflegeheime, Altenheime), 23 Patienten in das betreute Wohnen (auf Krankenhausgelände oder in der Gemeinde) sowie 8 Patienten in Formen des betreuten Einzelwohnens entlassen. Die Ergebnisse zeigten, dass Negativsymptomatik und Verhaltensauffälligkeiten kein Hinderungsgrund für eine Enthospitalisierung waren. Allerdings zeigte sich, dass entlassene **jüngere Patienten mit guter medikamentöser Compliance eine erhöhte Selbstständigkeit und eine geringe Anzahl von Krankenhausaufenthalten aufwiesen**. Das Ziel, auch ältere Patienten (> 60 Jahre) zu enthospitalisieren, erscheint damit schwer erreichbar. Die Autoren weisen darauf hin, dass Patientenmerkmale nur einen Teil der Einflussfaktoren auf den Erfolg der Enthospitalisierung liefern und die erreichten Effekte noch nicht groß genug sind, um generell zu entscheiden, welche Patientengruppen entlassen werden können.

■ ■ **C3 Weitere Einzelstudien**
Eine weitere in Deutschland (Dresden) durchgeführte Studie untersuchte in einem 2-jährigen Längsschnittdesign **die subjektive Lebensqualität der Patienten und die Fragestellung der Unterschiede in Abhängigkeit vom Ausmaß der Krankheitsbeeinträchtigung bezogen auf das ambulant betreute Wohnen** [253]. Dabei wurden 36 ambulant betreute Patienten und 47 nichtambulant betreute Patienten, die an Schizophrenie erkrankt waren und in eigener Wohnung lebten, eingeschlossen. Die Autoren stellen fest, dass es keine systematische Beziehung zwischen der psychopathologischen und sozialen Beeinträchtigung und der Zugehörigkeit zur Gruppe der ambulant betreut Wohnenden oder nichtambulant betreut Wohnenden gab. Außerdem ist kein Einfluss auf die subjektive Lebensqualität nachweisbar. Es bestand lediglich ein **signifikanter Einfluss der psychopathologischen-sozialen Beeinträchtigungen auf die subjektive Lebensqualität**. Damit schlussfolgern die Autoren, dass bei Patienten mit höheren psychopathologischen-sozialen Beeinträchtigungen auch eine schlechtere Bewertung der Lebensqualität zu erwarten ist.

In einer aktuellen Studie aus dem deutschsprachigen Raum wurde der **Einfluss verschiedener Wohnformen auf die Lebensqualität** untersucht [254]. Eingeschlossen wurden 941 Patienten aus verschiedenen Wohnformen (stationär geschlossene Wohngruppen – überwiegend Einzelzimmer, stationär offene Wohngruppen – Wohngruppen > 10 Plätze, stationäres Einzelwohnen, ambulant betreutes Wohnen und Familienpflege), wobei der Unterschied zwischen den Gruppen insbesondere in der Betreuungsintensität lag. Neben Patienteninterviews zur Lebensqualität wurden weitere Fragen durch die Betreuer beantwortet. Die meisten Patienten waren männlich und im Durchschnitt 48 Jahre alt. Mehr als die Hälfte der Patienten war an einer primär psychischen Störung erkrankt, wobei 14 % aufgrund einer Suchterkrankung in der Wohnform lebten. Patienten ohne Schulabschluss oder

◘ Tab. 3.11 Effekte von Wohninterventionen auf verschiedene Zielparameter. (Kallert 2007 [251])

Outcome-Maße	Interventionen				
	Pflegeheime	Soziothera-peutische Einrichtungen	Ambulant betreutes Wohnen	Ohne Betreuung mit Familie lebend	Ohne Betreuung, alleine lebend
Krankheitsassoziierte Merkmale					
↓ Psychopathologische Symptome	-*	+	~	~	-[1]
↓ Klinische Probleme	-*	-	~	~	-
Soziale Funktionen und Lebensqualität					
↑ Soziale Beeinträchtigung	~*	~	~	~	-[1]
↓ Soziale Probleme	-*	~	~	~	~
↑ Subjektive Lebensqualität	-*	-	~	~	-

++ signifikanter Vorteil in der Interventionsgruppe im Gegensatz zu den anderen Gruppen insgesamt
+ tendenzielle Überlegenheit ohne signifikanten Unterschied in der Interventionsgruppe gegenüber den anderen Gruppen insgesamt
~ Ergebnisse vergleichbar in allen Gruppen
- Nachteil in dieser Interventionsgruppe gegenüber den anderen Gruppen
↓ Reduktion
↑ Erhöhung
[1] nicht signifikant, kleine Stichprobengröße
*überwiegend ältere Patienten

ohne Berufsausbildung waren in der Gruppe für ambulant betreutes Wohnen unterrepräsentiert. Eine »Öffnung« der Wohnform bzw. »Ambulantisierung« führte zu einer **Steigerung der sozialen Integration sowie einer Senkung der Behinderungsschwere**. Dagegen berichtet der Autor über Ergebnisse, in denen deutlich wird, dass eine höhere Anzahl von Patienten aus dem ambulant betreuten Wohnen vorher mehr stationäre Krankenhausaufenthalte hatte sowie eine fehlende Tagesstruktur (45 %). Trotz der hohen Fallzahl konnten im Bezug auf die Lebensqualität keine Unterschiede zwischen den Wohnformen dargestellt werden. Obwohl die Patienten in geschlossenen-geschützten Bereichen zum größten Teil mit »unzufrieden« und die Patienten in der Familienpflege mit »zufrieden« bewertet haben, konnte keine statistische Signifikanz nachgewiesen werden. Es zeigte sich allerdings eine **Korrelation zwischen der Selbstständigkeit der Patienten und dem Schweregrad der Behinderung, der Aufenthaltsdauer in der Wohnform, dem Alter, der Pflegebedürftigkeit und dem ambulant betreuten Wohnen.**

Zusammenfassung

Die Ergebnisse zu betreuten Wohnformen bei Menschen mit schweren psychischen Erkrankungen sind im Hinblick auf die meisten Zielparameter inkonsistent. Sie sprechen jedoch zum größten Teil dafür, dass unabhängig von der Wohnform durch das Wohnen in betreuten Wohnformen eine **Verringerung der stationären Aufenthaltsdauer** erzielt werden kann. Außerdem kann eine Reduzierung der Krankenhausaufenthaltsdauer durch zeitlich nichtlimitierte Wohnformen erreicht werden [241]. Einzelne erwünschte positive Ergebnisse, wie die **Verbesserung der Negativsymptomatik und eine Verbesserung der Kontakte zum sozialen Netz,** konnten ebenfalls aufgezeigt werden [239;241]. Die Ergebnisse der Berliner Enthospitalisierungsstudie zeigen einen positiven Effekt der Enthospitalisierung in Bezug auf die **Reduzierung**

3.2 · Systeminterventionen

der Krankenhausaufenthaltsdauer pro Jahr in betreuten Wohneinrichtungen [238]. Ähnliche Ergebnisse zeigt auch die Enthospitalisierungsstudie aus Hessen, bei der jüngeres Alter ein prognositisch günstiger Faktor war. Die Daten aus den quasi-experimentellen Studien und Enthospitalisierungsstudien zeigen, dass die **Mehrheit der Patienten in den einzelnen Wohneinrichtungen Männer** sind. Ein einheitlich untersuchtes Zielkriterium in diesen Studien ist die Verbesserung der Lebensqualität. Allerdings gibt es hierzu unterschiedliche Evidenz. Kallert und Kollegen (2007) weisen nach, dass sich mit Zunahme der Institutionalisierung, die Lebensqualität bei den Patienten verschlechtert [251]. In einer weiteren Studie konnte kein signifikanter Zusammenhang zwischen der Verbesserung der Lebensqualität und dem ambulant betreuten Wohnen aufgezeigt werden. Lediglich die Schwere der Erkrankung des Patienten schien einen Einfluss zu haben [253]. Auch Kaiser und Kollegen (2001) schlussfolgern, dass eine langfristige Verbesserung der Lebensqualität bei enthospitalisierten Patienten statistisch nicht nachweisbar sei [238]. Die Studien weisen aber einheitlich darauf hin, dass eine Institutionalisierung mit negativen Effekten verbunden ist.

> **Empfehlung 16**
>
> Mit Zunahme des Institutionalisierungsgrades nehmen unerwünschte Effekte zu und die Lebensqualität ab. Deshalb soll eine Dauerinstitutionalisierung möglichst vermieden werden.
> **Empfehlungsgrad: A**

Hinweis: Dieser Empfehlungsgrad wurde vergeben, da die Mitglieder der Leitliniengruppe vermuten, dass es für die bekannten und umfänglich dokumentierten negativen Effekte der Institutionalisierung aus ethischen Gründen in der Zukunft keine randomisierten und kontrollierten Studien geben wird.

Es besteht weitgehend Konsens, dass Wohnen neben der Arbeit einen **wesentlichen Bestandteil gesellschaftlicher Teilhabe** darstellt. Die Beeinträchtigung der sozialen Teilhabe in den Lebensbereichen Wohnen, häusliches Leben und Freizeitgestaltung ist Teil der Gesundheitsprobleme von Menschen mit schweren psychischen Erkrankungen [13]. Eine frühzeitige Erkennung der Beeinträchtigungen verhindert langfristige Hospitalisierungen sowie Desintegration.

> **Empfehlung 17**
>
> Die Möglichkeit einer Veränderung im Sinne einer Deinstitutionalisierung sollte regelmäßig geprüft werden.
> **Empfehlungsgrad: KKP**

Zusammenfassend stellen die Studienergebnisse dar, dass **betreutes Wohnen unabhängig von der Art der einzelnen Interventionen positive Wirkungen** haben kann. Es ist jedoch keine spezifische Zuordnung der einzelnen Interventionen zu bestimmten Patientengruppen, die am meisten davon profitieren, möglich. Unter diesem Aspekt sollte auch berücksichtigt werden, dass es Patienten gibt, die erhebliche Probleme in der Beziehungsfähigkeit aufweisen.

> **Empfehlung 18**
>
> Differenzierte Wohnangebote sollten für Menschen mit schweren psychischen Erkrankungen zur Förderung von Teilhabe und Selbstständigkeit zur Verfügung stehen. Die Entscheidung für die Art der Betreuung und die Form des Wohnens sollte in Abhängigkeit von dem individuellen Hilfebedarf der Patienten und den Einschätzungen der unmittelbar an der Behandlung und Betreuung Beteiligten, unter Einschluss der Fachärzte für Psychiatrie und Psychotherapie sowie des sozialen Umfeldes, insbesondere der Angehörigen, erfolgen.
> **Empfehlungsgrad: 0, Evidenzebene: III**

Die primären Ziele der betreuten Wohnformen sind die Teilhabe am sozialen Leben und die Selbstständigkeit des Patienten. **Eine weitere Verselbstständigung kann durch das Wohnen in ambulant betreuten Wohnformen angestrebt werden, wobei Wohnheime eher als Alternative betrachtet werden sollten** (▶ Erweiterte Handlungsempfehlungen). Um die Ziele zu verwirklichen, ist bei einer Entlassung in eine betreute Wohnform die Betrachtung der sozialen Beziehungen bzw. Lage der Einrichtung von Bedeutung [255]. Es wurde bereits frühzeitig auf die Gefahren fehlender gemeindenaher Nachsorgeeinrichtungen hingewiesen [256].

> **Empfehlung 19**
>
> Betreute Wohnformen sollten möglichst gemeindenah orientiert sein, um soziale Kontaktmöglichkeiten der Patienten und Patientinnen zu erhalten bzw. zu fördern.
> **Empfehlungsgrad: KKP**

3.3 Einzelinterventionen

3.3.1 Psychoedukative Interventionen für Betroffene und Angehörige, Peer-to-peer-Ansätze und Trialog

Einführung
Unter dem **Begriff der Psychoedukation** werden systematische didaktisch-psychotherapeutische Interventionen zusammengefasst, die dazu geeignet sind, »Patienten und ihre Angehörigen über die Krankheit und ihre Behandlung zu informieren, ihr Krankheitsverständnis und den selbstverantwortlichen Umgang mit der Krankheit zu fördern und sie bei der Krankheitsbewältigung zu unterstützen.« Die in der Verhaltenstherapie verwurzelte Psychoedukation bildet im Rahmen der Psychotherapie denjenigen Interventionsbestandteil ab, »bei dem die aktive Informationsvermittlung, der Erfahrungsaustausch unter den Betroffenen und die Bearbeitung allgemeiner Krankheitsaspekte im Vordergrund stehen« ([257], S. 3). Psychoedukationsangebote werden auch in der DGPPN S3-Behandlungsleitlinie Schizophrenie behandelt ([1], S. 110–126).

> **Empfehlung 20**
>
> Jeder Betroffene mit einer schweren psychischen Erkrankung hat über die gesetzliche Aufklärungspflicht der Behandelnden hinaus ein Recht darauf, situationsgerechte Informationen zu seiner Erkrankung, deren Ursachen,

Verlauf und den verschiedenen Behandlungsalternativen vermittelt zu bekommen. Die Informiertheit des Patienten ist Grundlage kooperativer klinischer Entscheidungsfindung und Voraussetzung gesundungsfördernden Verhaltens. Menschen mit Migrationshintergrund sollten diese Informationen in ihrer Muttersprache erhalten können (vgl. auch S3-Behandlungsleitlinie Schizophrenie der DGPPN [1]).
Empfehlungsgrad: KKP

Der Begriff *psychoeducation* wurde erstmals durch Anderson (1980) in Zusammenhang mit einer Kombination von informativer Aufklärung der Patienten über die Erkrankung und die medikamentöse Behandlung in Verbindung mit Ansätzen eines Fertigkeitentrainings und einer Angehörigenberatung verwendet [258]. Die Notwendigkeit der Entwicklung psychoedukativer Ansätze ergab sich aus der Zunahme verschiedener Interventionsmöglichkeiten, was eine größere Entscheidungskompetenz und Mitwirkungsfähigkeit der Betroffenen erforderte.

Aufgrund der großen **Bedeutung der Angehörigen**, deren persönlicher Belastung und Bedarf, Fähigkeiten zu entwickeln, mit der Erkrankung und allen damit verbundenen Problemen umzugehen, wurden zunehmend Konzepte entwickelt, in denen diese miteinbezogen wurden. Dabei können grundsätzlich alle Angehörigen unabhängig vom Verwandtschaftsverhältnis sowie andere relevante Bezugspersonen einbezogen werden. Voraussetzung ist nach Möglichkeit das Einverständnis der Patienten. Familiengruppen, patientenzentrierte Angehörigengruppen bzw. bifokale Gruppen beziehen Patienten und Angehörige gleichermaßen ein. Daneben existieren Ansätze separater Angehörigengruppen, ohne gleichzeitige Einbeziehung der Patienten (unifokaler Ansatz).

- **Statement 3**

Die einzelnen Angehörigen (Eltern, Geschwister, Partner, Kinder) bringen jeweils unterschiedliche Bedürfnisse, Konflikte und Fragen mit, die jeweils verschiedene Perspektiven eröffnen (präventiv: Kinder, Geschwister; protektiv: Belastungserleben

> **Erweiterte Handlungsempfehlungen**
>
> Betreute Wohnformen umfassen verschiedene Formen der Betreuung und des Wohnens. Grundsätzlich ist zu unterscheiden zwischen ambulanter Betreuung, bei der die Betreuungsleistung von der Wohnung getrennt finanziert wird (wobei viele Träger sowohl die Wohnung als auch die ambulante Betreuung anbieten), und stationärer Betreuung im Heim, bei der Wohnen, Unterkunft und Verpflegung gemeinsam finanziert werden. Wohnheime sind Einrichtungen der Eingliederungshilfe für Menschen mit Behinderung, Pflegeheime sind Einrichtungen für pflegebedürftige Menschen.
>
> Wohnen können Menschen allein, mit Partnern oder Familienangehörigen zusammen, in Familienpflege oder in Gruppen von Menschen mit psychischen Beeinträchtigungen. Wohngruppen oder Wohngemeinschaften nutzen die fördernde und fordernde Wirkung des Zusammenlebens. Die Betreuungsdichte soll sich unabhängig von der Wohnform am individuellen Bedarf orientieren. Allerdings sind die Möglichkeiten einer am Individuum orientierten Ausgestaltung in den Bundesländern unterschiedlich. Grundsätzlich ist aber ein Hilfeplan- oder Gesamtplanverfahren erforderlich.
>
> Dezentrale, gemeindeintegrierte Wohnformen mit kleinen Wohneinheiten sollen bevorzugt genutzt werden. Das betreute Wohnen in Familien (BWF, ehemals psychiatrische Familienpflege) kann eine Alternative zur Heimversorgung darstellen.

von Eltern und Partnern; rehabilitativ: familiäre Bindung als positiver Prognosefaktor, informativ: Freunde als weiterer Teil des sozialen Umfeldes) und eine Zusammenarbeit im regionalen Netzwerk erfordern.

Bei McFarlane und Kollegen (2003) findet sich ein Überblick über eine Reihe verschiedener psychoedukativer Familieninterventionsmodelle [259]. Der Ansatz des *behavioral family managements* [260] ist nach Einschätzung der Autoren am stärksten verhaltenstherapeutisch orientiert und verfolgt nach einer Analyse der Stärken und Bedürfnisse der einzelnen Familienmitglieder sowie der Familie als Ganzes im Rahmen einer Einzel-Familien-Intervention im häuslichen Setting ein psychoedukatives Vorgehen ergänzt durch das Vermitteln von Strategien für eine verbesserte Kommunikation sowie einen hilfreicheren Umgang mit entstehenden Problemen. Anderson und Kollegen entwickelten das Modell der *family psychoeducation* [258], eine Intervention für Angehörige und Patienten gleichermaßen. Im Mittelpunkt stehen psychoedukative Inhalte, Ansätze zur Rückfallprävention, die Erarbeitung von Problemlösestrategien sowie die Verbesserung sozialer Fertigkeiten auf der Basis der individuellen Bedürfnisse von Patienten und Angehörigen. Der Ansatz von *psychoeducational multifamily groups* (PMFG) vereint Aspekte von *family psychoeducation*, *family behavioral management* und Mehrfamilienmodellen und damit die Vorteile aller Ansätze. Drei Phasen umfassen zunächst die individuelle Arbeit mit jeder Familie im Einzelsetting, der sich im weiteren Verlauf stark psychoedukativ geprägte Familiengruppeninterventionen anschließen. Daneben werden Veränderungsprozesse auf der Ebene der intrafamiliären Kommunikation angestrebt. In einer letzten Phase zielt die Intervention auf die Bildung von Netzwerken zwischen den teilnehmenden Familien, mit dem Ziel eines längeren zeitlichen Bestehens von sozialen Kontakten und gegenseitiger Unterstützung. *Angehörigengruppen* nach Leff und Kollegen [261] schließen ausschließlich Angehörige ein und kombinieren in ihrem Ansatz die Arbeit mit einzelnen Familien und Familiengruppen, in denen neben der Psychoedukation der Austausch untereinander eine große Rolle spielt. Von hoher Flexibilität profitiert das Konzept der *family consultations* [262;263], das darauf ausgerichtet ist, in Abhängigkeit aktueller und individueller Bedürfnisse der Familien resilienzfördernde Informationen und Handlungsoptionen zur Verfügung zu stellen. Daneben wurden verschiedene Kurzzeitmodelle entwickelt und evaluiert [264–266].

Parallel zu den bisher beschriebenen Entwicklungen aus dem angloamerikanischen Sprachraum hat sich in Deutschland ein psychoedukatives Behandlungsverfahren etabliert, das die essenziellen Informations- und Copingelemente in ein Programm von 8–10 Gruppensitzungen integriert.

Im Rahmen der 1996 gegründeten Arbeitsgruppe »Psychoedukation bei schizophrenen Erkrankungen« wurden zunächst Konzepte zur Behandlung der Schizophrenie und schizoaffektiven Störungen erarbeitet. Grundsätzliche Prinzipien der Psychoedukation gelten darüber hinaus jedoch auch zur Behandlung anderer psychiatrischer Krankheitsbilder und lassen sich ferner in diagnoseübergreifende Programme übertragen. Inzwischen existiert eine Fülle an Manualen störungsspezifischer Psychoedukation bei Angststörungen, bipolaren Störungen, Depressionen, Persönlichkeitsstörungen, Zwangsstörungen und komorbiden Störungen sowie zur Psychoedukation diagnoseübergreifender Gruppen [267].

Während es unstrittig ist, dass Betroffene und deren Familien bzw. Angehörige in allen Stadien von Planung, Angebot und Evaluation psychiatrischer Hilfeangebote miteinbezogen werden sollen [268;269], gehen die Ansichten über das Ausmaß einer gleichberechtigten Beteiligung auseinander. **Psychiatrie-Erfahrene** werden heute als Experten in eigener Sache angesehen, während Angehörige eine wichtige Funktion bei der Alltagsbewältigung und Rückfallverhütung haben, und professionell Tätige über das therapeutische Know-how verfügen. Diese Kompetenzen werden durch den sogenannten **Trialog** gemeinsam genutzt, indem Raum und Struktur für eine gleichberechtigte Begegnung von Erfahrenen, Angehörigen und professionell Tätigen in Behandlung, Öffentlichkeitsarbeit, Antistigmaarbeit, Lehre, Forschung, Qualitätssicherung und Psychiatrieplanung geschaffen wird. **Psychoseminare** sind eine Form des Trialogs, wobei dieser nicht nur in Seminaren stattfindet. Sie sind Gesprächsforen, die auf eine gleichberechtigte Verständigung über Psychosen und andere schwere psychische Erkrankungen zielen und beabsichtigen, ein besseres, ganzheitliches Verständnis für die Erkrankung zu entwickeln und damit auch die Arbeit der Psychiatrie zu verändern. Sie dienen nicht in erster Linie der Psychoedukation oder anderen Formen der Informationsvermittlung, fördern jedoch vor allem auch einen gegenseitigen Erfahrungsaustausch und Einblicke in das Erleben der Betroffenen. Psychoseminare unterscheiden sich von traditionellen Formen der Psychoedukation beispielsweise hinsichtlich der Zielsetzung, des Prinzips des Austauschs der drei beteiligten Gruppen Betroffener, Angehöriger und Behandler auf Augenhöhe, des Fehlens eines vorgegebenes Manuals, des Prinzips gegenseitigen Lernens und der Veränderung der Haltungen der an der psychiatrischen Arbeit Beteiligten und der besonderen Antistigma-Orientierung. Es geht dabei um eine wechselseitige Fortbildung, den gegenseitigen Abbau von Vorurteilen und das Bemühen um eine gemeinsame Sprache. Oft kommt es dabei zu einem Erfahrungsaustausch und zu Lerneffekten zwischen Patienten und Angehörigen bzw. Therapeuten [270]. Für Studierende birgt das Psychoseminar die Chance, die Vielfalt und Komplexität des psychotischen Erlebens frühzeitig kennenzulernen. Die trialogische Zusammenarbeit fördert daher das gegenseitige Verständnis für die mit der schweren psychischen Erkrankung verbundenen Probleme sowie die Generierung von allseitig akzeptierbaren Lösungen. Auf Seiten der Betroffenen stellt der Trialog zudem eine Option zu mehr Verantwortungsübernahme dar und hat eine aktive Selbstbestimmung und die Verbesserung der Fähigkeit zum Selbstmanagement zur Konsequenz. Ein günstiger Krankheitsverlauf wird wahrscheinlicher, oft auch im Sinne einer Bereitschaft bzw. Fähigkeit, gesund mit Krankheit zu leben. Psychoseminare sind allerdings keine Therapie im engeren Sinne. Trialogisches Handeln ist wichtig für die Beziehungsgestaltung bei einzelnen therapeutischen Interventionen, aber auch im gesamten Hilfesystem bei schweren psychischen Erkrankungen. Es wird durch therapeutische Kontinuität begünstigt. Aus manchen Psychoseminaren entwickeln sich langfristig produktive Antistigma-Projekte; die gemeinsamen Anstrengungen gegen öffentliche Vorurteile erscheinen als logische Konsequenz aus dem Abbau der wechselseitigen Vorbehalte.

- **Statement 4**

Im Rahmen der Informationsvermittlung, aber auch für die Beziehungsgestaltung im gesamten Hilfesystem ist die trialogische Zusammenarbeit zwischen Betroffenen, Angehörigen und professionell Tätigen besonders wichtig. Sie ist eine wesentliche Voraussetzung für eine offene, vertrauensvolle und erfolgreiche Kooperation aller Beteiligten, auf deren Basis gemeinsame Interessen und Behandlungsziele verfolgt werden können. Ergebnisse der trialogischen Zusammenarbeit beschränken sich nicht nur auf die individuelle Therapiebeziehung, sondern haben Auswirkungen auf die angemessene Darstellung der Interessen der Patienten und Angehörigen in der Öffentlichkeit und Politik, auf die Qualitätsförderung und auf die Fortentwicklung der Versorgungsstrukturen. Das sog. Psychoseseminar ist dafür ein gutes Übungsfeld.

> **Empfehlung 21**
>
> Psychoedukation kann auch im Rahmen von Trialogforen und Psychoseseminaren angeboten werden.
> **Empfehlungsgrad: KKP**

Die folgenden Beschreibungen stützen sich auf das Konsensuspapier »Psychoedukation bei schizophrenen Erkrankungen« [257], deren Herausgeber die gleichnamige Arbeitsgruppe und dessen inhaltliche Ausrichtung für die psychoedukative Arbeit im deutschsprachigen Raum wegweisend ist. Die Arbeitsgruppe »Psychoedukation bei schizophrenen Erkrankungen« leitet in ihrem Konsensuspapier folgende **Teilziele** aus dem übergeordneten Ziel der Gesundheitsförderung der Patienten mit schizophrener Erkrankung, einschließlich der Stärkung von Ressourcen und eines informierten selbstverantwortlichen Umgangs mit der Erkrankung, ab:

- Verbesserung des Informationsstandes beim Patienten bezüglich der Diagnose, der Ursache, des Verlaufs und der Behandlungsmöglichkeiten der Erkrankung,
- Aufbau eines funktionalen Krankheitskonzeptes,
- Befähigung zu einer kompetenten Mitentscheidung hinsichtlich der Behandlungsoptionen,
- emotionale Entlastung der Patienten,
- Förderung der langfristigen Behandlungsbereitschaft bei den Patienten,
- Verbesserung der Fähigkeiten zur Bewältigung von Krisen,
- Gewinnen von Sicherheit im Umgang mit der Erkrankung sowie
- Erhöhung der Selbstwirksamkeit.

Auch in der **Arbeit mit den Angehörigen** der erkrankten Patienten stehen Informationsvermittlung, Förderung erforderlicher Kompetenzen zum Umgang mit der Erkrankung sowie emotionale Entlastung der Angehörigen im Vordergrund. Darüber hinaus stellen die Förderung einer dauerhaften Kooperationsbereitschaft mit allen an der Behandlung Beteiligten sowie die Verbesserung der innerfamiliären Interaktion insbesondere im Hinblick auf die Erkrankung wichtige Teilziele dar [257].

Im Konsensuspapier der Arbeitsgruppe »Psychoedukation bei schizophrenen Erkrankungen« sind weiterhin **Struktur und Inhalte von Psychoedukation** bei schizophrenen Erkrankungen definiert. Auf der Grundlage der individuellen Erfahrungen der Betroffenen und unter Respektierung ihrer subjektiven Krankheitskonzepte werden 3 Elemente betont. So werden in den einzelnen Sitzungen allgemeines Hintergrundwissen (z. B. Krankheitskonzept, Symptomatik, Verlauf und therapeutische Möglichkeiten) und darüber hinaus praktisches Handlungswissen (z. B. Frühwarnzeichen, Bewältigungsstrategien, Rückfallvorbeugung, Notfallpläne) erarbeitet. Daneben wird Raum zur emotionalen Entlastung der Betroffenen geschaffen. Zentrale emotionale Themen können beispielsweise Schamgefühle, Schuldgefühle, Resignation, Enttäuschung und Hilflosigkeit sein [257].

Die Autoren führen zudem **emotionale Themen** auf, die insbesondere für **Angehörigengruppen** von Bedeutung sein können [257]:

- »mad-bad«-Dilemma,
- eigene Abgrenzung und das Recht auf eigene Lebensgestaltung,
- Entlastung von Schuld- und Schamgefühlen,
- protektive Funktion des Familienklimas,
- »aggressive Gefühle« den Patienten gegenüber,
- Erfahrungsaustausch untereinander,
- Relativierung der vermeintlichen Einmaligkeit des persönlichen Schicksals,
- »Burn-out« sowie
- mangelnde Anerkennung der Versorgungsleistung der Angehörigen.

Psychoedukation kann selbstverständlich keine Psychotherapie ersetzen. Bei Fokussierung emotional belastender Themen soll eine Überforderung und emotionale Destabilisierung der Betroffenen vermieden werden. Psychoedukation kann dabei unterstützen, Patienten und Angehörige für eine entsprechend indizierte Psychotherapie zu sensibilisieren [257].

Grundsätzlich sollte **Psychoedukation für alle Patienten mit schweren psychischen Störungen** anwendbar sein. Berücksichtigung bei Art und Weise der Durchführung sollten allerdings individuelle Voraussetzungen, Belastungsvermögen und andere mit der Erkrankung im Zusammenhang stehende Besonderheiten finden (Konzentration, Gruppenfähigkeit, produktive psychotische Symptomatik u. a.). Darüber hinaus sollte einer durch die Einsicht in mögliche Krankheitsverläufe entstehenden oder verstärkten Depressivität und Suizidalität besondere Beachtung geschenkt werden. Psychoedukation kann in allen Behandlungssettings (stationär, teilstationär, ambulant) Anwendung finden. Die einzelnen Sitzungen werden in der Regel von einem Therapeuten und einem oder mehreren Ko-Therapeuten geleitet. Ein **bewährter Ablauf** setzt sich aus folgenden Komponenten zusammen: Begrüßung, Eröffnungsrunde, Wiederholung vergangener Inhalte, Erarbeitung aktueller Themen, Zusammenfassung und Feedbackrunde. Unterschiedliche Medien wie Flipchart, Videos, DVDs, Broschüren, Bücher, Informations- und Arbeitsblätter etc. unterstützen eine hilfreiche Aufbereitung und Präsentation der einzelnen Themen. Psychoedukation erfordert neben einer von Empathie, Echtheit und Wertschätzung geprägten Haltung der Therapeuten die Anwendung unterschiedlicher psychotherapeutischer Techniken auf der Basis verhaltenstherapeutischer Grundprinzipien, unter Einbeziehung gesprächspsychotherapeutischer Elemente. Neben der Vermittlung krankheitsbezogener Informationen finden auch übende Elemente, wie beispielsweise Rollenspiele, Anwendung [257].

Evidenz zu psychoedukativen Behandlungsansätzen

Psychoedukation ist nicht klar gegen Familieninterventionen abgrenzbar, da Familieninterventionen oftmals auf psychoedukativen Interventionen basieren. Familieninterventionen wiederum zeigen eine Überlappung mit familientherapeutischen Ansätzen im Sinne psychotherapeutischer Interventionen. Die vorliegende S3-Leitlinie betrachtet psychosoziale Interventionen und versucht dabei, psychotherapeutische Ansätze explizit auszuschließen. Das heißt, es wird im Folgenden primär Evidenz aufgeführt, die auf Studien mit psychoedukativen Behandlungsansätzen basiert. Um jedoch der Tatsache Rechnung zu tragen, dass der Einbezug von Angehörigen dabei eine zentrale Rolle spielt, wurden auch Studien mit dem Fokus auf Familieninterventionen eingeschlossen. Dabei wurden Arbeiten ausgeschlossen, deren Schwerpunkt eindeutig beim familientherapeutischen Ansatz ohne psychoedukative Komponente lag. Darüber hinaus gibt es Überschneidungen mit dem Training sozialer Fertigkeiten. Einzelne Bausteine wie beispielsweise Symptom- und Medikationsmanagement sind gleichermaßen auch Bestandteile von Psychoedukation.

> **Evidenz**
> Arbeiten, die ihren primären Fokus auf Psychoedukation richten:
> **A) Reviews und Metaanalysen**
> - Pekkala und Merinder 2002 (Cochrane-Review): Einschluss von 10 Studien
> - Lincoln 2007: Einschluss von 18 Studien
> - Metaanalyse der NICE clinical guideline Schizophrenia 2009: Einschluss von 21 Studien
>
> Arbeiten zu Familieninterventionen, die Psychoedukation als eine Komponente einschließen:
> **B) Reviews und Metaanalysen**
> - Barbato und D'Avanzo 2000: Einschluss von 25 Studien
> - Pitschel-Walz 2001: Einschluss von 25 Studien
> - Pilling 2002: Einschluss von 18 Studien
> - Pfammatter 2006: Einschluss von 31 Studien
> - Pharoa 2006: Einschluss von 43 Studien
>
> **C) Aktuelle randomisierte kontrollierte Studien zu psychoedukativen Behandlungsansätzen bei Patienten mit schizophrenen Erkrankungen**

- Magliano 2006 (Italien): psychoedukative Familiengruppen
- Aguglia 2007 (Italien): gemeinsame psychoedukative Gruppen für Patienten und Angehörige
- Carrà 2007 (Italien): psychoedukative Angehörigengruppen
- Gutiérrez-Maldonado und Caqueo-Urízar 2007/Gutiérrez-Maldonado 2009 (Chile): psychoedukative Angehörigengruppen
- Nasr und Kauasar 2009 (Pakistan): individuelle Familienpsychoedukation
- Chien und Wong 2007 (China): psychoedukative Familiengruppen
- Chan 2009 (China): gemeinsame psychoedukative Gruppen für Patienten und Angehörige

D) Randomisierte kontrollierte Studien zu psychoedukativen Behandlungsansätzen bei Patienten mit bipolaren Erkrankungen
- Perry 1999 (Großbritannien): individuelle Psychoedukation für Patienten
- Colom 2003/2009 (Spanien): Gruppenpsychoedukation für Patienten
- Honig 1997 (Niederlande): Mehrfamilien-Psychoedukation
- Miklowitz 2003 (USA): Familienpsychoedukation im häuslichen Setting
- Reinares 2008 (Spanien): psychoedukative Angehörigengruppen
- Rea 2003 (USA): Familienpsychoedukation

- **A Evidenz aus systematischen Reviews und Metaanalysen zur Effektivität primär psychoeduaktiver Behandlungsansätze**

Bei Betrachtung der relevanten Metaanalysen zeigt sich, dass es erwartungsgemäß einige Überschneidungen hinsichtlich der eingeschlossenen Studien gibt. Alle Übersichtsarbeiten schlossen ausschließlich Studien ein, in denen Psychoedukation in einer direkten und interaktiven Form darauf zielte, Informationen zu vermitteln, Patienten und möglicherweise deren Angehörige zu unterstützen und dabei individuelle Bedürfnisse zu beachten. Hinsichtlich **allgemeiner Merkmale** sind die eingeschlossenen Studien vergleichbar. Mehrheitlich wurden Patienten mit einer Erkrankung aus dem schizophrenen Formenkreis untersucht, seltener Patienten mit schweren affektiven oder anderen psychotischen Störungen. Die untersuchten Populationen umfassten überwiegend Männer zwischen ca. 18 und 60 Jahren. Hinsichtlich der **Kontrollinterventionen** ergibt sich eine breite Varianz. In zwei der Metaanalysen wurden ausschließlich Standardbehandlungen (*treatment as usual*), Wartegruppen oder unspezifische Interventionen (Freizeitaktivitäten, Supportgruppen) als Vergleichsintervention betrachtet. In der Metaanalyse der Leitlinie des National Institute for Health and Clinical Excellence zur Behandlung der Schizophrenie von 2009 wurde hingegen jede alternative Behandlungsform als Kontrollintervention berücksichtigt. Die betrachteten Studien wurden sowohl in einem ambulanten als auch in einem stationären **Setting** durchgeführt. Psychoedukative Interventionen in Gruppen überwogen. Die **Behandlungsdauer** schwankte erheblich über alle Studien hinweg (2 Wochen bis 24 Monate). Follow-up-Zeiträume dauerten bis zu 5 Jahre an. Mit Ausnahme der Metaanalyse der NICE-Leitlinie zur Behandlung der Schizophrenie von 2009 wurden in den einzelnen Studien überwiegend Familienangehörige in die psychoedukative Behandlung miteinbezogen. Bezogen auf **methodische Aspekte** wurden ausschließlich randomisierte kontrollierte Studien bei strenger Qualitätsbewertung berücksichtigt. Die in den 3 Metaanalysen eingeschlossenen Studien sind zwischen 1982 und 2008 publiziert. Die Studien wurden in den USA, in Kanada, Japan, China, Malaysia, sowie in verschiedenen europäischen Ländern, auch in Deutschland, durchgeführt. Ergebnisse ◘ Tab. 3.12.

Die Autoren des **systematischen Cochrane-Reviews** schlossen 10 Studien ein [271]. Es wurde eine Unterscheidung zwischen Interventionen von kurzer Dauer (bis zu 10 Sitzungen) und denen von längerer Dauer vorgenommen. Mithilfe von Psychoedukation ließen sich die **Rückfallwahrscheinlichkeit** und das **Risiko erneuter stationärer Aufnahmen signifikant reduzieren**. Die Befunde sprechen zudem dafür, dass die Anwendung von Psychoedukation **das soziale Funktionsniveau verbessern kann**. Unmittelbar nach Interventionsende zeigte sich eine tendenzielle Verbesserung in den Experimentalgruppen im Vergleich zu den Kontrollgruppen. Nach einem Jahr erwies sich der Unterschied signifikant und blieb auch nach 2 Jahren stabil, nicht so nach 5 Jahren. Im Rahmen der Ergebnisse aus 8 eingeschlossenen Studien ergaben sich

Tab. 3.12 Effekte von primär psychoedukativen Behandlungsansätzen aus Metaanalysen auf verschiedene Zielparameter

k = Anzahl eingeschlossener Studien:	Pekkala und Merinder 2002 k=10	Lincoln et al. 2007 k=18	Metaanalyse NICE-Leitlinie 2009		
			Psychoedukation vs. jegliche Kontrollintervention k=16	Psychoedukation vs. standardisierte Behandlung k=8	Psychoedukation vs. aktive Intervention k=8
Krankheitsassoziierte Merkmale					
↓ Suizidalität	k. A.	k. A.	?	?	k. A.
↓ Symptomschwere (allgemein)	?	+	++[1]	?	++
↑ Medikamentencompliance	++[1]	?	++[1]	++[1]	?
↑ Krankheitseinsicht, Patient	?	k. A.	k. A.	k. A.	k. A.
↑ Wissenserwerb Patient	++[1]	++	k. A.	k. A.	k. A.
Behandlungsassoziierte Merkmale					
↓ Rückfallrisiko und stationäre Wiederaufnahmeraten	++	++	~/(++[1])	~/(++[1])	?
↓ Stationäre Behandlungszeiten	k. A.	k. A.	++[1]	++[1]	k. A.
↓ Behandlungsabbrüche	?	k. A.	?	?	?
Soziale Funktionen und Lebensqualität					
↑ Soziales Funktionsniveau	++	?	++[1]	++[1]	++[1]
↑ Lebensqualität	++[1]	k. A.	k. A.	k. A.	k. A.
Angehörigenassoziierte Merkmale					
Veränderter Umgang mit Erkrankung/Belastungserleben Angehörige	?	k. A.	k. A.	k. A.	k. A.
↓ high expressed emotion	++[1]	k. A.	k. A.	k. A.	k. A.

++ signifikanter Vorteil in Experimentalgruppe gegenüber Kontrollgruppe
+ tendenzielle Überlegenheit ohne signifikanten Unterschied in Experimentalgruppe gegenüber Kontrollgruppe
~ Ergebnisse vergleichbar in beiden Gruppen
- Nachteil in Experimentalgruppe gegenüber Kontrollgruppe
k. A. keine Angaben zu diesem Outcome-Kriterium
↓ Reduktion, ↑ Erhöhung

3.3 · Einzelinterventionen

keine Unterschiede hinsichtlich vorzeitiger Behandlungsabbrüche in beiden Gruppen. In 2 Studien wurde die **Lebensqualität** als Zielkriterium erhoben, die sich in beiden Studien in der Psychoedukationsgruppe als **deutlich verbessert** erwies. Im Rahmen einer Einzelstudie zeigten sich **signifikante Vorteile** durch eine psychoedukative Kurzzeitintervention bezogen auf die **Medikamentencompliance** im Vergleich zur Routinebehandlung während eines Jahres. In weiteren Einzelstudien wurden zudem **positive Auswirkungen** auf das Ausmaß des **erworbenen Wissens** evident. Es zeigten sich keine konsistenten Befunde hinsichtlich der Effekte auf psychopathologische Symptome, auf einen möglicherweise veränderten Umgang mit der Erkrankung durch die Angehörigen oder die Patienten selbst. Aufgrund der geringen Befundlage waren zum damaligen Zeitpunkt keine Aussagen zu den Effekten hinsichtlich Mortalität und zu gesundheitsökonomischen Aspekten möglich.

Eine **weitere Metaanalyse** untersuchte die **Effektivität von Psychoedukation** hinsichtlich der Auswirkungen auf das Rückfallrisiko, die Symptomreduktion, soziale Funktionen, den krankheitsbezogenen Wissenserwerb sowie auf die Medikamentencompliance über verschiedene Zeiträume [272]. Hinsichtlich des **Rückfallrisikos bzw. des Risikos stationärer Wiederaufnahmen** erwies sich die Anwendung von Psychoedukation unmittelbar nach Interventionsende mit einem **mittelstarken Effekt** Kontrollinterventionen gegenüber überlegen (Effektstärke = 0.53). Der Effekt nahm über die Zeit sukzessive ab und verlor nach 12 Monaten an Signifikanz. Darüber hinaus konnte durch psychoedukative Interventionen ein **deutlich größerer krankheitsbezogener Wissenserwerb** am Ende der Intervention erreicht werden, als dies im Rahmen von Kontrollinterventionen möglich war (Effektstärke = 0.48). Hinsichtlich **Symptomreduktion, sozialem Funktionsniveau und Bereitschaft zur medikamentösen Behandlung** wurden **keine signifikanten Effekte** durch Psychoedukation evident. Die Autoren untersuchten zudem den **Einfluss des Interventionsformats** hinsichtlich **des Einbezugs von Familien**. Am Ende der Intervention zeigte sich zwar weder für Patienten- noch für Familiengruppen eine deutliche **Verbesserung der Symptomatik**, jedoch gab es Hinweise auf eine **Differenz zwischen den Gruppen**, die sich bei Homogenität innerhalb der Gruppen als signifikant erwies. Es zeigte sich zudem ein kleiner positiver Effekt bezogen auf **Rückfallrisiko und Risiko stationärer Wiederaufnahmen** nach 7–12 Monaten durch Psychoedukation unter Einbezug der Familien (Effektstärke = 0.48), nicht aber durch Psychoedukation ohne eine gleichzeitige Arbeit mit den Familien (Effektstärke = 0.18).

Die NICE-**Leitlinie zur Behandlung der Schizophrenie von 2009** greift auf eine **Metaanalyse** von insgesamt 21 randomisierten kontrollierten Studien zurück [97]. Die Autoren führten 3 Vergleiche durch: (1) Psychoedukation vs. jegliche Kontrollintervention (16 Studien), (2) Psychoedukation vs. Standardbehandlung (8 Studien), (3) Psychoedukation vs. alternative aktive Kontrollintervention (8 Studien). Aufgrund sehr unterschiedlicher Erhebungsinstrumente für die Zielgrößen basieren die einzelnen Berechnungen in der Mehrheit auf Daten aus Einzelstudien.

(1) Psychoedukation vs. jegliche Kontrollintervention: Hinsichtlich **behandlungsbezogener Merkmale** zeigten sich lediglich in Einzelstudien Vorteile in der Psychoedukationsgruppe gegenüber der Kontrollgruppe. Während am Ende der Behandlung und innerhalb der ersten 12 Monate nach Interventionsende eine vergleichbar große Anzahl von **Patienten stationär wiederaufgenommen** werden musste, waren es in einem Nachbeobachtungszeitraum von bis zu 24 Monaten deutlich weniger Patienten in der Experimentalgruppe [273;274]. Daneben schien die **Anzahl stationärer Wiederaufnahmen** pro Patient nach 12 Monaten [273] sowie die **stationäre Behandlungsdauer** nach 24 Monaten [273], nicht jedoch nach 12 Monaten signifikant reduziert [273]. Das **allgemeine Funktionsniveau** (GAF) war nach 12 Monaten besser in der Psychoedukationsgruppe im Vergleich zur Kontrollgruppe [273;275], allerdings nicht am Interventionsende. Psychoedukation hatte offenbar **keinen signifikanten Einfluss auf die Reduktion der Symptomschwere**, lediglich in einer Einzelstudie zeigte sich ein positiver Effekt nach 12 Monaten [273]. **Verbesserte soziale Funktionen** zu verschiedenen Zeitpunkten (am Ende der Intervention, nach 3 und 6 Monaten) in der Experimentalgruppe konnten ebenfalls ausschließlich auf der Basis von Einzelstudien gefunden werden [276;277]. Psychoedukation schien die **Medikamentencompliance** nach 24 Monaten positiv zu beeinflussen, nicht jedoch zu einem früheren Zeitpunkt [273]. Es zeigten sich **keine Unterschiede** zwischen den beiden Gruppen bezogen auf die **Mortalität**, auf die **Anzahl von Rückfällen** nach bis zu 12 Monaten, auf die **Behandlungszufriedenheit** von Patienten und Angehörigen sowie auf einen **vorzeitigen Abbruch der Studie**.

(2) Psychoedukation vs. herkömmliche Behandlung: Auch Untersuchungen zur Effektivität von Psychoedukation gegenüber herkömmlichen Behandlungsansätzen **basieren lediglich auf Einzeldaten**. Nach 12 und 24 Monaten schien in einer Studie die **Anzahl stationärer Wiederaufnahmen** sowie nach 24 Monaten die **stationäre Behandlungsdauer** reduziert [273]. In Einzelstudien zeigte sich auch die **Verbesserung des allgemeinen Funktionsniveaus** in der Psychoedukationsgruppe sowohl zum Ende der Intervention als auch nach 12 Monaten [273;275;278]. Die **Symptomschwere blieb überwiegend vergleichbar** in beiden Gruppen. Drei Monate nach Behandlungsende wurde ein Unterschied hinsichtlich **sozialer Funktionen** zugunsten der Psychoedukationsgruppe evident [276]. Die **Medikamentencompliance** schien nach 24 Monaten in der Experimentalgruppe [273] nicht jedoch zu einem früheren Zeitpunkt verbessert. Es zeigten sich **keine Unterschiede** zwischen den beiden Gruppen bezogen auf die **Mortalität**, auf die **Anzahl von Rückfällen** nach bis zu 12 Monaten, auf die **Behandlungszufriedenheit** von Patienten und Angehörigen sowie auf einen **vorzeitigen Abbruch der Studie**.

(3) Psychoedukation vs. aktive Kontrollintervention: Gegenüber aktiven Behandlungsansätzen (z. B. kognitive Verhaltenstherapie, psychosoziale Trainingsgruppen) ist we-

nig Evidenz vorhanden. Es zeigten sich Einzelergebnisse für die Wirksamkeit von Psychoedukation hinsichtlich **sozialer Funktionen** nach Behandlungsende sowie sechs Monate später [277]. Psychoedukation schien die Negativsymptomatik am Ende der Behandlung positiv zu beeinflussen; zeigte jedoch keine Effekte auf die Wahrscheinlichkeit von stationären Wiederaufnahmen, die Auftretenswahrscheinlichkeit von Rückfällen sowie auf die Behandlungs- und Medikamentencompliance. Vor dem Hintergrund eines Vergleiches mit aktiven Kontrollinterventionen sollten ausbleibende Vorteile nicht überraschen.

Die Autoren der NICE-Leitlinie Schizophrenie kamen zu dem Schluss, dass die **Befundlage zur Effektivität von Psychoedukation insgesamt wenig robust** ist und eine darauf basierende Empfehlung derzeit nicht möglich sei. Dennoch weisen sie darauf hin, dass entsprechend aufbereitete und zugängliche Informationen zur Erkrankung für Menschen mit schizophrener Erkrankung und deren Familien von enormer Bedeutung sind.

■ **B Evidenz zu Familieninterventionen aus systematischen Reviews und Metaanalysen, die Psychoedukation als eine Komponente einschließen**

Ein älterer systematischer Review unter Berücksichtigung zuvor erschienener Übersichtsarbeiten zu **Familieninterventionen bei Patienten mit schizophrenen Störungen** schloss 25 randomisierte Studien ein, die in der Mehrheit psychoedukative Elemente enthielten. Dabei wurden die Effekte auf 4 Zielgrößen untersucht: Rückfallrisiko und stationäre Wiederaufnahmehäufigkeit, Symptomschwere, soziale Funktionen und familienassoziierte Variablen. Die Autoren schlussfolgern am Ende, dass eine **zusätzliche Familienintervention in Ergänzung zur herkömmlichen Behandlung bei Schizophrenie einen positiven Einfluss in einem moderaten Ausmaß** hat. So erwiesen sich Familieninterventionen bezogen auf die **Reduktion des Rückfallrisikos** nach Remission aus einer akuten Krankheitsphase als effektiv. Es zeigen sich kaum Effekte auf Symptomschwere, soziale Funktionen und familienbezogene Zielgrößen, wie das familiäre Belastungserleben, Wohlbefinden oder *expressed emotion*. Die Autoren identifizierten einzelne Komponenten, die sich über verschiedene Interventionen hinweg gleichermaßen als effektiv erwiesen haben: 1) der Einschluss von Patienten in mindestens einigen Phasen der Behandlung; 2) eine längere Behandlungsdauer (Kurzzeitinterventionen von weniger als 10 Sitzungen in einem Zeitraum von weniger als 6 Monaten erwiesen sich als wenig effektiv); 3) Zielen der Intervention auf Wissensvermittlung und Aufklärung über die Erkrankung innerhalb eines unterstützenden Rahmens [279].

Von Pitschel-Walz und Kollegen (2001) liegt eine **Metaanalyse zu den Effekten der Einbeziehung von Angehörigen im Rahmen psychoedukativer Interventionen bei Patienten mit Schizophrenie** hinsichtlich der Reduktion von Rückfallraten vor. Unter den Angehörigen befanden sich in der Mehrheit der Fälle Eltern (50–100 %). Die Autoren führten 5 verschiedene Vergleiche durch und suchten zudem nach spezifischen Effekten auf die Rückfallwahrscheinlichkeit durch Stichproben- und Interventionsmerkmale. Zusätzliche psychosoziale patientenfokussierte Behandlungen umfassten Psychoedukation, Training sozialer Fertigkeiten oder psychotherapeutische Ansätze. Nahezu ausnahmslos ist eine standardisierte medikamentöse Behandlung der Patienten erfolgt. Eine Behandlung bei Schizophrenie unter **Einschluss von Familienangehörigen** zeigte sich bezogen auf die **Rückfallwahrscheinlichkeit** einer herkömmlichen Behandlung gegenüber innerhalb der ersten beiden Jahre nach Behandlung **überlegen** (Effektstärke = 0.20). **Interventionsprogramme, die sich über mehr als 3 Monate erstreckten, schienen dabei gegenüber den Kurzzeitinterventionen deutlich von Vorteil** und lassen darauf schließen, dass eine sehr kurzfristige Intervention für Angehörige, z. B. in Form einer einmaligen Informationsveranstaltung, den Krankheitsverlauf der Patienten nicht nachhaltig beeinflussen kann. Die Untersuchung **der Effektivität einer kombinierten Intervention, die gleichermaßen auf Familien und Patienten ausgerichtet ist** (bifokaler Ansatz) wies ebenso auf eine **höhere Wirksamkeit gegenüber einer standardisierten medizinischen Versorgung** hinsichtlich einer Reduktion des Rückfallrisikos hin (Effektstärke = 0.18) [280] (◘ Tab. 3.13).

Ein weiterer systematischer Review untersuchte die **Effektivität von Familieninterventionen** unter Einschluss von Studien, die neben psychoedukativen Elementen auch andere Interventionen wie Problemlöse- und Krisenmanagementstrategien, Beratung und aufsuchende Ansätze bei Patienten mit Schizophrenie und verwandten Störungsbildern betrachteten [281]. Kontrollinterventionen umfassten Gruppendiskussionen, den Einsatz informationsvermittelnder Audiotapes, Bücher sowie herkömmliche Behandlungsansätze und andere psychosoziale Interventionen. Aufgrund der Heterogenität der einzelnen Interventionen strebten die Autoren neben einer globalen Berechnung über alle zur Verfügung stehenden Daten einzelne Vergleiche zwischen Experimentalintervention und herkömmlicher Behandlung oder anderen aktiven Kontrollinterventionen und unterschieden außerdem zwischen *Einzel-Familieninterventionen* und *Gruppen-Familieninterventionen*. **Familieninterventionen** erwiesen sich, bezogen auf die **Höhe des Rückfallrisikos** innerhalb der ersten 12 Monate der Behandlung, gegenüber allen anderen Kontrollinterventionen **signifikant überlegen**. Der Vorteil war noch deutlicher, wenn Familieninterventionen ausschließlich der herkömmlichen Behandlung gegenübergestellt wurden. Dabei schien der Effekt umso größer in Studien mit *Einzel-Familieninterventionen* gegenüber der Betrachtung aller Studien nach Einschluss zusätzlicher Studien mit *Gruppen-Familieninterventionen*. Ebenso ließ sich die **Anzahl stationärer Wiederaufnahmen** durch Familieninterventionen reduzieren, wobei auch hier der Effekt durch *Einzel-Familieninterventionen* größer war. Zwei Jahre nach Interventionsende gab es keine Hinweise mehr für die Effektivität von Familieninterventionen. Hinsichtlich der **Suizidalität** ergaben sich keine Unterschiede zwischen den verschiedenen Gruppen. Die Untersuchung **familienrelevanter Ziel-

Tab. 3.13 Effekte von Familieninterventionen mit psychoedukativen Behandlungsansätzen aus Metaanalysen auf verschiedene Zielparameter

k = Anzahl eingeschlossener Studien:	Pitschel-Walz et al. 2001 k=25	Pilling et al. 2002 k=18	Pfammatter et al. 2006 k=31	Pharoah et al. 2006[a] k=43
Krankheitsassoziierte Merkmale				
↓ Suizidalität	k. A.	~	k. A.	~
↓ Symptomschwere (allgemein)	k. A.	k. A.	++	++[1]
↑ Medikamentencompliance	k. A.	++	k. A.	++
Behandlungsassoziierte Merkmale				
↓ Rückfallrisiko und stationäre Wiederaufnahmeraten	++	++	++	++
↓ Stationäre Behandlungszeiten	k. A.	k. A.	++	++[1]
↓ Behandlungsabbrüche	k. A.	~	k. A.	~
Soziale Funktionen und Lebensqualität				
↑ Soziales Funktionsniveau	k. A.	k. A.	++	++[1]
Angehörigenassoziierte Merkmale				
↑ Wissenserwerb Angehörige	k. A.	k. A.	++	k. A.
Veränderter Umgang mit Erkrankung/Belastungserleben Angehörige	k. A.	++	k. A.	++[1]
↓ high-expressed emotion	k. A.	~	++	++[1]

++ signifikanter Vorteil in Experimentalgruppe gegenüber Kontrollgruppe
~ Ergebnisse vergleichbar in beiden Gruppen
k. A. keine Angaben zu diesem Outcome-Kriterium
↓ Reduktion
↑ Erhöhung
[1] Daten beziehen sich auf Einzelergebnisse
[a] Vergleiche von Familieninterventionen mit einer Mindestdauer von mehr als 5 Sitzungen mit herkömmlichen Behandlungsangeboten

größen zeigte zwar, dass das subjektive Belastungserleben innerhalb der Familie durch Familieninterventionen gegenüber herkömmlicher Behandlung vergleichbar blieb, dass aber allein die Betrachtung von *Einzel-Familieninterventionen* und herkömmlichen Behandlungsansätzen signifikante Vorteile durch diese Familienansätze aufzeigt. Hinsichtlich der Reduktion von *expressed emotion* gab es keine Unterschiede. Es zeigten sich keinerlei Unterschiede zwischen Familieninterventionen und Kontrollinterventionen hinsichtlich der Anzahl von Behandlungsabbrüchen, jedoch schienen *Gruppen-Familieninterventionen* mit einer **signifikant höheren Nicht-Compliance** assoziiert als *Einzel-Familieninterventionen*. Familieninterventionen erwiesen sich insgesamt jedoch bezogen auf die **Medikamentencompliance** als wirksamer gegenüber allen anderen Kontrollinterventionen (Tab. 3.13).

Pfammatter und Kollegen (2006) führten eine Metaanalyse zur **Effektivität von psychoedukativen bewältigungsorientierten Interventionen bei Schizophrenie mit Familien und Angehörigengruppen** durch [282]. Unmittelbar nach der Intervention zeigten sich signifikante Verbesserungen hinsichtlich des **Wissens über die Erkrankung unter den Angehörigen**, die eine psychoedukative Gruppenintervention erhielten (Effektstärke=0.39). Es wurden positive

Veränderungen des Familienklimas (*expressed emotion*) evident (Effektstärke = 0.59). Zudem gab es **substanzielle Verbesserungen** innerhalb der Interventionsgruppen **hinsichtlich des sozialen Funktionsniveaus** der Patienten (Effektstärke = 0.38). Zum **Zeitpunkt eines ersten Follow-up** schienen **allgemeine psychopathologische Symptome** (Effektstärke = 0.40) **sowie stationäre Behandlungszeiten** innerhalb der Experimentalgruppen **signifikant reduziert** (Effektstärke = 0.71). In einem Zeitraum von **bis zu 12 Monaten** waren **Rückfallwahrscheinlichkeit** (Effektstärke = 0.42) **sowie** das **Risiko stationärer Wiederaufnahmen deutlich reduziert** (Effektstärke = 0.22). Eine **Reduktion stationärer Wiederaufnahmen** blieb auch **nach 24 Monaten** signifikant (Effektstärke = 0.51) (◘ Tab. 3.13).

Ein Cochrane-Review schloss 43 selektierte Studien zu **verschiedenen Familieninterventionen im Gemeindeumfeld** gegenüber herkömmlicher Behandlung ein [283]. Behandelt wurden in der Mehrheit Menschen zwischen 16 und 80 Jahren mit einer Schizophrenie oder schizoaffektiven Störung oder Menschen, die an einer bipolaren Störung oder psychotischen Depression erkrankt waren. Die Familieninterventionen umfassten neben psychoedukativen Ansätzen verschiedene psychosoziale Interventionen mit Angehörigen. Die Kontrollinterventionen umfassten eine herkömmliche Behandlung, in der Regel eine medikamentöse Behandlung. Vergleiche von Familieninterventionen mit einer Mindestdauer von mehr als 5 Sitzungen mit herkömmlichen Behandlungsangeboten verwiesen auf eine **reduzierte Inanspruchnahme von stationären Behandlungen** nach 12 sowie nach 18 Monaten und eine **reduzierte Behandlungsdauer** nach 3 Monaten. Trotz unterschiedlicher Definitionen eines Rückfallereignisses (Suizid, Wiederauftreten von Symptomen, stationäre Aufnahmen, substanzielle Veränderung der Medikation) zeigten sich nach 12, 18 sowie nach 24 Monaten deutliche Vorteile in der Experimentalgruppe gegenüber der Kontrollgruppe bezogen auf die **Reduktion eines Rückfallereignisses**. Lediglich Einzelstudien verwiesen auf Vorteile in der Familieninterventionsgruppe hinsichtlich des **globalen Funktionsniveaus und der psychopathologischen Symptomatik**. Unterschiedlich verwendete Skalen erschweren eine Vergleichbarkeit. Hinsichtlich verfrühter Studienabbrüche zeigten sich keine signifikanten Unterschiede zwischen beiden Gruppen. Allerdings wird die **Compliance, bezogen auf die medikamentöse Behandlung**, offensichtlich **positiv durch Familieninterventionen beeinflusst**. Ergebnisse zu familienassoziierten Zielgrößen basieren aufgrund der großen Heterogenität der verwendeten Erhebungsinstrumente auf Einzelstudien. In diesen zeigen sich dennoch signifikante Vorteile durch eine Familienintervention gegenüber einer herkömmlichen Behandlung bezogen auf verbesserte Copingstrategien, reduzierte familiäre Belastungen und eine verbesserte Lebensqualität. Möglicherweise verbessert sich auch das Familienklima durch eine Familienintervention. Es gab keine Hinweise für Unterschiede hinsichtlich der Mortalitätsraten, der Verbesserung der beruflichen Situation oder erweiterte Möglichkeiten zur Gestaltung eines unabhängigen Lebens. Ein Update der Arbeit führte zum Einschluss von 21 zusätzlichen Studien; die Ergebnisse blieben vergleichbar [284].

- **C Evidenz aus aktuellen randomisierten kontrollierten Einzelstudien zu psychoedukativen Behandlungsansätzen bei Patienten mit schizophrenen Erkrankungen und deren Angehörigen**

Im Rahmen einer Studie im klinischen Alltag wurden die Effekte einer Familienpsychoedukation nach Falloon [285] gegenüber einer Kontrollgruppe (Warteliste) verglichen [286]. Die Ergebnisse zeigten signifikante Verbesserungen hinsichtlich globaler und sozialer Funktionen, der Gestaltung sozialer Beziehungen und Konflikte und einem erhöhten Interesse nach beruflicher Beschäftigung innerhalb der Interventionsgruppe nach sechs Monaten. Insbesondere bezogen auf eine verbesserte Selbstpflege sowie auf einen adäquaten Umgang mit Krisensituationen durch die Patienten zeigten sich signifikante Differenzen zwischen beiden Gruppen. In beiden Gruppen wurden reduzierte Belastungen bei den Angehörigen angegeben. Dabei waren soziale Kontakte und die Wahrnehmung von professioneller Unterstützung auf Seiten der Angehörigen allein unter der Experimentalintervention verbessert (◘ Tab. 3.14).

In einer an das Münchner Projekt (PIP-Studie, ▶ Abschn. 3.3.1, Praktische Relevanz in Deutschland) angelehnten Studie konnten ebenfalls signifikante Vorteile für die Patienten, die eine psychoedukative Intervention erhielten, gegenüber denjenigen der Kontrollgruppe (Standardbehandlung), hinsichtlich der Anzahl von Rückfällen sowie der Lebensqualität, gefunden werden. Neben einer geringeren Anzahl von stationären Wiederaufnahmen und Behandlungstagen zeigten sich nach 12 Monaten deutliche Verbesserungen sowohl der Negativ- als auch der Positivsymptomatik innerhalb der Informationsgruppe (◘ Tab. 3.14) [287].

Carrà und Kollegen (2007) untersuchten die Effekte von 2 verschiedenen Familieninterventionen im Vergleich zur herkömmlichen gemeindenahen Behandlung auf verschiedene Zielgrößen [288]. Den Angehörigen, die an einer Angehörigengruppe nach Leff [261] teilnahmen, wurden in 24 wöchentlich stattfindenden Angehörigengruppen Informationen zur Erkrankung und zu erkrankungsassoziierten Besonderheiten einschließlich den verschiedenen Behandlungsmöglichkeiten vermittelt. Die zweite Experimentalgruppe nahm darüber hinaus an einem Support-Gruppen-Programm über weitere 48 wöchentliche Sitzungen innerhalb von 2 Jahren teil. Diese Gruppen beinhalteten neben dem Training von Kommunikation und Copingfertigkeiten auch die Vermittlung von Strategien zum Stressmanagement und zum Problemlösen nach McFarlane [289]. Nach 12 und 24 Monaten zeigten sich keine behandlungsassoziierten Vorteile (Anzahl stationärer Wiederaufnahmen, Rückfallraten), weder durch psychoedukative noch durch eine intensivere Familienintervention. Allerdings schien die Behandlungscompliance bezogen auf die herkömmliche Behandlung signifikant vergrößert

3.3 · Einzelinterventionen

Tab. 3.14 Effekte von psychoedukativen Behandlungsansätzen bei Menschen mit Schizophrenie aus Einzelstudien auf verschiedene Zielparameter

N = Anzahl eingeschlossener Patienten:	Magliano 2006 N=71	Aguglia 2007 N=150	Carra 2007 N=101	Gutiérrez-Maldonado 2007/2009 N=45	Nasr und Kausar 2009 N=108	Chien und Wong 2007 N=84	Chan 2009 N=73
Krankheitsassoziierte Merkmale							
↓ Symptomschwere (allgemein)	~	++	k. A.	k. A.	k. A.	k. A.	++
↑ Medikamentencompliance	k. A.	k. A.	++	k. A.	k. A.	k. A.	++
↑ Krankheitseinsicht, Patient	k. A.	k. A.	k. A.	k. A.	k. A.	k. A.	++
Behandlungsassoziierte Merkmale							
↓ Rückfallrisiko und stationäre Wiederaufnahmeraten	k. A.	++	~	k. A.	k. A.	++	k. A.
↓ Stationäre Behandlungszeiten	k. A.	++	k. A.	k. A.	k. A.	++	k. A.
↓ Behandlungsabbrüche	k. A.	k. A.	k. A.	k. A.	k. A.	k. A.	~
Soziale Funktionen und Lebensqualität							
↑ Soziale Funktionen	++	k. A.	k. A.	k. A.	k. A.	++	k. A.
↑ Selbstpflege, Patient	++	k. A.	k. A.	k. A.	k. A.	k. A.	k. A.
↑ Lebensqualität	k. A.	++	k. A.	k. A.	k. A.	k. A.	k. A.
Angehörigenassoziierte Merkmale							
↓ Belastungserleben, Angehörige	++	k. A.	~	++	++	++	++
Veränderter Umgang mit Erkrankung, Angehörige	k. A.	k. A.	k. A.	++	k. A.	++	k. A.

++ signifikanter Vorteil in Experimentalgruppe gegenüber Kontrollgruppe
+ tendenzielle Überlegenheit in Experimentalgruppe ohne signifikanten Unterschied in Experimentalgruppe gegenüber Kontrollgruppe oder kleine Stichprobe
~ Ergebnisse vergleichbar in beiden Gruppen
k. A. keine Angaben zu diesem Outcome-Kriterium
↓ Reduktion
↑ Erhöhung

in der erweiterten Psychoedukationsgruppe. Familienassoziierte Variablen wie das Belastungserleben der Angehörigen blieben überwiegend unberührt. Sowohl die Anzahl früherer stationärer Behandlungen als auch ein ungünstiges Familienklima (hohe *expressed emotion*) schienen einen Einfluss auf die Wahrscheinlichkeit stationärer Wiederaufnahmen nach 12 bzw. nach 24 Monaten zu haben. Der Beschäftigungsstatus der Patienten schien ebenfalls abhängig von der Anzahl früherer stationärer Behandlungen und darüber hinaus von der Erkrankungsdauer (◘ Tab. 3.14).

Das psychoedukative Familiengruppenprogramm einer chilenischen Studie sah über fünf Monate währende wöchentliche Informationsgruppen vor, die Raum für einen Erfahrungsaustausch unter den Angehörigen ließen, in denen Informationen über die Erkrankung vermittelt wurden, zu einem Training kommunikativer Fertigkeiten angeleitet wurde und die auf eine verbesserte Selbstfürsorge der Angehörigen zielten. Die Familien der Kontrollgruppe erhielten monatliche Beratungen, in denen hauptsächlich Aspekte der medikamentösen Behandlung betrachtet wurden. Es zeigte sich bei Interventionsende ein deutlicher Vorteil innerhalb der Interventionsgruppe gegenüber der Kontrollgruppe hinsichtlich eines reduzierten Belastungserlebens in 3 Bereichen: (1) Belastungserleben infolge der Erkrankung des Angehörigen; (2) Belastungserleben infolge möglicher Gefühle von Ambivalenz, Ärger oder Ablehnung; (3) Belastungserleben infolge der Wahrnehmung von eigener Inkompetenz, die Betreuung des Angehörigen angemessen gestalten zu können. Daneben hatte eine Psychoedukation einen positiven Einfluss auf die Einstellung der Familienmitglieder gegenüber der Erkrankung ihrer Angehörigen, die ihnen infolge einen förderlichen und flexibleren Umgang mit den krankheitsassoziierten Besonderheiten ermöglichte. Psychoedukation hatte offenbar keinen signifikanten Einfluss auf die Wahrnehmung der eigenen Gesundheit der Angehörigen [290;291].

In einer weiteren randomisierten kontrollierten Studie wurden die Effekte einer Familienpsychoedukation nach Kuipers, Leff und Lam (1992) [292] auf das Belastungserleben der Angehörigen evaluiert [293]. In einem ambulanten Behandlungssetting erhielten die Patienten beider Gruppen eine medikamentöse Behandlung; in der Experimentalgruppe nahmen Patienten und Angehörige an einer zusätzlichen Psychoedukation über insgesamt 9 Sitzungen in einer individualisierten Form teil. Sechs Monate nach Interventionsende zeigte sich eine signifikante Reduktion in nahezu allen erfassten Bereichen des Belastungserlebens der Angehörigen im Vergleich zur Kontrollgruppe: (1) finanzielle Belastungen; (2) Belastungen für die familiäre Alltagsroutine; (3) Belastungen im Bereich der Freizeitgestaltung; (4) familiäre Interaktion; (5) körperliche Gesundheit und (6) psychische Gesundheit der Angehörigen.

Chien und Wong (2007) untersuchten die Effektivität eines psychoedukativen Familiengruppenprogrammes in Anlehnung an McFarlane [294]. In 18 2-stündigen Sitzungen dominierte neben der Wissensvermittlung zur Erkrankung und deren Auswirkungen insbesondere die Bearbeitung familiärer Beziehungen. Die Patienten nahmen an 6 der 18 Sitzungen teil, in denen die Wissensvermittlung im Vordergrund stand. Die Kontrollintervention umfasste eine herkömmliche ambulante psychiatrische Behandlung, die u. U. auch unsystematische Angebote für die Familien enthielt. Es wurden signifikante Unterschiede zwischen beiden Gruppen 12 Monate nach Interventionsende deutlich. So zeigten sich nicht nur positive Effekte im Sinne einer reduzierten Anzahl und Dauer stationärer Behandlungen und verbesserter sozialer Funktionen bei den Patienten, sondern darüber hinaus auch positive Veränderungen bezogen auf das Belastungserleben der Familien und deren Funktionalität hinsichtlich des Umgangs mit der Erkrankung (◘ Tab. 3.14) [295].

Innerhalb eines psychoedukativen Behandlungsprogrammes für Patienten und deren Angehörige über 10 Sitzungen wurden relevante krankheitsassoziierte Inhalte und darüber hinaus wichtige Informationen über kommunikative Fertigkeiten, familienbezogene emotionale Besonderheiten und Frühwarnzeichen vermittelt. Beide Gruppen erhielten im Rahmen der herkömmlichen psychiatrischen Begleitung eine medikamentöse und pflegerische Behandlung, Informationen zum Gesundheitszustand des Patienten und zum Behandlungsplan sowie Beratung durch einen Sozialarbeiter. Es wurden signifikante Interventionseffekte über die Behandlungsdauer im Sinne einer verbesserten Medikamentencompliance, verringerten psychopathologischen Symptomatik sowie einer veränderten Krankheitseinsicht in der Patientengruppe mit Psychoedukation deutlich. Allerdings ließen sich die Effekte 12 Monate nach Interventionsende nicht mehr nachweisen. Die Angehörigen der Interventionsgruppe gaben aber nach Interventionsende sowie 6 Monate später ein höheres Selbstwirksamkeitserleben, höhere Zufriedenheit mit der erhaltenen sozialen Unterstützung und nach 6 Monaten ein geringeres Belastungserleben an [296].

Besondere Aspekte psychoedukativer Interventionen: Im Rahmen einer randomisierten kontrollierten Studie wurde der Einfluss der Erkrankungsdauer vor Studienbeginn auf die Effekte einer psychoedukativen Intervention bei Patienten mit einer Schizophrenie untersucht [297]. Als Zielgröße wurde die Wahrscheinlichkeit einer stationären Wiederaufnahme innerhalb von 5 Jahren definiert. Patienten mit einer langen Erkrankungsdauer (mehr als 7 Jahre) schienen nicht von einer psychoedukativen Intervention zu profitieren, ebenso wenig Patienten mit einer sehr kurzen Erkrankungsdauer (weniger als 5 Jahre). Grundsätzlich wiesen die Ergebnisse darauf hin, dass eine Erkrankungsdauer von weniger als 7 Jahren, stärker noch eine mittlere Erkrankungsdauer von 5–7 Jahren, die Wirksamkeit einer Psychoedukation hinsichtlich der Reduktion von stationären Wiederaufnahmen erhöht. Die Autoren argumentieren, dass schizophren erkrankte Menschen mit einer sehr langen Erkrankungsdauer aufgrund verhafteter dysfunktionaler Annahmen schwerer durch psychoedukative Interventionen erreichbar seien, hingegen Patienten in einem sehr frühen Krankheitsstadium möglicherweise dazu neigen, die eigene Erkrankung zu leugnen.

- **D Evidenz aus randomisierten kontrollierten Einzelstudien zu psychoedukativen Behandlungsansätzen bei Patienten mit bipolaren Erkrankungen**

Im Folgenden werden randomisierte kontrollierte Studien aufgeführt, in denen psychoedukative Behandlungsansätze bei erwachsenen Patienten mit bipolaren Erkrankungen und längerer Erkrankungsdauer mit mehreren zurückliegenden Rückfällen in akute Krankheitsphasen untersucht wurden.

Neben der herkömmlichen Behandlung mit medikamentöser Behandlung, Beobachtung, Unterstützung und Aufklärung erhielten die Patienten der Experimentalgruppe zusätzlich eine **individuell zugeschnittene Psychoedukation** innerhalb von 7–12 Sitzungen, in dessen Vordergrund ein Training stand, Prodromalzeichen eines nahenden depressiven oder manischen Rückfalls zu erkennen. Auf der Basis früherer krankheitsassoziierter Ereignisse wurde gemeinsam ein Handlungsplan erstellt und dessen Anwendung eingeübt. Checklisten wurden angelegt und mithilfe einer Karten-Sortier-Übung für eine sichere Unterscheidung zwischen normalen Stimmungsschwankungen und Prodromalzeichen sensibilisiert. Desweiteren wurden 3 professionelle Helfer identifiziert, von denen im Krisenfall eine Person kontaktierbar wäre. Es zeigten sich deutliche Vorteile hinsichtlich einiger behandlungsassoziierter Merkmale durch eine Psychoedukation. So war das **Zeitintervall bis zu einer nächsten manischen Episode größer** für die Patienten der Experimentalgruppe, nicht jedoch unter Berücksichtigung des Auftretens einer depressiven Episode. **Manische Episoden** traten zu verschiedenen Zeitpunkten insgesamt **seltener** in der Psychoedukationsgruppe auf verglichen mit der Kontrollgruppe. Daneben wurden **signifikante Vorteile** zugunsten der Psychoedukationsgruppe bezogen auf **soziale Funktionen** sowie auf eine **berufliche Beschäftigung** nach 18 Monaten evident (◘ Tab. 3.15) [298].

Die **Langzeiteffekte von Gruppenpsychoedukation gegenüber nichtstrukturierter Gruppenintervention** wurden neben einer herkömmlichen Behandlung mit standardisierter medikamentöser Behandlung untersucht [299;300]. Dabei erhielt die Experimentalgruppe eine manualisierte psychoedukative Gruppenintervention [301] über 21 einmal wöchentlich stattfindende Sitzungen, in denen Wissen über krankheits- und behandlungsrelevante Inhalte vermittelt wurde. Desweiteren wurde auf die Früherkennung der prodromalen Symptomatik eingegangen sowie der Umgang mit Rückfällen und die eigene Lebensgestaltung betrachtet. Es zeigten sich positive Auswirkungen auf verschiedene Zielgrößen durch die psychoedukative Gruppenintervention innerhalb eines Beobachtungszeitraumes von 5 Jahren. So konnte die **Zeit bis zum Wiederauftreten eines Rückfalls** deutlich **reduziert** werden. Ebenso blieb die **Anzahl von Rückfällen in der Experimentalgruppe reduziert**. Insgesamt verbrachten die Patienten, die Psychoedukation erfuhren, **weniger Zeit in einem akuten Krankheitsstadium**. Die **durchschnittliche Anzahl stationärer Behandlungen pro Patient blieb signifikant reduziert** bei Durchführung psychoedukativer Gruppen. Entsprechend wurde eine **Reduktion stationärer Behandlungstage** selbst nach 5 Jahren evident. Psychoedukation schien keinen nachweisbaren Einfluss auf die Behandlungscompliance zu haben. Eine durchgeführte Analyse der Behandlungskosten über 5 Jahre machte höhere ambulante Kosten in der Experimentalgruppe deutlich. Jedoch kehrte sich der Effekt durch die gleichzeitige Berücksichtigung der notwendigen stationären Kosten um. Die **Gesamtbehandlungskosten** waren demnach im Beobachtungszeitraum von 5 Jahren **in der Kontrollgruppe höher** gegenüber denen in der Psychoedukationsgruppe. Höhere ambulante Behandlungskosten schienen durch eine erhöhte Inanspruchnahme geplanter ambulanter Behandlungstermine und ambulanter Psychotherapie nach der Gruppenintervention sowie durch höhere Kosten durch verschriebene medikamentöse Rezepturen in der Experimentalgruppe bedingt. Hingegen wurden in der Kontrollgruppe deutlich mehr ambulante Kriseninterventionen aufgesucht (◘ Tab. 3.15) [302].

In einer **Substichprobe** wurden **Patienten mit bipolarer Störung und komorbider Persönlichkeitsstörung** untersucht [303]. Auch hier wurden positive Effekte der psychoedukativen Gruppenintervention deutlich. **Weniger Patienten** in der Psychoedukationsgruppe verglichen mit denen der Kontrollgruppe hatten nach 2 Jahren einen **Rückfall in eine akute Krankheitsphase** und blieben **über** einen **längeren Zeitraum in einer stabilen Phase**. Weiterhin zeigten sich signifikante Unterschiede bezogen auf die durchschnittliche Anzahl von Rückfällen nach 12, nach 18 und nach 24 Monaten sowie eine **reduzierte Anzahl stationärer Behandlungstage** zugunsten der Experimentalgruppe (◘ Tab. 3.15).

In einer kleineren Studie mit Wartegruppendesign wurde die Wirksamkeit einer **psychoedukativen Mehrfamilien-Intervention** untersucht [304]. Dabei erhielten die Patienten der Experimentalgruppe und deren Angehörige edukative Angebote sowie die Vermittlung von geeigneten Copingstrategien im Umgang mit der Erkrankung innerhalb von 6 14-tägigen Sitzungen. Am Ende der Intervention zeigten 31 % der Angehörigen aus der Psychoedukationsgruppe eine **Reduktion des Expressed-emotion-Ratings**. Innerhalb der Kontrollgruppe wies am Ende des Zeitraums kein Angehöriger eine Veränderung von einem hohen zu einem niedrigen Expressed-emotion-Level auf. Zudem benötigten die Patienten von Angehörigen mit niedrigem Expressed-emotion-Rating signifikant seltener stationäre Behandlungen verglichen mit den Patienten, die mit einem Angehörigen unter ungünstigen emotionalen Bedingungen im Sinne des Expressed-emotion-Konzepts zusammenlebten (◘ Tab. 3.15).

In einer weiteren Studie wurden die **Effekte einer Familienpsychoedukation gegenüber einem weniger intensiven Krisenmanagement** und gleichzeitiger Pharmakotherapie überprüft [305]. Die Patienten und Angehörigen der Experimentalgruppe erhielten im Anschluss an eine akute Krankheitsphase über 9 Monate 21 im häuslichen Setting durchgeführte psychoedukative Sitzungen, ergänzt durch

Tab. 3.15 Effekte von psychoedukativen Behandlungsansätzen bei Menschen mit bipolaren Störungen aus Einzelstudien auf verschiedene Zielparameter

N = Anzahl eingeschlossener Patienten:	Perry 1999 N = 69	Colom 2003[a]/ 2004[b]/2009[a] N = 120[a]/37[b]	Honig 1997 N = 29	Miklowitz 2003 N = 101	Reinares 2008 N = 113	Rea 2003 N = 53
Krankheitsassoziierte Merkmale						
↓ Symptomschwere (allgemein)	k. A.	k. A.	k. A.	++	k. A.	k. A.
↑ Medikamentencompliance	k. A.	?	k. A.	++	?	?
Behandlungsassoziierte Merkmale						
↓ Rückfallrisiko und stationäre Wiederaufnahmeraten	++[1]	++	k. A.	++	++[1]	++
↓ Stationäre Behandlungszeiten	k. A.	++	k. A.	k. A.	k. A.	k. A.
↓ Behandlungsabbrüche	k. A.	k. A.	k. A.	?	?	?
Soziale Funktionen und Lebensqualität						
↑ Soziale Funktionen	++	k. A.	k. A.	k. A.	k. A.	k. A.
↑ Berufliche Beschäftigung	++	k. A.	k. A.	k. A.	k. A.	k. A.
Angehörigenassoziierte Merkmale						
↓ high-expressed emotion	k. A.	k. A.	++	k. A.	k. A.	k. A.
↑ Kosteneffektivität	k. A.	++	k. A.	k. A.	k. A.	k. A.

++: signifikanter Vorteil in Experimentalgruppe gegenüber Kontrollgruppe
+ tendenzielle Überlegenheit ohne signifikanten Unterschied in Experimentalgruppe gegenüber Kontrollgruppe oder kleine Stichprobe
~ Ergebnisse vergleichbar in beiden Gruppen
– Nachteil in Experimentalgruppe gegenüber Kontrollgruppe
k. A. keine Angaben zu diesem Outcome-Kriterium
↓ Reduktion
↑ Erhöhung
[1] zutreffend für manische Episoden

ein Training kommunikativer Fertigkeiten sowie der Vermittlung von Ansätzen zum Problemlösetraining. Die Kontrollintervention sah 2 psychoedukative Sitzungen innerhalb der ersten beiden Monate vor sowie bedarfsabgeleitete Kriseninterventionen mit Fokus auf Rückfallprävention sowie die Lösung innerfamiliärer Konflikte. Nach 2 Jahren wurden **längere rückfallfreie Zeiten** innerhalb der Psychoedukationsgruppe evident. Signifikant weniger Patienten aus der Experimentalgruppe im Vergleich zur Kontrollgruppe erlebten innerhalb der 2 Jahre einen Rückfall in eine akute Krankheitsphase. Darüber hinaus wurde innerhalb der Psychoedukationsgruppe eine **signifikante Reduktion der affektiven Symptomatik** über die Zeit sowie eine **höhere Medikamentencompliance** deutlich (◘ Tab. 3.15).

Im Rahmen einer weiteren spanischen Studie wurden die **Effekte einer psychoedukativen Angehörigengruppe** mit explizitem Ausschluss der erkrankten Patienten untersucht [306]. Bei gleichzeitiger standardisierter ambulanter Behandlung aller Patienten erhielten die Angehörigen der Experimentalgruppe eine 12-wöchige Gruppenpsychoedukation. Es zeigte sich eine **signifikante Reduktion von Rückfällen** im beobachteten Zeitraum von 15 Monaten bei den Patienten, deren Angehörige an einer psychoedukativen Intervention **teilgenommen hatten**. Insgesamt 54 % aller Patienten erfuhren mindestens ein Rückfallereignis in eine akute Krankheitsphase, 42 % in der Psychoedukations- und 66 % in der Kontrollgruppe. Eine differenzierte Betrachtung wies eine signifikante Reduktion manischer Episoden, nicht jedoch depressiver Episoden auf. Die Zeit bis zum Rückfallereignis war in der Experimentalgruppe von längerer Dauer verglichen mit der Kontrollgruppe. Die Medikamentencompliance war in beiden Gruppen vergleichbar (◘ Tab. 3.15).

Rea et al. (2003) untersuchten die **Wirksamkeit einer manualisierten psychoedukativen Familienintervention gegenüber einer aktiven Kontrollintervention** [307]. Alle Patienten erhielten eine pharmakologische Behandlung. Die Experimentalintervention sah 21 über 9 Monate andauernde psychoedukative Sitzungen, ergänzt durch ein Training kommunikativer Fertigkeiten sowie die Vermittlung von Ansätzen zum Problemlösetraining vor. Die Patienten der Kontrollgruppe erhielten über einen vergleichbaren Zeitraum individuell ausgerichtete Interventionen (Informationen zur Erkrankung, Monitoring und Stärkung des Patienten bezogen auf die Wahrnehmung von Krankheitszeichen, Krisenintervention). Trotz Randomisierung gab es Unterschiede in den Baseline-Daten hinsichtlich krankheitsassoziierter Variablen (jüngeres Ersterkrankungsalter und eine ungünstigere prämorbide Anpassung in der Kontrollgruppe), die in der Folge kontrolliert wurden. Bezogen auf die **Rückfallwahrscheinlichkeit** zeigte sich **kein signifikanter Effekt** durch Familienpsychoedukation **im ersten Behandlungsjahr**; jedoch zeigten die Patienten der Experimentalgruppe eine **geringere Rückfallwahrscheinlichkeit in der Post-treatment-Phase**. Eine separate Betrachtung des Risikos einer stationären Wiederaufnahme für die Behandlungs- und Follow-up-Phase erbrachte ähnliche Befunde. Während **im ersten Jahr kein signifikanter Unterschied** zwischen beiden Gruppen evident wurde, hatten die Patienten der Familienpsychoedukationsgruppe **im Follow-up-Zeitraum** ein **deutlich geringeres Risiko für stationäre Wiederaufnahmen**. Während das Ersterkrankungsalter keinen Einfluss auf beide Zielgrößen hatte, verringerte sich der Effekt der Experimentalintervention auf das Rückfallrisiko und die Wahrscheinlichkeit stationärer Wiederaufnahmen unter Berücksichtigung des prämorbiden Anpassungsniveaus. Und doch schien das Rückfallrisiko in der Gruppe mit geringer prämorbider Anpassung um das 3-fache reduziert durch Psychoedukation. Erwartungsgemäß führte eine günstigere prämorbide Anpassung zu weniger stationären Wiederaufnahmen in der Follow-up-Phase. Die Medikamentencompliance war in beiden Gruppen vergleichbar. Weitere Analysen zeigten, dass die **Patienten in der Experimentalgruppe während einer akuten Krankheitsphase deutlich seltener stationär behandelt** werden mussten im Vergleich zu denen der Kontrollgruppe. Diese Befunde weisen darauf hin, dass eine psychoedukative Familienintervention offenbar ihren größten Einfluss während einer akuten Krankheitsphase zeigt, indem die Patienten und Familien befähigt werden, auch kritische Situationen so zu bewältigen, dass eine stationäre Aufnahme vermieden werden kann (◘ Tab. 3.15).

Zusammenfassung

Die vorliegenden Befunde beziehen sich hauptsächlich auf Patientengruppen mit schizophrenen Erkrankungen. Darüber hinaus gibt es einige Studien, die die Wirksamkeit psychoedukativer Interventionen bei Menschen mit chronischer bipolarer Störung untersucht haben. Die folgenden Empfehlungen beziehen sich deshalb in erster Linie auf Menschen mit Schizophrenie und verwandten Störungsbildern sowie auf bipolar erkrankte Patienten.

Dargestellt wurden zunächst 3 Metaanalysen, die die **Effekte von primär psychoedukativen Behandlungsansätzen** gegenüber herkömmlicher Behandlung bzw. verschiedenen aktiven Behandlungsansätzen bei Menschen mit schweren psychischen Erkrankungen, in der Mehrheit mit einer schizophrenen Störung, untersuchten. Problematisch bleibt die hohe Varianz der Interventionsformen in Abhängigkeit von Dauer, Form und Intensität. Eine Vergleichbarkeit ist zudem aufgrund unterschiedlich definierter Zielgrößen eingeschränkt. Grundsätzlich wurden in allen Metaanalysen hohe Qualitätsstandards bei der Auswahl der einzelnen Studien angewandt. Als bedeutende Unterschiede zwischen den Metaanalysen lassen sich v. a. der Ausschluss von Studien mit einer aktiven Kontrollintervention sowie der Einschluss überwiegend psychoedukativer Familieninterventionen bei Lincoln et al. (2007) [272] sowie Pekkala et al. (2002) [271], nicht jedoch bei NICE [97] erkennen. Zudem gab es Unterschiede hinsichtlich der Studienzeiträume. Während bei NICE [97] eher jüngere Arbeiten betrachtet werden, finden sich in der Übersicht von Pekkala et al. (2002) [271] vorwiegend ältere Studien. Mit Ausnahme der Metaanalyse aus der NICE-Leitlinie [97] gibt es Hinweise auf **positive Effekte von Psychoedukation auf den Wissenserwerb, die Reduktion des Rückfallrisikos und die reduzierte Wahrscheinlichkeit stationärer Wiederaufnahmen**. Befunde aus Einzelstudien weisen auf eine verbesserte Medikamentencompliance, Lebensqualität sowie auf ein höheres soziales Funktionsniveau hin. Verhältnismäßig selten wurden stationäre Behandlungszeiten insgesamt reduziert und die Symptomschwere verringert. **In Deutschland entwickelte und evaluierte psychoedukative Behandlungsansätze** erwiesen sich bezogen auf verschiedene Zielgrößen auch über einen längeren Beobachtungszeitraum hinweg als wirksam [273;308;309] (▶ Abschn. 3.3.1, Praktische Relevanz in Deutschland). Im Rahmen einer Metaanalyse wurde der **positive Effekt durch den Einbezug von Familien in eine psychoedukative Behandlung** deutlich. In der Mehrheit wurden Patienten in einem ambulanten Behandlungssetting untersucht. Aussagen zur Effektivität in Abhängigkeit von der Dauer der Intervention waren auf Basis dieser Daten nicht möglich. Allerdings gibt es Hinweise darauf, dass eine Erkrankungsdauer von weniger als 7 Jahren, stärker noch eine mittlere **Erkrankungsdauer von 5 bis 7 Jahren**, die Wirksamkeit einer Psychoedukation hinsichtlich der Reduktion von stationären Wiederaufnahmen erhöht. Psychoedukation zu einem sehr frühen oder späten Zeitpunkt im Krankheitsverlauf scheint demgegenüber weniger effektiv zu sein. Es wird vermutet, dass die Reduktion von Rückfällen, ohne eine überzeugende Evidenz für eine verringerte psychopathologische Symptomatik, auf eine Stärkung der Familien im Rahmen der Behandlung zurückzuführen ist. Offenbar werden die Familien durch entsprechende psychoedukative Intervention dazu befähigt, mit der Erkrankung und den verbundenen Besonderheiten besser umzugehen.

> **Empfehlung 22**
>
> Zur Optimierung des Wissenserwerbs über die Erkrankung und zur Reduktion der Rückfallwahrscheinlichkeit sollte eine strukturierte Psychoedukation im Rahmen eines Gesamtbehandlungsplanes ausreichend lange und gegebenenfalls wiederholt angeboten werden.
> **Empfehlungsgrad: B, Evidenzebene: Ia**

Hinweis: Der Empfehlungsgrad dieser Empfehlung in Bezug auf die angegebene Evidenzebene wurde herabgestuft, da die Studienlage nicht einheitlich genug war, um eine starke Empfehlung zu rechtfertigen.

Positive Effekte von Familieninterventionen mit psychoedukativen Behandlungsansätzen aus vorliegenden Metaanalysen, die sich ebenfalls überwiegend auf Patienten mit schizophrener Erkrankung beziehen, zeigen sich **ausnahmslos** in der **Reduktion des Rückfallrisikos und der Wahrscheinlichkeit stationärer Wiederaufnahmen**. Daneben gibt es Hinweise darauf, dass auf Familien ausgerichtete Interventionen die **allgemeine Symptomschwere und stationäre Behandlungszeiten bei den Patienten reduzieren** sowie die **Medikamentencompliance und das soziale Funktionsniveau verbessern** können. Bezogen auf angehörigenassoziierte Merkmale existieren Befunde, die einen **elaborierten Wissenserwerb bei den Angehörigen** aufzeigen sowie eine **Reduktion des Belastungserlebens** und ein **besseres Familienklima durch Familieninterventionen**. Das Mortalitätsrisiko und die Wahrscheinlichkeit vorzeitiger Behandlungsabbrüche werden offenbar nicht beeinflusst. Zudem gibt es aus einer Metaanalyse Hinweise darauf, dass **länger andauernde Interventionen** mit einer Mindestbehandlungsdauer von 3 Monaten **effektiver** sind, als kürzere Interventionen. Psychoedukative Interventionen sind sowohl in Form von Angehörigengruppen als auch in Form eines bifokalen Ansatzes wirksam. Aus einer Metaanalyse geht hervor, dass die Effekte auf ein reduziertes Rückfallrisiko und eine verringerte Wahrscheinlichkeit stationärer Wiederaufnahmen sowie auf ein vermindertes Belastungserleben in den Familien durch Einzel-Familieninterventio-

3.3 · Einzelinterventionen

nen stabiler und anhaltender sind im Vergleich zu Mehr-Familiengruppeninterventionen.

> **Empfehlung 23**
>
> Angehörige sollen in die psychoedukative Behandlung mit einbezogen werden. Sowohl separate Angehörigengruppen als auch bifokale Gruppen haben sich dabei als wirksam erwiesen.
> **Empfehlungsgrad: A, Evidenzebene: Ia**

Hinweis: Bei bifokalen Gruppen ist die Zustimmung des Patienten einzuholen.

Weitaus weniger Befunde aus randomisierten kontrollierten Studien liegen zur **Effektivität von psychoedukativen Behandlungsansätzen bei Menschen mit bipolaren Störungen** vor. Aus den vorliegenden Studien gibt es Hinweise darauf, dass auch der Verlauf dieser Störung durch Psychoedukation positiv beeinflusst werden kann. Eine entsprechende Intervention scheint die **Anzahl der Rückfallereignisse** auch über einen längeren Zeitraum hinweg und insbesondere die **Auftretenswahrscheinlichkeit manischer Episoden deutlich zu reduzieren**. Damit verbunden scheint Psychoedukation und der Einbezug der Familienangehörigen das **Zeitintervall bis zum Auftreten eines Rückfallereignisses in eine akute Krankheitsphase zu verlängern** und die **zeitliche Dimension akuter Krankheitsstadien insgesamt positiv zu beeinflussen**. Bezogen auf die Notwendigkeit stationärer Behandlungen zeigte sich eine Reduktion dieser und der durchschnittlichen stationären Behandlungstage in der Experimentalgruppe. Vereinzelt wurden positive Effekte hinsichtlich verbesserter sozialer Funktionen, reduzierter affektiver Symptome und einer verbesserten medikamentösen Compliance evident. Im Rahmen einer Studie konnte eine **höhere Kosteneffektivität**, primär beeinflusst durch geringere stationäre Behandlungskosten, innerhalb eines Beobachtungszeitraumes von 5 Jahren aufgezeigt werden.

> **Empfehlung 24**
>
> Evidenz für die Wirksamkeit psychoedukativer Interventionen stützt sich auf Studien in Gruppensettings. Psychoedukation kann auch im Einzelsetting angeboten werden.
> **Empfehlungsgrad: KKP**

Existierende Studien zur **Wirksamkeit von Psychoedukation in Patientengruppen mit depressiven Erkrankungen** beziehen sich in der Regel auf eine unterschiedliche Erkrankungsschwere. Eine eindeutige Zuordnung zu der von uns betrachteten Patientengruppe mit einer schweren psychischen Störung ist dabei kaum möglich. Zudem bleibt derzeit ein Mangel an qualitativ hochwertigen, kontrollierten und randomisierten Studien zu verzeichnen. Diese Leitlinie verweist in diesem Zusammenhang auf die Nationale Versorgungsleitlinie Unipolare Depressionen [3]. Die Autoren fassen zusammen, dass sowohl »Wissen und Einstellungen gegenüber der Erkrankung Depression als auch die Medikamentenadhärenz verbessert werden konnten. Außerdem zeigten psychoedukative Maßnahmen Verbesserungen im Umgang mit der Erkrankung, dem Erkrankungsverlauf und dem Behandlungserfolg.« Darüber hinaus konnten die vorliegenden Studien »auch positive Effekte psychoedukativer Maßnahmen auf die Familie und Angehörige zeigen«. Die Autoren empfehlen psychoedukative Angebote als sinnvolle Ergänzung im Rahmen eines Gesamtbehandlungsplanes (Empfehlungsgrad B).

Praktische Relevanz in Deutschland
Evidenz zu psychoedukativen Behandlungsansätzen in Deutschland

Randomisierte kontrollierte Studien zu psychoedukativen Behandlungsansätzen bei Patienten mit schizophrenen Erkrankungen wurden auch in Deutschland durchgeführt. Alle im Folgenden aufgeführten Studien wurden bereits in den vorgestellten Metaanalysen berücksichtigt. Aufgrund der Bedeutsamkeit dieser Studien für diese Leitlinie sollen hier die wichtigsten Ergebnisse aufgeführt werden.

In einer Multicenter-Studie in München mit 236 Patienten (Psychose Informations Projekt, PIP) wurden die Langzeiteffekte von kurzen bifokalen Psychoedukationsgruppeninterventionen (8 Sitzungen) bei Patienten mit Schizophrenie und deren Angehörigen untersucht [308;309]. Die Patienten der Kontrollgruppe erhielten eine herkömmliche Behandlung in Form von medikamentöser Behandlung und monatlichen motivierenden Gesprächen zur Einhaltung dieser innerhalb der ersten Jahre. Nach dem vierten Follow-up-Jahr erfolgte die Weiterbehandlung durch einen niedergelassenen Facharzt für Psychiatrie. Nach 12 und 24 Monaten zeigten sich deutliche Vorteile in der Experimentalgruppe gegenüber der Kontrollgruppe bezogen auf behandlungs- und krankheitsassoziierte Merkmale. Innerhalb von 12 Monaten erfolgten für 21 % der Patienten aus der Experimentalgruppe stationäre Wiederaufnahmen im Vergleich zu 38 % wiederaufgenommenen Patienten aus der Kontrollgruppe. Nach 24 Monaten betrug die durchschnittliche Aufnahmerate 41 % in der Informationsgruppe und 58 % in der Kontrollgruppe. Dabei schien die Anzahl vorausgegangener psychotischer Episoden einen starken Einfluss auf die Häufigkeit stationärer Wiederaufnahmen zu haben. Nach 24 Monaten war die Anzahl von stationären Behandlungstagen in der Kontrollgruppe doppelt so hoch im Vergleich zur Experimentalgruppe. Die durch die Behandler eingeschätzte Compliance schien deutlich höher in der Informationsgruppe. Psychopathologische Symptome waren innerhalb der Informationsgruppe auch nach 24 Monaten signifikant reduziert und das soziale Funktionsniveau erhöht. Sieben Jahre nach Intervention blieb die durchschnittliche Anzahl stationärer Wiederaufnahmen pro Patient in der Experimentalgruppe signifikant reduziert. Während 54 % der Patienten der Informationsgruppe innerhalb von 7 Jahren wiederaufgenommen wurden, waren es in der Kontrollgruppe 88 %. Dabei erwies sich auch die Zeit bis zur ersten stationären Wiederaufnahme in Abhängigkeit von der Intervention zugunsten der Psychoedukationsgruppe als signifikant unterschiedlich. Nach 7 Jahren betrug die durchschnittliche Anzahl stationärer Behandlungstage in der Experimentalgruppe 75 Tage im Vergleich zu 225 Tagen in der Kontrollgruppe. Ausgehend von einer durchschnittlichen stationären Behandlungspauschale pro Tag von ca. € 250 in Deutschland ließen sich innerhalb des betrachteten Zeitraumes von sieben Jahren die anfallenden stationären Behandlungskosten um ca. € 37.500 pro Patient reduzieren. Es gab nach 7 Jahren keine signifikanten Unterschiede hinsichtlich der Ausprägung der psychopathologischen Symptomatik bzw. der sozialen Funktionen sowie der Lebensqualität.

Im Rahmen der Münsteraner Studie, einer prospektiven Studie im randomisierten Kontrollgruppendesign, wurden 191 ambulante Patienten mit einer schizophrenen Erkrankung und einer durchschnittlichen Erkrankungsdauer von 8.3 Jahren nach Entlassung aus einer stationären Behandlung untersucht. Die Patienten wurden 5 verschiedenen Behandlungsbedingungen zugeordnet: (1) psychoedukatives Training, (2) psychoedukatives Training und Angehörigenberatung, (3) psychoedukatives Training und kognitive Verhaltenstherapie, (4) psychoedukatives Training, kognitive Verhaltenstherapie und Angehörigenberatung, (5) Freizeitgruppe als Kontrollintervention. Die Behandlung erfolgte jeweils in Gruppen von 4–6 Patienten. Die 10 psychoedukativen Sitzungen fanden verteilt über 15 Wochen statt. Die kognitive Psychotherapie erstreckte sich über 15 Sitzungen und hatte zum Ziel, die Problemlösefertigkeiten der Patienten zu verbessern. Die Angehörigenberatung im Gruppenformat wurde nach 10-wöchiger professioneller Leitung in ein Selbsthilfegruppenformat übergeleitet. Positive Effekte wurden erst durch eine Kombination von Psychoedukation, kognitiver Therapie und Angehörigenarbeit deutlich. Alleinige Psychoedukation erwies sich gegenüber der Kontrollintervention (Freizeitgruppe mit vergleichbarer Intensität) nicht überlegen. Nach 2 Jahren betrug die Rückfallrate im kombinierten Interventionssetting 24 %, in der Kontrollgruppe dagegen 50 % (Psychoedukationsgruppe: 44 %). Bezogen auf die psychopathologischen Symptome zeigten sich signifikante Vorteile für die Patienten aller Therapiegruppen bezogen auf eine reduzierte Störung der Aufmerksamkeitsleistung nach 2 Jahren. Mithilfe der Brief Psychiatric Rating Scale ließen sich ebenfalls Vorteile innerhalb der Therapiegesamtgruppe finden, die jedoch die Signifikanz knapp verfehlte [310;311]. Fünf Jahre nach Interventionsende zeigten sich anhaltende Vorteile bezogen auf die Anzahl der Patienten mit stationärer Behandlungsindikation (psychoedukatives Training, kognitive Verhaltenstherapie und Angehörigenberatung: 41 % bzw. Kontrollintervention: 68 %), nicht jedoch bezogen auf psychopathologische Symptome und soziale Funktionen [312].

Die Familieninterventionsstudie am Max-Planck-Institut in München verfolgte ein verhaltenstherapeutisches Familientherapie-Programm mit psychoedukativen Anteilen für Patienten mit schizophrener Erkrankung. Nach einer differenzierten Verhaltensdiagnostik spezifischer Stärken und Schwächen der einzelnen Familienmitglieder und der Familie als Ganzes erfolgte eine Wissensvermittlung zur Erkrankung und ihrer Behandlungsmöglichkeiten sowie ein Training von Kommunikations- und Problemlösefertigkeiten. Im Ergebnis zeigte sich unter einer kontinuierlichen neuroleptischen Medikation eine Rückfallreduktion innerhalb von 18 Monaten nach Klinikentlassung. Darüber hinaus ließen sich im Verlauf signifikante positive Veränderungen hinsichtlich psychopathologischer Symptome, körperlicher Beschwerden sowie der sozialen Anpassung nachweisen. Von der Familienintervention profitierten auch die Angehörigen; das familiäre Belastungserleben sank. Insgesamt wurde eine günstige Entwicklung der Familienkommunikation wahrgenommen [313].

Bechdolf und Kollegen verglichen in einer randomisierten kontrollierten Studie die Effekte einer 16 Sitzungen umfassenden kognitiven Verhaltenstherapie im Gruppenformat (CBT) gegenüber den Effekten eines psychoedukativen Gruppenprogramms (PE) über 8 Sitzungen bei stationär behandelten Patienten mit Schizophrenie in einer akuten Erkrankungsphase. Die Interventionen wurden zusätzlich zur regulären stationären Behandlung durchgeführt. Das Psychoedukationsprogramm umfasste wissensvermittelnde Inhalte zur Erkrankung und Rückfallprävention. Die CBT-Gruppe fokussierte auf die Erweiterung von Bewältigungs- und Problemlösestrategien sowie auf eine verstärkte Rückfallprävention. Während sich in einem Follow-up-Zeitraum von 6 Monaten signifikante Unterschiede hinsichtlich der Anzahl stationär wiederaufgenommener Patienten zugunsten von PE zeigten, wurden nach 24 Monaten keine deutlichen Unterschiede bezogen auf die Anzahl stationär wiederaufgenommener Patienten evident. Auf Symptomebene fanden sich für beide Gruppen positive Effekte in einem Prä-post-Vergleich, nicht jedoch in einer Gegenüberstellung der beiden Gruppen [314;315].

Zusammenfassend lässt sich sagen, dass insbesondere das im Rahmen der »Arbeitsgruppe Psychoedukation bei schizophrenen Erkrankungen« [257] entwickelte psychoedukative Interventionsprogramm mit dem Schwerpunkt auf Krankheitskonzeptbildung und Complianceverbesserung bei den Patienten mit zusätzlicher Einbeziehung der Angehörigen deutlich positive und langfristige Effekte hinsichtlich reduzierter stationärer Wiederaufnahmeraten und anderer Parameter bei Menschen mit einer Schizophrenie zeigt. Neben der gleichzeitigen Angehörigenberatung konnte in einer weiteren Studie eine zusätzliche kognitive Verhaltenstherapie die Rückfallwahrscheinlichkeit reduzieren.

Stand der Umsetzung von Psychoedukation in Deutschland

Im Rahmen einer postalischen Umfrage zur Häufigkeit und Durchführung von Psychoedukation bei Schizophrenie an psychiatrischen Kliniken in Deutschland, Österreich und der Schweiz im Jahre 2003 wurde deutlich, dass lediglich ein Fünftel der Patienten und etwa jeder 50. Angehörige Psychoedukation erhalten [316]. In 84 % der an der Befragung teilnehmenden Kliniken (Rücklaufquote von 54 %) wurde Psychoedukation bei Schizophrenie üblicherweise als Gruppenintervention mit bis zu 10 Patienten einmal pro Woche über 50–60 Minuten in 8–12 Sitzungen durchgeführt. Angehörigengruppen wurden 14-tägig für 6–15 Teilnehmer in 7 Sitzungen angeboten. Die Mehrheit der Antwortenden griff dabei auf Manuale zurück. Fehlendes Personal (35 %) sowie mangelnde zeitliche Ressourcen (29 %) wurden als Hauptursachen für eine fehlende Implementierung von Psychoedukation benannt.

Auch im ambulanten Setting hat sich Psychoedukation bisher nicht regelhaft etablieren können. Angebote an Institutsambulanzen und Polikliniken können im Rahmen des pauschal vergüteten ärztlich-psychologischen Leistungskataloges durchgeführt werden. Eingeschränkte Möglichkeiten ergeben sich für den niedergelassenen Vertragsarzt oder den Psychologischen Psychotherapeuten hinsichtlich der Abrechnung psychoedukativer Interventionen. Neue Wege für psychoedukative Angebote dürften sich im Rahmen der Integrierten Versorgung nach § 140 SGB V eröffnen [317]. Außerhalb von Klinik und Institutsambulanz findet man einige Modellprojekte, in denen geeignete Strukturen und die Akzeptanz von Psychoedukation evaluiert wurden [318]:

– In Leipzig und Saarbrücken wurden im Rahmen eines Modellprojektes »**Integrierte Schizophreniebehandlung**« Therapiezentren etabliert, in denen Gruppenräume zur Durchführung bifokaler psychoedukativer Gruppen zur Verfügung standen. Für die am Projekt beteiligten Ärzte bestand die Möglichkeit, ihre Patienten zur Teilnahme an einem solchen psychoedukativen Programm zu überweisen. Das Behandlungsprogramm umfasste 12 wöchentliche Sitzungen für die Patienten sowie 6 14-tägige Sitzungen für deren Angehörige, in denen inhaltliche Schwerpunkte auf einem verbesserten Verständnis für das Krankheitskonzept, auf möglichen Behandlungsansätzen sowie auf einem veränderten Umgang mit der Erkrankung lagen. In beiden Zentren konnte eine hohe Regelmäßigkeit der Teilnahme sowie eine gute Bewertung hinsichtlich der Nützlichkeit registriert werden. Darüber hinaus wurde ein Wissenszuwachs dokumentiert.

– Im Jahr 2001 wurde in Rostock unter Beteiligung verschiedener Institutionen der **Arbeitskreis »Ambulante Psychoedukation«** gegründet. Aus dieser Initiative heraus entstand ein ambulantes psychoedukatives Gruppenangebot, das unter der Koordination und in den Räumlichkeiten des Gesundheitsamtes der Hansestadt Rostock durchgeführt wird. Für Psychosepatienten und Angehörige finden 14-tägig Informations- und Verhaltenstrainingsgruppen über 13 Wochen statt.

– In Berlin hat sich 2003 auf Initiative niedergelassener Fachärzte der **»Verein für Psychiatrie und seelische Gesundheit e. V.«** mit dem Ziel einer verbesserten psychiatrisch-psychotherapeutischen Versorgung von Menschen mit schizophrenen oder affektiven Psychosen gegründet. Die Mitglieder des Vereins streben eine Kooperation mit allen Versorgungseinrichtungen sowie den Krankheitsbetroffenen und deren Angehörigen und die Entwicklung und Umsetzung vernetzter Versorgungsstrukturen für die ambulante Versorgung schwer psychisch Kranker an. In diesem Rahmen konnte ein regelhaftes psychoedukatives Gruppenangebot, das in verschiedenen Arztpraxen angeboten wird, aufgebaut werden.

Der Frage nach geeigneten Implementierungsstrategien von Psychoedukation in einem breiten ambulanten gemeindepsychiatrischen Setting widmete sich auch die Arbeitsgruppe des **PEGASUS-Programms** (Psychoedukative Gruppenarbeit bei schizophrenen und schizoaffektiven Störungen) [319]. Nach der Entwicklung und modellhaften Erprobung konnte das Gruppentherapiekonzept innerhalb der Regelversorgung in engster Kooperation und Vernetzung mit psychiatrischen Einrichtungen und Diensten der Stadt Bielefeld integriert werden. In 14 wöchentlichen Sitzungen werden Informationen zum Krankheitskonzept, zu Möglichkeiten der medikamentösen Behandlung sowie zu Rückfallprävention und Krisenbewältigung an die Betroffenen vermittelt. Neben einem bereits vielfach überarbeiteten Manual [320] wurde ein Fortbildungs-Curriculum entwickelt.

Aus verschiedenen Bestrebungen heraus hat sich daneben ein psychoedukativer Ansatz entwickelt, in dessen Rahmen bereits vorher geschulte und professionell angeleitete Betroffene und Angehörige die Moderatorenrolle übernehmen. Die persönlichen Erfahrungen der Betroffenen mit der Erkrankung ermöglichen den teilnehmenden Patienten und Angehörigen sogenannter **Peer-to-peer-Gruppen** eine größere »Nähe« und damit verbunden stärkere emotionale Entlastung. Man geht davon aus, dass von Betroffenen und Angehörigen geleitete Gruppen eine besondere Glaubwürdigkeit ausstrahlen, die es den Teilnehmern erlaubt, sowohl den Blick auf die Erkrankung als auch den Umgang mit dieser zu verändern [321].

Im Rahmen **zweier Pilotprojekte** wurden Curricula entwickelt und evaluiert, in denen remittierte Patienten mit einer schizophrenen Erkrankung und Angehörige als Moderatoren für psychoedukative Gruppen qualifiziert wurden. In einem stationären Setting wurde das aus 8 Sitzungen bestehende Programm »**Patienten informieren Patienten**« an Patienten mit einer Schizophrenie oder schizoaffektiven Erkrankung erprobt. In einem Prä-post-Vergleich zeigten sich signifikante Veränderungen hinsichtlich eines Wissenszuwachses und eines förderlichen Krankheitskonzeptes in 3 Bereichen: höheres Arzt- und Medikamentenvertrauen sowie reduzierte Negativerwartungen einer Behandlung. 94 % der Teilnehmer gaben an, diese Form eines informationsvermittelnden Angebotes an andere Mitpatienten zu empfehlen [322]. Praktikabel erwies sich auch das Programm »**Angehörige informieren Angehörige**«. Ein Schulungsprojekt der Familienselbsthilfe des Bundesverbandes der Angehörigen psychisch Kranker (BApK) zielte auf eine Erweiterung familiärer Ressourcen und Verringerung von Belastungen. Zunächst wurden unter dem Motto »*Information-Austausch-Entlastung*« halbjährlich stattfindende Schulungsseminare für Angehörige psychisch Kranker angeboten. In der Mehrheit nahmen Mütter schizophren Erkrankter teil. Eine Vorher-Nachher-Messung wies auf erweiterte Kompetenzen im Umgang mit der Erkrankung und ein verringertes Belastungserleben der Angehörigen hin. Die Schulung zielte gleichzeitig darauf, die Teilnehmer für die Durchführung selbstgestalteter Seminare zu motivieren und gegebenenfalls im Rahmen eines Trainings-Workshops darauf vorzubereiten. Eine Umsetzung fand trotz beträchtlicher Motivation der Teilnehmer innerhalb eines Ein-Jahres-Zeitraumes jedoch kaum statt. Der erhoffte Effekt auf die Entwicklung eines flächendeckenden Angebotes von psychoedukativen Angehörigenseminaren durch vereinzelt gesetzte Impulse blieb zunächst aus [323].

- **Statement 5**

Psychoedukative Ansätze nach dem Peer-to-peer-Modell ermöglichen Patienten und Angehörigen alternative Wege, Wissenszuwachs und Krankheitskonzept positiv zu beeinflussen und das Belastungserleben zu reduzieren.

- **Durchführung psychoedukativer Gruppen**

Psychoedukative Gruppen werden häufig von psychiatrisch-psychotherapeutisch tätigen Ärzten und/oder Psychologischen Psychotherapeuten bzw. Kinder- und Jugendlichenpsychotherapeuten geleitet. Darüber hinaus können alle anderen Berufsgruppen des multiprofessionellen Teams in die Durchführung einbezogen werden. Die Leitung psychoedukativer Gruppen setzt sowohl umfassende theoretische Kenntnisse zum jeweiligen Krankheitsbild als auch fundierte Erfahrungen im Umgang mit den Betroffenen voraus. Die Durchführung psychoedukativer Gruppen erfordert keine schulenspezifische Herangehensweise sondern vielmehr psychotherapeutische Grundfertigkeiten und verinnerlichte therapeutische Grundhaltungen (z. B. Empathie, Wertschätzung, Kongruenz, Respekt, Ressourcenorientierung, Kooperation) sowie Basisfertigkeiten zur Durchführung von Gruppensitzungen.

Ein Überblick über deutschsprachige psychoedukative Bahandlungsprogramme zu verschiedenen Störungsbildern findet sich bei Bäuml und Pitschel-Walz 2010 [324].

- **Für die Durchführung von psychoedukativen Interventionen bietet sich folgender Rahmen an:**
- Einbindung in den psychiatrisch-psychotherapeutischen Gesamtbehandlungsplan
- Idealerweise störungsspezifische Gestaltung der Intervention
- Durchführung von separaten Angehörigengruppen oder bifokalen bzw. familieninterventiven Gruppen möglich
- Manualisiertes strukturiertes Vorgehen mit der Möglichkeit einer gemeinsamen, interaktiven Erarbeitung und Reflexion relevanter Inhalte
- Vorgehen in geschlossenen, halb offenen oder offenen Gruppen, wobei geschlossene Gruppen wünschenswert sind, halb offene und offene Gruppen aber der Versorgungsrealität mehr Rechnung tragen
- Frequenz der Sitzungen: 1- bis 2-mal wöchentlich bei Patienten, alle 1 bis 3 Wochen bei Angehörigen
- Eine Einverständniserklärung der Patienten zum Einbezug der Angehörigen, insbesondere zum Zwecke bifokaler Gruppen ist erforderlich
- Ein individualisiertes Vorgehen im Rahmen von Psychoedukation erfordert die Berücksichtigung von krankheitsassoziierten Besonderheiten (z. B. Ausmaß der formalen Denkstörungen, der produktiven psychotischen Symptomatik oder der psychomotorischen Unruhe) der Patienten zu jedem Zeitpunkt der Intervention
- Leitung und Ko-Leitung mit definierten Voraussetzungen
- Adäquate und regelmäßige Reflexion des Interventionsprozesses durch Supervision oder Intervision

3.3.2 Training von Alltags- und sozialen Fertigkeiten

Schwere chronische psychische Erkrankungen sind häufig mit Beeinträchtigungen alltagspraktischer und sozialer Fertigkeiten verbunden, die wiederum den Erkrankungsverlauf und die Lebensqualität zusätzlich negativ beeinflussen. Es kommt oft zu Behinderungen in verschiedenen Lebensbereichen. So können die Bewältigung der Aufgaben des täglichen Lebens beeinträchtigt oder die Aufrechterhaltung sozialer Beziehungen in Familie, Freizeit und beruflichen Bezügen erschwert sein. Spezielle Ansätze psychosozialer Interventionen zielen darauf ab, die Betroffenen darin zu stärken, Fertigkeiten auszubauen, um selbstbestimmt ein weitgehend unabhängiges Leben gestalten zu können. Dabei werden breitere Ansätze, die persönliche Bedürfnisse der Betroffenen im Sinne einer unabhängigen Alltagsgestaltung berücksichtigen und durch den Begriff Training alltags- oder lebenspraktischer Fertigkeiten (*life skills training*) beschrieben werden, von denen, die auf die Verbesserung sozialer und kommunikativer Fertigkeiten (*social skills training*) zielen, unterschieden. Das Training sozialer Fertigkeiten wird auch in der DGPPN S3-Behandlungsleitlinie Schizophrenie behandelt ([1], S. 110–126).

> **Empfehlung 25**
>
> Da schwere psychische Erkrankungen häufig mit Beeinträchtigungen von Alltagsfertigkeiten und sozialen Funktionen verbunden sind und dadurch die Teilhabe am sozialen Leben deutlich erschwert ist, haben Hilfen zur eigenen Lebensgestaltung und die Befähigung zur Teilhabe an sozialen Aktivitäten in verschiedenen Lebensbereichen (Selbstsorge, Familie, Freizeit, Arbeit, gesellschaftliche Teilhabe) einen hohen Stellenwert in der Behandlung.
> **Empfehlungsgrad: KKP**

Sowohl im Alltag als auch in der wissenschaftlichen Literatur lassen sich beide Interventionsformen nicht immer klar voneinander trennen. Es gibt erheblich mehr Studien zur Wirksamkeit des sozialen Fertigkeitentrainings im Vergleich zum Training

Tab. 3.16 Hauptmerkmale des Trainings sozialer Fertigkeiten. (Nach Kopelowicz 2006 [325])

Komponente	Beschreibung
Problemidentifikation	Erkennung bestehender Hindernisse und Barrieren im Leben des Patienten
Zielsetzung	Entwicklung »kleinster Schritte« im Hinblick auf eine Annäherung an persönliche Ziele, v. a. im sozial-emotionalen Kompetenzbereich Erforderlich dabei ist eine genaue Beschreibung der notwendigen sozialen Fertigkeiten und die Herstellung des genauen Kontextbezuges (Welche Fähigkeit benötigt der Patient wann, wo und wozu?)
Anwendung von Rollenspielen und konkreten Übungen	Demonstration konkreter verbaler, nonverbaler und paralinguistischer Verhaltensweisen durch den Patienten, welche für eine erfolgreiche soziale Interaktion erforderlich sind
Positive und negative Verstärker	in Form von Feedback an den Patienten in Folge von demonstriertem Verhalten
Modelllernen	Ermöglicht dem Patienten indirektes Lernen durch die Beobachtung der erwünschten Verhaltensweisen am Trainer oder anderen Patienten
Übungsphase	Einüben der zu erlernenden Verhaltensweisen durch Wiederholungen
Positive soziale Verstärkung	in Abhängigkeit der verbesserten Verhaltensweisen
Hausaufgaben	Motivation des Patienten, erlernte soziale Kompetenzen in alltäglichen Situationen anzuwenden
Positive Verstärkung und Problemlösung	in Abhängigkeit neuer Erfahrungen des Patienten im Umgang mit den neu erlernten Strategien erfolgen entsprechend positive Verstärkung durch den Trainer und/oder die Erarbeitung weiterer Problemlösestrategien

von Alltagsfertigkeiten. Deshalb wird in diesem Abschnitt der Fokus auf das Training sozialer Fertigkeiten gelegt.

Einführung

Beeinträchtigungen sozialer Kompetenzen bei psychischen Erkrankungen zeigen sich beispielsweise in der Schwierigkeit, zwischenmenschliche Beziehungen aufrechtzuerhalten, soziale Rollen auszufüllen, am gesellschaftlichen Leben teilzunehmen oder Freizeitaktivitäten zu genießen. Soziale Fertigkeiten erstrecken sich auf zahlreiche Bereiche: verbale, nonverbale und paralinguistische Verhaltensweisen; die Orientierung an sozialen Regeln; Durchsetzungsfähigkeit; die Fähigkeit zur Aufrechterhaltung einer Konversation und der situationsadäquate Ausdruck von Empathie und Emotionen [325]. Mithilfe des *social skills model* [326;327] lassen sich 3 Komponenten sozialer Fertigkeiten bündeln: 1) die Wahrnehmung sozialer Reize und Situationen (*receiving skills*), 2) die kognitive Verarbeitung dieser Informationen (*pro-*

cessing skills) und 3) das angemessene Reagieren in sozialen Situationen (*expressive skills*) [328].

Trainingsansätze zur Verbesserung sozialer Fertigkeiten nutzen überwiegend verhaltenstherapeutische Prinzipien und Techniken. Ziel ist es zunächst, die Patienten darin zu unterstützen, eigene Gefühle und Erwartungen angemessen zu adressieren. Die Patienten sollen außerdem dahingehend unterstützt werden, eigens gesetzte Ziele und formulierte Bedürfnisse im Hinblick auf ein unabhängiges Leben auf der Basis gut funktionierender zwischenmenschlicher Beziehungen zu erfüllen [325]. Tabelle 3.16 beschreibt die Hauptmerkmale von Interventionsansätzen zur Verbesserung sozialer Fertigkeiten (◘ Tab. 3.16).

Ausgehend von einem Grundgerüst [329] lassen sich 3 **Formen des Trainings sozialer Fertigkeiten** ableiten: ein Basismodell (*basic-model*), ein soziales Problemlösemodell (*social problem-solving model*) und ein sozial-kognitives Modell (*cognitive remediation model*) [330]. Darüber hinaus existieren zahlreiche Variationen und Adaptationen [325].

3.3 · Einzelinterventionen

Im Rahmen des Basismodells werden initial komplexe soziale Fertigkeiten in originäre Einzelschritte oder Einzelkomponenten zerlegt, korrigierendes Lernen durch verschiedene Techniken, z. B. durch Rollenspiele angestrebt und deren Anwendung in alltäglichen Situationen erprobt. Das Modell des sozialen Problemlösens fokussiert auf eine Verbesserung von Beeinträchtigungen innerhalb der Informationsverarbeitung. Dabei werden 3 Phasen des interpersonalen Kommunikationsprozesses betrachtet: 1) Wahrnehmung von Eingangssignalen, 2) dessen Verarbeitung und Ableitung relevanter Strategien und 3) Senden einer angemessenen Antwort an die entsprechende Person [331]. Das kognitive Trainingsmodell zielt eher auf die Verbesserung wichtiger kognitiver Fertigkeiten, wie beispielsweise Aufmerksamkeit und exekutive Funktionen, von denen angenommen wird, dass sie das soziale Lernen entscheidend beeinflussen [330]. Neuere Ansätze fokussieren deshalb eine Kombination des sozialen Fertigkeitentrainings mit kognitiven Übungsstrategien (*sozial-kognitives Training*). Häufig zitiert wird dabei die *Integrierte Psychologische Therapie* (IPT), ein mehrstufiges Verfahren, das, auf dem Training grundlegender kognitiver Fähigkeiten und sozialer Wahrnehmungsprozesse aufbauend, soziale Fertigkeiten in zunehmend komplexer Form erweitert [332]. Ein weiterer Ansatz, der soziale Kognitionen berücksichtigt, ist mit dem *Social Cognitive and Interaction Treatment Program* (SCIT) entwickelt worden [333]. Das Manual beinhaltet ein gestaffeltes Training sozial-kognitiver Fähigkeiten, das auf Veränderungen emotionaler Wahrnehmungsprozesse, Attributionsstile und das Vergegenwärtigen von Intentionen, Gedanken und Gefühlen anderer (*theory of mind*) ausgerichtet ist. In einer Pilotstudie konnte bisher gezeigt werden, dass sich sozial-kognitive Fähigkeiten messbar bessern und ein solches Training bei forensischen psychiatrischen Patienten mit schizophrener Erkrankung zu einer Stärkung der sozialen Kompetenz sowie zu einer Reduktion aggressiven Verhaltens führte [334].

Vor dem Hintergrund der **Notwendigkeit der Verallgemeinerung und des Transfers erlernter sozialer Kompetenzen in den Alltag** wurden spezielle Verfahren entwickelt, die beispielsweise die Unterstützung des Transfers durch einen Case Manager ermöglichen (z. B. *In Vivo Amplified Skills Training* (IVAST) [335;336]. Andere Weiterentwicklungen beinhalten spezielle Ansätze zur Behandlung von Menschen mit schweren psychischen Erkrankungen und einer zusätzlichen Suchtstörung [337] oder sind auf die Vermittlung sozialer Fertigkeiten bei älteren Menschen ausgerichtet [338–340].

Mit dem **Training alltagspraktischer Fertigkeiten** werden alle notwendigen Fertigkeiten angesprochen, die für ein unabhängiges Leben in der Gemeinde erforderlich sind. Darunter können beispielsweise der Umgang mit finanziellen Ressourcen, die Pflege der Wohnung oder des eigenen Körpers, die regelmäßige Einnahme der Medikamente oder die Planung und Organisation alltäglicher Erfordernisse subsumiert werden. Es sind verschiedene Trainingsprogramme entwickelt worden, die oft verschiedene Module enthalten und dabei auch auf die Verbesserung bereits beschriebener sozialer Fertigkeiten fokussieren. Zu nennen sind dabei zum Beispiel das *UCLA (University of California San Francisco) Social and Independent Living Skills Program*, was neben dem Training sozialer Fertigkeiten auch Module zum Umgang mit der Medikation, mit der Symptomatik oder dem Umgang mit Alkohol enthält und auf die Gestaltung von Freizeitaktivitäten und die Planung alltäglicher Aktivitäten fokussiert [341]. Mithilfe des *In Vivo Amplified Skills Trainings* wird zudem der Transfer der erworbenen Fertigkeiten in den Alltag unterstützt [336]. Auch das *Functional Adaptation Skills Training* (FAST) [342] orientiert sich inhaltlich am *Social and Independent Living Skills Program*. Weitere relevante Konzepte wurzeln beispielsweise im Bereich der Pflege. Der zentrale Gedanke des hier beispielhaft benannten *Selbstpflege- oder Selbstfürsorgedefizitmodells nach Dorothea Orem* [343] ist, dass die Menschen funktionieren und leben, ihre Gesundheit und ihr Wohlbefinden aufrechterhalten, indem sie für sich selbst sorgen. Diese Fähigkeiten sind im Zusammenhang mit schweren psychischen Erkrankungen oft beeinträchtigt, sodass den pflegerischen Aktivitäten eine hohe Bedeutung beizumessen ist.

- **Statement 6**

Ohne die Durchführung der Selbstpflege (Körper-, Kleider- und Wohnungspflege) ist kein selbstbestimmtes Leben mit dauerhafter Integration in Familie, Arbeitsprozesse etc. möglich.

Trainingsangebote von Alltags- und sozialen Fertigkeiten finden im Alltag eine breite Anwendung. Manualisierte Trainingsangebote können hinsichtlich ihrer Wirksamkeit in wissenschaftlichen Studien einfacher untersucht werden als nichtmanualisierte; die konkrete Vorgehensweise ist transparenter und kann dadurch nach Abschluss der Studie auch leichter in die Praxis implementiert werden.

Evidenz zum Training sozialer Fertigkeiten

> **Evidenz**
>
> **A) Metaanalysen**
> - Pilling 2002: Einschluss von 9 Studien
> - Pfammatter 2006: Einschluss von 23 Studien
> - Kurtz und Mueser 2008: Einschluss von 22 Studien
> - Metaanalyse der NICE-Leitlinie Schizophrenie 2009: Einschluss von 23 Studien
>
> Integriertes Psychologisches Therapieprogramm:
> - Roder 2006: Einschluss von 30 Studien bzw. 7 RCTs
>
> **B) Aktuelle randomisierte kontrollierte Studien**
> - Horan 2009
> - Galderisi 2009
> - Xiang 2007
> - Kern 2005
> - Hogarty 2004/2006
>
> **C) Randomisierte kontrollierte Studien, die besondere Aspekte des Fertigkeitentrainings untersuchen**
> - Silverstein 2009
> - Glynn 2002
> - Kopelowicz 2003
> - Moriana 2006
> - Granholm 2005

Es existiert eine breite Fülle an Untersuchungen und Übersichtsarbeiten. Wenige Studien haben verschiedene Ansätze gegenübergestellt. Dennoch konnten bedeutende Wirkfaktoren wie beispielsweise kleine Gruppengrößen, verschiedene inhaltliche Curricula, 2–3 wöchentliche Trainingseinheiten über einen längeren Zeitraum von 6 bis 24 Monaten oder die Verwendung audiovisueller Materialien identifiziert werden [328].

- **A Evidenz zum Training sozialer Fertigkeiten aus Metaanalysen**

Bei Betrachtung der relevanten Metaanalysen zeigt sich, dass es erwartungsgemäß Überschneidungen hinsichtlich der eingeschlossenen Studien gibt. Vier Übersichtsarbeiten greifen auf verschiedene strukturierte psychosoziale Interventionen zurück, in denen unter Verwendung verschiedener Techniken (Modellbildung, Verstärkung, Rollenspiele etc.) auf eine Verbesserung sozialer Funktionen fokussiert wird. Hinsichtlich **allgemeiner Merkmale** sind die eingeschlossenen Studien vergleichbar. Mehrheitlich wurden Patienten mit einer Erkrankung aus dem schizophrenen Formenkreis untersucht; seltener Patienten mit schweren affektiven oder anderen psychotischen Störungen. Dabei handelte es sich um Patienten mit langen und schweren Krankheitsverläufen und mehreren stationären Behandlungsaufenthalten in der Vergangenheit. Die untersuchten Populationen umfassten in der Mehrheit Männer zwischen ca. 18 und 60 Jahren. Hinsichtlich der **Kontrollinterventionen** ergibt sich eine breite Varianz. Überwiegend wurde die Effektivität von strukturiertem Fertigkeitentraining gegenüber einer aktiven Kontrollintervention verglichen (arbeitsrehabilitative Programme, Gesundheitsprogramme, unspezifische Gruppentherapien, künstlerisch-kreative Ansätze etc.). In einigen Studien galt eine Standardbehandlung (*treatment as usual*) als Vergleichsintervention. Die betrachteten Studien wurden sowohl in einem ambulanten als auch in einem stationären **Setting** durchgeführt. Seltener im Rahmen einer tagesklinischen Behandlung oder in Pflegeeinrichtungen. Die **Behandlungsdauer** schwankte erheblich über alle Studien hinweg. Der Einbezug von Familienangehörigen wurde hier nahezu vernachlässigt. Bezogen auf **methodische Aspekte** wurden ausschließlich

◘ **Tab. 3.17** Training sozialer Fertigkeiten: Nähe-Distanz-Kontinuum – Ergebnisse einer Metaanalyse. (Kurtz 2008 [347])

Nähe	Nähe-Distanz-Kontinuum			Distanz
Programmnahe Aufgaben	Verhaltensbasierte Maße sozialer und alltagspraktischer Fertigkeiten	Psychosoziale Funktionen	Negativ-Symptome	Andere psychische Symptome/Rückfälle und Wiederaufnahmen
z. B. Strukturierte Rollenspiele aus Manualen, Fragebogentests	z. B. Rollenspiele zu simulierten sozialen Situationen	z. B. Global Assessment Scale	z. B. Scale for the Assessment of Negative Symptoms	z. B. Positive and Negative Syndrome Scale
7 Studien	7 Studien	7 Studien	6 Studien	10/9 Studien
N=330	N=481	N=371	N=363	N=604/485
ES=1.20	ES=0.52	ES=0.52	ES=0.40	ES=0.15/0.23
95% CI=0.96–1.43	95% CI=0.34–0.71	95% CI=0.31–0.73	95% CI=0.19–0.61	95% CI = -0.01–0.31/0.04–0.41
$p < 0.01$	$p < 0.01$	$p < 0.01$	$p < 0.01$	n.s./$p < 0.05$

N Anzahl der Patienten, *ES* Effektstärke, *95% CI* 95% Konfidenzintervall, *p* Signifikanzniveau

randomisierte kontrollierte Studien bei strenger Qualitätsbewertung berücksichtigt. Die in den 4 Metaanalysen eingeschlossenen 39 Studien sind zwischen 1977 und 2007 erschienen. Die Mehrzahl der Studien wurde in den USA, andere in Kanada, Mexico, Polen, Italien, Türkei, Japan, China, Hongkong, Taiwan, Korea und Australien durchgeführt. Aus Deutschland liegt bisher keine Evidenz vor.

Im Rahmen einer ersten Metaanalyse unter Einschluss randomisierter kontrollierter Studien konnte **kein signifikanter Vorteil des Trainings sozialer Fertigkeiten** gegenüber herkömmlicher Behandlung oder anderen spezifischen psychosozialen Interventionen gefunden werden [344]. Die Ergebnisse einzelner Studien geben Hinweise zur Wirksamkeit entsprechender Interventionen bezogen auf die Verbesserung sozialer Funktionen [345] und die Lebensqualität [346]. Das Training sozialer Fertigkeiten hatte jedoch keinen signifikanten Einfluss auf die Rezidiv- und Wiederaufnahmeraten und verbesserte nicht die Compliance (◘ Tab. 3.18).

Die Metaanalyse von Pfammatter und Kollegen (2006) weist auf **stabile positive Effekte** hin (◘ Tab. 3.18). Unmittelbar nach Durchführung eines Trainings sozialer Fertigkeiten verfügten die Patienten über deutlich erweiterte soziale Fertigkeiten (Effektstärke=0.77) sowie über ein stärkeres Selbstbewusstsein (Effektstärke=0.43) im Vergleich zu herkömmlicher Behandlung oder einer unspezifischen psychosozialen Kontrollintervention. Soziale Funktionen wurden verbessert (Effektstärke=0.39) und psychopathologische Symptome reduziert (Effektstärke=0.23). Auch Erhebungen der Zielparameter zu einem späteren Zeitpunkt zeigten signifikante Vorteile gegenüber anderen Behandlungen hinsichtlich der Verbesserung sozialer Funktionen (Effektstärke=0.32) sowie einer Reduktion stationärer Wiederaufnahmeraten (Effektstärke=0.48) [282].

Auf der Basis eines theoretischen Modells zur Wirkungsweise von Interventionen zur Verbesserung sozialer Fertigkeiten entwickelten Kurtz und Mueser (2008) ein 5-dimensionales Kontinuum, in welches sie die betrachteten Zielvariablen in Abhängigkeit von ihrem Nähe-Distanz-Verhältnis zu den zu erwartenden Effekten des Trainings sozialer Fertigkeiten einordneten. Dabei nahmen sie an, dass der Einfluss durch ein entsprechendes Training am ehesten messbar sein sollte, wenn mit der Zielvariable inhaltsnahe soziale Fertigkeiten (z. B. Rollenspielaufgaben aus Trainingsmanualen, Fragebogentests) erhoben werden. Begründet durch die größte Distanz zwischen Trainingsinhalt und zu erwartenden Effekten ordneten die Autoren am anderen Ende des Kontinuums Zielvariablen ein, mit deren Hilfe Auswirkungen auf psychische Symptome (mit Ausnahme von negativen Symptomen) und die Wahrscheinlichkeit von Rückfällen erfasst wurden. Die **größten Effekte des Trainings sozialer Fertigkeiten wurden wie erwartet unter Verwendung inhaltsnaher Zielparameter** messbar. Entlang des Nähe-Distanz-Kontinuums wird eine **Verringerung der Effektstärken** mit größerer Entfernung zu den vermittelten Trainingsinhalten deutlich. Entsprechend der Hypothese scheint ein Training sozialer Fertigkeiten lediglich einen geringen Einfluss auf psychische Symptome und die Rückfallwahrscheinlichkeit zu haben, wobei Negativsymptome am ehesten beeinflussbar scheinen (◘ Tab. 3.17). Die Analyse der Moderatorvariablen zeigte be-

Tab. 3.18 Effekte von Training sozialer Fertigkeiten aus Metaanalysen auf verschiedene Zielparameter

	Pilling 2002	Pfammatter 2006	Kurtz und Mueser 2008	NICE-Leitlinie Schizophrenie 2009	Roder 2006
Krankheitsassoziierte Merkmale					
↑ Soziale Fertigkeiten	+	++	++	~	k. A.
↑ Soziale Funktionen	++[1]	++	++	~	++
↓ Symptomschwere (allgemein)	k. A.	++		~	++
– Negativsymptome			++	+	
– Andere Symptome			~	k. A.	
↑ Lebensqualität	++[1]	k. A.	k. A.	~	k. A.
Behandlungsassoziierte Merkmale					
↓ Rückfallrisiko und stationäre Wiederaufnahmeraten	~	++[1]	++	~	k. A.
↓ Stationäre Behandlungszeiten	k. A.	k. A.	k. A.	~	k. A.
↓ Behandlungsabbrüche	~	k. A.	k. A.	~	k. A.
Weitere psychologische Merkmale					
↑ Selbstbewusstsein	k. A.	++	k. A.	k. A.	k. A.
↑ Kognitive Funktionen	k. A.	k. A.	k. A.	k. A.	++

++ signifikanter Vorteil in Experimentalgruppe gegenüber Kontrollgruppe
+ tendenzielle Überlegenheit ohne signifikanten Unterschied in Experimentalgruppe gegenüber Kontrollgruppe oder kleine Stichprobe
~ Ergebnisse vergleichbar in beiden Gruppen
k. A. keine Angaben zu diesem Outcome-Kriterium
↓ Reduktion
↑ Erhöhung
[1] Daten beziehen sich auf Einzelergebnisse

zogen auf die Verbesserung der Negativsymptome sowie der sozialen und alltagspraktischen Fertigkeiten, dass die Effekte des Trainings bei jüngeren Patienten größer sind [347].

Die Ergebnisse der Metaanalyse im Rahmen der NICE-Leitlinie Schizophrenie lieferten **keine Hinweise** darauf, **dass ein Training sozialer Fertigkeiten hinsichtlich der Verbesserung psychosozialer Funktionen, der Lebensqualität und der psychopathologischen Symptomatik wirksam ist.** Ebenso zeigten sich **keine Veränderungen hinsichtlich der Reduktion von Rückfällen und notwendigen stationären Behandlungen sowie von Mortalitätsraten. Eingeschränkte Evidenz** fand sich lediglich **im Hinblick auf die Verringerung der Negativsymptomatik** [97]. Vermutlich ist die breite Varianz der betrachteten Experimental- und Kontrollinterventionen für die widersprüchlichen Befunde der Metaanalysen verantwortlich. Zudem haben die Autoren der NICE-Leitlinie jeweils nur wenige Studien pro Ergebnisparameter für die einzelnen quantitativen Informationssynthesen (Meta-Analysen) eingeschlossen – teilweise nur eine. Die Mehrzahl der Effekte ist nicht signifikant. Bei Pfammatter und Kurtz [282] hingegen sind pro Berechnung mehr Studien eingeschlossen worden, da hier auch verschiedene Outcome-Skalen berücksichtigt wurden. Durch die Bildung von breiteren Outcomeparametern unter Verwendung ähnlicher Skalen wird zum einen die Zahl der Studien, die für die Berechnung einer mittleren Effektstärke herangezogen wird, größer und zum anderen auch das Konfidenzintervall kleiner.

3.3 · Einzelinterventionen

Das **Integrierte Psychologische Therapieprogramm** (IPT) vereint verschiedene Interventionsansätze in einem 5-stufigen, systematisch aufeinander aufbauenden Programm (kognitive Differenzierung, soziale Wahrnehmung, verbale Kommunikation, soziale Fertigkeiten und interpersonelles Problemlösen), verwendet dabei typische Anwendungen des sozialen Fertigkeitentrainings und zielt auf die Verbesserung kognitiver Grundfunktionen und sozialer Kompetenzen. Das IPT ist durch spezifische Erweiterungen (Emotional Management Therapy, Adressierung sozialer Fertigkeiten in einem beruflichen Kontext, im Bereich des Wohnens oder der Freizeit) mehrfach modifiziert worden [348–350]. In der vorliegenden Metaanalyse wurden zunächst 30 Studien mit insgesamt 1.393 Patienten aus 9 Ländern berücksichtigt, darunter **einige Studien aus Deutschland**. In einer zweiten Analyse wurden ausschließlich randomisierte kontrollierte Studien (k = 7 Studien, N = 362 Patienten) betrachtet. Die Patienten der Experimentalgruppe zeigten dabei **signifikante Verbesserungen** in 3 relevanten Bereichen: **Neurokognitionen** (Effektstärke = 0.48), **psychosoziales Funktionsniveau** (Effektstärke = 0.62) und **Psychopathologie** (Effektstärke = 0.49) [332].

- **B Evidenz zum Training sozialer Fertigkeiten aus aktuellen Einzelstudien**

Es konnten **fünf weitere randomisierte kontrollierte Studien** identifiziert werden, die die Effekte eines Trainings sozialer Kompetenzen gegenüber einer Kontrollintervention bei Menschen mit schwerer psychischer Erkrankung (v. a. schizophrener Erkrankung) untersuchten und in den zitierten Metaanalysen keinen Einschluss fanden (◘ Tab. 3.19).

Horan und Kollegen untersuchten an einer Stichprobe von 34 Patienten die Effekte eines integrativen Interventionsansatzes zum Training sozialer Kognitionen (*Social cognitive skills training*) gegenüber einem Training zum Krankheitsmanagement (*UCLA Social and Independent Living Skills Program*) [341]. Im Ergebnis wurden **signifikante Verbesserungen hinsichtlich der Wahrnehmung mimischen Ausdrucks** in der Experimentalgruppe gegenüber der Kontrollgruppe deutlich. Nach Trainingsende wurde allerdings auch eine erhöhte Antriebslosigkeit in der Interventionsgruppe gegenüber der Kontrollgruppe evident. Bezüglich anderer psychopathologischer Symptome gab es keine Unterschiede in beiden Gruppen, ebenso wenig bezogen auf weitere Zielkriterien (soziale Kognitionen, Neurokognitionen) [351].

Die Effekte des *Social Skills and Neurocognitive Individualized Training* (SSANIT) wurden gegenüber strukturierten Freizeitaktivitäten (Musikgruppe, Serviettentechnik, Tischlerarbeiten, Töpferarbeiten, Kochen, Bewegung etc.) bei 60 tagesklinisch behandelten Patienten beobachtet. Zur Unterstützung des Alltagstransfers wurden außerhalb des therapeutischen Settings erprobte Übungen immer wieder reflektiert. Kognitive Fertigkeiten wurden mithilfe eines computergestützten kognitiven Rehabilitationsprogramms mit verschiedenen Schwierigkeitsstufen trainiert. Nach Interventionsende zeigten sich in der Experimentalgruppe **signifikante Vorteile hinsichtlich der psychosozialen Anpassung in verschiedenen Bereichen**; jedoch keine Unterschiede zwischen den Gruppen bezogen auf psychopathologische Symptome oder neurokognitive Funktionen [352].

Die Anwendung einer chinesischen Version des *Community Re-Entry Module* (CRM) [341], eines standardisierten und strukturierten Trainings sozialer Fertigkeiten, an 103 Patienten führte zu **signifikanten Vorteilen hinsichtlich erweiterter sozialer Funktionen, der Reduktion psychopathologischer Symptome, einer verbesserten Krankheitseinsicht, einem geringerem Rückfallrisiko sowie einer verbesserten beruflichen Wiedereingliederung** gegenüber der Kontrollgruppe (standardisierte Gruppenpsychoedukation) innerhalb eines Untersuchungszeitraumes von 2 Jahren [353].

Ebenfalls **positive Effekte auf soziale Problemlösefertigkeiten** wurden in einer Studie von Kern und Kollegen (2005) evident. An einer Stichprobe von 60 ambulanten Patienten wurden die Auswirkungen eines sozialen Problemlösetrainings auf der Basis von *errorless learning* gegenüber einem standardisierten Training zum Krankheitsmanagement untersucht. Unmittelbar nach dem Training sowie 3 Monate später zeigten sich positive Effekte auf die trainierten Fertigkeiten innerhalb der Experimentalgruppe gegenüber der Kontrollgruppe mit Ausnahme der notwendigen Fähigkeit, soziale Probleme zu erkennen; diese näherten sich nach 3 Monaten wieder an [354].

Die *Cognitive Enhancement Therapy* (CET) kombiniert ein begleitendes Gruppentraining neurokognitiver und sozialkognitiver Fähigkeiten als auch sozialer Fertigkeiten. Am Behandlungsende wurden **signifikante Effekte auf die Verarbeitungsgeschwindigkeit, Denkstile, soziale Kognitionen und die soziale Anpassung** evident [355]. Die Effekte blieben auch nach einem Jahr bestehen. Dabei erwies sich die Verbesserung der Verarbeitungsgeschwindigkeit als ein bedeutender Mediator für eine erhöhte soziale Anpassungsleistung [356].

- **C Studien, die besondere Aspekte betrachten**

An dieser Stelle werden randomisierte kontrollierte Studien herausgestellt, in denen **besondere Aspekte des Trainings sozialer Fertigkeiten** betrachtet werden (◘ Tab. 3.20). Zum Teil sind die folgenden Studien in den Metaanalysen enthalten.

Silverstein et al. (2009) untersuchten Patienten mit einer Schizophrenie und ausgeprägten, bisher veränderungsresistenten Beeinträchtigungen von Aufmerksamkeit und sozialen Kompetenzen mittels eines erweiterten Trainingsprogrammes. Die Patienten erhielten entweder das *UCLA Basic Conversation Skills Module* (BCSM), erweitert durch *At-*

Tab. 3.19 Effekte von Training sozialer Fertigkeiten aus Einzelstudien auf verschiedene Zielparameter

	Horan 2009	Galderisi 2009	Xiang 2007	Kern 2005	Hogarty 2004
Krankheitsassoziierte Merkmale					
↑ Soziale Fertigkeiten	++[1]	k. A.	k. A.	++	k. A.
↑ Soziale Funktionen	k. A.	++	++	k. A.	++
↓ Symptomschwere					
Negativsymptome	--[2]	~	++	k. A.	~
Andere Symptome	~	~	++	k. A.	k. A.
Behandlungsassoziierte Merkmale					
↓ Rückfallrisiko und stationäre Wiederaufnahmeraten	k. A.	k. A.	++	k. A.	k. A.
↓ Behandlungsabbrüche	k. A.	++	k. A.	k. A.	k. A.
↑ Patientenzufriedenheit	~	k. A.	k. A.	k. A.	k. A.
Merkmale sozialer Inklusion/ Exklusion					
↑ Berufliche Wiedereingliederung	k. A.	k. A.	++	k. A.	k. A.
Weitere psychologische Merkmale					
↑ Kognitive Funktionen	~	~	k. A.	k. A.	++
↑ Krankheitseinsicht	k. A.	k. A.	++	k. A.	k. A.

++ signifikanter Vorteil in Experimentalgruppe gegenüber Kontrollgruppe
~ Ergebnisse vergleichbar in beiden Gruppen
- Nachteil in Experimentalgruppe gegenüber Kontrollgruppe
k. A.: keine Angaben zu diesem Outcome-Kriterium
↓ Reduktion
↑ Erhöhung
[1] Verbesserungen in einer Domain (Wahrnehmung von facialen Affekten)
[2] Verschlechterung in einer Domain (Anergie)

tention Shaping, oder die standardisierte Version ohne die aufmerksamkeitsstärkende Intervention. Es zeigte sich eine **signifikante Verbesserung sozialer Fertigkeiten** mithilfe des Comprehensive-Module-Tests im Vergleich zur Baseline-Erhebung in der Experimentalgruppe gegenüber der Kontrollgruppe, die **von einer verbesserten Aufmerksamkeitsleistung abhängig** war. Hinsichtlich der Ausprägung psychopathologischer Symptome ergaben sich keine signifikanten Unterschiede in beiden Gruppen [357] (Tab. 3.20).

- **Statement 7**

Es gibt Hinweise, dass eine Kombination von Interventionen, die gleichermaßen kognitive und soziale Funktionen stärken, positive Effekte zeigt.

Vielfach hinterfragt wurde die **Generalisierbarkeit von im klinischen Setting erlernten sozialen Fertigkeiten** in die Alltagssituation [328]. In einer aktuellen Studie wurde ein über 60 Wochen anhaltendes soziales **Fertigkeitentraining** (Alltagsfertigkeiten, Krankheitsmanagement und soziales Problemlösetraining) **mit und ohne ergänzendes Training im unmittelbaren Lebensumfeld** evaluiert. Das wöchentliche manualbasierte Zusatztraining in der Experimental-

3.3 · Einzelinterventionen

Tab. 3.20 Effekte besonderer Komponenten des Trainings sozialer Fertigkeiten aus Einzelstudien auf verschiedene Zielparameter

	Silverstein 2009	Glynn 2002	Kopelowicz 2003	Moriana 2006	Granholm 2005
	Zusätzliches Aufmerksamkeitstraining	Transfer in den Alltag			Adaptation für ältere Patienten
Krankheitsassoziierte Merkmale					
↑ Soziale Fertigkeiten	++	k. A.	++	k. A.	++
↑ Soziale Funktionen	k. A.	++	++	k. A.	++
↓ Symptomschwere	k. A.	k. A.	++	++	
– Negativsymptome	k. A.	k. A.	++		~
– Andere Symptome	k. A.	k. A.	++		~
↑ Lebensqualität	k. A.	k. A.	~	k. A.	k. A.
Behandlungsassoziierte Merkmale					
↓ Rückfallrisiko und stationäre Wiederaufnahmeraten	k. A.		++	k. A.	k. A.
Weitere psychologische Merkmale					
↑ Selbstbewusstsein	k. A.	k. A.	k. A.	k. A.	++
↑ Kognitive Funktionen	++	k. A.	k. A.	k. A.	k. A.
↑ Krankheitseinsicht	k. A.	k. A.	k. A.	k. A.	++

++ signifikanter Vorteil in Experimentalgruppe gegenüber Kontrollgruppe
~ Ergebnisse vergleichbar in beiden Gruppen
k. A. keine Angaben zu diesem Outcome-Kriterium
↓ Reduktion
↑ Erhöhung

gruppe (*In Vivo Amplified Skills Training*, IVAST) zielte auf die Unterstützung der Fertigkeiten im Lebensumfeld und griff dabei auf 60 spezifische Aktivitäten (z. B. Apothekenbesuche, Entwicklung von regelmäßigen Tagesabläufen, Suche nach nächstgelegener medizinischer Versorgungsmöglichkeit für Notfallsituationen, aufsuchen und Umgang von/mit sozialen Situationen) zurück. **In beiden Gruppen** konnten nach Beendigung des Trainings **Verbesserungen hinsichtlich sozialer Funktionen** beobachtet werden, wobei **in der Experimentalgruppe größere und/oder schneller entwickelte Effekte** evident wurden [335] (**Tab. 3.20**).

Eine weitere Technik, einen erfolgreichen **Transfer erlernter Fertigkeiten in den Alltag** zu unterstützen, wird durch den **Einbezug von Familienangehörigen** verfolgt. Im Rahmen eines intensiven Gruppentrainings über 3 Monate wurden mithilfe verschiedenster Techniken unterschiedliche Fertigkeiten (Krankheitsmanagement, Medikamentenmanagement, soziales Problemlösen) bei schizophrenen Patienten in einem ambulanten Setting trainiert. Die Angehörigen wurden in wöchentlichen Trainingsseminaren als Coachs für ihre kranken Angehörigen ausgebildet. Ergänzt wurde diese Form der Intervention durch 2 Hausbesuche. Die Befunde weisen auf **signifikante Vorteile** in der Experimentalgruppe gegenüber der Kontrollgruppe (herkömmliche ambulante Behandlung) hinsichtlich **reduzierter psychopathologischer Symptome, verbesserter Fertigkeiten im Symptom- und Medikamentenmanagement** einschließlich deren **Generalisierung, verbesserter sozialer Funktionen** und einer **verringerten Häufigkeit erneuter stationärer Behandlungen** hin. Die Intervention zeigte keine Unterschiede hinsichtlich Lebensqualität und Belastungserleben der Angehörigen [358] (**Tab. 3.20**).

Eine spanische Studie untersuchte die Effekte einer adaptierten Form des *Social and Independent Living Skills Program* (UCLA) [341] im häuslichen Setting auf psychopathologische Symptome. 64 Patienten mit Schizophrenie einschließlich deren Angehörigen wurden über 6 Monate auf der Basis eines individuellen Interventionsplanes trainiert. Der Einbezug von Familienangehörigen während des Fertigkeitentrainings im Lebensumfeld der Betroffenen resultierte in einer **größeren Symptomreduktion** verglichen mit einer herkömmlichen Behandlung in einer Institution [359] (◘ Tab. 3.20).

- **Statement 8**

Es zeigten sich Hinweise dafür, dass der Transfer von im Training erlernten sozialen Fertigkeiten auf Alltagsbedingungen durch begleitende Interventionen effektiv unterstützt werden kann.

Aufgrund multipler somatischer und psychischer Besonderheiten, die mit dem Älterwerden assoziiert sind, wurde eine Adaptation des *UCLA Social and Independent Living Skills modules* [341] für die **Behandlung älterer Menschen** mit schweren psychischen Erkrankungen vorgenommen und in einer Studie an 76 Patienten zwischen 42 und 74 Jahren mit Schizophrenie evaluiert. Das spezielle Behandlungsprogramm kombiniert Ansätze kognitiver Therapie, Unterstützung im Alltag und einem sozialen Fertigkeitentraining sowie von Pflege und medizinischer Versorgung. Nach entsprechender Intervention zeigten sich **signifikante Vorteile bezogen auf die Frequenz sozialer Aktivitäten**, auf **Selbstreflexion und Selbstsicherheit** sowie auf **soziale Fertigkeiten** in der Experimentalgruppe gegenüber der Kontrollgruppe (herkömmliche Behandlung). Es zeigten sich keine Unterschiede hinsichtlich der Ausprägung psychopathologischer Symptome [338]. Auch nach einer erneuten Untersuchung der Patienten **12 Monate nach Interventionsende** zeigten sich signifikante Unterschiede zugunsten der Experimentalgruppe bezogen auf den Fertigkeitenerwerb sowie deren Anwendung im Alltag [360] (◘ Tab. 3.20).

- **Statement 9**

Die Berücksichtigung individueller Entwicklungsbesonderheiten in sozialem Fertigkeitentraining kann die Effektivität des Trainings erhöhen.

Evidenz zum Training von Alltagsfertigkeiten

> **Evidenz**
>
> A) Metaanalyse
> Tungpunkom und Nicol 2008: Einschluss von 4 Studien
>
> B) Aktuelle randomisierte kontrollierte Studie
> Gigantesco 2006

- **A Evidenz zum Training von Alltagsfertigkeiten aus Metaanalysen**

In einer Metaanalyse wurde die Effektivität des Trainings von Alltagsfertigkeiten bei Menschen mit schweren psychischen Erkrankungen untersucht. In den 4 eingeschlossenen Studien (N=318 Patienten) wurden die Vorteile des *Functional Adaptation Skills Training* (FAST) [342;361] bzw. die Anwendung kombinierter Trainingseinheiten zu verschiedenen Alltagsfertigkeiten (Hygiene, Stressmanagement, Ernährung, Zeitmanagement, Umgang mit finanziellen Ressourcen) [362;363] gegenüber verschiedenen Kontrollinterventionen (herkömmliche Rehabilitation mit Fokus auf Freizeitgestaltung, Kunst- und Beschäftigungstherapie, Gruppentherapie) betrachtet. Das Setting variierte zwischen einem stationären oder tagesklinischen Behandlungsrahmen. Die Behandlungsdauer erstreckte sich über 7– 24 Wochen. Es zeigten sich **keinerlei Unterschiede zwischen Interventions- und Kontrollgruppen** hinsichtlich verbesserter Alltagsfertigkeiten, psychopathologischer Symptome und der Anzahl von Behandlungsabbrüchen [364].

Bei Betrachtung der Einzelstudien von Patterson und Kollegen (2003, 2006) zeigen sich Effekte durch das *Functional Adaptation Skills Training* (FAST) (Training in den Bereichen Medikation, soziale Fertigkeiten, Kommunikation, Organisation und Planung, Transport, Finanzenmanagement) gegenüber herkömmlicher Behandlung. Die Trainingsintensität umfasst 24 halbwöchentliche Einheiten über jeweils 120 Minuten. Eingeschlossen wurden schwerst psychisch kranke Menschen mit einer durchschnittlichen Krankheitsdauer von 21 Jahren. Es zeigten sich **signifikante Vorteile innerhalb der Interventionsgruppe** gegenüber der Kontrollgruppe bezogen auf die **Erweiterung von Alltagsfertigkeiten** sowie auf die **Reduktion der Negativsymptomatik** [342]. Im Rahmen einer erweiterten Studie wurde die Effektivität von FAST an 240 Patienten mit schweren psychischen Störungen untersucht (Alter: 40–78 Jahre). Patienten der Interventionsgruppe demonstrierten am Ende der Behandlung **signifikante Verbesserungen ihrer Alltags- sowie sozialen Fertigkeiten**. Das Interventionsprogramm zeigte **keine Auswirkungen** auf einen verbesserten Umgang mit der **Medikamenteneinnahme**, auf **psychopathologische Symptome** oder auf das **persönliche Wohlbefinden** [361]. Die Patienten der **Kontrollgruppe** nutzten jedoch **mehr als doppelt so häufig eine allgemeine medizinische Notfallversorgung** und **suchten signifikant häufiger eine psychiatrische Notfallbehandlung** während der Interventionsphase auf [365].

3.3 · Einzelinterventionen

- **B Evidenz zum Training von Alltagsfertigkeiten aus Einzelstudien**
Eine italienische Studie untersuchte die Effekte eines strukturierten rehabilitativen Programms zur Verbesserung sozialer Funktionen von Menschen mit schweren psychischen Erkrankungen. VADO (*Valutazione delle Abilità e Definizione degli Obiettivi*; engl. *Skills Assessment and Definition of Goals*) bietet den professionellen Helfern eine Orientierung, Defizite und Stärken elementarer Alltagsfertigkeiten der Patienten zu erkennen, dementsprechend geeignete individuelle Rehabilitationsziele zu planen und zu fokussieren. Das Trainingsprogramm umfasst 26 Domänen (Körperhygiene, Kleidungspflege, Wohnungspflege, Organisation von alltäglichen Aufgaben, Sicherheit, Finanzen, Telefonate, Notfallprävention, Kinderbetreuung etc.). Die Kontrollintervention bildete die herkömmliche Betreuung und Behandlung vor Ort (z. B. Gruppendiskussionen, Lesen und Diskutieren der Tageszeitung, Kunsttherapie, Exkursionen). Es wurden sowohl nach 6 als auch nach 12 Monaten **signifikante Unterschiede zugunsten der Experimentalgruppe** hinsichtlich **verbesserter sozialer und Alltagsfertigkeiten** evident. **Positive Veränderungen der Psychopathologie** ließen sich **lediglich tendenziell** abbilden und waren im Verlauf nicht stabil [366].

Zusammenfassung

Es existiert mittlerweile eine Fülle an methodisch hochwertigen Studien, welche die **Effekte eines strukturierten Trainings sozialer Fertigkeiten** v. a. bei Menschen mit einer schizophrenen Erkrankung untersuchten. Während eine erste Metaanalyse, die ausschließlich randomisierte kontrollierte Studien einschloss, keine signifikante Überlegenheit der Intervention gegenüber anderen Ansätzen fand und lediglich einzelne Befunde auf verbesserte soziale Funktionen und eine höhere Lebensqualität in der Experimentalgruppe hinwiesen, liegt mittlerweile deutlich mehr Evidenz zur Wirksamkeit des Fertigkeitentrainings vor. Ein entsprechendes Training zeigte nahezu durchgehend signifikante positive Auswirkungen auf die Erweiterung sozialer Funktionen und erhöhte die Wahrscheinlichkeit einer besseren sozialen Anpassung der Betroffenen. Weniger eindeutig waren die Effekte auf andere Zielgrößen. Die Symptomschwere scheint durch ein Fertigkeitentraining positiv beeinflussbar, wobei die Wirksamkeit eher an der Negativsymptomatik und nicht an der Positivsymptomatik bei Schizophrenie deutlich wurde. Die Befunde dazu sind jedoch nicht konsistent. Effekte auf die Lebensqualität, das Rückfallrisiko und stationäre Wiederaufnahmeraten sowie auf die Behandlungszufriedenheit, Krankheitseinsicht und auf erweiterte Chancen einer beruflichen Wiedereingliederung konnten lediglich vereinzelt aufgezeigt werden und waren seltener Gegenstand der Untersuchung.

> **Empfehlung 26**
>
> Ein Training sozialer Fertigkeiten soll als Intervention bei Vorhandensein sozialer Beeinträchtigungen mit dem Ziel der Verbesserung sozialer Kompetenzen durchgeführt werden.
> **Empfehlungsgrad: A, Evidenzebene: Ia**
> *Achtung: An dieser Stelle konnte kein einheitliches Abstimmungsergebnis erzielt werden. Einige Experten (5/22 Stimmen) votierten für den Empfehlungsgrad B und damit eine »Sollte«-Empfehlung. Als problematisch wurden zum einen die kaum erreichbare flächendeckende Umsetzung eines Trainings sozialer Fertigkeiten und zum anderen die Übertragbarkeit der meist in der Gruppe der Menschen mit schizophrenen Erkrankungen erhobenen Ergebnisse auf die Gesamtgruppe der Menschen mit schweren psychischen Störungen angesehen.*

Verschiedene **Modifikationen und Erweiterungen bzw. Neuentwicklungen der Trainingsmanuale** zur Verbesserung sozialer Kompetenzen fokussieren zum Beispiel die Kombination mit kognitiven Verfahren (*Attention Shaping, Integrated Psychological Therapy, Cognitive Enhancement Therapy, Errorless Learning*). Positive Effekte wurden dabei auf die Erweiterung sozialer Fertigkeiten sowie auf kognitive Funktionen beobachtet. Die gezielte Anwendung eines Fertigkeitentrainings bei älteren Menschen, welches die besonderen Bedürfnisse dieser Personengruppe berücksichtigt, führte ebenfalls zu deutlichen Vorteilen in der Interventionsgruppe hinsichtlich sozialer Funktionen, größerer Unabhängigkeit im Alltag, Stärkung von Selbstbewusstsein und Krankheitseinsicht (▶ Erweiterte Handlungsempfehlungen). Die Abhängigkeit des Trainingserfolgs vom Alter der Patienten konnte bereits in einer Metaanalyse aufgezeigt werden [347]. Eine spezielle Unterstützung, um erlernte Fertigkeiten in den Alltag zu transferieren, zeigte positive Auswirkungen auf die soziale Anpassungsleistung, auf eine Reduktion der Symptomschwere

Erweiterte Handlungsempfehlungen

In Deutschland findet das Training sozialer Fertigkeiten, auch als soziales Kompetenztraining bezeichnet, breite Anwendung. Die Durchführung des Trainings erfolgt in unterschiedlichen Behandlungs- und Versorgungskontexten und in der Verantwortung unterschiedlicher Berufsgruppen. Entscheidend ist eine entsprechende Qualifikation des Personals.

Das Training sozialer Fertigkeiten sollte als systematische Intervention durchgeführt werden und möglichst an die Voraussetzungen und Bedürfnisse der einzelnen Patienten anknüpfen. Es sollte durch spezielle Aufgaben zum Alltagstransfer ergänzt werden, da diese die Wirksamkeit erhöhen. Dabei sollte der Einbezug von Angehörigen angestrebt werden. Unter Umständen ist eine Erweiterung durch kognitive Techniken indiziert. Die Länge der Behandlung sollte sich am Bedarf der Patienten orientieren. Systematische Untersuchungen zur Effektivität eines Fertigkeitentrainings in Abhängigkeit von der Behandlungsdauer existieren bisher nicht.

In der Praxis sind unterschiedliche Vorgehensweisen implementiert. Während in einem stationären und teilstationären Behandlungssetting eher ein manualisiertes Vorgehen bei kürzerer Behandlungsdauer und unsicherem Alltagstransfer dominiert, finden im ambulanten Behandlungs- und Versorgungssektor eher an strukturierte Programme angelehnte und längerfristige Trainingsangebote durch verschiedene Berufsgruppen mit unterschiedlichen Verordnungs- und Zugangsmöglichkeiten statt. Letztere wurden in den betrachteten Studien nicht untersucht.

Ebenso essenziell ist die Unterstützung und Stärkung des alltagspraktischen Handelns der Patienten mit schwerer psychischer Erkrankung. Relevant für eine Stärkung der Alltagsfertigkeiten sind auch hier unterschiedliche Behandlungs- und Versorgungskontexte, die Verantwortung unterschiedlicher Professionen sowie die Ausrichtung an den individuellen Bedürfnissen der Patienten.

---

sowie die Reduktion des Rückfallrisikos und stationäre Wiederaufnahmeraten.

Empfehlung 27

Das Training sozialer Fertigkeiten soll, gemessen an den individuellen Bedürfnissen der Betroffenen, in ein komplexes Behandlungsangebot eingebettet werden.
Empfehlungsgrad: KKP

In den letzten Jahren sind strukturierte Manuale zur **Stärkung von Alltagsfertigkeiten** bei Menschen mit schweren psychischen Störungen entwickelt worden. Häufig fokussieren diese verschiedenen Module gleichzeitig auf das Training sozialer Fertigkeiten. Während die Effekte des Trainings sozialer Fertigkeiten inzwischen gut evaluiert sind, liegen zum Training von Alltagsfertigkeiten kaum randomisierte kontrollierte Studien vor. In den wenigen Studien, die hauptsächlich auf sehr kleinen Stichproben beruhen, werden dennoch Vorteile hinsichtlich der Verbesserung von Alltagsfertigkeiten evident. Insbesondere vor dem Hintergrund der grundlegenden Bedeutung des Erhalts bzw. der Stärkung von Alltagsfertigkeiten für das Wohlergehen von Menschen mit schweren psychischen Erkrankungen sind weitere Wirksamkeitsstudien erforderlich.

3.3.3 Künstlerische Therapien

Einführung

Verschiedene Formen des künstlerischen Ausdrucks bilden seit allen Zeiten einen festen Bestandteil menschlichen Lebens. Bereits vor der Entwicklung der Schrift wurden Bildsymbole benutzt, um kommunikativen Äußerungen Dauer zu verleihen [367]. Rhythmen, Gruppenrituale und tänzerische Ekstase sind Bestandteile der Lebenswelten archaischer Kulturen; sehr früh wurde bspw. der Tanz im Sinne eines Heilungsrituals zelebriert [368]. Künstlerische Therapien im heutigen Sinne entwickelten sich zu Beginn des zwanzigsten Jahrhunderts schwerpunktmäßig in den USA (*Arts Therapies*) und in Europa. In Deutschland und der Schweiz wurden erste Ansätze zu künstlerischen Therapien seit den 1920er-Jahren im Kontext der (Heil-)Pädagogik, Sozialtherapie, Psychiatrie, Philosophie, der inneren Medizin u. a. von Ärzten,

Psychoanalytikern und akademisch ausgebildeten Künstlern und Pädagogen entwickelt [368–370].

Die Vielfalt künstlerischer und therapeutischer Ansätze ist groß. Unter künstlerischen Therapien werden »Therapieformen [verstanden], die von künstlerisch qualifizierten Therapeuten klientenzentriert ausgeübt« werden ([371], S. 19). »Die Aufgabe des Kunsttherapeuten besteht unter anderem darin, dem Patienten die Konzentration auf sein inneres Erleben und den inneren Dialog mit dem Werk zu erleichtern« ([369], S. 38). Neben Ansätzen der Kunst-, Musik-, Tanz- und Bewegungs- sowie Theater- und Dramatherapie werden beispielsweise auch Poesie- und Worttherapien (z. B. Schreibtherapie) sowie Filmtherapien unter dem Begriff der künstlerischen Therapien subsummiert [371;372]. Rezeptive Methoden stehen dabei neben aktiven Methoden und finden sowohl im Einzel- als auch im Gruppensetting Anwendung [371]. Nahezu alle Ansätze künstlerischer Therapien sind vor allem durch psychotherapeutische Theorie-Praxis-Modelle unterschiedlicher Schulenausrichtung beeinflusst, die für die künstlerisch-therapeutische Praxis modifiziert und weiterentwickelt wurden [373]. Künstlerische Therapien stellen eine verfahrenübergreifende Methode dar, deren theoretische Konzeption aus verschiedenen Bezugswissenschaften wie z. B. der Neurobiologie, der Bindungs-, Säuglings- und der Kognitionsforschung abgeleitet wurde.

Die Verfahren der künstlerischen Therapien basieren auf einer theoriegeleiteten, heilkundlich-therapeutischen Verwendung von Mitteln und Medien der Künste sowie entsprechender Wahrnehmungs- und Handlungsprozesse innerhalb des therapeutischen Beziehungsgeschehens.

Die künstlerisch-therapeutische Behandlung ist personenzentriert und auf aktuelle Ereignisse innerhalb der Beziehungs- und Gestaltungsprozesse ausgerichtet. Der Patient ist daher stets unmittelbar beteiligt an der Regulation und Bestimmung des therapeutischen Prozessverlaufs und bleibt unter anderem hinsichtlich der Selbstaktualisierung, Selbstwirksamkeit und Eigenverantwortung positiv gefordert [374].

Generell decken sich die **übergreifenden Wirkfaktoren** künstlerischer Therapien mit den psychotherapeutischen Wirkfaktoren, wie etwa: therapeutische Beziehung, therapeutische Rahmenbedingungen, Ressourcenaktivierung, Problemaktualisierung, Problembewältigung und motivationale Klärung [375–377]. Eine erschöpfende und eindeutige Benennung der Wirkfaktoren dürfte allerdings schwerfallen, da »sowohl Kunst als auch Therapie einen ganz individuellen Einfluss auf den Menschen« hat [369].

Die allgemeine Wirkungsweise künstlerischer Therapien umfasst die Modulation der Aufmerksamkeit und Wahrnehmung, des Verhaltens, der Emotionen, der Kognitionen sowie der kommunikativen und der sozialen Interaktion [378]. Künstlerische Prozesse entfalten ihre Wirkung im therapeutischen Kontext als dialektische Beziehungen von polaren Eigenschaften. Erfahrungen in der Arbeit mit künstlerischen Medien und Prozessen verbessern die Selbst- und Fremdwahrnehmung in hohem Maße. Patienten werden dazu angeleitet, die im therapeutischen Rahmen gewonnenen Fähigkeiten und Fertigkeiten der Selbstvergewisserung und der sozialen Kompetenz auch außerhalb des therapeutischen Settings einzusetzen [379]. Künstlerische Therapien sprechen durch prozessuale und perzeptuelle Aktivierung insbesondere Inhalte und Prozesse des impliziten und emotionalen Gedächtnisses an [380;381]. Innerhalb der therapeutischen Allianz können durch künstlerische Prozesse und gestalterische Mittel diese Inhalte zum Ausdruck gebracht, wahrgenommen, reflektiert und (re)integriert werden.

Insbesondere schwere psychische Erkrankungen gehen oftmals mit Kommunikationseinschränkungen einher, was in der Folge den Leidensdruck und vor allem auch die soziale Isolation verstärken kann. Künstlerische Therapien ermöglichen eine Kommunikation jenseits konventioneller Sprachhandlung und befähigen zu Wahrnehmung und Ausdruck von emotionalen und kognitiven Inhalten. Ein besonderes Merkmal ist hierbei der alle Sinnesorgane ansprechende, mediale und prozedurale Zugang sowie nicht zuletzt die »Evidenz« des Kunstproduktes oder Werkes, das eine nachfolgende intersubjektive Auseinandersetzung mit intrapsychischen Inhalten ermöglichen kann.

Anstelle einer rein selektiven, störungsbildbezogenen Indikation wird für die künstlerischen Therapien (vor allem im Einzelsetting) zumeist das

Konzept der sogenannten »**adaptiven Indikation**« [382] angewandt. Indikationen und Kontraindikationen für die künstlerischen Therapien werden demnach hauptsächlich aus den Persönlichkeitsmerkmalen des Patienten abgeleitet, die seine Ansprechbarkeit durch eine bestimmte künstlerisch-therapeutische Verfahrensmethodik bedingen, zumal jede künstlerische Therapieform sowohl über strukturierte und offene, aufdeckende und stützende, produzierende und rezeptive als auch über individuelle und interaktionelle Vorgehensweisen verfügt. So ist bspw. während einer suizidalen Krise oder einer akuten Psychosephase eine modifizierte, primär stabilisierende Vorgehensweise indiziert [383;384]. Grundsätzlich hängt der Einsatz der verschiedenen Methoden und des individuellen Herangehens von verschiedenen Faktoren, wie bspw. Raum, Zeit, Beziehungsstruktur, Therapierahmen und tagesaktuellen Gegebenheiten ab [369].

Umschriebene Kontraindikationen für künstlerische Therapien (insbesondere im Gruppensetting) sind akutpsychotische Phasen [385;386] und fehlende Compliance eines Patienten zu einer aktivierenden Behandlungsmaßnahme [387;388].

Folgende **künstlerisch-therapeutische Zielstellungen** stehen in der Behandlung von Patienten mit schweren psychischen Störungen im Vordergrund:
- *Wiedergewinnung, Erhaltung und Förderung von Gesundheit und Gesundheitsverhalten*, z. B. durch die Förderung von Ressourcen, Steigerung der Leistungsbereitschaft durch Stärkung von Eigenmotivation, Entwickeln eigener Ziele und Verbesserung der Selbststrukturierungs- und Konzentrationsfähigkeit sowie Verbesserung der Lebensqualität durch Stimulation und Zugang zu Entspannung, Achtsamkeit, Genuss- und Rekreationsfähigkeit sowie positivem Affekterleben
- *Stabilisierung und Stärkung der Selbstregulation*, z. B. durch die Wiedergewinnung des Selbst- und Realitätsbezugs, Entwicklung der modalen und integrativen Wahrnehmung, Entwicklung affektiver Kompetenzen, Stärkung des Selbstwirksamkeits- und Kontrollerlebens sowie Entwicklung von Handlungskompetenzen
- *Entwicklung psychosozialer Kompetenzen*, z. B. durch Erweiterung der interpersonalen Kommunikation und Verbalisierungsfähigkeit durch die Verzahnung nonverbaler und verbaler Interaktion sowie Steigerung der emotionalen Anteilnahme und Schwingungsfähigkeit

Künstlerische Therapien sind innerhalb der psychosozialen Leistungen angesiedelt und erfahren eine explizite **Abgrenzung** gegenüber der Ergotherapie. Letztere ist auf die Anwendung spezifischer Aktivitäten zur Begrenzung der Folgen von Behinderung und zur Förderung der Unabhängigkeit und Teilhabe in allen Bereichen des täglichen Lebens gerichtet. Künstlerische Therapien zielen mit Gestaltungs- und Symbolisierungsprozessen primär durch die psychologisch fundierte Besserung der psychischen und sozialen Wahrnehmungs- und Regulationsfähigkeit der Patienten auf die Wiedergewinnung und Erhaltung von Gesundheit.

Evidenz zu künstlerischen Therapien

Diese Leitlinie konzentriert sich auf wesentliche Ansätze künstlerischer Therapien und verzichtet dabei auf eine Binnendifferenzierung innerhalb der einzelnen Ansätze. Den Schwerpunkt bildete vielmehr die Suche nach qualitativ hochwertigen Studien und Metaanalysen, um eine Aussage bezüglich der Effektivität künstlerischer Therapien im Hinblick auf relevante Zielgrößen treffen zu können. Auch im Bereich der künstlerischen Therapien existiert eine umfangreiche wissenschaftliche Literatur. Viele der Studien lassen sich jedoch der qualitativen Forschung zuordnen und sind deshalb nicht explizit Bestandteil der hier aufgeführten Evidenz. Die Ergebnisse der untersuchten Studien beziehen sich hauptsächlich auf Patienten mit Störungen aus dem schizophrenen Formenkreis.

Evidenz
Metaanalysen
Künstlerische Therapien:
- Metaanalyse der Leitlinie des National Institute for Health and Clinical Excellence zur Behandlung der Schizophrenie von 2009: Einschluss von 6 Studien

3.3 · Einzelinterventionen

Musiktherapie:
- Gold 2005 (Cochrane-Review): Einschluss von 4 Studien

Kunsttherapie:
- Ruddy und Milnes 2005 (Cochrane-Review): Einschluss von 2 Studien

Dramatherapie:
- Ruddy und Dent-Brown 2007 (Cochrane-Review): Einschluss von 5 Studien

Tanztherapie:
- Xia und Grant 2009 (Cochrane-Review): Einschluss 1 Studie

Künstlerische Therapien

Die Autoren der Leitlinie des National Institute for Health and Clinical Excellence zur Behandlung der Schizophrenie von 2009 [97] greifen in ihrer Metaanalyse auf verschiedene kunsttherapeutische Ansätze gleichzeitig zurück. Definiert werden künstlerische Therapien darin als komplexe Interventionen, in denen psychotherapeutische Techniken mit besonderen Aktivitäten kombiniert werden und darauf zielen, den schöpferischen Ausdruck der Patienten zu begünstigen. Sie beschreiben weiterhin, dass in allen eingeschlossenen Studien zu künstlerischen Therapien:
- der kreative Prozess genutzt werde, um den eigenen Ausdruck innerhalb eines spezifischen therapeutischen Rahmens zu fördern,
- die ästhetische Form genutzt werde, um die Erfahrungen der Patienten erfahrbar zu machen und ihnen eine Bedeutung zu geben und
- das künstlerische Medium als eine Brücke zwischen dem verbalen Dialog und einsichtsbasierter psychologischer Entwicklung genutzt werde.

In die NICE-Leitlinie eingeschlossen wurden ausschließlich randomisierte kontrollierte Studien mit einer Mindestteilnehmerzahl von 10 Patienten pro Behandlungsarm. Betrachtet wurden erwachsene Patienten (+ 18 Jahre) mit einer Schizophrenie oder anderen schweren psychischen Erkrankungen. Explizit ausgeschlossen wurden Studien, die Patienten mit einem sehr späten Ersterkrankungsalter (> 60 Jahre) sowie mit einer komorbiden kognitiven Beeinträchtigung, bedeutenden physischen oder sensorischen Defiziten oder einem Substanzmissbrauch behandelten. Für die Metaanalyse wurden 6 Studien eingeschlossen (N=382), die zwischen 1974 und 2007 veröffentlicht worden sind. Darunter befanden sich 2 Studien, die einen kunsttherapeutischen Ansatz (Umgang mit Materialien) [389;390] untersuchten, in einer Studie wurde die Effektivität einer körperorientierten Therapie [391] und in 3 weiteren Studien die der Musiktherapie (hauptsächlich aktiver Ansatz) [392–394] bei einer Behandlungsdauer von 6 bis 20 Wochen (6–12 Sitzungen) in einem Beobachtungszeitraum bis zu 6 Monaten untersucht. Jeweils 3 Studien fanden in einem stationären oder ambulanten Setting statt. Alle eingeschlossenen Studien nutzten eine gruppentherapeutische Intervention. Die Kontrollinterventionen umfassten in der Mehrheit herkömmliche Behandlungsansätze.

Die Autoren leiten aus der vorliegenden Metanalyse eine **konsistente Evidenz** ab, die Hinweise darauf gibt, dass künstlerische Therapien hinsichtlich der **Reduktion der Negativsymptomatik verglichen mit einer herkömmlichen Behandlung effektiv sind** (❏ Tab. 3.21). Es gibt Evidenz dafür, dass der mittlere bis starke Effekt am Ende der Behandlung auf die Reduktion der Negativsymptomatik auch bis zu 6 Monaten nach Behandlungsende anhaltend blieb. Außerdem gibt es konsistente Evidenz dafür, dass der mittlere **Effekt unabhängig von der Modalität der Intervention** ist. Das heißt, der Effekt scheint gleichermaßen evident bei Musik-, Bewegungs- oder Kunsttherapie. Zudem scheinen **künstlerische Therapien gleichermaßen effektiv** hinsichtlich der Reduktion negativer Symptome **bei ambulanter und stationärer Behandlung**. Es wurden **keine überzeugenden Vorteile** durch eine künstlerische Therapie gegenüber einer herkömmlichen Behandlung **bezogen auf die Reduktion der Positivsymptomatik, des allgemeinen oder sozialen Funktionsniveaus, der sozialen Funktionen und der Lebensqualität** gefunden. Die Anwendung einer künstlerischen Therapie führte nicht zu einem vorzeitigen Behandlungsabbruch. Es liegt bisher keine Evidenz zu gesundheitsökonomischen Aspekten vor.

Musiktherapie

Musiktherapie

Der Begriff Musiktherapie ist eine summarische Bezeichnung für unterschiedliche musiktherapeutische Konzeptionen. Es existiert keine allgemeingültige, weltweit akzeptierte Definition von Musiktherapie. Die amerikanische National Association for Music Therapy (NAMT) bezeichnet »Musiktherapie als gezielte Anwendung von Musik oder musikalischen Elementen, um therapeutische Ziele zu erreichen: Wiederherstellung, Erhaltung und Förderung seelischer und körperlicher Gesundheit. Durch Musiktherapie soll dem Patienten Gelegenheit gegeben werden, sich

Tab. 3.21 Effekte von künstlerischen Therapien auf verschiedene Zielparameter

K = Anzahl eingeschlossener Studien:	Metaanalyse NICE-Leitlinie 2009 K = 6	Ruddy und Milnes 2005 K = 2	Gold 2005 K = 4	Ruddy und Dent-Brown 2007 K = 5	Xia und Grant 2009 K = 1
Krankheitsassoziierte Merkmale					
↓ Symptomschwere (allgemein)	~	k. A.	~/++[1]	k. A.	
- Negativsymptomatik	++	++[1]	++		++[1]
- Positivsymptomatik	~	k. A.			~
↑ Allgemeinbefinden	k. A.	k. A.	++[1]	k. A.	k. A.
Behandlungsassoziierte Merkmale					
↓ Behandlungsabbrüche	~	~	~	~	~
↑ Behandlungszufriedenheit	~	k. A.	~	k. A.	~
Soziale Funktionen und Lebensqualität					
↑ Soziale Funktionen	~	~	++[1]	k. A.	k. A.
↑ Lebensqualität	~	~	~	k. A.	~
↑ Selbstbewusstsein	k. A.	k. A.	k. A.	++[1]	k. A.
↓ Minderwertigkeitsgefühle	k. A.	k. A.	k. A.	++[1]	k. A.

++ signifikanter Vorteil in Experimentalgruppe gegenüber Kontrollgruppe
+ tendenzielle Überlegenheit ohne signifikanten Unterschied in Experimentalgruppe gegenüber Kontrollgruppe
~ Ergebnisse vergleichbar in beiden Gruppen
- Nachteil in Experimentalgruppe gegenüber Kontrollgruppe
k. A. keine Angaben zu diesem Outcome-Kriterium
↓ Reduktion
↑ Erhöhung
[1] Ergebnisse beziehen sich auf Einzeldaten

---

selbst und seine Umwelt besser zu verstehen, sich in ihr freier und flexibler zu bewegen und eine bessere physische und psychische Stabilität und Flexibilität zu entwickeln.« (Übersetzung Eschen 1979 [395], S. 137)

Gold und Kollegen (2005) untersuchten in einer Metaanalyse die **Effekte von Musiktherapie bei erwachsenen Menschen mit Schizophrenie oder verwandten Störungen** und überwiegend längeren chronifizierten Verläufen [396]. Die Autoren konnten 4 randomisierte kontrollierte Studien [392;397–399] einschließen. Die musiktherapeutische Intervention (Anzahl der Sitzungen: 7,5 bis 78) erfolgte in einem **stationären Setting** über 1–3 Monate zusätzlich zur herkömmlichen stationären Versorgung. Die Stichprobengröße schwankte zwischen 37 und 81 Patienten. Es wurde überwiegend ein aktiver musiktherapeutischer Ansatz (Improvisation, Singen, Musizieren begleitet von Diskussionen) genutzt, der in 2 Studien durch rezeptive Methoden ergänzt wurde. Die Experimentalintervention wurde sowohl in einem Gruppen- als auch in einem Einzelsetting durchgeführt. Kontrollintervention war in allen Studien die alleinige herkömmliche stationäre Behandlung. Bezogen auf die psychopathologische Symptomatik zeigten sich positive Effekte durch Musiktherapie gegenüber alleiniger herkömmlicher Behandlung. Die **Negativsymptomatik** schien sowohl **durch** eine **musiktherapeutische Kurzzeitintervention** (weniger als 20 Sitzungen) **als auch durch** eine **Intensivintervention reduziert**. Eine Musiktherapie mit hoher Behandlungsintensität zeigte sich in der Verringerung der allgemeinen Psychopathologie. Es zeigten sich allerdings keine signifikanten Unterschiede mithilfe der Positive and Negative Symptoms Scale (PANSS) nach einer Kurzzeitbehandlung. Ähnliche von der »Dosierung« der Intervention abhängige Effekte zeigten sich auch hinsichtlich des **sozialen Funktionsniveaus**. Nach einer Behandlung mit weniger als 20 musiktherapeutischen Sitzungen ergaben sich keine signifikanten Unterschiede zwischen beiden Gruppen; jedoch nach einer intensivtherapeutischen Behandlung mit mehr als 20 Sitzungen. In einer Studie mit hoher Behandlungsintensität wurde auf der Basis eines unabhängigen 4-stufigen Ratings eine klinisch bedeutsame allgemeine Verbesserung des **Allgemeinbefindens** der Patienten in der Interventionsgruppe eingeschätzt. Musiktherapie hatte in den hier untersuchten Studien keine Auswirkungen auf eventuelle vorzeitige Behandlungsabbrüche, die Patientenzufriedenheit sowie auf die Lebensqualität. Die Autoren ziehen eine mögliche Abhängigkeit von der Behandlungsintensität durchaus in Betracht. Darüber hinaus ist eine generelle Beeinflussung umschriebener Merkmale wie der Negativsymptomatik bei Menschen mit schizophrenen Erkrankungen durch Musiktherapie denkbar.

Die **Bedeutung der Dosisabhängigkeit von Musiktherapie** (mind. 16 Sitzungen) bei Menschen mit schweren psychischen Störungen (v. a. Schizophrenie und affektive Störungen) konnte auch in einer aktuelleren Metaanalyse, die allerdings nicht ausschließlich randomisierte kontrollierte Studien berücksichtigte, bestätigt werden. Eine die herkömmliche Behandlung ergänzende Musiktherapie zeigte signifikante Effekte auf allgemeine psychopathologische Symptome, die Negativsymptomatik, depressive Symptome und ängstliches Erleben sowie auf das soziale Funktionsniveau. Von Anzahl und Dauer der musiktherapeutischen Interventionen abhängig schien insbesondere die Beeinflussung der allgemeinen psychopathologischen Symptome, der Negativsymptomatik, der depressiven Symptomatik sowie des sozialen Funktionsniveaus. Eine Behandlung mit 3–10 Sitzungen schien hingegen sehr geringe Effekte zu haben [400].

Ein Review der Cochrane Collaboration zur Wirksamkeit von **Musiktherapie bei depressiven Erkrankungen** greift auf 5 randomisierte kontrollierte Studien zurück, in denen in der Mehrheit Menschen über 60 Jahre und älter behandelt und untersucht werden [401]. Eine Studie betrachtet Jugendliche im Kontext Schule. Damit ist die Mehrheit der eingeschlossenen Studien nicht relevant für die in dieser Leitlinie angesprochene Zielgruppe. Betrachtet werden soll eine einzelne, mit methodischen Mängeln behaftete Studie, in welcher die Effektivität einer 2-mal wöchentlich durchgeführten musiktherapeutischen Gruppenintervention über 6 Wochen gegenüber stationärer Behandlung einschließlich antidepressiver medikamentöser Behandlung bei Patienten mit einer mittleren bis schweren Depression begleitet von psychotischen Symptomen überprüft wurde [402]. Die 60 eingeschlossenen Patienten waren zwischen 21 und 62 Jahre alt. In den 12 Sitzungen hörten die Patienten gemeinsam mit einem psychoanalytisch orientierten Therapeuten Musik und reflektierten dabei entstandene Gefühle. Am Ende der Behandlung schien die **depressive Symptomatik** in der Inter-ventionsgruppe **stärker reduziert** im Vergleich zur Kontrollgruppe.

Kunsttherapie

> **Kunsttherapie**
>
> »Kunsttherapie subsumiert Verfahren, die Mittel der bildenden Kunst in einem psychoedukativen und psychotherapeutischen Kontext einsetzt. Die Methode ist ressourcen-, beziehungs-, handlungs- und erlebnisorientiert.« ([403], S. 1079)

Eine Arbeit der Cochrane Schizophrenia Group zur **Effektivität von Kunsttherapie bei schizophrenen Erkrankungen** [404] schloss auf der Basis einer systematischen Literaturrecherche bis Februar 2005 2 randomisierte kontrollierte Studien (N=137) [389;390] ein. Beide eingeschlossenen Studien wurden auch in der Metaanalyse von NICE betrachtet [97]. Es zeigte sich bezogen auf die Negativsymptomatik ein signifikanter Vorteil in der Experimentalgruppe gegenüber der Kontrollgruppe (Standardbehandlung). Am Ende der Behandlung schien die **Negativsymptomatik stärker reduziert durch Kunsttherapie**. Es zeigten sich keine signifikanten Unterschiede hinsichtlich anderer krankheitsassoziierter Merkmale sowie hinsichtlich sozialer Funktionen und Lebensqualität (◘ Tab. 3.21). Vor dem Hintergrund der sehr mageren Studienlage bleibt lt. Autoren eine zuverlässige Bewertung der Effekte von Kunsttherapie bei Menschen mit Schizophrenie vorerst vage.

Dramatherapie

> **Drama- und Theatertherapie**
>
> »Die Drama- und Theatertherapie ist eine Kunsttherapie, die die verwandelnde Kraft des Theaterspielens zu individual- und sozialtherapeutischen Zwecken einsetzt, wobei wir die Bezeichnung ‚Dramatherapie' für eine primär prozessorientierte Arbeit verwenden und als ‚Theatertherapie' eine auch produktorientierte Arbeit beschreiben, bei der die Erarbeitung und Aufführung eines Theaterstücks integraler Bestandteil des therapeutischen Prozesses ist. [...] Mit ‚Drama' ist hier der ästhetische, emotionale, expressive und kommunikative Prozess gemeint, der durch Theaterspiel stattfindet. Theater lädt dazu ein, im Spiel neue Handlungsmöglichkeiten

> zu entdecken und erweist sich somit als Potenzial für die Verwandlung von Einzelnen und der Gemeinschaft. Die Dramatherapie konzentriert sich primär auf die gesunden Anteile der Persönlichkeit und stärkt diese. Der handlungs- und gegenwartsbezogene Aspekt steht im Vordergrund und der Einzelne wird immer als Teil und in Bezug zu einem größeren Ganzen gesehen. Dabei wird in der Drama-/Theatertherapie nicht nur auf biografisches Material, sondern v. a. auf fiktive Geschichten zurückgegriffen, die die gesamte Palette menschlicher Leidenschaften und ‚Dramen' enthalten und sie darstell- und handhabbar machen.« [405]

Rudy und Dent-Brown (2007) untersuchten den Effekt von Dramatherapie bei Menschen mit schizophrenen Erkrankungen im mittleren Erwachsenenalter, seltener mit einer affektiven Erkrankung mit psychotischer Symptomatik oder schweren Persönlichkeitsstörungen [406]. Die Krankheitsverläufe waren überwiegend von langjähriger Dauer. Die Stichprobengröße schwankte zwischen 15 und 87 Patienten. Die systematische Recherche führte zum Einschluss von 5 entsprechenden randomisierten kontrollierten Studien (N=210) mit unterschiedlicher Behandlungsintensität. Alle Behandlungen wurden in einem stationären Setting und im Gruppenformat durchgeführt. In 2 chinesischen Studien wurde der Effekt von Psychodrama hinsichtlich der Verbesserung des Selbstwertgefühls [407] bzw. der psychopathologischen Symptomatik [408] bei den Patienten untersucht. Möglicherweise lassen sich die beiden Ansätze mit der untersuchten Form von Dramatherapie einer britischen Studie [409] vergleichen. Die beschriebenen Interventionen in 2 weiteren Studien aus den USA [410;411] lassen sich eher als soziale Rollenspielgruppen mit dem Ziel verbesserter sozialer Fertigkeiten einordnen und sind deshalb nicht in einer gemeinsamen Analyse mit den anderen Studien vergleichbar. In allen Gruppen wurden Situationen und Szenen »gespielt« und im Anschluss auf unterschiedliche Art und Weise betrachtet und diskutiert. Bei den Kontrollinterventionen handelte es sich um herkömmliche Behandlungen in einem stationären Setting einschließlich medikamentöser Therapie. Aufgrund z. T. sehr kleiner Stichproben in den wenigen Studien, beschriebener Unterschiede in den Interventionsansätzen und auf Einzeldaten beruhende Berechnungen ist eine zuverlässige Aussage zur Effektivität von Psychodrama kaum möglich. Psychodrama in Kombination mit einer medikamentösen Behandlung und im Rahmen eines stationären Behandlungssettings zeigt gegenüber einer medikamentösen Behandlung im stationären Rahmen keine Vor- oder Nachteile bezogen auf vorzeitige Behandlungsabbrüche (◘ Tab. 3.21). Möglicherweise stärkt Psychodrama das Selbstbewusstsein und reduziert Minderwertigkeitsgefühle bei Patienten mit Schizophrenie bis zum Ende der Therapie. Die Autoren verweisen auf die Notwendigkeit weiterer Forschung, um die bis dato belegten Wirksamkeitshypothesen zu untermauern.

Tanztherapie

> **Tanztherapie**
> »Die Integrative Tanztherapie ist eine kreative, ganzheitliche Behandlungsweise, die den Körper, die Bewegung und den Tanz für psychotherapeutische Zielsetzungen verwendet. Sie ist aufgrund ihres Mediums, des künstlerischen Tanzes, den kreativen und körpertherapeutischen Verfahren zuzuordnen. Sie fördert mithilfe des Mediums Tanz die psycho-physische Integration des Menschen.« ([368], S. 13)

Eine ältere Metaanalyse verweist auf positive Effekte durch Tanztherapie, greift jedoch auf Studien verschiedener Populationen zurück und zeigt vielfältige methodische Probleme auf [412].

Xia und Grant (2009) schlossen in einen aktuellen Cochrane-Review [413] lediglich eine britische randomisierte kontrollierte Studie ein, in der die Effektivität einer Bewegungstherapie (Body-oriented psychological therapy, BPT) gegenüber Supportive counselling und herkömmlicher Versorgung untersucht wurde [391]. Diese Studie wurde auch in die Metaanalyse der Leitlinie des National Institute for Health and Clinical Excellence zur Behandlung der Schizophrenie von 2009 [97] aufgenommen. Es wurden erwachsene Patienten (Alter: 20–55 Jahre) mit einer Schizophrenie und sehr langer Erkrankungsdauer in einem gemeindenahen Setting ambulant behandelt. Die Experimentalintervention, die zusätzlich zur Routineversorgung angeboten wurde, umfasste bei einer Behandlungsintensität von 20 2-wöchigen Sitzungen die Anwendung verschiedener Körperbewegungen und Kreationen von Skulpturen in der Gruppe und eine entsprechende Reflexion des Erlebten. 40 % der Patienten in beiden Gruppen brachen die Behandlung vorzeitig ab. Am Ende der Behandlung wurde eine Reduktion der Negativsymptomatik um mehr als 20 % auf der Negativsymptomatikskala häufiger in der Interventionsgruppe messbar. Ein signifikanter Effekt wurde auch bezogen auf die Differenz der Skalenwerte bezogen auf die Negativsymptomatik am Ende der Behandlung zugunsten der BPT-Gruppe sichtbar, nicht jedoch bezogen auf die Positivsymptomatik. Es zeigten sich keine signifikanten Unterschiede hinsichtlich der Behandlungszufriedenheit durch die Patienten sowie der Lebensqualität am Behandlungsende.

Zusammenfassung

Die bisher vorliegende Evidenz zur Wirksamkeit künstlerischer Therapien bei Menschen mit schizophrenen und ähnlichen psychischen Erkrankungen ist von den Autoren der Leitlinie des National Institute for Health and Clinical Excellence zur Behandlung der Schizophrenie von 2009 [97] positiv interpretiert worden. Autoren anderer Metaanalysen hingegen sind zurückhaltender, eine Anwendung von künstlerischen Therapien für die Gruppe der schwer psychisch Erkrankten in der Routinebehandlung zu empfehlen. Insgesamt existieren bisher wenige randomisierte kontrollierte Studien auf der Basis überwiegend kleiner Stichproben zur Wirksamkeit, welche eine Aussage ermöglichen. Weitere randomisierte kontrollierte Studien im Bereich künstlerischer Therapien zur Behandlung von Menschen mit schweren psychischen Erkrankungen [414–416] werden derzeit durchgeführt. Die zu erwartenden Ergebnisse werden weiteren Aufschluss hinsichtlich der Wirksamkeit dieser Therapieformen geben.

Die bisher vorliegenden Studienergebnisse geben jedoch einheitlich Hinweise darauf, dass die zusätzliche Anwendung verschiedener Ansätze künstlerischer Therapien neben einer herkömmlichen Behandlung die **Negativsymptomatik bei schizophrenen Erkrankungen reduzieren kann**. Offenbar bleibt die Positivsymptomatik unberührt. In einzelnen Studien ließen sich zudem Anhaltspunkte für die Verbesserung des Allgemeinbefindens, die Erweiterung sozialer Funktionen, die Stärkung des Selbstbewusstseins sowie die Verringerung von Minderwertigkeitsgefühlen finden. Die Anwendung künstlerischer Therapien hat offensichtlich keinen Einfluss auf das Risiko vorzeitiger Behandlungsabbrüche und verbesserte nicht die Behandlungszufriedenheit und die Lebensqualität der Patienten. Es gibt Hinweise, dass die Effektivität einer kunsttherapeutischen Intervention von der Intensität der Behandlung abhängt.

Eine Studie zur Musiktherapie in der Behandlung depressiver Erkrankungen zeigte eine Reduktion der depressiven Symptomatik.

> **Empfehlung 28**
>
> Künstlerische Therapien sollten im Rahmen eines Gesamtbehandlungsplanes und gemessen an den individuellen Bedürfnissen und Präferenzen der Betroffenen insbesondere zur Verbesserung von Negativsymptomen angeboten werden.
> **Empfehlungsgrad: B, Evidenzebene: Ib**

Hinweis: Der Empfehlungsgrad dieser Empfehlung in Bezug auf die angegebene Evidenzebene wurde herabgestuft, da die Studienlage nicht einheitlich genug war, um eine starke Empfehlung zu rechtfertigen.

Stand der Umsetzung in Deutschland

Künstlerische Therapien haben in Deutschland einen festen Platz in der psychiatrisch-psychotherapeutischen Versorgung [369] und sind auch in der Behandlung aller schweren psychischen Störungsbilder in der stationären und teilstationären Akutbehandlung implementiert (▶ Erweiterte Handlungsempfehlungen). Im Jahr 2006 wiesen die »strukturierten Qualitätsberichte« von mehr als 54 % der nach § 108 SGB V zugelassenen Krankenhäuser die Vorhaltung künstlerischer Therapien aus [417]. Fachgebietsübergreifend mit steigender Tendenz werden die künstlerischen Therapien in Institutsambulanzen, Tageskliniken, in der voll- und teilstationären psychiatrischen und psychosomatischen Rehabilitation, der forensischen Psychiatrie sowie der Eingliederungshilfe als zumeist supportive Therapieverfahren eingesetzt [370;418–420]. Künstlerische Therapien sind im Rahmen des Fallpauschalensystems (Diagnosis Related Groups, DRG) innerhalb der psychosozialen Therapien angesiedelt [421].

Künstlerische Therapien werden in Einzel- und Gruppensettings durchgeführt. Frequenz und Dauer einer Sitzung richten sich nach dem Schweregrad der Erkrankung, der Zielsetzung und eventuell nach der Funktion der künstlerischen Therapien innerhalb eines multimodalen, interdisziplinären Therapiekonzeptes. In der ambulanten psychosozialen Versorgung bieten künstlerische Therapien Möglichkeiten zur Teilhabe am kulturellen Leben der Gesellschaft, z. B. über künstlerische Projektarbeit und soziokulturelle Angebote, und tragen

> **Erweiterte Handlungsempfehlungen**
> Für die Durchführung von künstlerischen Therapien lassen sich folgende Voraussetzungen und organisatorische Rahmenbedingungen nennen:
> — Einbindung in den psychiatrisch-psychotherapeutischen Gesamtbehandlungsplan,
> — Anwendung im ambulanten, teilstationären oder stationären Setting möglich,
> — personenzentriertes und zielgerichtetes Vorgehen,
> — Anregung und Hinführung zur Fortführung der künstlerischen Tätigkeit nach Abschluss der Therapie,
> — der kreative Prozess ist wichtiger als das künstlerische Produkt,
> — differenzielle Indikation für die Anwendung im Einzel- oder Gruppensetting,
> — entsprechende Modifikation des Vorgehens in Abhängigkeit von der Homogenität bzw. Inhomogenität der Gruppe,
> — Frequenz und Intensität der Sitzungen entsprechend der Schwere der Erkrankung,
> — als Besonderheit sind die urheberrechtlichen Bestimmungen zu beachten.

somit u. a. zur Verbesserung der Lebensqualität von Patienten mit schweren und chronischen psychischen Krankheitsverläufen bei.

Neben zahlreichen sehr unterschiedlichen Bereichen künstlerischer Therapien existieren verschiedene Möglichkeiten der Berufsausbildung. Viele Berufsbezeichnungen sind bisher nicht geschützt [369]. Chronologische Eckdaten der ausbildungs- und berufspolitischen Entwicklung der künstlerischen Therapien in Deutschland sind im Folgenden aufgeführt:

Chronologische Eckdaten der ausbildungs- und berufspolitischen Entwicklung der künstlerischen Therapien (BRD)
— ab 1962 erste Institutsgründungen
— 1975 bis 2006 Gründung der Fach- und Berufsverbände
— seit 1979 Etablierung von Fachhoch- und Hochschulstudiengängen
— 1996–2000 Verabschiedung des *Code of Ethics* in den Fach- und Berufsverbänden
— 2001 Gründung der Konferenz der Konferenzen (seit 2009 BAG KT)
— 2002 Gründung der Arbeitsgemeinschaft DRG (ehem. AG DRG, seit 2009 AG Imp) der Fachverbände zur Abbildung künstlerischer Therapien im OPS 301, seit 2002 Mitwirkung an Leitlinien- Konsensusvorgängen der AWMF u. a.
— 2004 Gründung der AG Berufsgesetz Künstlerische Therapeuten
— 2004 Aufnahme der künstlerischen Therapien in den amtlichen OPS [422]
— 1997–2005 Evaluation künstlerischer Therapien auf Nutzen und Wirtschaftlichkeit in Modellerprobungsversuchen im Rahmen der GKV
— 2006 Einführung des Begriffs »künstlerische Therapien« in der KTL [423]
— 2009 Nennung der künstlerischen Therapien in den Auswahllisten der Regelungen zum Qualitätsbericht der Krankenhäuser des G-BA [424]

3.3.4 Ergotherapie

Einführung

Ergotherapie *(occupational therapy)* gehört zu den ältesten Behandlungsformen psychischer Erkrankungen und spielt in der Psychiatrie traditionell eine große Rolle. Die Berufsbezeichnung leitet sich ab von dem griechischen Begriff »*ergon*« (Tätigkeit, Werk, Beschäftigung). Mit Ergotherapie wird die **zielgerichtete Beeinflussung von Symptomen einer Erkrankung bzw. von Beeinträchtigungen spezifischer Aktivitäten (Fähigkeitsstörungen)** bezeichnet, zu der der Patient aufgrund vorausgegangener handlungsbezogener Diagnostik veranlasst und angeleitet wird [11]. Durch den Einsatz zweckvoller Aktivitäten sollen Krankheitssymptome überwunden, Funktionsstörungen vorgebeugt und Selbstständigkeit, Teilhabe im Alltag sowie Lebensqualität und -zufriedenheit im Alltag gesteigert werden. Ergotherapeutische Behandlungsmaßnahmen gehören zum modernen Standard jeder Art von psychiatrischer Therapie [425]. Die Ergotherapie wird in der DGPPN S3-Behandlungsleitlinie Schizophrenie (ohne Evidenzsichtung) erwähnt ([1], S. 125).

Lange war in Deutschland in Übereinstimmung mit der Unterteilung der Ergotherapie in Beschäftigungs- und Arbeitstherapie die Berufsbezeichnung »Beschäftigungs- und Arbeitstherapeut« üblich. Die Unterteilung der Ergotherapie in Beschäftigungstherapie (mit therapeutischen Handlungen meist aus dem künstlerisch-kreativen Bereich) und Arbeitstherapie (mit starkem Bezug zu Tätigkeiten aus der realen Berufswelt) entspricht jedoch – obwohl nicht ganz ohne praktische Bedeutung – heute nicht mehr dem aktuellen Stand der internationalen Diskussion und sollte daher relativiert werden [11].

Ergotherapie stützt sich auf theoretische Grundlagen verschiedener geistes- und naturwissenschaftlicher Disziplinen, wobei Medizin, Biologie, Psychologie, Soziologie und Pädagogik die bedeutendsten Bezugswissenschaften sind [426]. Zunehmend spielt auch die Betätigungswissenschaft (*Occupational Science*) eine zentrale Rolle – eine junge und fächerübergreifende wissenschaftliche Disziplin, die aus der Ergotherapie heraus entstanden ist. Ergotherapeutischen Interventionen liegt die zentrale Annahme zugrunde, dass Betätigung ein Grundverhalten des Menschen ist und sich jeder Mensch durch Handlung ausdrücken möchte [427]. Subjektiv bedeutungsvollen Handlungen wird – aufbauend auf den Ideen des *Moral Treatment* aus dem 19. Jahrhundert [428] – eine positive Wirkung auf die psychische und physische Befindlichkeit zugesprochen [426]. Ergotherapie setzt dort an, wo Menschen in der Ausübung sinnerfüllter und zielgerichteter Betätigungen eingeschränkt sind (oder von solcher Einschränkung bedroht sind), sodass sie ihre eigenen Bedürfnisse und/oder die Anforderungen der Umwelt (Rollenerwartungen) nicht oder nur noch ungenügend befriedigen können.

In Anlehnung an die Definition des **Deutschen Verbandes der Ergotherapeuten** (DVE 2007) zielen ergotherapeutische Interventionen darauf ab, **Menschen zu begleiten, zu unterstützen und zu befähigen, die in ihren alltäglichen Fähigkeiten eingeschränkt oder von Einschränkungen bedroht sind**. Diesen Menschen soll es ermöglicht werden, für sie **bedeutungsvolle Betätigungen** in den Lebensbereichen **Selbstversorgung, Produktivität** und **Freizeit** in ihrer Umwelt durchführen zu können. Ergotherapie zielt also auf das (Wieder-)Erlangen sinnerfüllter Betätigungen im Alltag ab. Gleichzeitig wird Betätigung als therapeutisches Medium eingesetzt [429]. Das heißt, dass dem Patienten einzelne bedeutungsvolle Aktivitäten differenziert als Therapieform angeboten werden [427].

Die Einteilung der ergotherapeutischen Zielbereiche in **Selbstversorgung, Produktivität** und **Freizeit** (Performanzbereiche) ist in der Literatur weit verbreitet. Der Bereich **Selbstversorgung** beinhaltet Tätigkeiten wie beispielsweise Ankleiden, das Einnehmen von Mahlzeiten, Hygieneverrichtungen, Mobilität sowie das Erledigen persönlicher Angelegenheiten. **Produktivität** im ergotherapeutischen Verständnis umfasst zweckgebundene Betätigungen, die den eigenen Lebensunterhalt sichern (berufliche Tätigkeit, Ausbildung) und/oder einen Beitrag für andere Personen oder die Gesellschaft als Ganzes leisten (z. B. Kindererziehung, Haushaltsführung, Ehrenamt). Der Bereich der **Freizeit** hingegen umfasst Betätigungen, die nicht verpflichtend sind und außerhalb von Produktivität und Selbstversorgung liegen. Ihr Hauptziel ist die eigene Entspannung und Freude an der Durchführung [430].

Der Schwerpunkt des vorliegenden Kapitels liegt auf ergotherapeutischen Interventionen, die auf die Bereiche Selbstversorgung und Freizeit fokussieren. Ergotherapie mit explizitem Fokus auf beruflicher (Wieder-)Eingliederung (arbeitstherapeutischer Schwerpunkt) wird bereits im Kapitel Arbeitsrehabilitation und Teilhabe am Arbeitsleben behandelt (▶ Abschn. 3.2.4).

Ergotherapeutische Grundhaltung

Kennzeichnend für die ergotherapeutische Grundhaltung ist ein hohes Ausmaß an Klientenzentrierung. Ergotherapeuten legen den Schwerpunkt ihrer Arbeit gemäß der Situation und dem Bedarf des Klienten fest und binden diesen weitgehend in die Bestimmung der Behandlungsziele und Aktivitäten mit ein, um abzusichern, dass diese für ihn selbst von Bedeutung sind. Die ergotherapeutische Grundhaltung lässt sich weiterhin als ressourcenorientiert charakterisieren, d. h. der Fokus liegt weniger auf der Dysfunktion als vielmehr auf der

Frage, wie Menschen trotz bestehender Schwierigkeiten oder Behinderungen ein möglichst selbstbestimmtes Leben mit einem Maximum an Lebensqualität führen können. Es wird darauf abgezielt, die Klienten zu aktivieren, ihnen Hilfe zur Selbsthilfe zu geben. Ergotherapeuten rücken dabei die Bewältigung des Alltags in den Vordergrund und arbeiten mit einem entsprechend alltagsbezogenen und handlungsorientierten Ansatz [426].

Ergotherapeutische Methoden und Therapiemittel

Ergotherapie deckt ein umfangreiches Spektrum einzelner Therapieverfahren ab. Es lassen sich jedoch **3 grundlegende methodische Richtungen** der Ergotherapie unterscheiden, welche auch die Auswahl bestimmter Therapiemittel nahelegen [431]:
- kompetenzzentrierte Methode,
- ausdruckszentrierte Methode,
- interaktionelle Methode.

Bei der **kompetenzzentrierten Methode** steht das Training von verloren gegangenen oder nicht vorhandenen Fähigkeiten und Fertigkeiten im Mittelpunkt. Zu den Schwerpunkten der kompetenzzentrierten Methode zählt auch die Steigerung von Grundarbeitsfähigkeiten wie Ausdauer, Konzentration, Frustrationstoleranz, psychischer und physischer Belastbarkeit, Geschicklichkeit und Fingerfertigkeit. Es kommen zum Beispiel handwerkliche Techniken, alltags- oder freizeitbezogene Tätigkeiten oder Übungen zum sozialen, kognitiven oder motorischen Training zur Anwendung [431]. Das Setting kompetenzzentrierter ergotherapeutischer Interventionen kann Einzel- oder aber auch Gruppentherapie sein.

Gemäß dem alltagsbezogenen Ansatz von Ergotherapie geht es in kompetenzzentrierter psychiatrischer Ergotherapie oft um ganz praktisches Training zur selbstständigen Alltagsbewältigung. Im ergotherapeutischen Vokabular wird dabei unterschieden zwischen PADL-Training (*Personal Activities of Daily Living*, z. B. Training von Aktivitäten der Selbstversorgung) einerseits und IADL-Training (*Instrumental Activities of Daily Living* [432], z. B. Einkaufstraining, Üben der Benutzung öffentlicher Verkehrsmittel, Training des Umgangs mit Geld) andererseits.

Das Ziel der **ausdruckszentrierten Methode** besteht darin, mittels gestalterischer Prozesse eine Erweiterung der Erlebnismöglichkeiten, der Handlungsfähigkeit und der Selbstreflexion von Patienten zu unterstützen. Der Patient wird über kreativ-gestalterische Aktivitäten dazu angeregt, seine Gefühle und Einstellungen auszudrücken, die eigene Persönlichkeit und im weiteren Sinne die Sichtweise der eigenen Problematik zu symbolisieren, anschließend zu verbalisieren und somit zu bearbeiten. Allgemein dient das kreativ-gestalterische Werk zur Verdeutlichung psychischen Geschehens und wird intensiv unter Beachtung der persönlichen Grenzen gemeinsam reflektiert. Dadurch wird beim Patienten eine psychische Entlastung und Stabilisierung angestrebt [431].

Bei der **interaktionellen Methode** dient der Prozess des Gestaltens in erster Linie dem Training der sozialen Kompetenzen und der Selbstreflexion im Umgang mit anderen Menschen. Die Auseinandersetzung der Gruppenmitglieder untereinander bzw. der gruppendynamische Prozess steht im Mittelpunkt des Interesses. Der Ergotherapeut hält sich weitgehend zurück und unterstützt die Gruppe nur durch indirekte Hilfestellung im Sinne eines Hilfs-Ich. Ziele dieser Methode sind eine verbesserte Kontakt- und Kommunikationsfähigkeit des Patienten, befördert durch die Erfahrung und Reflexion des eigenen Gruppenverhaltens [431].

Aufgrund ihrer breiten therapeutischen Ausrichtung greifen Ergotherapeuten auf ein weites Spektrum von **Therapiemitteln** zurück. Gebräuchlich sind z. B. (vgl. [426]):
- Handwerklich-gestaltende Techniken
- Bildnerisches Gestalten
- Literatur und Bildmaterial
- Spiele
- Musik und Bewegung
- Alltagsverrichtungen (z. B. Kochen, Backen, Einkaufen)
- Freizeitaktivitäten
- Sozialtraining
- Kognitives Training (auch am PC, z. B. *CogPack*)
- Kognitiv-verhaltenstherapeutische Übungsprogramme, wie z. B. IPT (Integriertes Psychologisches Therapieprogramm [433])

Die Auswahl der Therapiemittel und des Schwierigkeitsgrades der Aufgabenstellung erfolgt unter Berücksichtigung des Therapiezieles und der momentanen Verfassung des Patienten [426].

Behandlungssettings

Ergotherapeutische Interventionen werden in ambulanten, teil- und vollstationären Behandlungszusammenhängen, in psychiatrisch-psychotherapeutischen (einschließlich forensischen) und somatischen Akut- sowie auch in Rehabilitationskliniken und Wohneinrichtungen angeboten. Je nach den Bedürfnissen des Patienten und dem Behandlungsziel wird vom Therapeuten abgewogen, ob als therapeutische Sozialform eher die Einzel-, Partner- oder Gruppentherapie zum Einsatz kommt. Bei interaktionellen Zielen ist die Gruppen- oder Partnerarbeit in jedem Fall das Setting der Wahl [427]. Die für den therapeutischen Prozess gewählte Aktivität bestimmt maßgeblich das räumliche Umfeld der Therapie. Beispielsweise kann die Therapie in der realen Außenwelt stattfinden, wie etwa im Falle eines Einkaufstrainings oder auch in eigens eingerichteten ergotherapeutischen Räumlichkeiten wie etwa einer Übungsküche [427]).

Abgrenzung

Die Ausführungen speziell zur kompetenzzentrierten Methode (siehe oben) innerhalb der Ergotherapie machen deutlich, dass ergotherapeutische Verfahren signifikante Überschneidungsflächen mit Interventionen wie Training sozialer Fertigkeiten (*social skills training*) bzw. Training von Alltagsfertigkeiten (*life skills training*) aufweisen, wie sie in den entsprechenden Kapiteln behandelt werden. Im vorliegenden Kapitel werden Studien zum Training sozialer Fertigkeiten oder zum Training von Alltagsfertigkeiten daher nur berücksichtigt, wenn die Intervention von Ergotherapeuten erbracht wurde. Gleiches gilt für Psychoedukation, die ebenfalls im Rahmen psychiatrischer Ergotherapie Anwendung findet [434].

Evidenz zu Ergotherapie

Neben den Standarddatenbanken wurde in den ergotherapeutischen Fachdatenbanken *OTseeker*, *OTDBASE* sowie in *CINAHL* recherchiert.

Studien, welche ausschließlich die Wirksamkeit von Ergotherapie mit berufsbezogenem/ arbeitstherapeutischem Schwerpunkt untersuchten, wurden an dieser Stelle nicht berücksichtigt, sondern finden sich im Kapitel zur Arbeitsrehabilitation (► Abschn. 3.2.4). Einarmige Vorher-Nachher-Studien ohne Kontrollgruppe wurden nicht berücksichtigt. Systematische Reviews konnten nicht identifiziert werden.

> **Evidenz**
> **Randomisierte kontrollierte Einzelstudien (ab 1990):**
> — Cook 2009
> — Reuster 2002 bzw. 2006
> — Buchain 2003
> — Liberman 1998
> — Kopelowicz 1998
> — Wykes 1999
> — Längle 2006
>
> **Nichtrandomisierte kontrollierte Einzelstudien (ab 1990):**
> — Duncombe 2004

Eine **randomisierte kontrollierte Pilotstudie** zur **Wirksamkeit von Ergotherapie** wurde in Großbritannien durchgeführt. Die Autoren untersuchten anhand einer Stichprobe von Patienten mit Psychosen (N=44) die **Effektivität einer um Ergotherapie ergänzten gemeindepsychiatrischen Teambehandlung (CMHT) im Vergleich zur Teambehandlung ohne Ergotherapie (TAU)**. Die ergotherapeutische Intervention erstreckte sich über 12 Monate, wobei die Anzahl der Sitzungen individuell auf jeden Teilnehmer zugeschnitten war. Zunächst erfolgte im Rahmen der Intervention eine Erhebung der tätigkeitsbezogenen Vorgeschichte, Präferenzen und Schwierigkeiten des Patienten, woraufhin individuelle Ziele der Behandlung festgelegt und ein individuell zugeschnittenes Therapieprogramm erarbeitet wurde. Zu diesem gehörte die Beschäftigung des Patienten mit sinnerfüllten Tätigkeiten, das Vermitteln spezifischer hierfür notwendiger Fertigkeiten, die Ermutigung zu eigenständigen Handlungsinitiativen sowie zum Suchen von Unterstützung und auch die Aufklärung über die Auswirkungen sinnerfüllter Tätigkeiten. In der Behandlung unter Einschluss von Ergotherapie wie auch unter der Kontrollbedingung verbesserten sich das **soziale Funktionsniveau** und die **Negativsymptomatik** der Patienten im Verlauf der Studie signifikant, ohne dass jedoch signifikante Gruppenunterschiede evident wurden. Bezüglich der Funktionsniveau-Subskalen

»Beziehungen«, »Unabhängigkeit« und »Erholung« **verbesserte sich das Funktionsniveau in der Ergotherapie-Gruppe im Zeitverlauf signifikant**, in der Kontrollgruppe hingegen nicht. Für die Interpretation der Befunde ist bedeutsam, dass die Studie als Pilotstudie konzipiert war und daher nicht genügend statistische *Power* für die Berechnung statistisch signifikanter Gruppenunterschiede aufwies [435].

Aus Deutschland liegt eine randomisierte kontrollierte Studie zur **Effektivität von Ergotherapie im psychiatrischen Krankenhaus** vor [436;437]. Die Untersuchungsstichprobe (N=216) bestand aus stationären Patienten mit den Diagnosen Schizophrenie, manische Episode, bipolare Störung, depressive Episode oder rezidivierende depressive Störung. Die Teilnehmer der Interventionsgruppe erhielten in einem Gruppensetting über 4 Wochen hinweg täglich Ergotherapie im Sinne der kompetenzzentrierten Methode [431]. Die Intervention fand in Form einer offenen Werkgruppe statt. In einem Werkraum arbeitete jeder Patient an einem eigenen Produkt, wobei Absprachen bezüglich der Nutzung der Materialien und Werkzeuge getroffen werden mussten und Kontakt des Ergotherapeuten zu jeder Person bestand. Die Intervention dauerte im Schnitt 126 Minuten täglich. Die Teilnehmer der Kontrollgruppe erhielten im gleichen Zeitumfang Materialien zur Selbstbeschäftigung und hatten keinen Kontakt zu Ergotherapeuten. Sie erhielten allenfalls Ermunterung durch Pflegepersonal. Die Patienten beider Gruppen erhielten als Basistherapien ärztlich-psychiatrische Betreuung, Psychopharmaka, Bewegungstherapie und Gruppensingen, eventuell kam zusätzlich Verhaltenstherapie, IPT oder tiefenpsychologische Einzeltherapie zum Einsatz. Zusammengefasst zeigten sich in Bezug auf die untersuchten **klinischen Outcome-Variablen** (z. B. Kommunikabilität, Kontrollüberzeugung, Konzentration, Selbstwertgefühl, Hoffnungslosigkeit, Angst, Psychopathologie) in beiden Gruppen Verbesserungen im Verlauf der Behandlung, ohne dass jedoch signifikante Gruppenunterschiede evident wurden. Die einzige Ausnahme bildete die Variable »**Kommunikabilität**«, die zum Messzeitpunkt 2 (von insgesamt 3) **in der Ergotherapie-Gruppe signifikant besser** ausfiel. Die im Rahmen der Studie erhobenen **subjektiven Patienten-Bewertungen** von Ergotherapie und Selbstbeschäftigung fielen über alle Diagnosegruppen signifikant positiv zugunsten der Ergotherapie aus [437]. Eine getrennte Betrachtung nach Diagnosegruppen ergab zusätzliche Effekte insbesondere bei den Patienten mit depressiven Störungen. Depressive Patienten der Ergotherapiegruppe erfuhren, basierend auf den Ergebnissen univariater Testungen, eine signifikant stärkere Besserung der depressiven Psychopathologie als Patienten der Kontrollgruppe (Selbstbeschäftigung) und reagierten auch mit einer signifikant stärkeren Reduktion von Angst als Eigenschaft. Erwähnenswert erscheint auch, dass – allerdings diskriminanzanalytisch ermittelt – die manischen Patienten signifikant stärker von Ergotherapie profitierten als von Selbstbeschäftigung. Für Patienten mit Schizophrenie ist auf der Basis einer Diskriminanzanalyse von einer schwach signifikanten Überlegenheit der Ergotherapie auszugehen. Der Autor betont jedoch, dass diskriminanzanalytische Verfahren eher Hinweise als Beweise darstellen und daher als Richtungsanzeiger verstanden und empirisch verifiziert werden sollten [436].

Eine brasilianische Studie untersuchte, ob bei einer Subgruppe behandlungsresistenter Patienten mit Schizophrenie (N=26) der **Einsatz von Ergotherapie zusätzlich zur Pharmakotherapie** mit Clozapin zu besseren Ergebnissen führt als die ausschließliche Behandlung mit Clozapin [438]. Die Ergotherapie in der Interventionsgruppe bestand aus zwei verschiedenen Formen von Gruppenarbeit: In der einen Form (Einzelarbeit in der Gruppe) gingen die Patienten in der Gruppe jeweils selbst gewählten individuellen Aktivitäten nach und der Hauptkommunikationspartner war der Therapeut, bei der anderen Form hingegen wurde eine gemeinsame Aktivität ausgeführt und die Interaktion der Gruppenmitglieder nahm einen hohen Stellenwert ein (Gruppenarbeit). Anhand der Effektstärken, die auf Basis der *Scale for Interactive Observation in Occupational Therapy* (EOITO) berechnet wurden, zeigte sich, dass die Patienten kontinuierlich über den gesamten Beobachtungszeitraum von 6 Monaten hinweg von der ergotherapeutischen Intervention profitierten. Die **größten Effektstärken** zeigten sich gegen Ende der Intervention und in Bezug auf die *EOITO-Items* **zur Handlungsperformanz und den persönlichen Beziehungen**. Die signifikante Überlegenheit einer zusätzlich zur Pharmakotherapie stattfindenden Ergotherapie gegenüber reiner medikamentöser Behandlung mit Clozapin konnte somit für die Gruppe der behandlungsresistenten Patienten mit Schizophrenie bestätigt werden. Bei der Interpretation dieser Befunde ist die kleine initiale Stichprobengröße (N=26) zu berücksichtigen, die sich durch eine hohe Studienabbruchrate noch auf 19 Patienten reduzierte, die die Intervention tatsächlich beendeten, sowie die Abwesenheit einer aktiven Kontrollgruppe.

Als Kontrollgruppe diente Ergotherapie in einer US-amerikanischen Studie [346]. Die Autoren evaluierten an einer Stichprobe von Patienten mit Schizophrenie (N=80) die **Wirksamkeit eines strukturierten Trainings sozialer Fertigkeiten**, bestehend aus 4 Modulen des UCLA *Social and Independent Living Skills Program* [341]. Die Teilnehmer der Interventionsgruppe erhielten demnach über 6 Monate hinweg 4-mal wöchentlich Training in »*basic conversation*«, »*recreation for leisure*«, »*medication management*« und »*symptom management*.« Im gleichen Zeitraum kamen in der Kontrollgruppe im Einzel- und Gruppenkontext unter ergotherapeutischer Leitung selbstgewählte expressive, künstlerische und entspannende Aktivitäten zum Einsatz. Die Ergotherapeuten motivierten im Rahmen der Kontrollintervention zum Verfeinern individueller Fertigkeiten, zur Artikulation von Gefühlen und zum Formulieren eigener Ziele. Untersuchte Ergebnisparameter in der Studie waren die Nutzung von Fertigkeiten im täglichen Leben, das soziale Funktionsniveau, die Psychopathologie, das Selbstwertgefühl und die Lebensqualität. Die Interventionsgruppe mit *Social-skills-Training* profitierte hinsichtlich der **Umsetzung von Fertigkeiten** insgesamt signifikant stärker als die Kontrollgruppe. Die Überlegenheit bezog sich im Detail auf die Dimensionen Umgang mit persönlichen Sachen, Nahrungszubereitung und Umgang mit Geld. In Bezug auf das **soziale Funktionsniveau** zeigte sich die Interventionsgruppe nur hinsichtlich der Dimension »Stress« signifikant überlegen. **Psychopathologie, Selbstwertgefühl** und **Lebensqualität** unterschieden sich nicht signifikant zwischen beiden Gruppen. In Anbetracht dessen, dass das Training sozialer Fertigkeiten in dieser Studie nach Angabe der Autoren von einem Ergotherapeuten (neben 3 geschulten Semiprofessionellen) erbracht wurde und Training sozialer Fertigkeiten traditionell auch zum Repertoire ergotherapeutischer Arbeit gehört [434], wurde die Arbeit von Liberman und Kollegen wegen des im Titel postulierten Vergleiches von »Skills-Training vs. Ergotherapie« von einigen Autoren als irreführend kritisiert (z. B. Falk-Kessler 1999, Drake et al. 1999) [439;440]. Ihrer Meinung nach suggeriert die Arbeit fälschlicherweise, dass 1.) Ergotherapie gleichzusetzen ist mit expressiven Verfahren (obwohl diese de facto nur eine Variante von Ergotherapie darstellten), 2.) dass *Social-skills-Training* trennscharf von Ergotherapie abgegrenzt werden kann und 3.) dass *Social-skills-Training* der Ergotherapie als Gesamtdisziplin überlegen ist.

Kopelowicz und Kollegen (1998) evaluierten in einer randomisierten kontrollierten Studie (N=59) die **Effektivität eines manualisierten Trainingsprogrammes zur Verbesserung des Überganges von stationärer zu ambulanter Behandlung** bei Patienten mit Schizophrenie und schizoaffektiven Störungen [441]. Ergotherapie diente hierbei als Kontrollintervention. Die Intervention – das sogenannte *Community Re-entry Program* – basierte auf den UCLA *Social and Independent Living Skills Modules* [341]. In 8 45-minütigen Sitzungen, die im Rhythmus von 2 Sitzungen täglich 4-mal wöchentlich stattfanden, wurden stationären Patienten in Gruppen von 6 bis 8 Teilnehmern Wissen und Fähigkeiten für einen erfolgreichen Übergang in die poststationäre Phase vermittelt. Die Sitzungen zielten auf eine Verbesserung des Krankheitsverständnisses und des Wissens über die Sinnhaftigkeit der Medikamente, auf die Entwicklung eines ambulanten Weiterbehandlungsplans einschließlich Kontaktherstellung zu entsprechenden Diensten, auf die Entwicklung der Fähigkeiten zur Tagesstrukturierung, die Entwicklung von Strategien zur Stressbewältigung sowie auf das Vereinbaren und Einhalten von Terminen mit Behandelnden. Die ergotherapeutische Kontrollintervention umfasste das komplette Spektrum gewöhnlicher ergotherapeutischer Aktivitäten. Während sich bei den Teilnehmern der Interventionsgruppe das **für die poststationäre Phase relevante Wissen** und die entsprechenden **Fähigkeiten** verbesserten, ergab sich bei den Teilnehmern der Ergotherapie zwischen Pre- und Post-Messung diesbezüglich kein signifikanter Unterschied. Die Intergruppenunterschiede zum Studienende waren daher auch signifikant zugunsten des *Community Re-entry Program*. Die Teilnehmer des *Community Re-entry Program* erschienen auch signifikant häufiger zu ihrem **ersten ambulanten Nachbehandlungstermin** als die Teilnehmer der Ergotherapie.

In einer britischen Studie wurde zur Untersuchung der **Wirksamkeit eines Programmes kognitiver Remediation bei Patienten mit Schizophrenie** (N=33) ebenfalls Ergotherapie als Vergleichsgruppe verwendet [442]. Das manualisierte Programm kognitiver Remediation zielte auf die Verbesserung exekutiver Funktionen (Informationskontrolle und -verarbeitung) und beinhaltete Trainingsmodule zu kognitiver Flexibilität, Arbeitsgedächtnis und Handlungsplanung. Die strukturierte ergotherapeutische Intervention in der Kontrollgruppe beinhaltete Elemente der Entspannung, Selbstbehauptungstraining, das Schreiben der eigenen Lebensgeschichte, Übungen zur Erfassung sozialer Informationen und Rollenspiele. Sowohl die Intervention als auch die Kontrollmaßnahme umfasste 40 1-stündige Sitzungen, wobei pro Woche mindestens 3 Sitzungen stattfanden. Einschlusskriterien für die randomisierte kontrollierte Studie waren u. a. das Vorhandensein kognitiver Probleme sowie Beeinträchtigungen des sozialen Funktionsniveaus. In beiden Gruppen gab es Verbesserungen der **kognitiven Funktionen**, wobei die Remediationsgruppe der Ergotherapiegruppe tendenziell überlegen war. Tendenziell deshalb, weil nur in den kognitionsbezogenen Domänen »kognitive Flexibilität« und »Arbeitsgedächtnis« signifikant mehr Interventions- als Kontrollgruppenteilnehmer Verbesserungen erzielten, nicht jedoch in der Domäne »Handlungsplanung« (Als »Verbesserung« galt, wenn bei mehr als 50 % der Testverfahren, die zur Messung einer Domäne verwendet wurden, zwischen Baseline und Studienende verbesserte Ergebnisse erzielt wurden.). Ein signifikanter Gruppenunterschied zugunsten der kognitiven Remediation ergab sich bezüglich des **Selbstwertgefühls**. Die Effekte der beiden Interventionen auf **Psychopathologie** und **soziales Funktionsniveau** unterschieden sich zwischen den Gruppen nicht signifikant. Eine Follow-up-Untersuchung von Wykes et al. (2003) mit 28 Studienteilnehmern ergab, dass der Effekt eines verbesserten Arbeitsgedächtnisses in der Remediationsgruppe noch 6 Monate nach Studienende bestand [443]. Die Ergotherapiegruppe holte im Follow-up-Zeitraum in den Domänen der »kognitiven Flexibilität« und »Handlungsplanung« gegenüber der Remediationsgruppe auf. Die positiven Effekte kognitiver Remediation auf das Selbstwertgefühl waren 6 Monate nach Studienende nicht mehr nachweisbar.

Längle und Kollegen (2006) untersuchten in einer randomisierten, kontrollierten multizentrischen Studie die Frage, ob **stationäre bzw. teilstationäre arbeitstherapeutische Maßnahmen gegenüber einer nicht arbeitsweltorientierten ergotherapeutischen Behandlung** bei postakuten (teil-)stationären Patienten mit einer Schizophrenie eine überlegene Wirkung aufweisen [225] (▶ Abschn. 3.2.4). Die Experimentalgruppe in der 4 Wochen dauernden Intervention bestand aus Teilnehmern von 5 Kliniken mit jeweils verschiedenen arbeitstherapeutischen Modellen. Die Teilnehmer der Vergleichsgruppe erhielten im Rahmen von kreativitätsorientierter Ergotherapie im Gruppensetting die Möglichkeit zum freien Gestalten mit verschiedenen frei wählbaren Materialien (ausdruckszentrierte Methode). In Bezug auf den Ergebnisparameter **Lernfähigkeit** zeigte sich die kreativitätsorientierte Ergotherapie der Arbeitstherapie überlegen, bezogen auf **Kommunikation, Anpassungsfähigkeit** und **kognitive Leistungsgeschwindigkeit** ergaben sich keine Intergruppenunterschiede. Letzteres galt auch bezüglich des **allgemeinen Funktionsniveaus**, der Psychopathologie, der **Lebensqualität**, der **krankheitsspezifischen Selbstwirksamkeitsüberzeugung**, des **Erlangens einer kompetitiven oder beschützten Arbeit** sowie der **Kosten künftiger psychiatrischer Behandlung**. In einer 89 Patienten einschließenden 2-Jahres-Katamnese (Bayer et al. 2008) zeigten sich – übereinstimmend mit den Ergebnissen direkt zu Studienende – weder hinsichtlich der **Arbeitsmarktintegration** noch hinsichtlich des **Funktionsniveaus** oder der **Psychopathologie** signifikante Unterschiede zwischen Experimental- und Vergleichsgruppe [444]. Auch hinsichtlich der **Inanspruchnahme von psychiatrischen Leistungen** und damit der **Versorgungskosten** im 2-Jahres-Zeitraum nach Studienende zeigten sich keine Unterschiede zwischen (teil-)stationärer Arbeitstherapie und kreativitätsorientierter Ergotherapie [227].

Duncombe (2004) untersuchte in einer quasi-experimentellen Studie, ob in Bezug auf das **Erlernen des Kochens als Aktivität des täglichen Lebens** bei Patienten mit Schizophrenie (N=44) relevant ist, wo das entsprechende *Skills-Training* stattfindet. Patienten des einen Studienarmes erhielten 3 Einheiten eines Koch-Trainings in der Klinik, die Patienten des anderen Studienarmes erhielten das Training daheim. In beiden Gruppen trat ein signifikanter Lerneffekt durch das Training ein, signifikante Unterschiede der **Koch-Fähigkeiten** in beiden gab es jedoch nicht (◘ Tab. 3.22) [445].

Zusammenfassung

Im Einklang mit anderen Autoren (z. B. [437]) ist auf Basis der vorliegenden Studien festzustellen, dass *größere* aussagekräftige, kontrollierte Studien zur Wirksamkeit psychiatrischer Ergotherapie und ihrer Behandlungsverfahren bislang kaum vorhanden sind. Viele Studien haben sehr kleine Stichprobenumfänge und sind kaum zu verallgemeinern. Problematisch ist auch die Tatsache, dass es nur wenige Outcomeparameter gibt, die in mehreren Studien übereinstimmend untersucht wurden. Auch variierten die ergotherapeutischen Verfahren, die in den einzelnen Studien untersucht wurden, teilweise stark. Weitere Forschung auf dem Niveau kontrollierter Studien zur Wirksamkeit der Ergotherapie und ihrer Konzepte ist somit notwendig, um die positiven Wirkungen ergotherapeutischer Interventionen, die sich vereinzelt in den hier referierten (randomisierten) kontrollierten Studien, jedoch nicht in mehreren einarmigen Pre-posttest-Untersuchungen zeigen (z. B. [446;447]), zu bestätigen. Hierfür bietet die zunehmende Akademisierung der Ergotherapie, wie sie momentan gerade in Deutschland zu beobachten ist, gute Voraussetzungen. Wenn sich aus der Evidenzlage bisher nur vereinzelte positive Effekte für Ergotherapie herausfiltern lassen, sollte in jedem Fall berücksichtigt werden, dass in mehreren eingeschlossenen Studien [225;346;441;442] die Ergotherapie lediglich als Kontrollintervention verwendet wurde. Außerdem ist *Living-skills-Training* – das in 2 Studien mit Ergotherapie verglichen wurde – in der Praxis nicht selten *Teil* von Ergotherapie, sodass die positiven Effekte von *Living-skills-Training* auch dieser Form der Ergotherapie zugeschrieben werden können.

> **Empfehlung 29**
>
> Ergotherapeutische Interventionen sollten bei Menschen mit schweren psychischen Erkrankungen im Rahmen eines Gesamtbehandlungsplanes und orientiert an den individuellen Bedürfnissen und Präferenzen des Patienten angeboten werden.
> **Empfehlungsgrad B, Evidenzebene: Ib**

Hinweis: Der Empfehlungsgrad dieser Empfehlung in Bezug auf die angegebene Evidenzebene wurde herabgestuft, da die Studienlage nicht einheitlich genug war, um eine starke Empfehlung zu rechtfertigen.

3.3.5 Sport- und Bewegungstherapie

Einführung

Der Einsatz körper- und bewegungsbezogener Maßnahmen zur Vorbeugung und Heilung von Krankheiten hat eine lange Tradition, die bis in die vorchristliche Zeit zurückgeht. Neben den körperlichen Wirkungen werden dabei seit jeher – entsprechend der Vorstellung eines Zusammenhanges zwischen einem gesunden Körper und einem gesunden Geist – auch psychische Veränderungen postuliert [448]. Für den Bereich der psychischen Erkrankungen ist die Anwendung von Maßnahmen der Bewegungsförderung bereits seit der Antike bekannt. Heute gehört in Deutschland seit circa 50 Jahren ein weites Spektrum unterschiedlicher Bewegungstherapien zur ambulanten und stationären Standardbehandlung bei vielen psychischen Erkrankungen [449].

3.3 · Einzelinterventionen

Tab. 3.22 Effekte von Ergotherapie auf verschiedene Zielparameter

Vergleichsgruppen	Cook 2009	Reuster 2002/2006	Buchain 2003	Liberman 1998	Kopelowicz 1998	Wykes 1999	Längle 2006	Duncombe 2004
	CMHT + Ergotherapie vs. CMHT allein	Kompetenzzentrierte Ergotherapie vs. Selbstbeschäftigung	Clozapin + Ergotherapie vs. Clozapin allein	Ergotherapie vs. Living-skills-Training	Ergotherapie vs. Living-skills-Training	Ergotherapie vs. kognitive Remediation	Ausdruckszentrierte Ergotherapie vs. Arbeitstherapie	Koch-skills-Training in Klinik vs. zuhause
Zufriedenheit und LQ								
↑ Lebensqualität	k. A.	k. A.	k. A.	?	k. A.	k. A.	?	k. A.
↑ Patientenzufriedenheit	k. A.	+	k. A.	k. A.	k. A.	k. A.	k. A.	k. A.
Merkmale sozialer Inklusion/Exklusion								
↑ Soziales Funktionsniveau	?	k. A.	k. A.	– (nur bzgl. Dimension Stress)	k. A.	?	?	k. A.
↑ Kommunikabilität	k. A.	++ in einem von 3 Messzeitpunkten	k. A.	k. A.	k. A.	k. A.	?	k. A.
↑ Anpassungsfähigkeit	k. A.	k. A.	k. A.	k. A.	k. A.	k. A.	?	k. A.
↑ Erlangen kompetitiver o. beschützter Arbeit	k. A.	k. A.	k. A.	k. A.	k. A.	k. A.	?	k. A.
Krankheitsassoziierte Merkmale								
↓ Psychopathologie	k. A.	~ (Gesamtgruppe) ++ (depressive Subgruppe)	k. A.	?	k. A.	?	?	k. A.
↓ Negativsymptome	?	k. A.	k. A.	k. A.	k. A.	k. A.	k. A.	k. A.

□ Tab. 3.22 Fortsetzung

Vergleichsgruppen	Cook 2009	Reuster 2002/2006	Buchain 2003	Liberman 1998	Kopelowicz 1998	Wykes 1999	Längle 2006	Duncombe 2004
	CMHT + Ergotherapie vs. CMHT allein	Kompetenzzentrierte Ergotherapie vs. Selbstbeschäftigung	Clozapin + Ergotherapie vs. Clozapin allein	Ergotherapie vs. Living-skills-Training	Ergotherapie vs. Living-skills-Training	Ergotherapie vs. kognitive Remediation	Ausdruckszentrierte Ergotherapie vs. Arbeitstherapie	Koch-skills-Training in Klinik vs. zuhause
↑Klinische Outcomes allgemein	k.A.	(+)	++ (Basis: EIOTO-Summenscore)	k.A.	k.A.	k.A.	k.A.	k.A.
↑Kognitive Leistungsgeschwindigkeit	k.A.	k.A.	k.A.	k.A.	k.A.	k.A.	?	k.A.
↑Kognitive Funktionen allgemein	k.A.	k.A.	k.A.	k.A.	k.A.	-	k.A.	k.A.
↑Selbstwirksamkeits-/Kontrollüberzeugung	k.A.	?	k.A.	k.A.	k.A.	k.A.	?	k.A.
↑Selbstwertgefühl	k.A.	?	k.A.	?	k.A.	-	k.A.	k.A.
↑Konzentration	k.A.	?	k.A.	k.A.	k.A.	k.A.	k.A.	k.A.
↑Lernfähigkeit	k.A.	k.A.	k.A.	k.A.	k.A.	k.A.	+	k.A.
↓Hoffnungslosigkeit	k.A.	?	k.A.	k.A.	k.A.	k.A.	k.A.	k.A.
↓Angst	k.A.	~ (Gesamtgruppe) ++ (depressive Subgruppe)	k.A.	k.A.	k.A.	k.A.	k.A.	k.A.
↑Wissen/Skills für poststat. Phase	k.A.	k.A.	k.A.	k.A.	-	k.A.	k.A.	k.A.
Behandlungsassoziierte Merkmale								

3.3 · Einzelinterventionen

Tab. 3.22 Fortsetzung

Vergleichsgruppen	Cook 2009	Reuster 2002/2006	Buchain 2003	Liberman 1998	Kopelowicz 1998	Wykes 1999	Längle 2006	Duncombe 2004
	CMHT + Ergotherapie vs. CMHT allein	Kompetenzzentrierte Ergotherapie vs. Selbstbeschäftigung	Clozapin + Ergotherapie vs. Clozapin allein	Ergotherapie vs. Living-skills-Training	Ergotherapie vs. Living-skills-Training	Ergotherapie vs. kognitive Remediation	Ausdruckszentrierte Ergotherapie vs. Arbeitstherapie	Koch-skills-Training in Klinik vs. zuhause
↑ Behandlungskontinuität	k. A.	k. A.	k. A.	k. A.	-	k. A.	k. A.	k. A.
↑ Umsetzung von Fertigkeiten	k. A.	k. A.	k. A.	-	k. A.	k. A.	k. A.	k. A.
↑ Koch-Fähigkeiten	k. A.	k. A.	k. A.	k. A.	k. A.	k. A.	k. A.	~
Kosteneffektivität								
↓ Kosten künftiger psychiatrischer Leistungen	k. A.	k. A.	k. A.	k. A.	k. A.	k. A.	~	k. A.

++ signifikanter Vorteil in Experimentalgruppe gegenüber Kontrollgruppe
+ tendenzielle Überlegenheit ohne signifikanten Unterschied in Experimentalgruppe gegenüber Kontrollgruppe
~ Ergebnisse vergleichbar in beiden Gruppen
- Nachteil in Experimentalgruppe gegenüber Kontrollgruppe
k. A. keine Angaben zu diesem Outcome-Kriterium
↓ Reduktion
↑ Erhöhung

> **Sport- und Bewegungstherapie**
>
> In Anlehnung an eine Definition des Deutschen Verbands für Gesundheitssport und Sporttherapie e. V. (DVGS) soll Sport- und Bewegungstherapie in dieser Leitlinie als »**ärztlich indizierte und verordnete Bewegung mit verhaltensorientierten Komponenten**« verstanden werden, »die **vom Therapeuten geplant und dosiert** […] mit dem Patienten **alleine oder in der Gruppe durchgeführt** wird«.
> (Definition vom Deutschen Verband für Gesundheitssport und Sporttherapie e. V. (DVGS), www.dvgs.de) [450]

Die Bewegungstherapie bei psychischen Störungen hat mehrere Wurzeln und aufgrund dessen auch unterschiedliche Schwerpunkte sowie eine große Spannbreite. Sie bezieht ihre Impulse aus der traditionellen Krankengymnastik, der »Körperbildung«, der Rhythmik und Bewegungskunst, der (Leib-)Phänomenologie, der anthropologischen Psychiatrie, der Psychotherapie und nicht zuletzt aus den Sportwissenschaften [451]. Zur groben Orientierung lässt sich die Bandbreite der Verfahren nach Hölter (1993) auf einem Kontinuum zwischen den beiden Polen **Physiotherapie und Psychotherapie** darstellen [452]. In der Nähe von Physiotherapie werden dabei die Verfahren angeordnet, die von ihrem Anspruch her traditionell den Schwerpunkt auf die Beeinflussung körperlicher Zustände legen (**somatisch-funktioneller Fokus**). Als Beispiel kann die Sporttherapie genannt werden. In der Nähe des Pols Psychotherapie lassen sich dagegen solche Verfahren verorten, bei denen Bewegung primär auf eine psychische Beeinflussung abzielt (**psychotherapeutisch akzentuierter Fokus**). Beispiele hierfür sind die integrative und die konzentrative Bewegungstherapie. Schließlich gibt es in der Mitte der beiden Pole die Verfahren, die körperliche und psychische Veränderungen zum Ziel haben. Diese lassen sich durch einen **edukativ-psychosozialen Fokus** charakterisieren. Beispiele für Verfahren mit edukativ-psychosozialem Fokus sind die kommunikative Bewegungstherapie oder die Mototherapie (◘ Abb. 3.3).

Die grobe Systematisierung in somatisch-funktionell, psychotherapeutisch und edukativ-psychosozial ausgerichtete Verfahren soll jedoch nicht darüber hinwegtäuschen, dass in der praktischen Anwendung eindeutige Abgrenzungen oft schwierig sind. Dies liegt daran, dass trotz einer bestimmten Schwerpunktsetzung bewegungstherapeutische Ansätze in ihrer Verfahrens- und Wirkungsweise mehrdimensional sind [453]. So ist zum Beispiel unbestritten, dass der Sporttherapie mehrere und durchaus auch psychosoziale Dimensionen zugrunde liegen [454–456]. Der fachliche Hintergrund des Therapeuten entscheidet stark darüber, inwieweit und wie flexibel die Bewegungstherapie gezielt verschiedene therapeutische Dimensionen ansprechen kann.

Mit den sporttherapeutischen, den körperpsychotherapeutischen sowie den edukativ-psychosozialen Verfahren sollen im Folgenden 3 für die psychiatrische Bewegungstherapie sehr zentrale Ansätze näher charakterisiert werden. Eine umfassende Beschreibung der jeweiligen Methoden kann an dieser Stelle nicht geleistet werden, da die meisten über eigene Lehrbücher und/oder oft mehrjährige Ausbildungen verfügen [455;456].

- **Sporttherapeutische Verfahren**

Hierunter werden die Methoden verstanden, die mit Aspekten des Sports in erster Linie die **Funktionalität des Körpers** ansprechen. Unterscheiden lassen sich Ausdauertraining (z. B. Jogging, Walking, Nordic Walking), Kraft-/Muskeltraining, Gymnastiken oder Sportspiele (Badminton, Volleyball etc.). In der **Behandlung von Menschen mit psychischen Erkrankungen, und insbesondere bei Menschen mit depressiven Störungen, findet vor allem das Ausdauertraining Anwendung**. Ihm wird – stärker als anderen sporttherapeutischen Verfahren – das Potenzial zugesprochen, über **physiologische Wirkmechanismen** (▸ Abschn. 3.3.5, Wirkmechanismen von Bewegung) die **Abmilderung psychopathologischer Symptome** zu erreichen. Der Einsatz sporttherapeutischer Verfahren erfolgt jedoch häufig auch im Sinne **allgemeiner Aktivierung** der Patienten [452], gerade vor dem Hintergrund der erkrankungsbedingt erhöhten Inaktivität [455;456]. In der englischsprachigen Literatur wird zumeist der Begriff »*exercise*« für diese Gruppe von Ver-

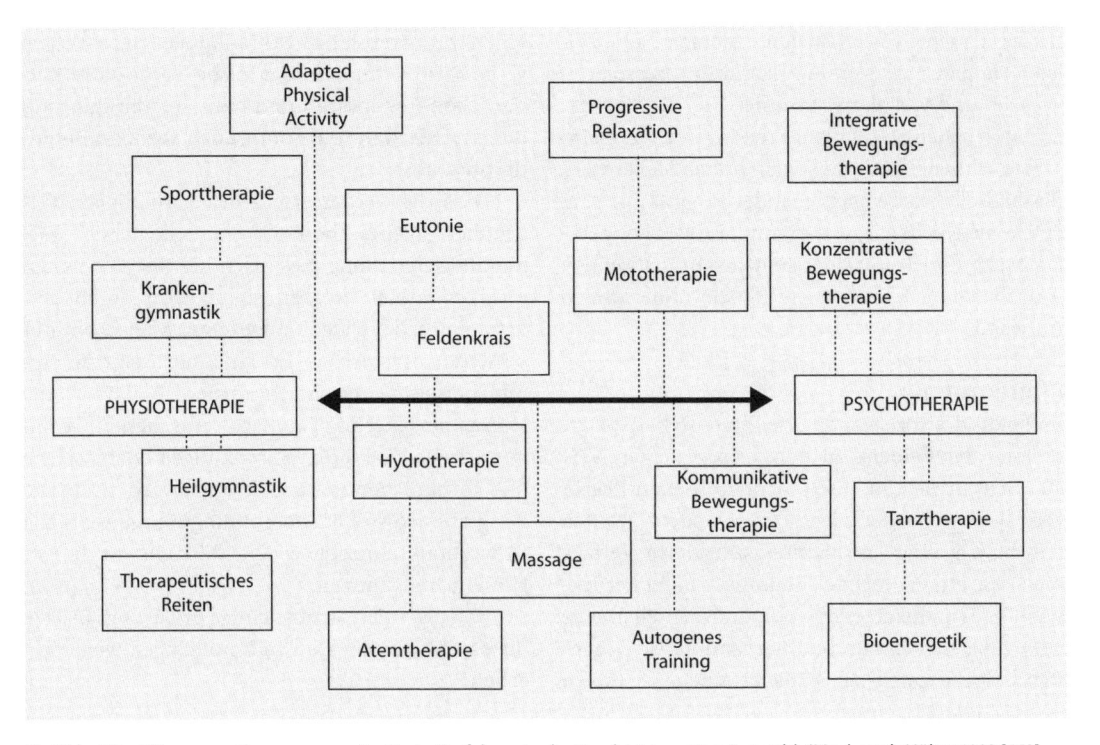

Abb. 3.3 Körper- und bewegungsorientierte Verfahren in der Psychiatrie – eine Auswahl. (Mod. nach Hölter 1993 [452])

fahren verwendet, was auf den Übungs- bzw. Trainingscharakter der Interventionen verweist.

- **Körperpsychotherapeutische Verfahren**

Diese Verfahren (in der englischsprachigen Literatur bezeichnet als *body psychotherapy, body oriented psychotherapy* bzw. *body oriented psychological therapy*) sind **psychologisch fundiert und setzen Bewegung gezielt als Medium der Psychotherapie ein**. Beispielhaft können die integrative Bewegungstherapie, die konzentrative Bewegungstherapie oder die Tanztherapie genannt werden. Zugrunde liegt allen körperpsychotherapeutischen Einzelverfahren die Annahme, dass Körper und Psyche eine untrennbare Einheit bilden. Es wird davon ausgegangen, dass in Situationen, die durch Handlung und Erleben gekennzeichnet sind, Probleme hautnah und offensichtlich zutage treten, sodass sie erlebbar und damit auch bearbeitbar werden [452;455;456]. Entsprechende Problemlagen beziehen sich häufig auf psychotherapeutische Grundthemen wie etwa Bindung und Lösung, Vertrauen und Misstrauen, Nähe und Distanz, Aktivität und Passivität etc. Durch gezielte Bewegungsbeobachtungen kann der Therapeut auf Probleme aufmerksam machen sowie die verbale Bearbeitung von Problemlagen vorbereiten und begleiten. Insgesamt wird primär mittels körperlicher Übungen, körperlicher Berührungen und Körperachtsamkeit/Körperwahrnehmung gearbeitet. Das Erleben während des Therapieprozesses steht im Fokus der Aufmerksamkeit [455;456]. In körperorientierten Psychotherapien wird ein ganz eigener Beitrag zur Behandlung psychischer Störungen gesehen und zwar insbesondere bei solchen Krankheitsbildern, die mit Verzerrungen des Körperbildes und anderer körperbezogener Psychopathologie einhergehen (bei Leibeserlebensstörungen wie etwa körperlichen Illusionen, Halluzinationen, Depersonalisierungssymptomen) [457].

- **Edukativ-psychosoziale Verfahren**

Hierunter sollen alle die Methoden verstanden werden, bei denen **Bewegung in einem erlebniszentrierten Sinne** eingesetzt wird. Ziel ist es, über das Medium der Bewegung ein soziales Lernfeld für die Patienten herzustellen. In erster Linie sollen Gruppen- und Kommunikationsprozesse nonverbaler und verbaler Art initiiert werden, um das Sozialverhalten zu schulen. Freude an der gemeinsamen Aktivität hat dabei einen hohen Stellenwert. Bestandteil vieler entsprechender Programme sind Spiele verschiedener Ausprägung, so etwa kooperative Spiele (Spiele mit einer gemeinsam zu lösenden Aufgabe) oder kleine Spiele (Spiele ohne großen Aufwand).

Abgrenzung
Im Fokus des vorliegenden Beitrages steht die Darstellung der Evidenz zu den 3 vorgestellten Verfahrengruppen. Um einen nicht zu breiten Begriff von Bewegungstherapie zu verwenden, werden rein bzw. primär entspannungszentrierte Verfahren – wie etwa autogenes Training – nicht berücksichtigt. Tanztherapie, obwohl natürlich auch eine bewegungstherapeutische Intervention, ist Gegenstand des Kapitels zu künstlerischen Therapien (▶ Abschn. 3.3.3).

Bedeutung von Bewegung in der Behandlung psychischer Störungen
Bevor im Folgenden detailliert auf die therapeutischen Effekte von Bewegungstherapie eingegangen wird, muss zumindest erwähnt werden, dass die bewegungstherapeutischen Maßnahmen immer zugleich auch einen diagnostischen Aspekt haben (können). Einschränkungen der Körperwahrnehmung und der Koordinationsfähigkeit können ebenso wie unerwünschte Medikamentenwirkungen im Rahmen der Bewegungstherapie leicht erkannt werden. Mangelndes Selbstvertrauen wird ebenso deutlich wie geringe Frustrationstoleranz, ein fehlendes Bewusstsein für die eigenen Leistungsgrenzen, Störungen der sozialen Interaktion oder ein problematischer Umgang mit Aggressionen. Für eine zielgerichtete Therapieplanung ist diese multiprofessionelle Diagnostik von großer Bedeutung.

Im Hinblick auf Therapiemaßnahmen wird in der Fachliteratur im Zusammenhang mit der Bedeutung von Bewegung bei psychischen Erkrankungen immer von einer sogenannten »*Two-route-strategy*« gesprochen [449]. Dies bedeutet, dass körperliche Aktivität die Lebensqualität von Menschen mit psychischen Erkrankungen auf 2 Wegen verbessern kann: über die **Verbesserung der körperlichen Gesundheit** und über die **Abmilderung der psychischen und somit auch sozialen Behinderung** [458].

Dass die Verbesserung der körperlichen Gesundheit allein schon als ein bedeutendes Ziel für die Behandlung psychisch kranker Menschen wahrgenommen werden sollte, wird durch epidemiologische Daten aufgezeigt: Menschen mit schweren psychischen Erkrankungen sind in signifikant geringerem Maße körperlich aktiv als die Normalbevölkerung [459–461]. Aus diesem Grund ist auch ihr Risiko für Erkrankungen hoch, welche mit körperlicher Inaktivität verbunden sind. Die Integration körperlichen Trainings in multimodale Behandlungskonzepte erscheint bereits vor diesem Hintergrund sinnvoll.

Im Folgenden werden einige Erklärungsansätze für psychische Effekte von Bewegungen wiedergegeben.

- **Wirkmechanismen von Bewegung**

Erklärungsansätze für psychische Effekte von Bewegungen lassen sich grob in physiologische und psychologische Erklärungsansätze differenzieren [449]. Die im Einzelnen vermuteten Wirkmechanismen sind sehr vielfältig und können daher im vorliegenden Beitrag nur umrissen werden. Bei den **physiologischen Erklärungsansätzen** gibt es zunächst die These, dass bestimmte motorische Tätigkeiten – und hier insbesondere das Ausdauertraining – den Endorphinspiegel sowie die Ausschüttung von Botenstoffen wie *Noradrenalin*, *Serotonin* und *Dopamin* erhöhen. Da depressive Zustände mit einem Mangel an diesen Substanzen in Verbindung gebracht werden, sollte gerade bei depressiven Patienten durch Ausdauertraining eine Stimmungsaufhellung erreichbar sein [448]. Neben diesen unmittelbaren Effekten auf biochemischer Grundlage wird auch vermutet, dass Ausdauertraining über eine Verbesserung der kardiovaskulären Funktionen zu einem erhöhten Wohlbefinden und besserem Stressmanagement führt oder dass über die nach sportlicher Betätigung geringere allgemeine Muskelspannung ein Entspannungszustand auch auf psychischer Ebene erfolgt. **Psychologische Erklärungsansätze** für psychische Veränderungen aufgrund von Bewegung rekurrieren häufig auf lerntheoretische, aktivierungstheoretische, motivationstheoretische und handlungstheoretische Prinzipien. Mithilfe gezielter Bewegungsmaßnahmen ließen sich bestimmte psychische Funktionen wie z. B. Wahrnehmung, Konzentration und Motivation verbessern. Ein zweiter psychologischer Erklärungsansatz geht von Veränderungen des Selbstmodells aus. So könne beispielsweise die subjektive Bewertung der eigenen Trainingsleistung Gefühle der Stressbewältigung und der erhöhten Selbstwirksamkeit auslösen. Gelernte Hilflosigkeit könne somit abgebaut werden.

Evidenz zu Sport- und Bewegungstherapie

> **Evidenz**
>
> **A) Bewegungsinterventionen bei Schizophrenie**
> Systematischer Review:
> - Gorczynski und Faulkner 2010 (Cochrane-Review): Einschluss von 3 randomisierten kontrollierten Studien
>
> Randomisierte kontrollierte Studien:
> - Pajonk 2010
> - Nitsun 1974
> - Goertzel 1965
> - Maurer-Groeli 1976
> - Röhricht und Priebe 2006
>
> Nichtrandomisierte kontrollierte Studien:
> - Hátlová und Bašny 1995
> - Knobloch 1993
> - Deimel 1980
>
> **B) Bewegungsinterventionen bei Depressionen**
> Randomisierte kontrollierte Studien:
> - Martinsen 1985
> - Martinsen 1989
> - Blumenthal 1999
> - Babyak 2000
> - Knubben 2007
> - Veale 1992
> - Pinchasov 2000

A Bewegungsinterventionen bei Schizophrenie

Es liegt zwar ein **systematischer Review** von Röhricht (2009) zur **körperorientierten Psychotherapie** vor; dieser schloss allerdings unterschiedliche Studientypen und nicht nur randomisierte kontrollierte Studien ein [462]. Bezogen auf schizophrene Patienten wurden lediglich 3 randomisierte kontrollierte Studien berücksichtigt. May et al. (1963) bzw. Goertzel et al. (1965) verglichen körperorientierte Psychotherapie mit Musiktherapie und zeigten eine Verbesserung der Psychopathologie und im Körperbild in beiden Gruppen [463;464]. Eine weitere Studie, welche Bewegungs- und Drama-Therapie untersuchte, zeigte signifikante Verbesserungen im sozialen und motorischen Verhalten. Verwiesen wird auf eine Studie von Röhricht und Priebe (2006) [391]. Über diese wird in diesem Kapitel explizit berichtet. Zusammengefasst stellen die Autoren dar, dass **körperorientierte Psychotherapie generell positive Effekte** haben kann.

Zur **Wirksamkeit von trainingsorientierten Interventionen** bei schizophrenen Patienten liegt ein **Cochrane-Review** vor [465]. In diesen wurden 3 randomisierte kontrollierte Studien eingeschlossen [466-468]. Sie stammen aus den USA, Kanada sowie Indien. Insgesamt wurden die Daten von 96 Patienten ausgewertet, wobei das Alter der Studienteilnehmer zwischen 18 und 63 Jahren lag. Die Intervention bestand bei Beebe et al. 2005 in einem 16-wöchigen Laufband-Walking-Programm, das 3-mal pro Woche durchgeführt wurde. Bei jeder Sitzung wurden zunächst 10 Minuten lang Aufwärmübungen durchgeführt, dann erfolgte das Laufband-Training und zum Abschluss jeweils 10 Minuten Dehnungsübungen. Die Teilnehmer der Laufband-Gruppe steigerten die Belastung innerhalb der ersten Wochen von 5 stufenweise bis auf 30 Minuten. Die Teilnehmer der Kontrollgruppe erhielten Standardbehandlung ohne jegliches körperliches Training [466]. Bei Duraiswamy et al. 2007 erhielten die Teilnehmer der Interventionsgruppe über 3 Wochen hinweg 5-mal wöchentlich ein 1-stündiges körperliches Training bestehend aus schnellem Gehen, Joggen, Übungen im Stehen und Sitzen sowie Entspannung. Die Kontrollgruppenteilnehmer erhielten im selben Zeitumfang ein Yoga-Training [467]. Bei Marzolini et al. (2009) erhielt die Interventionsgruppe ein körperliches Training im Gruppenkontext, wobei jedes Training aus einer 10-minütigen Aufwärmphase, 20 Minuten Training mit Gewichten, 60 Minuten aerobem Training und 5 Minuten Erholung bestand. Insgesamt fanden über 12 Wochen hinweg jeweils 2-mal wöchentliche Trainingssitzungen statt. Die Kontrollgruppe erhielt durchweg Standardbehandlung [468]. In dem Review wurden entsprechend der eingeschlossenen Studien 2 Vergleiche untersucht: körperliches Training versus Standardbehandlung (Basis: 2 Studien) und körperliches Training versus Yoga-Therapie (Basis: 1 Studie).

Vergleich 1: Körperliches Training versus Standardbehandlung

Hinsichtlich der **psychischen Gesundheit** zeigte sich – basierend auf den Ergebnissen einer Studie [468] – nur eine tendenzielle, jedoch keine signifikante Überlegenheit des körperlichen Trainings gegenüber der reinen Standardbehandlung. **Depressivität** und **Angst** als einzelne Dimensionen des psychischen Gesundheitsstatus ließen sich **durch das Training** jedoch **signifikant besser reduzieren** als durch Standardbehandlung. Hinsichtlich der Beeinflussung von **positiven Emotionen** und **Verhalten** der Studienteilnehmer fanden sich keine Gruppenunterschiede. Die Psychopathologie wurde in nur einer Studie erfasst [466]. Sowohl hinsichtlich **Negativ- als auch Positivsymptomatik** war das körperliche Training der Standardbehandlung signifikant überlegen. In Bezug auf die **aerobe Fitness** wurde in beiden Studien erhoben, wie weit die Teilnehmer in 6 Minuten laufen können (*Six Minute Walking Distance*). Die Interventionsteilnehmer beider Studien konnten die zurückgelegte Wegstrecke erhöhen, **signifikante Überlegenheit gegenüber Standardbehandlung wurde nur in einer der beiden Studien dokumentiert** [468]. Die in einer Studie untersuchte **Maximalkraft** erwies sich signifikant höher unter der Bedingung eines regelmäßigen Trainings. Die **kardiovaskuläre Fitness**, der **Body-Mass-Index**, der **Taillen- und Hüftumfang** sowie das **Körpergewicht** ließen sich durch das angebotene Training dagegen **nicht signifikant beeinflussen** [468]. Der prozentuale Anteil an **Körperfett** konnte unter der Trainingsbedingung im Vergleich zur Standardbehandlung **signifikant reduziert** werden [466]. Basierend auf beiden Studien dieses Vergleichs konnte kein Unterschied gefunden werden, was die **Abbruchraten** der Interventionen betrifft.

Vergleich 2: Körperliches Training vs. Yoga-Therapie

Die allgemeine **Psychopathologie** (Score im Gesamt-PANSS) verbesserte sich bei Teilnehmern der Yoga-Therapie signifikant stärker als unter der Bedingung des körperlichen Trainings. Gleiches galt für den Grad an **Depressivität** sowie **Inaktivität**. Was die **Positivsymptomatik** betrifft (PANSS Positiv-Subskala), so zeigte sich keine Überlegenheit der Yoga-Therapie. Hinsichtlich der Verbesserung der **Negativsymptomatik** (PANSS Negativ-Subskala) jedoch ein signifikanter Vorteil. Das **soziale und berufliche Funktionsniveau unterschied sich nicht signifikant** zwischen Yoga und dem körperlichen Training, genauso wenig das **Risiko von Nebenwirkungen** oder **Bewegungsstörungen**. Einen **signifikanten Vorteil hatte die Yoga-Therapie** jedoch hinsichtlich aller Dimensionen von **Lebensqualität**. Die **Abbruchraten** unterschieden sich zwischen körperlichem Training und Yoga nicht signifikant.

Eine **randomisierte kontrollierte Studie** aus Deutschland untersuchte, ob sich das **Hippokampus-Volumen im Gehirn** durch Ausdauertraining vergrößern lässt und ob mit einer trainingsinduzierten Vergrößerung ggf. Verbesserungen klinischer oder kognitiver Parameter einhergehen [469]. Ambulant oder tagesklinisch behandelte Patienten mit einer chronischen Schizophrenie (N = 24) wurden auf die Trainingsintervention (Fahrrad-Ergometertraining) bzw. eine Tischfussball-Vergleichsgruppe randomisiert. Außerdem wurde eine gematchte gesunde Kontrollgruppe gebildet, die ebenfalls Ergometer-Training absolvierte. Das Ergometertraining wurde über 3 Monate hinweg 3-mal wöchentlich für 30 Minuten durchgeführt, die Tischfussball-Gruppe fand im selben Zeitumfang statt. Im Ergebnis zeigte sich ein **signifikant vergrößertes Hippokampus-Volumen** sowohl in der Gruppe der Ausdauer trainierenden Patienten mit Schizophrenie als auch in der (ebenfalls Ausdauer trainierenden) gesunden Kontrollgruppe, ohne dass jedoch zwischen diesen beiden Gruppen Unterschiede evident wurden. Betrachtet man **ausschließlich die Patienten mit einer Schizophrenie, so resultierte Ausdauertraining in einer signifikant stärkeren Hippokampus-Vergrößerung** als Tischfussball. Dieses Resultat bekräftigt die Hypothese, dass das Ausdauertraining für die Vergrößerung des Hippokampus verantwortlich ist und spricht dafür, dass die neuronale Plastizität bei Patienten mit einer Schizophrenie relativ intakt bleibt. Die **aerobe Fitness** nahm in der Gesamtgruppe der Ausdauer-Trainierenden (Patienten mit einer Schizophrenie plus gesunde Kontrollgruppe) über die Zeit zu, die Zunahme unterschied sich jedoch nicht signifikant von der bei der Tischfussball-Gruppe (tendenzielle Überlegenheit von Ausdauertraining). Die **Zunahme des Hippokampus-Volumens korreliert positiv mit aerober Fitness sowie maximaler Sauerstoffaufnahme**.

Eine **ältere randomisierte kontrollierte Studie** aus England evaluierte ein vergleichsweise **kreativitätsbezogenes Bewegungsprogramm** (*movement and drama therapy*) bei langzeithospitalisierten Patienten mit einer chronischen Schizophrenie (N = 24) [409]. Das Gruppenprogramm zielte auf die Verbesserung der Körperachtsamkeit und -koordination mittels körperlicher Bewegungen, den Ausdruck von Emotionen sowie ein besseres Gespür für soziale Situationen mittels der schauspielerischen Improvisation verschiedener Szenen. Die inhaltlichen Anforderungen an die Teilnehmer reichten vom einfachen Werfen und Fangen von Bällen bis hin zum Darstellen komplexer Improvisationsaufgaben. Auch Alltagssituationen (Treffen von Freunden auf der Straße) sollten von den Teilnehmern gespielt werden. Die Therapiesitzungen fanden einmal wöchentlich (über 22 Wochen hinweg) für eine Stunde statt. Die Kontrollgruppenteilnehmer erhielten im selben Zeitrahmen Gruppenpsychotherapie. Hinsichtlich der **allgemeinen Krankheitsschwere** verbesserte sich die bewegungstherapeutische Gruppe zwischen Beginn und Ende der Studie **signifikant stärker** als die Kontrollgruppe. Auch bezüglich der **intellektuellen Performanz bzw. des psychomotorischen Funktionsniveaus** verbesserte sich die **bewegungstherapeutische Gruppe** stärker.

Zur Evaluation eines weniger ausdauerzentrierten, sondern mehr gymnastischen und spielorientierten Bewegungsprogramms bei Menschen mit einer chronischen Schizophrenie (N = 70) liegt eine tschechische **nichtrandomisierte kontrollierte Studie** vor [470]. Die Teilnehmer der **Interventionsgruppe 1** erhielten über 6 Monate hinweg 2-mal wöchentlich eine Sitzung mit aktivierenden Sport- und Spielelementen, die Teilnehmer der **Versuchsgruppe 2** im selben Zeitumfang ein spür- und entspannungsorientiertes Programm. Außerdem gab es eine **Kontrollgruppe**, deren Teilnehmer **keinerlei Bewegungsintervention**, sondern lediglich Standardbehandlung erhielten. Teilnehmer beider Versuchsgruppen profitierten von den Interventionen, die Teilnehmer der Versuchsgruppe mit dem **spür- und entspannungsorientierten**

Programm (VG2) verbesserten ihre **psychischen Gesundheitsstatus** jedoch stärker als die Teilnehmer des aktivierenden Programms, wobei keine Signifikanzberechnungen angegeben wurden.

Im Rahmen einer **nichtrandomisierten kontrollierten Studie** aus Deutschland wurde die Effektivität eines **spielorientierten bewegungstherapeutischen Gruppenprogramms** in Bezug auf die **Verbesserung sozialer Kompetenzen** bei stationären Patienten mit einer Schizophrenie untersucht [471]. Über einen Gesamtzeitraum von 2 Monaten hinweg erhielten die **Interventionsgruppen-Teilnehmer** 3-mal wöchentlich das spezifische Programm, in dessen Rahmen Bewegungsspiele, Übungen zur Förderung von Kooperation, Vertrauen und Verantwortung, Wahrnehmungsaufgaben, Interaktionsspiele, Rollenspiele, Reflexion, Problembearbeitung, Erholung sowie Entspannung zur Anwendung kamen. Die **Kontrollgruppe** erhielt im gleichen Zeitumfang das **bewegungstherapeutische Standardprogramm** der Klinik, hauptsächlich bestehend aus gymnastischen Übungen (einzeln oder mit Partner). Die Effektivitätsprüfung des spezifischen Bewegungsprogramms erfolgte auf der Ebene eines sportbezogenen Verhaltenstests sowie auf der Ebene von Fragebogen-Tests. Im Verhaltenstest zur Überprüfung **sozialer Kompetenzverbesserung** zeigte die **Interventionsgruppe** beim überwiegenden Teil der erhobenen Variablen eine **signifikante Überlegenheit** gegenüber dem Standard-Bewegungsprogramm. Im Bereich des per Fragebogen erhobenen **Selbstkonzepts** (Frankfurter Selbstkonzeptsskalen FSKN [472]) zeigte sich dagegen beim Faktor **allgemeine Selbstwertschätzung** eine signifikante Überlegenheit des Standard-Bewegungsprogramms. Das Ausmaß an sozialer Erwünschtheit, sozialer Zurückhaltung, körperlicher Leistungsfähigkeit und körperlichen Beschwerden unterschied sich zu Studienende in beiden Gruppen nicht signifikant. Es lässt sich aus den Studienergebnissen schlussfolgern, dass das bewegungstherapeutische Programm zur sozialen Kompetenzverbesserung deutlich im unmittelbaren Verhalten, nicht jedoch auf der Ebene generalisierter Konzepte des Selbst Auswirkungen hat. **Für die Beurteilung der fehlenden Wirkung auf das Selbstkonzept muss die kurze Interventionszeit berücksichtigt werden.**

Eine weitere **nichtrandomisierte kontrollierte Studie** aus Deutschland betrachtet die **Wirksamkeit eines erlebniszentrierten, aus Sportspielen**, progressiver Muskelrelaxation, Koordinationsübungen und psychomotorischen Übungen (zur Verbesserung von Wahrnehmungsfähigkeit und Sozialverhalten) zusammengesetzten sporttherapeutischen Programms bei stationären Patienten mit Schizophrenie (N=43, auch N=5 depressive Patienten) [473]. Die Teilnehmer der **Vergleichsgruppe** erhielten die standardmäßige **Bewegungstherapie** der Klinik mit ihrem Schwerpunkt auf Gymnastik und konzentrativer Bewegungstherapie. Die Interventions- und Kontrollgruppenteilnehmer erhielten als weitere Therapien Arbeits- und Beschäftigungstherapie, Musiktherapie und Sozialtraining. Während die Kontrollgruppenteilnehmer die 12 Wochen dauernde Behandlung 3-mal wöchentlich für 30 Minuten erhielten, wurde die Interventionsgruppe 2-mal wöchentlich für eine Stunde betreut. Bei den **Teilnehmern des sporttherapeutischen Programms** verbesserten sich im Untersuchungszeitraum das **motorische Verhalten, das Sozialverhalten** sowie die **Emotionalität** signifikant, während beim Antriebsverhalten nur eine tendenzielle, nicht signifikante Verbesserung eintrat. Die **Überlegenheit der Interventionsgruppe** gegenüber der Kontrollgruppe hinsichtlich motorischem Verhalten, Sozialverhalten sowie Emotionalität war statistisch signifikant (◘ Tab. 3.23).

Zur **Wirksamkeit körperorientierter Psychotherapien bei Patienten mit Schizophrenie** konnten 3 randomisierte kontrollierte Studien identifiziert werden.

Goertzel et al. (1965) evaluierten in einer US-amerikanischen **randomisierten kontrollierten Studie** (N=115) die **Wirksamkeit der sogenannten »*Body-ego technique*«** (BET) bei stationären Patienten mit chronischer Schizophrenie [463]. Dieser Ansatz, der von der Tanztherapeutin Trudi Schoop speziell für Patienten mit Schizophrenie entwickelt wurde, fokussiert auf die Wahrnehmung von Bewegung und Körperhaltung, auf das Zeitgefühl von Patienten, wahrgenommen über verschiedene Bewegungsgeschwindigkeiten, auf Körpergrenzen, auf Realitätskontakt und Bewegungserfahrung. Die *Body-ego technique* findet unter Verwendung von Musik statt, um den Rhythmus von Bewegungen zu unterstützen (individuell/Gruppentechnik). In der konkreten Studie gab es 3 Experimentalbedingungen, nämlich 1. **Gruppenbehandlung mit BET** (über 6 Monate jeweils 3-mal wöchentlich, Männer und Frauen), 2. **Einzelbehandlung mit BET** (im selben Umfang, Männer und Frauen) sowie 3. **Gruppen oder Einzelbehandlung mit BET** (Setting konnte vom Therapeuten frei bestimmt werden, über 3,5 Monate jeweils 5-mal wöchentlich, nur Männer). Die **Patienten der Kontrollgruppe** erhielten rezeptive Musiktherapie im Gruppenkontext. Ergebnisse wurden bei Goertzel et al. 1965 nur dargestellt für den Vergleich der Gesamt-Experimentalgruppe (alle 3 Vergleichsgruppen zusammen) im Vergleich zur Kontrollgruppe. Die Verbesserung der **allgemeinen psychischen Symptomatik/des allgemeinen psychischen Zustandes** – verblindet bewertet von einem Psychiater – fiel **signifikant zugunsten von BET** aus, dasselbe galt für den **affektiven Kontakt**. Pflegekräfte, die allerdings nicht verblindet waren, bewerteten die BET-Teilnehmer nach der Intervention hinsichtlich ihrer **Bewegungsfähigkeit** und hinsichtlich des **allgemeinen Funktionsniveaus** besser als die Kontrollgruppenteilnehmer. Die Autoren schlussfolgerten, dass die Body-ego technique wertvoll für die Herstellung einer therapeutischen Beziehung sowie als Zusatz zu oder Vorbereitung von stärker verbal orientierten Therapieformen sein kann.

Die **Wirksamkeit einer körperzentrierten Gruppenpsychotherapie** bezüglich der Ich-Funktionen bei akut erkrankten stationären Patienten mit Schizophrenie untersucht eine schweizerische **randomisierte kontrollierte Studie** (N=37) [474]. Die Teilnehmer der **Interventionsgruppe** (N=21, davon

● Tab. 3.23 Effekte von Bewegungsinterventionen bei Schizophrenie auf verschiedene Zielgrößen

Schizophrenie							
	Syst. Review		RCT		RCT	Kontrollierte Studie	Kontrollierte Studie	Kontrollierte Studie
	Gorczynski und Faulkner 2010		Pajonk et al. 2010		Nitsun et al. 1974	Hátlová/Bašny 1995	Knobloch et. al. 1993	Deimel 1980
	Körperl. (überwiegend aerobes) Training vs. Standardbehandlung	Körperl. (überwiegend aerobes) Training vs. Yoga	Ausdauertraining (Schizophreniepat.) vs. Tischfussball (Schizophreniepatienten)	Ausdauertraining (Schizophreniepat.) vs. Ausdauertraining (gesunde Patienten)	Kreatives Bewegungsprogramm vs. Gruppenpsychotherapie	Sport und Spiel vs. konzentrative Entspannung	Sport und Spiel vs. Standardbehandlung	Sport und Spiel vs. Standardbewegungstherapie
Krankheitsassoziierte Merkmale								
↑ Psych. Gesundheitsstatus gesamt	+	k. A.	k. A.	k. A.	k. A.	-	k. A.	k. A
↓Allgemeine Psychopathologie	k. A.	-	k. A.	k. A.	++	k. A.	k. A	k. A
↓Positivsymptomatik	++	?	k. A.	k. A.	k. A.	k. A.	k. A	k. A
↓Negativsymptomatik	++	-	k. A.	k. A.	k. A.	k. A.	k. A	k. A
↓Depressionsschwere	++	-	k. A.	k. A.	k. A.	k. A.	k. A	k. A
↓Angst	++	k. A.	k. A.	k. A.	k. A.	k. A.	k. A	k. A
↑ Positiver Affekt	?	k. A.	k. A.	k. A.	k. A.	k. A.	k. A	k. A
↑ Hippokampus-Volumen	k. A.	k. A.	++	?	k. A.	k. A.	k. A	k. A

3.3 · Einzelinterventionen

Tab. 3.23 Fortsetzung

	Schizophrenie					
	Syst. Review	RCT	RCT	Kontrollierte Studie	Kontrollierte Studie	Kontrollierte Studie
	Gorczynski und Faulkner 2010	Pajonk et al. 2010	Nitsun et al. 1974	Hátlová/Bašny 1995	Knobloch et. al. 1993	Deimel 1980
Behandlungsassoziierte Merkmale						
↓ Abbruch der Intervention	?	k.A.	k.A.	k.A.	k.A.	k.A.
Lebensqualität und soziale Funktion						
↑ Lebensqualität	k.A.	k.A.	k.A.	k.A.	k.A.	k.A.
↑ Soziales/berufl. Funktionsniveau	k.A.	k.A.	k.A.	k.A.	+	++
↑ Verhalten	?	k.A.	k.A.	k.A.	–	k.A.
↑ Psychomotorisches Funktionsniveau	k.A.	k.A.	+	k.A.	k.A.	k.A.
Sonstiges						
↑ Aerobe Fitness	+	?	k.A.	k.A.	k.A.	k.A.
↓ Risiko von Nebenwirkungen/Bewegungsstörungen	k.A.	k.A.	k.A.	k.A.	?	k.A.
↓ Aktivitätsmangel	–	k.A.	k.A.	k.A.	k.A.	k.A.
↑ Maximalkraft	++	k.A.	k.A.	k.A.	k.A.	k.A.
↑ Kardiovaskuläre Fitness	?	k.A.	k.A.	k.A.	k.A.	k.A.

Tab. 3.23 Fortsetzung

Schizophrenie	Syst. Review	RCT	RCT	Kontrollierte Studie	Kontrollierte Studie	Kontrollierte Studie
	Gorczynski und Faulkner 2010	Pajonk et al. 2010	Nitsun et al. 1974	Hátlová/Bašny 1995	Knobloch et al. 1993	Deimel 1980
↓ Body-Mass-Index	?	k. A.	k. A.	k. A.	k. A.	k. A.
↓ Taillen-/Hüftumfang	?	k. A.	k. A.	k. A.	k. A.	k. A.
↓ Körpergewicht	?	k. A.	k. A.	k. A.	k. A.	k. A.
↓ Körperfett	++	k. A.	k. A.	k. A.	k. A.	k. A.
↓ Dysfunktionale Einstellungen	k. A	k. A.	k. A.	k. A.	k. A.	k. A.
↑ Emotionalität	k. A	k. A	k. A	k. A	k. A	++
↑ Motorisches Verhalten	k. A	k. A	k. A	k. A	k. A	++

++ signifikanter Vorteil in Experimentalgruppe gegenüber Kontrollgruppe
+ tendenzielle Überlegenheit ohne signifikanten Unterschied in der Experimentalgruppe gegenüber Kontrollgruppe
~ Ergebnisse vergleichbar in beiden Gruppen
- Nachteil in Experimentalgruppe gegenüber Kontrollgruppe
k. A. keine Angaben zu diesem Outcome-Kriterium
↓Reduktion
↑ Erhöhung

3.3 · Einzelinterventionen

11 mit Leib-Erlebensstörungen: funktionelle Beschwerden, körperliche Illusionen, Halluzinationen und körperliche Depersonalisierungssymptomen) erhielten zusätzlich zur klinischen Behandlung über durchschnittlich 6 Wochen hinweg 3-mal wöchentlich für eine **Stunde körperzentrierte Gruppenpsychotherapie**, ein Verfahren, das an anderer Stelle eingehend beschrieben ist [475]. Nach einem einleitenden Gruppengespräch werden körperliche Übungen durchgeführt, die im Wesentlichen aus der Betastung der eigenen Körperoberfläche, Lockerungsbewegungen und der Konzentration auf den entspannten Körper bestehen. Die Kontrollgruppenteilnehmer (N=16, davon 14 Patienten mit Leib-Erlebensstörungen) erhielten im selben Zeitumfang, in dem die körperzentrierte Gruppenpsychotherapie durchgeführt wurde, eine nicht weiter charakterisierte Beschäftigungs- und Arbeitstherapie. Die Ich-Funktionen, welche vor und nach der Intervention gemessen wurden (*Ich-Funktionen-Rating* [476]), waren die des Realitätssinns, der Realitätsprüfung, des Denkens sowie des Reizschutzes. Der **Besserungsfortschritt** (Ausgangs-Endwert – Differenzvergleich) hinsichtlich jeder einzelnen Ich-Funktion sowie der Ich-Funktionen insgesamt **unterschied sich nicht signifikant zwischen der Interventions- und Kontrollgruppe**. Betrachtet man jedoch nur die **Subgruppe der Patienten mit Leib-Erlebensstörungen**, so wurde eine signifikante **Überlegenheit der Interventionsgruppe** evident, was den **Besserungsfortschritt der Ich-Funktionen** insgesamt betrifft. Somit konnte zwar **für die Gesamtgruppe der akuten Patienten mit Schizophrenie durch körperzentrierte Gruppenpsychotherapie keine Überlegenheit gegenüber Beschäftigungs- und Arbeitstherapie erzielt werden, wohl aber für die Untergruppe der Patienten mit Leib-Erlebensstörungen**.

In England untersuchten Röhricht und Priebe (2006) im Rahmen einer **randomisierten kontrollierten Studie** (N=45) die **Wirksamkeit einer manualisierten körperorientierten Psychotherapie** speziell in Bezug auf die Verbesserung der Negativsymptomatik bei chronischen Patienten mit einer Schizophrenie [391]. Die Therapie zielte auf das Überwinden von Kommunikationsbarrieren (durch Fokus auf nonverbales Arbeiten), die Fokussierung der Aufmerksamkeit auf den Körper (physische Realität, Koordination, Orientierung im Raum), die Stimulation von Aktivität und emotionale Empfindlichkeit, das Entdecken eigener körperlicher Fähigkeiten, die Veränderung dysfunktionaler Selbstwahrnehmung (vgl. Manual in Röhricht 2000 [457]). **Die körperorientierte Psychotherapie fand in Gruppen mit maximal 8 Patienten statt, wobei über 10 Wochen hinweg 20 Sitzungen zu je 60 bis 90 Minuten Dauer** absolviert wurden. Die Teilnehmer der Kontrollbedingung erhielten im gleichen zeitlichen Rahmen und ebenfalls im Kleingruppenkontext unterstützende Beratungsgespräche. Die Studienergebnisse zeigten zum Ende der Intervention sowie zu einem Follow-up nach 4 Monaten eine **signifikant stärkere Reduktion der Negativsymptomatik** (insbesondere Affektarmut und motorische Retardierung) bei den Teilnehmern der Experimentalgruppe. Es gab keine Gruppenunterschiede bezüglich der Parameter Positivsymptomatik, generelle Psychopathologie und subjektive Lebensqualität. Die **Patientenzufriedenheit mit der Behandlung** sowie die Beurteilung der **therapeutischen Beziehung** durch die Patienten fiel **in beiden Gruppen positiv** aus und unterschied sich weder zu Interventionsende noch zum Follow-up zwischen den Gruppen. Die Einflüsse möglicher Drittvariablen auf die Negativsymptomatik wurden im Rahmen der Studie kontrolliert, sie veränderten das Untersuchungsergebnis aber nicht. Dies spricht dafür, dass die **positive Beeinflussung der Negativsymptomatik tatsächlich auf die Intervention zurückzuführen** ist. Vor dem Hintergrund, dass es bisher keine Evidenz für die konsistente Wirksamkeit anderer nicht-pharmakologischer Therapien auf die Negativsymptomatik bei Schizophrenie gibt, bewerten die Autoren die Potenziale körperorientierter Psychotherapie als vielversprechend (◘ Tab. 3.24).

- **B Bewegungsinterventionen bei Depressionen**

Zur Wirksamkeit von bewegungsorientierten Interventionen bei depressiven Störungen stellt sich die Evidenzlage komplexer dar als bezüglich schizophrener Erkrankungen, weil die Erfassung des Schweregrades der Depression in den Studien sehr unterschiedlich ist.

Es liegt zwar ein **Cochrane-Review zu körperlichem Training bei Depressionen** vor [477], allerdings schloss dieser randomisierte kontrollierte Studien mit depressiven Patienten jeden Schweregrades ein und umfasst demnach nicht nur die Population der Menschen mit einer schweren Störung. Außerdem wurden RCTs mit depressiven Menschen ab 18 Jahren ohne eine obere Altersgrenze eingeschlossen. Für die Zielgruppe der vorliegenden Leitlinie konnte der Review von Mead et al. daher lediglich als Quelle für die Handsuche nach geeigneten RCTs genutzt werden.

Viele der gefundenen Einzelstudien zu depressiven Erkrankungen enthielten keine Angaben zur Dauer der Erkrankung und/oder der Anzahl der Erkrankungsepisoden (notwendig für Einschätzung, ob SMI vorliegt oder nicht). Wo diese Angaben fehlten, wurde als Kriterium für Ein- oder Ausschluss einer Studie die Depressionsschwere der Patienten unabhängig von der Erkrankungsdauer/Episodenanzahl herangezogen. Für einen Einschluss musste mindestens eine moderate Depressionsschwere vorliegen, und Schwellenwerte der gängigen Depressionsskalen wurden für eine diesbezügliche Einschätzung der Studien herangezogen.

■ Tab. 3.24 Effekte von Bewegungsinterventionen bei Schizophrenie auf verschiedene Zielgrößen

	Schizophrenie		
	RCT	RCT	RCT
	Goertzel et al. 1965	Maurer-Groeli 1976	Röhricht und Priebe 2006
	Body-ego technique vs. Musiktherapie	Körperorientierte Gruppenpsychotherapie vs. Arbeitstherapie	Körperorientierte Psychotherapie vs. Arbeitstherapie
Krankheitsassoziierte Merkmale			
↓ Allgemeine Psychopathologie	++	k. A.	~
↓ Positivsymptomatik	k. A.	k. A.	~
↓ Negativsymptomatik	k. A.	k. A.	++
↓ Depressionsschwere	k. A.	k. A.	k. A.
↑ Ich-Funktionen	k. A.	~ * (+[1])	k. A.
Behandlungsassoziierte Merkmale			
Zufriedenheit mit Behandlung	k. A.	k. A.	~
Zufriedenheit mit therap. Beziehung	k. A.	k. A.	~
Lebensqualität und soziale Funktion			
↑ Lebensqualität	k. A.	k. A.	~

* Rating nach Bellak et al. 1973: Realitätssinn, Realitätsprüfung, Denken, Reizschutz
[1] bei Leib-Erlebensstörungen (funktionelle Beschwerden, körperliche Illusionen, Halluzinationen und körperliche Depersonalisierungssymptome)
++ signifikanter Vorteil in Experimentalgruppe gegenüber Kontrollgruppe
+ tendenzielle Überlegenheit ohne signifikanten Unterschied in Experimentalgruppe gegenüber Kontrollgruppe
~ Ergebnisse vergleichbar in beiden Gruppen
- Nachteil in Experimentalgruppe gegenüber Kontrollgruppe
k. A. keine Angaben zu diesem Outcome-Kriterium
↓ Reduktion
↑ Erhöhung

Eine der ersten klinisch relevanten Untersuchungen zum Ausdauertraining stellt eine **randomisierte US-amerikanische Studie** dar, die jedoch aufgrund methodischer Mängel im Rahmen der durchgeführten Evidenzrecherche nicht eingeschlossen werden konnte [478]. Die Autoren verglichen eine über 10 Wochen stattfindende **Jogging-Intervention** für moderat bis schwer depressive Menschen mit 2 Formen von Einzel-Psychotherapie: 10 Sitzungen zeitbegrenzte Psychotherapie vs. 10 Sitzungen zeitlich unbegrenzter Therapie. Joggen zeigte sich in dieser Untersuchung als ebenso wirkungsvoll in der Reduktion **depressiver Symptome** (De- pression Symptom Checklist Score) wie zeitlich limitierte oder unlimitierte Psychotherapie.

Im Rahmen einer **randomisierten kontrollierten Studie** aus Norwegen [479] erhielten 43 moderat bis schwer depressive stationäre Patienten entweder **aerobes Ausdauertraining** (über 9 Wochen 3-mal wöchentlich eine Stunde) oder im selben Zeitumfang **Ergotherapie**. Die Teilnehmer beider Gruppen erhielten als Basisbehandlung Psychotherapie, circa die Hälfte wurde mit Antidepressiva behandelt. In der Ausdauergruppe kam es zu einem signifikant stärkeren Absinken der **Depressivität** (gemessen mit dem Beck-Depressions-In-

3.3 · Einzelinterventionen

ventar) sowie zu einem signifikant stärkeren Anstieg der **maximalen Sauerstoffaufnahme**.

In einer **Folgestudie** adressierten Martinsen et al. 1989 die Frage, ob die positiven Effekte von Ausdauertraining auch mit **nichtaeroben Formen des Trainings** zu erreichen sind [480]. 99 stationäre Patienten mit Major Depression, von denen 58 gleichzeitig eine Angststörung aufwiesen, wurden **randomisiert** einer Gruppe mit Ausdauertraining (über 8 Wochen 3-mal wöchentlich 1 Stunde schnelles Gehen oder Joggen) oder einer Gruppe mit Kraft- und Beweglichkeitstraining zugewiesen. Hinsichtlich der **Depressivität** zeigte sich in beiden Gruppen ein signifikantes Absinken im Lauf der Behandlung, es wurden jedoch keine signifikanten Gruppenunterschiede gefunden. Ein signifikanter Anstieg der **maximalen Sauerstoffaufnahme** zeigte sich nur in der Ausdauergruppe, nicht jedoch in der Kontrollgruppe. Es ergab sich keine signifikante Korrelation zwischen einem Anstieg der kardiopulmonaren Fitness und dem Absinken der Depressivität. Die Autoren schlussfolgern aus den Ergebnissen, dass der **antidepressive Effekt nicht auf Formen des Ausdauertrainings beschränkt** ist.

Blumenthal et al. 1999 (USA) führten eine **randomisierte kontrollierte Studie** zur **Evaluation eines aeroben Ausdauertrainingsprogramms** bei 156 älteren Depressionspatienten (50–77 Jahre, durchschnittliches Alter 57 Jahre) durch [481]. Es wurden 3 Gruppen miteinander verglichen: **Ausdauertraining, Psychopharmakotherapie** und eine **Kombination aus Ausdauertraining und Psychopharmakotherapie**. Die Teilnehmer des Studienarmes mit dem Ausdauertraining erhielten die Intervention über 4 Monate hinweg 3-mal wöchentlich für 45 Minuten. Die Trainingssitzungen begannen jeweils mit Aufwärmübungen (10 Minuten), anschließend folgte 30-minütiges Gehen oder Joggen und schließlich die 5-minütige Phase von abschließender Gymnastik. Die Teilnehmer der Medikationsgruppe erhielten *Sertralin* in Dosen zwischen 50 und 200 mg täglich. Die Teilnehmer der Kombinationsgruppe erhielten sowohl Ausdauertraining als auch Medikation wie in den einzelnen Gruppen beschrieben. Es zeigte sich zunächst, dass zum Ende der Studie die Teilnehmer der Trainingsintervention und der kombinierten Intervention eine signifikant bessere **aerobe Fitness** aufwiesen als zu Beginn der Studie, die Teilnehmer der Medikationsgruppe hingegen nicht. Die **Depressionsschwere** reduzierte sich bei den Teilnehmern aller 3 Studienarme signifikant, es waren jedoch keine signifikanten Gruppenunterschiede feststellbar. Es zeigte sich jedoch, dass die **Teilnehmer der Medikationsgruppe generell schneller mit einer Reduktion der Depressionsschwere reagierten** als die Teilnehmer der Trainings- und der Kombinationsgruppe. Insgesamt erwies sich das aerobe Ausdauertraining nach 4 Monaten als nahezu genauso effektiv wie reine Psychopharmakotherapie mit Sertralin. Hinsichtlich der Outcomes **Angst, Selbstwertgefühl, Lebenszufriedenheit** und **dysfunktionale Einstellungen** verbesserten sich die Teilnehmer aller 3 Gruppen im Verlauf der Studie, ohne dass jedoch signifikante Intergruppenunterschiede evident wurden.

Babyak et al. 2000 (USA) [482] berichten die Ergebnisse einer Follow-up-Untersuchung zu der randomisierten kontrollierten Studie von Blumenthal et al. 1999 [481]. 133 ehemalige Studienteilnehmer konnten sechs Monate nach Ende der Intervention erneut untersucht werden. Die ehemaligen Teilnehmer der Ausdauertrainings-, der Psychopharmaka- und der Kombinationstherapiegruppe unterschieden sich – wenn für die Depressionsschwere zu Studienende kontrolliert wurde – nach wie vor nicht hinsichtlich der selbstberichteten **Depressionsschwere**, wohl aber unter Verwendung einer Fremdrating-Skala (DSM IV-Diagnose und Punktzahl auf *Hamilton Depression Rating Scale*). In diesem Fall zeigten die **ehemaligen Trainingsteilnehmer nach 6 Monaten geringere Depressionsschweren als die Teilnehmer der anderen beiden Gruppen**. Bei einer isolierten Betrachtung der Teilnehmer, die sich zu Studienende in Remission befunden hatten, zeigte sich, dass die ehemaligen Teilnehmer der **Ausdauertrainingsgruppe zum Follow-up mit signifikant höherer Wahrscheinlichkeit eine teilweise oder vollständige Recovery entwickelt** hatten als die ehemaligen Teilnehmer der Medikations-Gruppe. Während nur 8 % der ehemaligen Trainingsgruppenteilnehmer im Follow-up-Zeitraum einen **Rückfall** erlitten hatten, waren dies in der ehemaligen Medikationsgruppe 38 % und in der Kombinationsgruppe 31 %. Da die Studienteilnehmer nach Studienende ermutigt worden waren, das Training selbstständig fortzuführen bzw. aufzunehmen (Medikationsgruppe), ermittelten Babyak et al. mittels logistischer Regression auch die Zusammenhänge zwischen Trainingsanwendung im Follow-up-Zeitraum und Depressionsschwere zum Follow-up-Zeitpunkt. Patienten, die über selbstständiges regelmäßiges Training im Follow-up-Zeitraum berichteten, waren mit signifikant geringerer Wahrscheinlichkeit zum Follow-up-Zeitpunkt als depressiv zu klassifizieren. Die Depressionsschwere war umgekehrt proportional zur Anzahl der Minuten, die pro Woche im Follow-up-Zeitraum trainiert worden war. Damit erwies sich **die Trainingsdauer als signifikanter Prädiktor für die Depressionsschwere, wobei der Schluss auf einen Kausalzusammenhang jedoch unzulässig wäre**. Die Kombination von Training mit Medikation schien keinen zusätzlichen positiven Effekt zu Training allein zu haben. Die Autoren schlussfolgern, dass ein moderates Trainingsprogramm (3-mal wöchentlich 30 Minuten mit 70 % der maximalen Belastung) effektiv für die Behandlung von Patienten mit Major Depression ist, ganz besonders auch dann, wenn die Patienten dieses selbstständig dauerhaft und regelmäßig fortführen.

In einer **randomisierten kontrollierten Studie** (Deutschland) untersuchten Knubben und Kollegen (2007) (N = 38) die **Effektivität eines Ausdauertrainings im Vergleich zu einer Placebo-Intervention**, in deren Rahmen lediglich leichte Stretching- und Entspannungsübungen stattfanden [483]. Das Ausdauertraining fand über 10 Tage hinweg täglich als Laufbandtraining statt. Die Teilnehmer liefen pro Sitzung 5-mal 3 Minuten lang mit mittlerer Belastung, dazwischen jeweils 3 Minuten mit halber Geschwindigkeit. Die Placebo-Gruppe nahm zeitlich den gleichen Raum ein (30 Minuten täglich über 10 Tage hinweg), in ihrem Rahmen bewegten sich die Teilnehmer allerdings effektiv nicht mehr als 10 Minuten pro Tag. Die Studienergebnisse zeigten eine **signifikant stärkere Reduktion der Depressionsschwere in der Interventionsgruppe** (Ausdauertraining) als in der Placebogruppe. Das Ansprechen auf die Therapie, definiert als Reduktion des BRMS (*Bech-Rafaelsen Melancholy Scale*) um 6 oder mehr Punkte, war bei 65 % der Ausdauergruppen-Teilnehmer zu beobachten, jedoch nur bei 22 % der Placebo-Teilnehmer. **Auch subjektiv bewerteten die Teilnehmer des Ausdauertrainings ihre Depressionsschwere nach der Studie signifikant besser** als die Teilnehmer der Placebo-Gruppe. Die **Länge des Krankenhausaufenthaltes** war bei den Teilnehmern des Ausdauertrainings zwar **tendenziell**, aber nicht signifikant **kürzer** als bei den Teilnehmern der Placebo-Gruppe. Die Autoren schlussfolgern, dass regelmäßiges Ausdauertraining bereits relativ kurzfristig Depressionssymptome lindern kann und demnach besonders dafür geeignet ist, die Latenzzeit bis zum Wirkungseintritt von Antidepressiva zu überbrücken. Ein gewisser Widerspruch dieser Ergebnisse zur Studie von Blumenthal et al. (1999) [481] wird deutlich, wo die Wirksamkeit des Antidepressivums schneller eintrat als die des Ausdauertrainings.

Eine **randomisierte kontrollierte Studie** (England) befasste sich ebenfalls mit der **Effektivität eines aeroben Ausdauertrainings** bei depressiven Patienten (N = 83) [484]. Über 12 Wochen hinweg fand in der Interventionsgruppe 3-mal wöchentlich zusätzlich zur Standardbehandlung ein Lauftraining statt, wobei jede Sitzung durch Aufwärm- und Stretchingübungen begonnen wurde. Die Kontrollgruppenteilnehmer erhielten lediglich Standardbehandlung. Der **psychische Gesundheitsstatus** (erhoben mit dem *Clinical Interview Schedule CIS*) war zum Ende der Studie in der **Interventionsgruppe signifikant besser** als in der Kontrollgruppe, dasselbe galt für die Ergebnisparameter **Angst**. Die **Depressionsschwere** – erhoben mit dem *Beck-Depressions-Inventar* – unterschied sich nach 12 Wochen hingegen **nicht signifikant zwischen Interventions- und Kontrollgruppe**, genauso wenig die **aerobe Fitness**. In einem **zweiten Teil ihrer Studie** verglichen Veale und Kollegen dieselbe Ausdauertrainingsintervention mit einer Intervention niedriger Intensität (*low intensity exercise program*) (N = 89). Letztere beinhaltete Sitzungen mit Entspannungselementen, Stretching-Übungen und Yoga. Über 12 Wochen hinweg fanden jeweils 3 Sitzungen statt. 15 Patienten wurden neu in die Ausdauertrainings-Gruppe rekrutiert, in die Analyse wurden jedoch auch die 48 Ausdauer-Patienten aus dem ersten Teil der Studie einbezogen. Die Kontrollgruppe enthielt 26 Patienten. Zum Studienende gab es hinsichtlich aller untersuchten Zielgrößen (psychischer Status, Angst, Depressionsschwere, aerobe Fitness) **zwischen den beiden Gruppen keinerlei signifikanten Unterschiede**. Die Autoren schlussfolgern, dass die therapeutisch effektive Komponente des Ausdauertrainings nicht in einer verbesserten aeroben Fitness zu suchen sei.

Pinchasov (2000) untersuchte im Rahmen einer **randomisierten kontrollierten Studie** für saisonale (Gruppe 1) und nichtsaisonale Depressionen (Gruppe 2) die **Effektivität von Ausdauertraining** [485]. Dieses Training wurde eine Woche lang täglich für eine Stunde auf einem Fahrradergometer durchgeführt, wobei die Teilnehmer pro Trainingssitzung zweimal 27 Minuten auf dem Ergometer fuhren, dazwischen 5 Minuten Pause hatten. Eine Kontrollbedingung bestand aus Lichttherapie (im selben Zeitumfang), in einer weiteren Kontrollgruppe erhielten die Teilnehmer überhaupt keine antidepressive Behandlung. Von Interesse für die vorliegende Leitlinie war hauptsächlich die Betrachtung der Resultate für die Gruppe der nichtsaisonal Depressiven. Die **kardiovaskuläre Fitness** verbesserte sich bei den nichtsaisonal und saisonal depressiven Teilnehmern von Trainings- und Lichttherapie signifikant, **stärker** jedoch bei den Teilnehmern des Ausdauertrainings. Signifikant war der Effekt von Lichttherapie nur in der Gruppe der saisonal Depressiven. Die **Depressionsschwere bei nicht-saisonalen Depressionen konnten signifikant besser durch Training gesenkt werden als durch Lichttherapie**. Während die saisonale (Winter-)Depression gleich gut auf Training und Lichttherapie reagierte, gab es bei nichtsaisonaler Depression eine therapeutische Überlegenheit des Ausdauertrainings (◘ Tab. 3.25).

Zusammenfassung

Es konnten lediglich einschlussfähige Studien identifiziert werden, die sich separat auf die Diagnosen Schizophrenie oder Depression beziehen.

Der ganz überwiegende Teil der Studien zu Bewegung und Sport – insbesondere hinsichtlich der Diagnosegruppe Depression – untersuchte die Wirksamkeit von aeroben Ausdauertrainingsinterventionen (z. B. Fahrradergometer-Training, Walking). Erschwerend für die Beurteilung der Studienergebnisse erweist sich jedoch die Tatsache, dass in den Studien viele verschiedene Vergleichsgruppen gewählt wurden, sodass nur zu wenigen Vergleichen mehr als ein RCT vorlag. Über die untersuchten Diagnosegruppen und Vergleichskombinationen hinweg lässt sich jedoch in der Zusammenschau der Schluss ziehen, dass es gute Hinweise darauf gibt, dass aerobes Ausdauertraining eine positive Wirkung auf den psychischen Gesundheitsstatus schwer psychisch kranker Menschen haben kann.

Speziell für **Menschen mit einer Schizophrenie** kann auf Basis der vorliegenden Evidenz geschlussfolgert werden, dass ein überwiegend ausdauerorientiertes regelmäßiges Training in der Lage ist, Positiv- und Negativsymptomatik, Depressivität und Angst im Vergleich zu einer Standardbehandlung signifikant zu vermindern. Zudem können auch einige rein körperliche Parameter signifikant

3.3 · Einzelinterventionen

◻ Tab. 3.25 Effekte von Bewegungsinterventionen bei Depressionen auf verschiedene Zielgrößen

	Depressionen										
	RCT	RCT		RCT	RCT		RCT	RCT		RCT	
	Blumenthal et al. 1999	Babyak et al. 2000		Knubben et al. 2007	Veale et al. 1992		Pinchasov et al. 2000	Martinsen et al. 1985		Martinsen et al. 1989	
	Aerobes Ausdauertraining vs. Medikation	Aerobes Ausdauertraining vs. Medikation	Aerobes Ausdauertraining vs. Medikation + aerobes Ausdauertraining	Aerobes Ausdauertraining vs. Placebo (low intensity program)	Aerobes Ausdauertraining vs. Standardbehandlg.	Aerobes Ausdauertraining vs. low intensity programm	Aerobes Ausdauertraining vs. Lichttherapie	Aerobes Ausdauertraining + Psychotherapie vs. Ergotherapie + Psychotherapie		Aerobes Ausdauertraining vs. Kraft- oder Beweglichkeitstraining	
Krankheitsassoziierte Merkmale											
↑ Psych. Gesundheitsstatus gesamt	k. A.	k. A.	k. A.	k. A.	++	?	k. A.	k. A		k. A.	
↓ Depressionsschwere	?	+(+)	+(+)	++	?	?	++	++		?	
↓ Angst	?	k. A.	k. A.	k. A.	++	?	k. A.	k. A.		k. A.	
↑ Ich-Funktionen	k. A.	k. A.	k. A.	k. A.	k. A.	k. A.	k. A.	k. A.		k. A.	
Behandlungsassoziierte Merkmale											
↓ Länge d. Krankenhausaufenthalts	k. A.	k. A.	k. A.	+	k. A.	k. A.	k. A.	k. A.		k. A.	
↓ Rückfallhäufigkeit	k. A.	+	+	k. A.	k. A.	k. A.	k. A.	k. A.		k. A.	
Lebensqualität und soziale Funktion											
↑ Lebensqualität	?	k. A.	k. A.	k. A.	k. A.	k. A.	k. A.	k. A		k. A.	

□ Tab. 3.25 Fortsetzung

	Depressionen										
	RCT	RCT		RCT	RCT	RCT	RCT		RCT		RCT
	Blumenthal et al. 1999	Babyak et al. 2000		Knubben et al. 2007	Veale et al. 1992		Pinchasov et al. 2000	Martinsen et al. 1985		Martinsen et al. 1989
	Aerobes Ausdauertraining vs. Medikation	Aerobes Ausdauertraining vs. Medikation	Aerobes Ausdauertraining vs. Medikation + aerobes Ausdauertraining	Aerobes Ausdauertraining vs. Placebo (low intensity program)	Aerobes Ausdauertraining vs. Standardbehandlg.	Aerobes Ausdauertraining vs. low intensity programm	Aerobes Ausdauertraining vs. Lichttherapie	Aerobes Ausdauertraining + Psychotherapie vs. Ergotherapie + Psychotherapie		Aerobes Ausdauertraining vs. Kraft- oder Beweglichkeitstraining
↑ Selbstwertgefühl	~	k. A.	k. A.	k. A.	k. A.	k. A.	k. A.	k. A.		k. A.
Sonstiges										
↑ Aerobe Fitness	++	~	k. A.	k. A.	~	~	k. A.	k. A.		k. A.
↓ Anergia	k. A.	k. A.	k. A.	k. A.	k. A.	k. A.	k. A.	k. A.		k. A.
↑ Kardiovaskuläre Fitness	k. A.	k. A.	k. A.	k. A.	k. A.	k. A.	+	k. A.		~
↓ Dysfunktionale Einstellungen	~	k. A.	k. A.	k. A.	k. A.	k. A.	k. A.	k. A.		k. A.
↑ Max. Sauerstoffaufnahme	k. A.	k. A.	k. A.	k. A.	k. A.	k. A.	k. A.	++		++

++ signifikanter Vorteil in der Experimentalgruppe gegenüber Kontrollgruppe
+ tendenzielle Überlegenheit ohne signifikanten Unterschied in der Experimentalgruppe gegenüber Kontrollgruppe
~ Ergebnisse vergleichbar in beiden Gruppen
- Nachteil in der Experimentalgruppe gegenüber Kontrollgruppe
k. A. keine Angaben zu diesem Outcome-Kriterium
↓ Reduktion
↑ Erhöhung

verbessert werden. Wird körperliches Training allerdings mit Yoga und nicht mit Standardbehandlung verglichen, so verschwinden die positiven Effekte des Ausdauertrainings größtenteils. In einigen Ergebnisparametern war Yoga sogar effektiver [465]. Eine neuere randomisierte kontrollierte Studie aus Deutschland ergab Hinweise, dass Ausdauertraining im Vergleich zu Tischfußball bei Patienten mit Schizophrenie eine stärkere Vergrößerung des Hippokampus-Volumen hervorruft [469]. Drei nichtrandomisierte kontrollierte Studien untersuchten spielorientierte bewegungstherapeutische Programme versus Kontrollgruppe. Die eingeschlossene nichtrandomisierte kontrollierte Studie von Hátlová und Bašny 1995 konnte zeigen, dass ein eher entspannungsorientiertes Verfahren hinsichtlich des psychischen Status wirksamer ist als eine spielorientierte Bewegungstherapie [470]. Während die nichtrandomisierte kontrollierte Studie von Knobloch 1993 signifikant positive Ergebnisse hinsichtlich der sozialen Kompetenz zeigte [471], wurde in der Studie von Deimel (1980) im Vergleich zur Standardbehandlung (standardmäßige Bewegungstherapie der Klinik) das motorische Verhalten, Sozialverhalten sowie die Emotionalität signifikant verbessert [473]. Ein kreativitätsbezogenes Bewegungsprogramm (*movement and drama therapy*) erwies sich im Vergleich zur Gruppenpsychotherapie als effektiv im Bezug auf die allgemeine Krankheitsschwere sowie auf das psychomotorische Funktionsniveau [409].

> **Empfehlung 30**
>
> Bei Menschen mit einer Schizophrenie sollten – je nach Beschwerdebild und Neigung sowie unter Berücksichtigung der körperlichen Leistungsfähigkeit – Bewegungsinterventionen als Teil eines multimodalen Gesamttherapiekonzeptes zur Anwendung kommen.
> **Empfehlungsgrad: B, Evidenzgrad: Ib**

Hinweis: Der Empfehlungsgrad dieser Empfehlung in Bezug auf die angegebene Evidenzebene wurde herabgestuft, da die Studienlage nicht einheitlich genug war, um eine starke Empfehlung zu rechtfertigen.

Außerdem wurden 3 randomisierte kontrollierte Studien zur Wirksamkeit von **körperorientierter Psychotherapie bei Menschen mit einer Schizophrenie** eingeschlossen. Berücksichtigt wurden dabei 2 ältere Studien [463;474] sowie eine aktuellere Studie [391]. Verglichen mit Musiktherapie zeigte sich bei Menschen mit einer Schizophrenie durch die »*Body-ego technique*« eine signifikante Verbesserung der allgemeinen psychischen Symptomatik, der Bewegungsfähigkeit sowie des allgemeinen Funktionsniveaus [463]. Auch Maurer-Groeli (1976) führte im Rahmen einer randomisierten kontrollierten Studie körperliche Übungen im Rahmen einer Gruppenpsychotherapie durch. Es konnten hier lediglich signifikante Ergebnisse bei Patienten mit Leib-Erlebensstörungen beobachtet werden [474]. Ähnlich verglichen Röhricht und Priebe (2006) die Wirksamkeit der körperorientierten Psychotherapie mit unterstützenden Beratungsgesprächen. Bei Patienten der Interventionsgruppe konnte eine signifikante Reduktion der Negativsymptomatik beobachtet werden. Bezogen auf die Positivsymptomatik, generelle Psychopathologie, subjektive Lebensqualität, Zufriedenheit mit der Behandlung und die Bewertung der therapeutischen Beziehung zeigten sich keine Gruppenunterschiede [391].

> **Empfehlung 31**
>
> Körperpsychotherapeutische Verfahren sollten bei Patienten mit Schizophrenie zur Anwendung kommen.
> **Empfehlungsgrad: B, Evidenzgrad: IIa**

Bei **depressiven Patienten** zeigen sich gute Hinweise darauf, dass aerobes Ausdauertraining den psychischen Gesamtzustand verbessern und hinsichtlich der Verbesserung von Depressionsschwere, Angst, Lebensqualität, Selbstwertgefühl und dysfunktionalen Einstellungen sogar annähernd mit der Wirksamkeit antidepressiver Medikamente mithalten kann (letztere wirken allerdings scheinbar schneller) [481]. Der antidepressive Effekt von Bewegung, der bezüglich leicht erkrankter Patienten bereits länger als gesichert gilt [487], scheint sich auch bei mittelschwer bis schwer erkrankten Patienten einzustellen [479;480;483]. Zusätzlich können vereinzelte positive Effekte auf physische Parameter oder die Verminderung von Rückfällen nachgewiesen werden [482].

> **Empfehlung 32**
>
> Bei depressiven Patienten sollte – unter Berücksichtigung der körperlichen Leistungsfähigkeit – gezielt regelmäßiges Trainieren zum Einsatz kommen.
> **Empfehlungsgrad: B, Evidenzgrad: Ib**

Hinweis: Der Empfehlungsgrad dieser Empfehlung in Bezug auf die angegebene Evidenzebene wurde herabgestuft, da die Studienlage nicht einheitlich genug war, um eine starke Empfehlung zu rechtfertigen.

Im Rahmen einer Studie wurden Studienteilnehmer sowohl während der Therapie sowie auch nach Therapieende ermutigt, das Training/die Übungen selbstständig fortzuführen [481]. Diese ehemaligen Studienteilnehmer wurden 6 Monate nach Therapieende erneut untersucht. Patienten, die über regelmäßiges selbstständiges Training während der Follow-up-Phase berichteten, waren mit signifikant geringerer Wahrscheinlichkeit zu diesem Nachbeobachtungszeitpunkt als depressiv zu klassifizieren [482].

> **Empfehlung 33**
>
> Patienten sollten zur selbstständigen Fort- bzw. Durchführung regelmäßiger körperlicher Aktivität in ihrem Alltag ermutigt und angeleitet werden.
> **Empfehlungsgrad: 0, Evidenzgrad: III**

In der Zusammenschau der Studienergebnisse lässt sich übergreifend für Menschen mit schweren psychischen Störungen die allgemeine Empfehlung formulieren:

> **Empfehlung 34**
>
> Regelmäßige körperliche Aktivität unter Anleitung sollte angeboten werden, um psychische Symptomatik zu bessern, Körperwahrnehmung zu fördern, Gemeinschaft zu finden und Fitness zu stärken.
> **Empfehlungsgrad: KKP**

> In jedem Fall sollte vor einem Beginn von Bewegungsinterventionen der körperliche Gesundheitsstatus des Patienten und somit seine Eignung für eine körperliche Belastung überprüft werden. Die Durchführung von Bewegungsinterventionen bedarf eines gut ausgebildeten Personals mit Kompetenzen im Bereich der Bewegungsförderung sowie mit störungsorientiertem Spezialwissen zur Gruppenleitung, zur Einschätzung psychopathologischer Symptome sowie über die Effekte der Medikation.

3.4 Selbsthilfe und verwandte Konzepte

3.4.1 Einführung

Der Selbsthilfe kommt eine erhebliche Bedeutung in der Behandlung von Menschen mit chronischen psychischen Erkrankungen zu. Der Nutzen von Selbsthilfe ist mittlerweile unumstritten. Dabei existiert kaum ein einheitliches Verständnis von Selbsthilfe. Die Vielfalt von Handlungsformen und Akteuren sowie unterschiedliche Konzeptionen führten zu einer breiten Fächerung des Begriffes. *»Unter* **Selbsthilfe** *werden alle individuellen und gemeinschaftlichen Handlungsformen verstanden, die sich auf die Bewältigung eines gesundheitlichen oder sozialen Problems durch die jeweils Betroffenen beziehen. Selbsthilfe beruht vor allem auf Erfahrungswissen, kann aber auch Fachwissen einschließen. Der Begriff* **Fremdhilfe** *bezeichnet demgegenüber sowohl die bezahlte als auch die unbezahlte Hilfe durch nicht betroffene Laien oder Fachleute/Experten.«* ([488], S. 14)

3.4 · Selbsthilfe und verwandte Konzepte

Selbsthilfe fördert die Selbstmanagement-Kompetenz der Patienten und Angehörigen. Zudem erfahren die Betroffenen untereinander Verständnis, Akzeptanz und Toleranz für die Besonderheiten ihres Denkens, Fühlens und Handelns. Selbsthilfe bietet ihnen die Möglichkeit, spezifische Strategien und Ressourcen zu entwickeln. Förderlich ist eine Verzahnung professioneller und nichtprofessioneller Interventionen.

In Deutschland findet Selbsthilfe experteninduziert und -mitgestaltet sowie ohne eine solche Unterstützung statt. Einflussreiche Angehörigeninitiativen entstanden in den 70er- und 80er-Jahren des letzten Jahrhunderts. Initiativen von Betroffenen und Angehörigen-Selbsthilfe-Aktivitäten sind heute auf Bundesebene organisiert. In Deutschland wurde der *Bundesverband der Angehörigen Psychisch Kranker e. V. Bonn (BApK)* gegründet. 1982 gründete sich die *Deutsche Arbeitsgemeinschaft Selbsthilfegruppen (DAG SHG)*, die 2 Jahre darauf ihr Projekt NAKOS *(Nationale Kontakt- und Informationsstelle zur Anregung und Unterstützung von Selbsthilfegruppen)* eröffnete. 1992 bildete sich der *Bundesverband Psychiatrie-Erfahrener e. V. (BPE)*, von dem wichtige Impulse für den Aufbau lokaler Betroffenen-Selbsthilfegruppen ausgingen [257]. Die gesetzliche Krankenversicherung ist über den § 20, Abs. 4, SGB V zur Förderung von Selbsthilfe verpflichtet.

- **Statement 10**

Selbsthilfe ist mittlerweile ein fester Bestandteil im Hilfesystem für Menschen mit schweren psychischen Erkrankungen. Sie unterstützt die Selbstmanagementkompetenzen, dient dem Austausch und der Aktivierung von Ressourcen und Selbstheilungskräften und dem Verständnis und der Akzeptanz der Erkrankung.

Betrachtet werden sollen im Folgenden 4 verschiedene Formen von Selbsthilfe: 1) Selbstmanagement, 2) mediengestützte Edukation und Selbsthilfe, 3) Selbsthilfegruppen und 4) Peer-Beratung. Verwandte Konzepte, die eine gewisse Überschneidung zu Selbsthilfeansätzen aufweisen, wie Peer-to-peer-Psychoedukation oder Trialogseminare, werden im Kapitel Psychoedukation aufgeführt (▶ Abschn. 3.3.1). Andere, das Selbstmanagement von Angehörigen unterstützende Ansätze, wie beispielsweise Angehörigeninformationstage [489], Angehörigenvisiten [490], Angehörigenbriefe [491] und -informationsblätter [492] können an dieser Stelle lediglich erwähnt werden. Dabei hat die Unterstützung der Angehörigen einen hohen Stellenwert in der Behandlung von psychisch kranken Menschen [493]. Die Belastungen der Angehörigen sind schwerwiegend und vielfältig. Neben gesundheitlichen und emotionalen Belastungen hat die Erkrankung eines nahen Angehörigen weitreichende Auswirkungen, die beispielsweise in beruflichen Nachteilen, in zusätzlichen finanziellen und zeitlichen Aufwendungen oder in der Einschränkung eigener Freizeitgestaltung bestehen. Oft sind die Beziehungen zu anderen beeinträchtigt und die Angehörigen erfahren Diskriminierung und Ablehnung [494]. Dabei ist zu beachten, dass zu den Angehörigen nicht nur Eltern zählen, sondern auch Geschwister sowie bei eigenen Familien auch Partner und Kinder betroffen sind, die auf jeweils unterschiedliche Weise beteiligt, verunsichert und zu unterstützen sind [495–499]. Zugleich sind Angehörige und die damit verbundene soziale familiäre Einbindung eine wichtige Ressource. Patienten mit eigenen Familien haben bessere Prognosen [500].

- **Statement 11**

Angehörige von schwer psychisch kranken Menschen erfahren schwerwiegende und vielfältige Belastungen. Zugleich sind sie eine wichtige Ressource und haben eine wesentliche stabilisierende Funktion. Neben professionellen Entlastungs- und Unterstützungsmöglichkeiten sind deshalb auch Ansätze der selbstorganisierten Angehörigenselbsthilfe zu unterstützen.

3.4.2 Evidenz zu einzelnen Formen von Selbsthilfe

Trotz vielfältiger Forschungsbemühungen in diesem Bereich existieren bisher kaum qualitativ hochwertige Studien zu Selbsthilfeansätzen für Menschen mit schweren psychischen Erkrankungen. Die aufgeführte Evidenz bezieht sich deshalb nicht ausschließlich auf Patienten mit schweren psychischen Störungen. Für das folgende Kapitel wurde auch Evidenz zu anderen (psychischen)

Störungen oder leichteren Erkrankungsformen berücksichtigt, insofern diese für diese Arbeit relevant war und/oder keine Evidenz zu Patienten mit schweren psychischen Erkrankungen vorlag.

Selbstmanagement

Selbstmanagement bzw. **Selbstregulierung** wird als Fähigkeit verstanden, die eigene Entwicklung selbstständig zu gestalten. Wichtige Elemente dabei sind zunächst eine kontinuierliche und kritische Selbstbeobachtung sowie ausreichende intrinsische Motivation, eigene Zielformulierungen, die weitere Planung und Organisation des eigenen Handelns und eine entsprechende Handlungskontrolle durch Selbstverstärkung [501]. Beispielhaft sei die Entwicklung eines Selbstmanagement-Trainingsprogramms in Selbsthilfegruppen für Patienten mit bipolaren Störungen [502] genannt. Dieses Programm bietet ausgehend vom Empowerment-Konzept in verschiedenen Modulen konkrete Bewältigungsstrategien, den Alltag selbstbestimmt zu bewältigen. Es orientiert sich an der Lebenssituation der Betroffenen, welche die einzelnen Module unabhängig und eigenverantwortlich gestalten. Unterstützendes Selbstmanagement zielt auf eine Erweiterung von Problemlösestrategien und Lösungswegen sowie auf eine Stärkung des Vertrauens der Betroffenen in die eigenen Kompetenzen. Selbstmanagement umfasst ebenfalls ein Bewusstsein für emotionale Prozesse und biografische Konflikte. Die Sensibilisierung für Frühwarnzeichen kann eine bedeutende Voraussetzung für Selbsthilfe sein. Ebenso wurde mit dem *Illness Management and Recovery Program* ein Ansatz entwickelt, Selbstmanagementstrategien von Patienten mit schizophrenen Erkrankungen und anderen schweren Störungen zu stärken [503] (Therapeutische Beziehung und Recovery, ▶ Abschn. 3.1.1, ▶ Abschn. 3.1.3).

Ein systematischer Review konnte aufzeigen, dass das alleinige Bereitstellen von Informationen eher einen geringen Einfluss auf das Verhalten von Menschen mit chronischen Erkrankungen hat. Erst Informations- und Selbsthilfeprogramme, die aktiv von professioneller Seite unterstützt werden, verbessern gesundheitsbezogene Zielgrößen bei Patienten mit Depressionen, Essstörungen, Asthma, Diabetes und Bluthochdruck [504].

> **Empfehlung 35**
>
> Selbstmanagement ist ein bedeutender Teil der Krankheitsbewältigung und sollte im gesamten Behandlungsprozess unterstützt werden.
> **Empfehlungsgrad: KKP**

Mediengestützte Edukation und Selbsthilfe

Zunehmende Bedeutung erlangt die **mediengestützte Edukation und Selbsthilfe**. Dabei wird die Nutzung von Patientenratgebern, die trotz starker Überschneidung zum Bereich »Patienteninformation« an dieser Stelle betrachtet werden soll, von internetbasierter Selbsthilfe unterschieden. Ratgebermaterialien sind als schriftliche Informations- und Aufklärungshilfen für spezielle Störungen und Probleme verfasst. Es gibt keine Selbsthilfemanuale für Störungsbilder, die aufgrund ihrer spezifischen Symptome oder der Schwere störungsbedingter Beeinträchtigungen eine Selbstbehandlung ausschließen. Möglicherweise kann es sinnvoll sein, die Ratgebermaterialien bei schweren Störungen im Rahmen der Unterstützung in der Nachbehandlungsphase einzusetzen. Patientenratgeber enthalten in der Regel eine detaillierte Auflistung und Beschreibung der typischen Beschwerden und Symptommerkmale des Störungsbildes, Hinweise auf unterschiedliche Erscheinungsformen und deren diagnostische Erfassung sowie Abgrenzung gegenüber anderen Störungen mit ähnlichen Beschwerden. Weitere Inhalte betreffen die Darstellung von Ursachen und Bedingungen der Störung, Informationen über unterschiedliche Krankheitsverläufe, die persönlichen und sozialen Folgen sowie Risiken für die Betroffenen, eine Darstellung der wichtigsten Behandlungsverfahren sowie Hinweise auf Möglichkeiten der Selbsthilfe und/oder des lebenspraktischen Umgangs mit der Störung und praktische weiterführende Hilfen.

> **Empfehlung 36**
>
> Ratgeber und Selbsthilfemanuale sollten interessenunabhängig, leicht verständlich und qualitativ hochwertig sein.
> **Empfehlungsgrad: KKP**

3.4 · Selbsthilfe und verwandte Konzepte

> **Evidenz**
> **Patientenratgeber**
> Systematische Reviews und Metaanalysen
> Verschiedene Selbsthilfemaßnahmen bei Depressionen:
> - Fanner 2008
> - Morgan 2008
> - Cuijpers 1997, Metaanalyse: 6 Studien
> - Anderson 2005, Metaanalyse: 11 Studien
> - Gregory 2004, Metaanalyse: 17 Studien
> - Gellatly 2007, Metaanalyse: 34 Studien
>
> **Internetbasierte Selbsthilfe**
> Systematischer Review bei Depressionen:
> - Sikorski 2010
>
> Inhaltsanalysen bei bipolaren und schizophrenen Erkrankungen:
> - Schielein 2008
> - Haker 2005

Es gibt bisher kaum Evidenz hinsichtlich der Wirksamkeit von Patientenratgebern bei schweren psychischen Störungen. Metaanalysen zur Wirksamkeit von **Patientenratgebern bei depressiven Erkrankungen** beziehen sich auf sehr unterschiedliche Patientengruppen hinsichtlich der Ausprägung der Symptomatik und des Alters.

Ein aktueller systematischer Review, in dem die **Wirksamkeit von verschiedenen Selbsthilfeinterventionen bei erwachsenen Menschen mit einer depressiven Erkrankung unterschiedlicher Schweregrade** betrachtet wurde, verweist auf positive Effekte von Patientenratgebern bei depressiven Erkrankungen [505]. Dabei schloss eine Metaanalyse 11 randomisierte kontrollierte Studien ein, die die Wirksamkeit von Patientenratgebern bei Menschen über 16 Jahren mit Symptomen oder der Diagnose einer depressiven Erkrankung ungeachtet des Schweregrades mit oder ohne einer komorbiden Angststörung untersucht haben [506]. In der Mehrheit wurden öffentlich zugängliche schriftliche Patientenratgeber bzw. Selbsthilfeliteratur betrachtet. Kontrollinterventionen waren entweder eine herkömmliche Behandlung oder Wartelisten. Die eingeschlossenen Studien wiesen erhebliche Mängel auf (kleine Stichproben, unklare Beschreibung der Randomisierung, sehr kurze Beobachtungszeiträume). Insgesamt zeigten sich **schwache positive Effekte** bezogen auf eine **Reduktion der depressiven Symptomatik**. Patientenratgeber, basierend auf einem kognitiv verhaltenstherapeutischen Ansatz und unter der Voraussetzung zusätzlicher professioneller Unterstützung, schienen hilfreich für einige Menschen. Eine weitere Metaanalyse basierte auf 17 Vergleichsstudien, in denen die Wirksamkeit von Ratgeberliteratur bei depressiven Patienten in einem Wartegruppen-Design untersucht wurde [507]. Die Nutzung der Patientenratgeber schien auch hier hinsichtlich der **Reduktion der depressiven Symptomatik** der Kontrollintervention überlegen. Eine ältere Metaanalyse, basierend auf 6 randomisierten kontrollierten Studien mit sehr kleinen Stichproben, verglich die Nutzung von Patientenratgebern hinsichtlich ihrer Wirksamkeit mit einer individuellen Therapie oder einer Wartegruppe. Gegenüber der Wartegruppe zeigte sich ein großer Effekt durch Patientenratgeber bezogen auf einen Rückgang der depressiven Symptomatik, nicht so gegenüber einer Individualtherapie. Die Autoren warnen vor einer Verallgemeinerung der Ergebnisse, da die Rekrutierung über Anzeigen in den Medien erfolgte [508].

Eine weitere Metaanalyse untersuchte bei **Patienten mit depressiven Störungen** neben der **Wirksamkeit von Selbsthilfeinterventionen** (schriftliche Informationen, Audio- und Videotapes, Computerpräsentationen) **mögliche Einfluss- oder Wirkfaktoren** [509]. Auch hier ist anzumerken, dass breite Einschlusskriterien gewählt wurden, sodass in den Einzelstudien unterschiedliche Personengruppen eingeschlossen wurden (auch Patienten mit dem Risiko, eine depressive Erkrankung zu entwickeln). Unterschieden wurde zwischen reinen (*pure*) und von Experten angeleiteten (*guided*) Selbsthilfegruppen-Interventionen. Bei Berücksichtigung aller Selbsthilfeinterventionen zeigte sich ein **mittlerer Effekt auf die Symptomatik, der sich vergrößerte bei Beschränkung auf Selbsthilfeinterventionen mit geringfügiger professioneller Unterstützung**. Lediglich die *Guided-self-help*-Interventionen erwiesen sich den Kontrollinterventionen (in der Mehrheit Warteliste, herkömmliche Behandlung) gegenüber in der Effektivität signifikant überlegen.

Fanner und Kollegen (2008) kommen in ihrer Übersichtsarbeit zu vergleichbaren Ergebnissen. Es gibt Effekte durch den Einsatz von Selbsthilfeliteratur, die jedoch oft auf sehr kleinen Stichproben beruhen. Der Einsatz der verschiedenen Medien schwankt erheblich in den einzelnen Studien. Beobachtungsphasen sind sehr kurz. Es gibt zudem **bisher keine Evidenz zur Wirksamkeit von Ratgeberliteratur bei schweren psychischen Erkrankungen** [510].

▪ **Statement 12**

Das Hinweisen von Patienten und Angehörigen auf eine mögliche Unterstützung in Form von Ratgebern, Selbsthilfemanualen und Schulungsprogrammen (z. B. Kommunikationstrainings, Selbstmanagementtrainings) sowie die Ermunterung hierzu durch konkrete Literaturhinweise bzw. Flyer zu aktuellen Veranstaltungen erscheint hilfreich.

Internet- und computerbasierte Selbsthilfeinterventionen gewinnen durch den niederschwelligen Zugang sowie zeitliche und lokale Flexibilität immer mehr an Bedeutung. Die Betroffenen haben zudem die Möglichkeit eines selbstgewählten Tempos. Die wahrgenommene Stigmatisierung bleibt auf ein Minimum reduziert. Auch Menschen mit rezidivierenden und chronischen Erkrankungen suchen Unterstützung im Austausch mit Mitbetroffenen [511]. Es gibt mittlerweile eine Vielzahl computergestützter Ansätze; die Mehrheit der Studien bezieht sich auf internetvermittelte Interventionen [512].

Ein aktueller systematischer Review zur **Effektivität computer- und internetgestützter kognitiver Verhaltenstherapie bei depressiven Erkrankungen** schloss 16 randomisierte kontrollierte Studien ein [512]. Keine der Studien wurde in Deutschland durchgeführt. In der Mehrzahl der Studien wurde kein zusätzlicher Therapeutenkontakt angeboten. In wenigen Studien hingegen bestand eine minimale therapeutische Unterstützung (persönliche Behandlungssitzung, Feedback und Anweisung über E-Mail, Moderation von Gruppenforen). Die Interventionen waren verhaltenstherapeutisch, sie zielten auf den Aufbau von Aktivitäten, Symptommonitoring, Psychoedukation und kognitive Umstrukturierung. Insbesondere schien diese Form der Intervention **wirksam bei Betroffenen mit einer leichten und mittelschweren Depression bezogen auf eine Symptomreduktion**. Die Interventionseffekte waren von der Häufigkeit und Dauer des Therapeutenkontaktes und der Form der Kontrollgruppe abhängig. Studien, die eine unbegleitete Internetintervention untersuchten, zeigen uneinheitliche Befunde. Die Autoren konnten weiterhin aufzeigen, dass auch in 4 Studien, die Patienten mit einer **Major Depression** einschlossen, Effekte durch eine solche Selbsthilfe-Intervention deutlich wurden. In allen 4 Studien erfolgten auch minimale therapeutische Kontakte [513–516].

Empfehlung 37

Internet- und computerbasierte Angebote mit der Möglichkeit professioneller Rückmeldung können bei entsprechender Motivation hilfreich sein.
Empfehlungsgrad: KKP

Auch **Online-Selbsthilfe-Foren** gewinnen als Kommunikationsplattform für psychisch Kranke und deren Angehörige zunehmend an Bedeutung. Neben den bereits oben benannten Vorteilen wie hohe Flexibilität, Anonymität und Selbstregulation existieren jedoch auch Nachteile und Gefahren. Voraussetzung für eine gelingende Online-Kommunikation sind eine gewisse sprachliche Kompetenz und Reflexionsfähigkeit. Zentrale Probleme werden in der Qualität und Seriosität von Informationen und Quellen sowie im Datenschutz gesehen [517;518]. Eine exzessive Nutzung des Internets bei gleichzeitigem Rückzug aus dem sozialen Leben birgt zudem ein erhöhtes Risiko der Abhängigkeit von Internetaktivitäten. Mögliche schädliche Wirkungen liegen auch in der Nutzung spezieller Chatrooms, die v. a. bei vulnerablen Jugendlichen und jungen Erwachsenen mit Suizidgedanken eine erweiterte Möglichkeit des Austausches bieten [519].

Eine inhaltsanalytische Auswertung von 1.200 Beiträgen aus **Internet-Foren für Patienten mit bipolaren affektiven Störungen** hatte die **Evaluation des Nutzungsverhaltens** durch die Betroffenen zum Ziel [520]. Die Mehrzahl der Beiträge wurde von Patienten verfasst (93 %), weitere von Angehörigen (5 %) und von professionellen Helfern (2 %). Die häufigsten Themengebiete waren das soziale Netz der Betroffenen (22 %), die Symptome der Erkrankung (20 %), die medikamentöse Therapie (15 %), professionelle Hilfen (9 %) und der Umgang mit der Diagnose (9 %). Darüber hinaus wurden Selbsthilfemechanismen analysiert und es zeigte sich, dass die Selbstoffenbarung die am häufigsten gewählte Form war (49 %). Weitere Mechanismen wurden folgenden Kategorien zugeordnet: Kommentare zum Forum und Bekräftigung des Gemeinschaftsgefühls (20 %), Empathie und Unterstützung (18 %), Freundschaft zwischen den Mitgliedern (16 %) sowie Informationsvermittlung (14 %). Die Ergebnisse geben Hinweise darauf, dass dem sozialen Netz von Betroffenen mit bipolaren affektiven Störungen eine zentrale Bedeutung in der Krankheitsbewältigung zukommt. Insbesondere Patienten suchen und finden in Online-Selbsthilfe-Foren emotionale Entlastung und Unterstützung im Umgang mit der Erkrankung.

Eine ähnliche Analyse von Beiträgen wurde von Haker und Kollegen (2005) in 12 **internationalen Online-Selbsthilfe-Foren für Betroffene mit einer schizophrenen Erkrankung** durchgeführt. Diskutiert wurden vor allem die mit der Erkrankung verbundenen Probleme wie Symptome, Medikation und emotionale Belastungen (ca. 33 %) sowie nichtpharmakologische Behandlungsformen, Therapeuten und soziale Netzwerke (ca. 25 %). Bezogen auf erkennbare Selbsthilfemechanismen überwogen die Offenbarung persönlicher Erfahrungen (48 %) sowie die Bereitstellung von Informationen (42 %) [521].

Selbsthilfegruppen

Selbsthilfegruppen werden auf unterschiedliche Weise gestaltet: geschlossene vs. offene Gruppen, Betroffenen-Selbsthilfegruppen vs. Angehörigen-Selbsthilfegruppen oder gemischte Gruppen für Patienten und deren Angehörige sowie störungsspezifische vs. störungsübergreifende Gruppen. Zu unterscheiden sind weiterhin Kleingruppen, die alle Entscheidungen gemeinsam treffen, von Großgruppen mit hierarchischer Leitungsstruktur.

Die **inhaltliche Gestaltung** erfolgt durch die Gruppenmitglieder. Dabei dominieren Themen zur eigenen krankheitsassoziierten Situation der Betroffenen, zu aktuellen Problemen und positiven Entwicklungen. Diskutiert werden Fragen zu Diagnostik, Symptomen und Frühwarnzeichen der Erkrankung, zur Entstehung und zum Verlauf der Erkrankung sowie zu Behandlungs- und Rehabilitationsproblemen. Darüber hinaus werden mit der Erkrankung verbundene emotionale Probleme, der Umgang mit konkreten Symptomen oder professionelle Hilfeangebote thematisiert.

Der **Erfahrungs- und Informationsaustausch** in Selbsthilfegruppen führt oft zu emotionaler Entlastung und erweitert Strategien im Umgang mit der Erkrankung. Die Teilnehmer können konkrete Lebenshilfe und eine Stärkung des Selbstbewusstseins erfahren. Sie können Anregungen zur Erkennung von Frühwarnzeichen und zum Ausbau eines individuellen Krisennetzes und -plans erhalten. **Wirkmechanismen** sind beispielsweise das Modelllernen, die Selbsterforschung, die gegenseitige emotionale Unterstützung und die Erweiterung von Wissen [522]. Ziele von Selbsthilfe-Initiativen sind zudem die Sensibilisierung der Öffentlichkeit, öffentliche Aufklärung und gesellschaftliche und politische Interessenvertretung der Belange ihrer Gruppenmitglieder (▶ Erweitere Handlungsempfehlungen).

Für den deutschsprachigen Raum hat sich folgende Definition der Deutschen Arbeitsgemeinschaft Selbsthilfegruppen e. V. (DAG SHG) etabliert: »*Selbsthilfegruppen sind freiwillige Zusammenschlüsse von Menschen auf örtlicher/regionaler Ebene, deren Aktivitäten sich auf die gemeinsame Bewältigung von Krankheiten und/oder psychischen Problemen richten, von denen sie – entweder selber oder als Angehöriger – betroffen sind. Sie wollen mit ihrer Arbeit keinen Gewinn erwirtschaften. Ihr Ziel ist eine Veränderung ihrer persönlichen Lebensumstände und häufig auch ein Hineinwirken in ihr soziales und politisches Umfeld. In der regelmäßigen, oft wöchentlichen Gruppenarbeit betonen sie Gleichstellung, gemeinsames Gespräch und gegenseitige Hilfe. Die Ziele von Selbsthilfegruppen richten sich vor allem auf ihre Mitglieder. Darin unterscheiden sie sich von anderen Formen des Bürgerengagements. Selbsthilfegruppen werden nicht von professionellen Helfern (z. B. Ärzten, Therapeuten, anderen Medizin- oder Sozialberufen) geleitet; manche ziehen jedoch gelegentlich Experten zu bestimmten Fragestellungen hinzu.*« [523]

Ein telefonischer Gesundheitssurvey von 2003, basierend auf den Daten von 8.318 Befragten im Alter über 18 Jahren, konnte aufzeigen, dass 8,9 % der Befragten jemals an einer gesundheitsbezogenen Selbsthilfegruppe teilgenommen hatten. Dabei schien das Interesse unter Frauen größer. Die Teilnahmeerfahrungen waren doppelt so hoch unter Befragten, die angaben, chronisch krank oder schwerbehindert zu sein. Insgesamt wurde eine Zunahme hinsichtlich der Beteiligung an Selbsthilfegruppen in Deutschland in den letzten 20 Jahren deutlich [524].

Selbsthilfekontaktstellen bieten als regionale professionelle Einrichtungen Beratungsangebote und übernehmen eine Wegweiserfunktion im System der gesundheitlichen und sozialen Dienstleistungsangebote. Die Mitarbeiter:

- erbringen themen-, bereichs- und indikationsgruppenübergreifend Dienstleistungen im Bereich der Selbsthilfe,
- informieren interessierte Bürgerinnen und Bürger über Selbsthilfegruppen,
- bieten kostenlose Clearing-Gespräche für Betroffene,
- eröffnen den Zugang zu bestehenden Selbsthilfegruppen,
- sind bei Gründung neuer Selbsthilfegruppen behilflich,
- beraten bestehende Selbsthilfegruppen bei Problemen,
- stellen Gruppenräume und Infrastruktur zur Verfügung,
- verknüpfen als Drehscheibe den Selbsthilfegruppenbereich mit dem professionellen Versorgungssystem und
- vertreten den Ansatz eigenverantwortlicher Arbeit von Selbsthilfegruppen in der Öffentlichkeit. [525]

Evidenz
Übersichtsarbeiten
Übersichtsarbeit zu Selbsthilfe bei psychischen Erkrankungen:
- Borgetto 2004

Einzelstudien
- Segal 2010 (Randomisierte kontrollierte Studie)
- Schulze Mönking 1994 (Randomisierte kontrollierte Studie)
- Burti 2007 (Naturalistische Vergleichsstudie)
- Leung und Arthur 2004 (Qualitative Studie)
- Höflich 2007 (Katamnesestudie)

Obwohl der Nutzen von Selbsthilfe unumstritten ist, ist die **Effektivität von Selbsthilfegruppen bisher nicht hinreichend belegt**. Die Breite der Anwendungsmöglichkeiten und uneinheitliche Operationalisierungen des Begriffes von Selbsthilfegruppen erschweren einen Überblick über den gegenwärtigen Forschungsstand. Prospektive randomisierte Wirksamkeitsstudien sind kaum umsetzbar, da ein Engagement in Selbsthilfegruppen nicht »verordnet« werden kann [522].

Eine aktuelle systematische Übersichtsarbeit schloss 7 Studien mit einem Längsschnittdesign und Kontrollgruppen ohne Randomisierung ein [526]. Indikationen waren breit gefächert und umfassten sowohl somatische als auch psychische Erkrankungen und psychische Probleme. **Keine der Selbsthilfegruppen bezog sich auf von schwerer psychischer Erkrankung Betroffene**, wie sie in der vorliegenden Leitlinie betrachtet werden. **Vier der sieben Studien zeigten positive Effekte auf die dominierende Symptomatik**. Keine der Studien zeigte Nachteile gegenüber den Kontrollgruppen auf. Die Autoren führen unter anderem inhaltliche Aspekte als potenzielle Ursachen für die unterschiedlichen Evaluationsergebnisse an. So werde nicht bei allen Problemlagen eine vergleichbare Effektivität durch die Teilnahme an Selbsthilfegruppen erreicht.

Auch Borgetto (2004) gelang zu der Feststellung, dass **wissenschaftliche Evidenz zur Wirksamkeit gemeinschaftlicher Selbsthilfe weitgehend auf konzeptionellen, deskriptiven und explorativen Untersuchungen mit methodisch begrenzter Aussagekraft** basiert. Selbsthilfegruppen und Selbsthilfeorganisationen für Menschen mit psychischen Erkrankungen – dies zeigen vor allem US-amerikanische Studien – haben positive Auswirkungen auf die Dauer von Krankenhausaufenthalten, auf die Häufigkeit von Rehospitalisierungen und auf die Fähigkeit, das Alltagsleben ohne Kontakt zum professionellen Versorgungssystem aufrechtzuerhalten. Zudem verbessern sich die Möglichkeiten zur Krankheitsbewältigung, das Sicherheits- und Selbstwertgefühl und die Zufriedenheit mit der Gesundheit und dem Leben insgesamt. Mit der Dauer und Intensität der Teilnahme an Selbsthilfegruppen bzw. der Mitgliedschaft in Selbsthilfeorganisationen scheint die Stärke dieser Effekte zuzunehmen [488].

Die **Kombination von *self-help agencies* (SHAs) und der Behandlung durch gemeindenahe psychiatrische Versorgungsangebote in den USA** *(community mental health agency)* führte in einer randomisierten kontrollierten Studie zu einer deutlichen Verbesserung des Genesungsprozesses *(recovery)* bei Patienten mit schweren psychischen Erkrankungen (Schizophrenien, affektive Störungen u. a.) im Vergleich zu den Patienten, die keine Selbsthilfe in Anspruch nahmen. In einem Beobachtungszeitraum von acht Monaten wurden in der Experimentalgruppe signifikante Veränderungen bezogen auf persönliches Empowerment, Selbstwirksamkeitserleben, Aktivitäten sozialer Integration, Hoffnungslosigkeit sowie psychopathologische Symptome evident. Die Veränderungen in der Kontrollgruppe waren weniger stark ausgeprägt. Anzumerken bleibt, dass zur Baseline-Untersuchung trotz Randomisierung Unterschiede hinsichtlich einiger demografischer Variablen zu beobachten waren [527] (◘ Tab. 3.26).

In einer naturalistischen Vergleichsstudie wurden die **Effekte breit gefächerter Aktivitäten einer bestehenden Selbsthilfegruppe auf klinische und soziale Zielgrößen sowie auf die Nutzung von Versorgungsangeboten und die direkten Kosten** über eine Beobachtungszeit von 2 Jahren untersucht. Mehr als die Hälfte der Patienten war an einer Schizophrenie oder verwandten Störung erkrankt. Die Nutzer der Selbsthilfeaktivitäten nahmen vor Studienbeginn mehr psychiatrische Versorgungsangebote in Anspruch als die Patienten der Kontrollgruppe (keine Nutzung von Selbsthilfegruppen). Zum Follow-up sank die Differenz bei bestehender Mehrnutzung von Versorgungsleistungen durch die Teilnehmer der Selbsthilfegruppen. Außerdem konnten die stationären Behandlungstage in dieser Gruppe gesenkt werden. Es zeigte sich eine Tendenz, dass in der Gruppe der Selbsthilfenutzer die Zufriedenheit hinsichtlich Ausbildung und beruflicher Tätigkeit anstieg und im Gegensatz zur Kontrollgruppe die wahrgenommenen Probleme in Anzahl und Schwere stabil blieben; während die Personen der Kontrollgruppe eine Zunahme von Problemen angaben. Bezogen auf klinische und soziale Parameter wurden in keiner der beiden Gruppen signifikante Unterschiede evident [528] (◘ Tab. 3.26).

Im Rahmen einer qualitativen Studie (Hongkong) wurden 12 Patienten mit psychischen Erkrankungen (34–50 Jahre) bezogen auf die **Effektivität von Selbsthilfegruppen** interviewt. Ergebnisse zeigen, dass die Teilnahme in einer Selbsthilfegruppe positive Erfahrungen bei den Betroffenen auslöst und zu Veränderungen in deren Lebensalltag führte sowie den rehabilitativen Prozess unterstützte [529].

In einer multizentrischen Katamnesestudie von Patienten aus 4 psychosomatischen Fachkliniken wurde das **poststa-

Tab. 3.26 Effekte von Selbsthilfegruppen auf verschiedene Zielparameter

Einzelstudien	Segal 2010 RCT Patienten	Burti 2005 Vergleichsstudie Patienten	Schulze-Mönking 1994 RCT Angehörige
↑ Persönliches Empowerment	++	k. A.	k. A.
↓ Symptomschwere (allgemein)	++	~	k. A.
↑ Selbstwirksamkeitserleben	++	k. A.	k. A.
↑ Soziale Aktivitäten	++	~	++
↓ Hoffnungslosigkeit	++	k. A.	k. A.
↓ Nutzung von Versorgungsleistungen	k. A.	+	k. A.
↓ Stationäre Behandlungstage	k. A.	+	k. A.
↑ Zufriedenheit mit Ausbildung und Arbeit	k. A.	+	k. A.
↓ Belastungserleben	k. A.	+	k. A.
↓ expressed emotion	k. A.	k. A.	~
↓ Physische Beschwerden	k. A.	k. A.	++

++ signifikanter Vorteil in Experimentalgruppe gegenüber Kontrollgruppe
+ tendenzielle Überlegenheit ohne signifikanten Unterschied in Experimentalgruppe gegenüber Kontrollgruppe bzw. kein RCT
~ Ergebnisse vergleichbar in beiden Gruppen
k. A. keine Angaben zu diesem Outcome-Kriterium
↓ Reduktion
↑ Erhöhung

tionäre Inanspruchnahmeverhalten von ambulanter oder erneuter stationärer Psychotherapie und Selbsthilfe ein Jahr nach Entlassung untersucht [530]. Psychische Erstdiagnosen der Patienten waren Depressionen und Dysthymien, Angst- und Zwangserkrankungen, Belastungs- und Anspassungsstörungen sowie seltener somatoforme und Essstörungen. 8 % der 2933 befragten Patienten nahmen überwiegend in Kombination mit ambulanter Psychotherapie an einer Selbsthilfegruppe teil. Selbsthilfegruppenteilnehmer unterschieden sich von Patienten in ambulanter Therapie v. a. dadurch, dass sie offener für neue Erfahrungen waren und Gruppen positiver beurteilten. Insgesamt schienen Studienteilnehmer mit poststationärer Teilnahme an Psychotherapie und/oder Selbsthilfe psychisch mehr belastet. Deutlich wurde auch, dass sie in der ambulanten Therapie häufiger über das Thema Selbsthilfegruppen gesprochen hatten.

Die **Effektivität von Angehörigen-Selbsthilfegruppen** wurde im Rahmen der **Münsteraner Familienstudie** untersucht. Die Studie zeigte zum einen, dass sich Angehörige von schwer psychisch kranken schizophrenen männlichen Patienten mit einem hohen Niveau sog. expressed-emotion-Verhaltens eher einer Selbsthilfegruppe anschlossen.

In einem 2-Jahres-Zeitraum schienen sich die Patienten der Experimentalgruppe besser zu entwickeln als die Patienten der Kontrollgruppe (Angehörige ohne Teilnahme in einer Selbsthilfegruppe). Obwohl die Ausprägung von expressed emotion bei den Angehörigen in der Experimentalgruppe unverändert blieb, wurden dennoch eine Zunahme an sozialen Kontakten und eine Verringerung physischer Beschwerden unter den Angehörigen beschrieben [531].

Empfehlung 38

Patienten sollen über Selbsthilfe- und Angehörigengruppen informiert und, wenn angebracht, zur Teilnahme ermuntert werden.[1]
Empfehlungsgrad: KKP
[1] vgl. NVL-Depression

Neben den positiven Effekten einer aktiven Mitarbeit in einer Selbsthilfegruppe werden auch **Grenzen** beschrieben [525]. So wurde bspw. in einer Studie aufgezeigt, dass ein mögliches frühzei-

> **Erweiterte Handlungsempfehlungen**
>
> Unterstützung von Selbsthilfe für Patienten und Angehörige durch professionelle Helfer kann auf unterschiedliche Art und Weise erfolgen:
> - konkrete Nennung der (nächsten) Kontaktstelle,
> - Hinweise auf regionale Selbsthilfegruppen durch Aushänge und Flyer in öffentlichen Räumen oder in Informationsveranstaltungen,
> - Begleitung durch Peer-Berater,
> - infrastrukturelle Unterstützung durch Bereitstellung von Räumen in sozialen und kirchlichen Einrichtungen sowie psychiatrischen Kliniken und Praxen,
> - Hilfestellung bei Entstehung und Entwicklung (Begleitung) von Selbsthilfegruppen,
> - bewusste Gestaltung von Übergängen von professionellen zu Selbsthilfegruppen,
> - Förderung der Vernetzung zwischen Versorgungssystem und Selbsthilfegruppen,
> - Unterstützung der Interessenvertretung von Selbsthilfegruppen in regionalen Planungsgremien sowie
> - Unterstützung selbsthilfeförderlicher Öffentlichkeitsarbeit.

tiges Scheitern in einer Selbsthilfegruppe für einzelne Betroffene eine ernstzunehmende Belastung darstellen kann [532]. An anderer Stelle wird auf die Gefahr der Vereinnahmung durch Institutionen des professionellen Versorgungssystems hingewiesen. Aus der Übernahme von Betreuungsfunktionen oder Therapieaufgaben innerhalb der Selbsthilfetätigkeit durch Betroffene könne durchaus die Gefahr einer Überforderung resultieren [533]. Kontrovers diskutiert wird zudem die Frage der sogenannten »verordneten« Selbsthilfe, die insbesondere im Suchtbereich anzutreffen ist.

Peer-Beratung

Die Welt-Gesundheitsorganisation (WHO) formuliert: »Die Beteiligung von Nutzern psychiatrischer Dienste und ihrer Angehörigen ist ein wichtiger Bestandteil des Reformprozesses. Es ist nachgewiesen, dass die aktive Beteiligung von Psychiatrie-Erfahrenen und ihren Familien die Qualität der Versorgung und der Dienste verbessert. Sie sollten ebenso an der Entwicklung und Durchführung von Ausbildungen beteiligt werden, um Mitarbeitern in der Psychiatrie ein besseres Verständnis ihrer Bedarfe zu vermitteln.« [534] Der Einbezug von gegenwärtig oder ehemals betroffenen psychisch kranken Menschen erhält auf verschiedenen Ebenen (z. B. Gremienmitarbeit, Forschung, Fortbildung, sozialpsychiatrische Arbeitsfelder) eine zunehmende Bedeutung. Mittlerweile gibt es in vielen Ländern zahlreiche Aktivitäten im Bereich der sozialpsychiatrischen Tätigkeit. In der Literatur lassen sich 3 Kategorien von Betroffenen-Unterstützung finden: (1) gegenseitige Unterstützung von Betroffenen (mutual support), (2) Mitwirkung an Hilfsangeboten für Betroffene (user-run oder peer-run services) und (3) (einseitige) Unterstützung von Betroffenen durch ehemals Betroffene (peer support) [535]. Mit den im EU-geförderten Experienced Involvement Curriculum (EX-IN-Kurse) ausgebildeten Peer-Beratern steht hierfür eine auch im deutschsprachigen Raum neue Ressource zur Verfügung. Im Zentrum der Ausbildung stehen zum einen die Reflexion der eigenen Erfahrungen und zum anderen der Erwerb von Fähigkeiten und Wissen für die Arbeit aus Erfahrenenperspektive [534;536]. Eine psychiatrische Versorgung, die sich an den Bedürfnissen und Bedarfen der psychisch kranken Menschen orientiert und Entwicklung, Wiedererstarken und Empowerment zum Ziel hat, muss die Erklärungs- und Bewältigungsmodelle der Betroffenen wahrnehmen und nutzen. Außerhalb von Deutschland ist die Einbeziehung von Experten aus Erfahrung z. T. gut in den Versorgungsalltag implementiert. So sind bspw. in Großbritannien Psychiatrie-Erfahrene in Home-Treatment-Teams integriert und in den USA findet Peer-Beratung bereits heute breite Anwendung [536]. Auch in Deutschland gibt es an einigen psychiatrischen Einrichtungen Bertoffene, die nach Absolvierung von EX-IN-Kursen in der psychiatrischen Versorgung mitarbeiten.

Eine Übersichtsstudie zum **Einsatz von »Experten durch Erfahrung«** zeigt sehr ermutigende Ergebnisse [537]. In 4 randomisierten kontrollierten Studien wurden die Effekte kon-

3.4 · Selbsthilfe und verwandte Konzepte

ventioneller psychiatrischer Hilfen (z. B. Case Management, Angebote sozialer Aktivitäten), geleistet durch Betroffene und durch Nicht-Betroffene, untersucht. Die **Unterstützung durch Betroffene** erwies sich **hinsichtlich verschiedener Zielgrößen gleichwertig**. In einer Studie zeigten sich Vorteile bezogen auf eine reduzierte stationäre Behandlungsbedürftigkeit in der Gruppe psychisch kranker Menschen, die durch *peers* begleitet wurden.

Eine **Integration zweier Ansätze**, *Assertive Community Treatment* (ACT) und *Illness Management and Recovery* (IMR) unter Einbezug von Peer-Experten, in der Behandlung von erwachsenen Menschen mit schwerer psychischer Erkrankung über 2 Jahre führte zu einer **Reduktion stationärer Behandlungsnutzung** in der IMR-Gruppe [538]. Zu den besonderen Leistungen von *Peer-Experten* gehört, auch mit schwer erreichbaren Patienten in Kontakt zu kommen. Die Patienten gaben zudem an, sich durch Peer-Experten verstanden und akzeptiert zu fühlen [539]. Eine Pilotstudie konnte aufzeigen, dass Peer-Beratung auch in einem stationären psychiatrischen Setting hilfreich sein kann [540].

- **Statement 13**

Peer-Beratung kann die Erreichbarkeit und Compliance von Patienten und Angehörigen verbessern.

Anmerkung: Das Kapitel *Selbsthilfe* entstand in Anlehnung an relevante Abschnitte der S3-Behandlungsleitlinie Bipolare Störungen [2].

Matrix des deutschen Versorgungssystems – Hilfen für schwer psychisch kranke Menschen

4.1 Einführung – 160

4.2 Sozialrechtliche Rahmenbedingungen – 164

4.3 Sozialpsychiatrische Behandlung und Rehabilitation – 169
4.3.1 Ambulante Behandlung und Rehabilitation schwer psychisch kranker Menschen – 169
4.3.2 Teilstationäre Behandlung und Rehabilitation schwer psychisch kranker Menschen – 178
4.3.3 Stationäre Behandlung und Rehabilitation schwer psychisch kranker Menschen – 180

4.4 Integrierte Hilfen zur Teilhabe an Arbeit und Beschäftigung – 183
4.4.1 Trends und Entwicklungen im Bereich der beruflichen Teilhabe – 185
4.4.2 Die Umsetzung von Supported Employment in Deutschland – 186

4.5 Sozialpsychiatrische Leistungen zur Teilhabe am Leben in der Gemeinde – 188
4.5.1 Sozialpsychiatrische Leistungen zur Tagesgestaltung und Kontaktfindung – 188
4.5.2 Sozialpsychiatrische Leistungen zur Selbstversorgung im Bereich Wohnen – 189

4.6 Vernetzung und Kooperation – 192

4.1 Einführung

Seit mehr als 30 Jahren besteht Einvernehmen in der Psychiatrie, dass Versorgungsangebote für Menschen mit psychischen Erkrankungen gemeindenah und damit möglichst dicht an der Lebenswirklichkeit angesiedelt sein sollten. 1975 legte die Enquete-Kommission des Deutschen Bundestages zur Lage der Psychiatrie in Deutschland ihren 1.800-seitigen Bericht vor. »Menschenunwürdige Zustände« wurden vorgefunden und eine Psychiatrie-Reform angestoßen. Bereits 1963 wurden mit den »Rodewischer Thesen« sozialpsychiatrische Forderungen auch in der DDR laut [541]. Neben der Orientierung an den Prinzipien einer gemeindenahen und bedarfsgerechten Versorgung wurden Forderungen nach Gleichstellung psychisch Kranker mit körperlich Kranken sowie nach bedarfsgerechter Koordination aller Versorgungsdienste formuliert. Im Einzelnen bedeutete dies die Umstrukturierung der bis dahin existierenden großen psychiatrischen Krankenhäuser, den Aus- und Aufbau komplementärer und ambulanter Dienste, die Förderung von Beratungsdiensten und Selbsthilfegruppen, die Förderung der Aus-, Fort- und Weiterbildung sowie die Entwicklung von Modellversorgungsgebieten in städtischen wie in ländlichen Regionen [542]. Besondere Berücksichtigung fand dabei auch die Personengruppe der chronisch Kranken, deren soziale und berufliche Integration im Vordergrund stehen sollte.

In Deutschland hat sich daher in den letzten 30 Jahren die **psychosoziale Versorgungslandschaft** weitreichend entwickelt. In den 1960er-Jahren erfolgte die stationäre Versorgung durch 130 psychiatrische Krankenhäuser mit durchschnittlich 1.200 Betten und damit für die meisten der Patienten wohnortfern. Die mehrheitlich zwangseingewiesenen Patienten verweilten auf den überwiegend geschlossen geführten Stationen durchschnittlich ein Jahr; knapp 60 % der Patienten lebten länger als 2 Jahre im Fachkrankenhaus. Die Personalausstattung war mehr als ungenügend (Verhältnis von Arzt zu Patient 1 : 78, Psychologe zu Patient 1 : 500). Teilstationäre, ambulante sowie komplementäre Dienste waren deutlich unterentwickelt [542]. Im stationären Bereich existieren heute zum einen wesentlich verkleinerte und umstrukturierte Fachkrankenhäuser und zum anderen sind zunehmend mehr psychiatrische Abteilungen an Allgemeinkrankenhäusern entstanden. Mit der Abnahme von stationären Bettenzahlen wurde gleichzeitig der Ausbau tagesklinischer Behandlungsplätze forciert. Die Tagesklinik nimmt in Deutschland an der Schnittstelle zwischen stationärer und ambulanter Behandlung einen bedeutenden Platz ein und stellt eine Alternative zum psychiatrischen Krankenhaus dar. Im ambulanten Versorgungsbereich hat sich die Zahl niedergelassener Fachärzte substanziell erhöht. Zahlreiche weitere ambulante Behandlungs- und Versorgungsangebote sind entstanden und der Bereich der komplementären Versorgung wurde ausgebaut.

Die **Versorgung** von Menschen mit schweren psychischen Erkrankungen basiert im Prinzip auf **3 Säulen** (◘ Abb. 4.1). Maßnahmen der psychiatrisch-psychotherapeutischen Behandlung und Rehabilitation einschließlich Pflege und Beratungsangebote stehen in ambulanter, teilstationärer und stationärer Form zur Verfügung und sind darauf ausgerichtet, Gesundheit zu unterstützen, Symptome zu lindern sowie Krankheitsfolgen zu überwinden bzw. zu reduzieren. Insbesondere für psychisch kranke Menschen mit chronischen und schweren Krankheitsverläufen, häufig verbunden mit Beeinträchtigungen in verschiedenen Lebensbereichen, sind darüber hinaus Leistungen zur Teilhabe am Arbeitsleben sowie am Leben in der Gemeinschaft von großer Bedeutung. Rehabilitative Leistungen können Maßnahmen zur medizinischen Rehabilitation (vgl. Säule der Behandlung und Rehabilitation), Maßnahmen zur beruflichen und sozialen Rehabilitation sowie ergänzende Leistungen (z. B. unterhaltssichernde Leistungen) umfassen. Sind Rehabilitationsmöglichkeiten ohne ein Erreichen der Rehabilitationsziele erschöpft, finden psychosoziale Hilfen Anwendung, die auch unter dem Begriff »komplementäre Versorgung« zusammengefasst werden. Hierzu zählen beispielsweise Interventionen im Bereich des betreuten Wohnens [543].

Alle Hilfen, Behandlungs- und Versorgungsformen stehen in enger Beziehung zueinander und bewirken Wechselwirkungen. In den folgenden Abschnitten werden entsprechende Interventionen aus diesen Bereichen kurz beschrieben. Vor dem Hintergrund der in den vorangegangenen Kapiteln

4.1 · Einführung

Einzelinterventionen: 📖 Psychoedukation · ⛾ Sport- und Bewegungstherapie · ✂ Ergotherapie · 🗣 Training sozialer Fertigkeiten · ♪ Künstlerische Therapien

Säule A:
Integrierte Leistungen zur Teilhabe an Arbeit und Beschäftigung
✂
🗣

Stationäre Krankenhausbehandlung Medizinische Rehabilitation
📖 ⛾ ✂ 🗣 ♪

Säule B:
Sozialpsychiatrische Leistungen zur Teilhabe am Leben in der Gemeinde

Selbstversorgung (Wohnen) und Tagesgestaltung und Kontaktfindung
🗣
📖
⛾
✂
♪

Teilstationäre Krankenhausbehandlung Medizinische Rehabilitation
📖 ⛾ ✂ 🗣 ♪

Basis: Ambulante sozialpsychiatrische Behandlung und Rehabilitation
📖 ⛾ ✂ 🗣 ♪

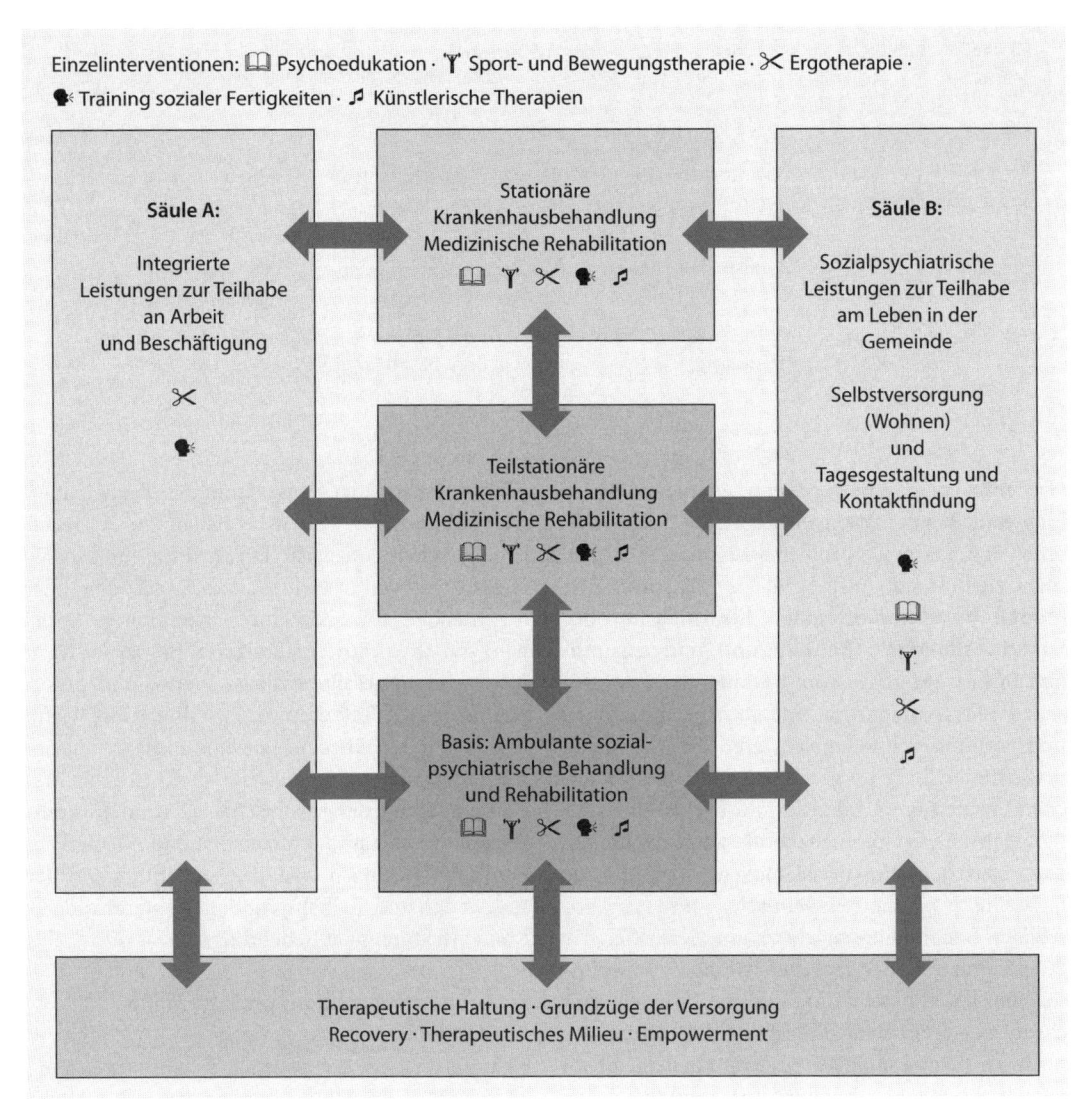

Therapeutische Haltung · Grundzüge der Versorgung
Recovery · Therapeutisches Milieu · Empowerment

Abb. 4.1 Matrix des deutschen Versorgungssystems

aufgeführten internationalen Evidenz werden einzelne Ansätze auf der Ebene der Systeminterventionen besonders herausgestellt. Vorangestellt werden Aspekte zu sozialrechtlichen Rahmenbedingungen in der Behandlung und Versorgung psychisch kranker Menschen in Deutschland. Schließlich soll das deutsche Behandlungs- und Versorgungssystem unter dem Blickwinkel der Vernetzung und Kooperation betrachtet werden. Allem zugrunde liegen Grundprinzipien des professionellen Handelns, die ebenfalls Erwähnung finden werden. Einzelinterventionen hingegen (📖 Psychoedukation I ⛾ Sport- und Bewegungstherapie I ✂ Ergotherapie I 🗣 Training sozialer Fertigkeiten I ♪ Künstlerische Therapien), zu denen im Rahmen dieser Leitlinie die aktuelle Evidenz erarbeitet wurde, werden hier nicht erneut beschrieben. In Abbildung 4.1 wurde eine Einordnung der Einzelinterventionen in relevante Praxisfelder angestrebt (Abb. 4.1). Im Textverlauf erfolgen Verweise auf entsprechende Evidenzkapitel.

Tab. 4.1 Merkmale von Behandlung, medizinischer und sozialer Rehabilitation und Teilhabe psychisch kranker Menschen. (In Anlehnung an Voges und Becker 2009; Klecha und Borchhardt 2007 [543;545])

	Dauer	Ziel	Methoden
Medizinisch-psychotherapeutische Behandlung	Über Wochen oder langfristig	Heilung oder Symptomreduktion der Erkrankung	-Somatotherapie -Psychotherapie -Psychosoziale Therapien
Medizinische und soziale Rehabilitation	Zeitlich begrenzt	Bewältigung von psychosozialen Krankheitsfolgen	Medizinische und berufliche Maßnahmen
Teilhabe	Möglicherweise lebenslang	Sicherung der Lebensqualität trotz der Beeinträchtigungen	z. B. Wohnangebote

Grundsätzlich ist eine Trennung zwischen Behandlung und Rehabilitation insbesondere bei psychischen Erkrankungen problematisch und inhaltlich nicht zielführend. Ausgehend vom **Gesundheitsmodell der Internationalen Klassifikation der Funktionsfähigkeit, Behinderung und Gesundheit (ICF)** [544] können im Rahmen einer psychischen Erkrankung zum einen Körperfunktionen und -strukturen und zum anderen die Aktivitäten sowie die Teilhabe an verschiedenen Lebensbereichen beeinträchtigt sein. Sowohl den Beeinträchtigungen auf Symptomebene als auch denen der psychosozialen Funktionsfähigkeit wird mithilfe medizinisch-psychotherapeutischer und psychosozialer Behandlungsangebote mit dem Ziel der »Gesundung« und Wiederherstellung des psychosozialen Funktionsniveaus begegnet. Schwere und chronische psychische Erkrankungen mit persistierender Symptomatik und Krankheitsrezidiven erfordern häufig rehabilitative und komplementäre Maßnahmen, um die Teilhabe an verschiedenen Lebensbereichen zu ermöglichen (◘ Tab. 4.1).

Neben der Internationalen Klassifikation der Krankheiten (ICD-10) [546] bietet die ICF eine gute Möglichkeit, die Funktionsfähigkeit des Patienten vor dem Hintergrund von Krankheit und Gesundheit einschließlich relevanter beeinflussender Faktoren systematisch zu erfassen. Die Basis bildet das **bio-psycho-soziale Modell** (vgl. [547]). Eine Gesundheitsstörung oder Krankheit ist möglicherweise begleitet von beeinträchtigten Körperfunktionen und -strukturen (z. B. mentale Funktionen und Struktur des Nervensystems), von beeinträchtigten Aktivitäten des Betroffenen (z. B. Selbstpflege) sowie von einer eingeschränkten Partizipation an verschiedenen Lebensbereichen (z. B. berufliche Beschäftigung). Zudem wird die funktionale Gesundheit von verschiedenen fördernden oder hemmenden Kontextfaktoren beeinflusst. Dabei wird zwischen Umweltfaktoren (z. B. soziales Netz, Infrastruktur, gesellschaftliche Werte) und personenbezogenen Faktoren (z. B. Alter, Geschlecht, Bildung) unterschieden. Für eine umfassende Behandlungsplanung ist deshalb nicht nur die Berücksichtigung der psychischen (Grund-)Erkrankung, sondern darüber hinaus Art und Ausmaß der Funktionsstörungen sowie Beeinträchtigungen der Aktivitäten und Teilhabe vor dem Hintergrund der Kontextfaktoren von Bedeutung.

- **Grundprinzipien des professionellen Handelns**

Grundprinzipien der psychiatrischen Versorgung bilden einen Handlungsrahmen für das tägliche Handeln aller am Behandlungs- und Rehabilitationsprozess Beteiligten und sind unabhängig von der Art der Intervention sowie des Behandlungssettings. Da Symptom- und Verlaufsmuster bei schweren psychischen Erkrankungen sehr vielgestaltig, die Betroffenen in vielen Bereichen eingeschränkt und die Angehörigen oft sehr belastet sind, ist ein breites Therapieangebot erforderlich. Zugrunde legen lässt sich das **Vulnerabilitäts-Stress-Coping-Modell** [548]. Nuechterlein und Dawson (1984) gehen in ihrem allgemein gültigen Modell der ätiopathogenetischen Konzeption psychischer Störungen davon aus, dass psychische Erkrankungen auf der Grundlage einer psychobiologischen Vulnerabilität (Krankheitsdisposition) durch akute Stressoren oder lang anhaltende Belastungen entstehen. Unter protektiven Faktoren sind neben sozialen Kompetenzen und tragfähigen sozialen Netzen erworbene Copingfertigkeiten zu verstehen [548;549]. Dieses Modell erlaubt die Integration der verschiedenen Interventionen bei der Behandlung schwer psychisch Kranker. So kann beispielsweise die somatische Therapie in Form einer medikamentösen Behandlung dabei unterstützen, die Vulnerabilitätsschwelle zu reduzieren, psychotherapeutische und psychosoziale Interventionen können dazu führen, Copingstrategien zu erweitern und die Gestaltung von Umgebungsbedingungen (z. B. durch entsprechende Wohnangebote) kann zu einer Minimierung von Stressbelastungen beitragen.

Nach Katschnig und Kollegen (2002) lassen sich folgende **Rahmenempfehlungen** ableiten [550]:

- Die **Beziehung** zwischen Behandlern bzw. Betreuern und Patienten und/oder deren Angehörigen sollte bewusst wahrgenommen und gestaltet werden. Auf der Seite der Behandler bzw. Betreuer sind dabei Echtheit, Verständnis, Empathie, Sicherheit und Geduld von großer Bedeutung und auf Seiten der Patienten und Angehörigen Vertrauen, Motivation und positive Erwartungen.
- Die **Haltung** der Behandler bzw. Betreuer gegenüber dem Patienten und seinen Angehörigen sollte von Respekt, Einfachheit, Klarheit und Kontinuität geprägt sein. Eine wichtige Rolle spielt zudem die Gestaltung der Umgebungsbedingungen (▶ Kap. 3.1.2, Milieutherapie).
- Behandlungs- und Rehabilitationsangebote sollten **personen- und bedürfnisorientiert** statt schulen- und institutionenorientiert sein, Versorgungsbausteine sollten koordiniert sein.
- **Information und Aufklärung** der Patienten und Angehörigen über die Erkrankung und alle damit verbundenen Aspekte einschließlich der Behandlungsmöglichkeiten sollten am Beginn jeder Behandlung stehen und kontinuierlich fortgeführt werden. Die Patienten und deren Angehörige sollen dadurch befähigt werden, aktiv an der Bewältigung der Erkrankung und ihrer Folgen mitzuwirken. Vorhandene Fähigkeiten, Interessen und persönliche Ressourcen sollten dabei besondere Berücksichtigung finden und Partizipation der Betroffenen sowie ein partnerschaftlicher Behandlungsstil im Mittelpunkt stehen (▶ Kap. 3.1.1, Therapeutische Beziehung).
- Behandlungs- und Rehabilitationsangebote sollten **wohnort- und alltagsnah** sein.
- Zustand und Situation des Patienten sollten vor Behandlungsbeginn umfassend und mehrdimensional in verschiedenen Bereichen beurteilt werden (**Basisevaluation** psychiatrischer, medizinischer und psychosozialer Bereiche). Daraus sind **Behandlungsziele** und eine entsprechende **Behandlungsplanung** abzuleiten. Behandlungsschritte sollten regelmäßig evaluiert und evtl. modifiziert werden. Wichtig ist die Sicht der Betroffenen und ggfs. die der Angehörigen.
- Die Behandlung schwer psychisch kranker Menschen erfordert die **Kombination verschiedenster Behandlungs- und Rehabilitationsmöglichkeiten** bei hoher **Flexibilität** sowie deren **krankheitsphasenspezifische Anwendung** im Verlauf. Dabei ist neben einem rechtzeitigen Beginn auch eine ausreichende Dauer der Interventionen von Bedeutung.

■ **Statement 14**

»Behandlungsziel ist der von Krankheitssymptomen weitgehend freie, zu selbstbestimmter Lebensführung fähige, therapeutische Maßnahmen in Kenntnis von Nutzen und Risiken abwägende Patient. Hierfür ist die Erstellung eines Gesamtbehandlungsplanes unter Partizipation der Betroffenen und aller am Behandlungsprozess Beteiligten, eine Zusammenarbeit mit Angehörigen, die Koordination und Kooperation der Behandlungsinstitutionen und der Einbezug des nichtprofessionellen Hilfe- und Selbsthilfesystems notwendig. Alle Behandlungs- (und Rehabilitations-)schritte sollten in diesen Gesamtbehandlungsplan integriert werden sowie individuell und phasenspezifisch im Rahmen einer multiprofessionellen und möglichst wohnortnahen Behandlung abgestimmt werden.« ([1], S. 38)

- **Selbstbestimmung vs. Fürsorgepflicht**
Eine verantwortungsvolle Versorgung schwer psychisch kranker Menschen bei fehlender Krankheitseinsicht der Patienten und nicht abwendbarer Selbst- oder Fremdgefährdung stellt den Behandler u. U. vor schwierige Entscheidungen. Dabei ist »das Recht des Patienten auf individuelle Freiheit [...] stets gegenüber der Sicherheit der Gesellschaft vor möglicher Bedrohung durch den Patienten abzuwägen, auch ist der Schutz des Patienten vor Selbstgefährdung unerlässlich: Es ist Aufgabe der Psychiatrie, den betroffenen psychisch Kranken vor seinen eigenen destruktiven Kräften zu schützen bzw. vor Übergriffen und Beeinträchtigungen Dritter zu bewahren. In der Tat legitimiert die Psychiatrie repressive Maßnahmen als Schutzfunktion, die zum Wohl des Patienten ausgeübt wird.« ([18], S. 60)

- **Statement 15**
Die Deklaration von Madrid 1996 (dt. Übersetzung von Shiffmann und Helmchen 1998) hält fest, »dass gegen den Willen des Patienten keine Behandlung durchgeführt werden soll, es sei denn, dass die Vorenthaltung der Behandlung das Leben des Patienten oder anderer Personen in seiner Umgebung gefährden würde. Die Behandlung muss immer im besten Interesse des Patienten sein.« ([18], S. 61)

Grundlagen ethischen Handelns in der Medizin werden durch Beauchamp und Childress 2001 folgendermaßen formuliert [551]:
— *Nonmaleficence* (Nichtschadens-Gebot)
— *Autonomy* (Patientenselbstbestimmung)
— *Beneficence* (Handeln zum Wohl des Kranken)
— *Justice* (Gerechtigkeit und Gleichheit)

Aus den genannten medizinethischen Prinzipien lassen sich medizinethische Regeln für das alltägliche Handeln ableiten. Dem Autonomieprinzip folgend, findet vor der Behandlung eine umfassende Aufklärung des Patienten über Krankheitsbild, Behandlungsmöglichkeiten, mögliche Auswirkungen usw. statt, durch welche dieser in die Lage versetzt werden soll, selbstbestimmt und verantwortlich über die nächsten Schritte zu entscheiden (*Informed Consent*). Für einen gültigen *Informed Consent* sind 4 Voraussetzungen erforderlich: (1) Der Patient muss die für seine Entscheidung notwendigen Informationen erhalten (Informationsvermittlung), (2) er muss diese verstehen (Informationsverständnis), (3) er muss ohne Zwang entscheiden können (freie Entscheidung) und (4) aufgrund psychischer Fähigkeiten zu einer autonomen Entscheidung in der Lage sein (Einwilligungsfähigkeit). Insbesondere bei psychisch Kranken mit einer akuten Symptomatik kann die Entscheidungs- und Einwilligungsfähigkeit aufgrund eingeschränkten Verstehens und Urteilens eingeengt sein. An dieser Stelle gilt es daher zu prüfen, ob der Patient einwilligungsfähig ist. Dabei ist der aktuelle psychopathologische Zustand des Patienten entscheidend, weniger die psychiatrische Diagnose [552]. Grundsätzlich gilt, dass eine amtsärztliche Einweisung, eine gerichtliche Unterbringung oder körperliche Freiheitsbeschränkungen eines Patienten Zwangsmaßnahmen bedeuten, die nur durch eine Notsituation, d. h. durch konkrete Gefahren gegenüber der eigenen oder einer dritten Personen gerechtfertigt scheinen. Dennoch stellen Zwangsmaßnahmen immer einen schwerwiegenden Eingriff in die Persönlichkeitsrechte eines Menschen dar [1]. Zu Begriffsklärung, Übersicht über die Rechtssituation sowie Algorithmus zur Beurteilung der Einwilligungsfähigkeit psychisch kranker Menschen wird auf weiterführende Literatur verwiesen [553–556].

4.2 Sozialrechtliche Rahmenbedingungen

Im folgenden Abschnitt erfolgt eine grobe Skizzierung der sozialrechtlichen Rahmenbedingungen in Deutschland, die für die Versorgung von schwer psychisch kranken Menschen von Bedeutung sind.

Wichtige gesetzliche Grundlage bildet das **deutsche Sozialgesetzbuch** [558], in dem u. a. wesentliche Bereiche im Rahmen der Behandlung, Rehabilitation und weiterer Hilfen für Menschen mit psychischen Erkrankungen geregelt sind (◘ Tab. 4.2). Aufgabe der *gesetzlichen Krankenversicherung* ist es, die Gesundheit der Versicherten zu erhalten, wiederherzustellen oder ihren Gesundheitszustand zu bessern (§ 1 SGB V). Alle Versicherten haben grundsätzlich den gleichen Leistungsanspruch, dessen Umfang im fünften Buch des Sozialgesetzbuches (SGB V) festgelegt und durch § 12 Abs. 1 SGB V begrenzt ist. Danach müssen die Leistungen

Tab. 4.2 Überblick über Rehabilitationsträger und Leistungszuständigkeiten. (Nach BAR[1]) [557]

Rehabilitationsträger	Leistungen zur medizinischen Versorgung	Leistungen zur Teilhabe am Arbeitsleben	Leistungen zur Teilhabe am Leben in der Gemeinschaft
Gesetzliche Krankenversicherung Sozialgesetzbuch (SGB) V	z. B. ambulante und stationäre Krankenbehandlung, Arznei- und Heilmittel, Soziotherapie		
Gesetzliche Rentenversicherung SGB VI	z. B. ambulante oder stationäre medizinische Rehabilitation	z. B. Umschulungs- und Fortbildungsmaßnahmen, Haushaltshilfe, Rehabilitationsnachsorge	
Bundesagentur für Arbeit (Arbeitsförderung SGB III, Grundsicherung für Arbeitssuchende SGB II)		z. B. berufsvorbereitende Maßnahmen, Vermittlungsunterstützung, Berufsbildungswerke, Ausbildungszuschüsse	
Gesetzliche Unfallversicherung SGB VII	Stabilisierungsmaßnahmen und notwendige Weiterbehandlung, z. B. durch Ergo- und Psychotherapie	z. B. Qualifizierungsmaßnahmen, Entgeldersatzleistungen	z. B. Kraftfahrzeug- oder Wohnungshilfe
Alterssicherung der Landwirte (ALG)	Ambulante oder stationäre medizinische Rehabilitation		
Träger der Kriegsopferversorgung und der Kriegsopferfürsorge[2]	z. B. Krankenhilfe	z. B. Berufsvorbereitung, berufliche Aus- und Weiterbildung, Übergangsgeld	z. B. Hilfe zur Weiterführung des Haushaltes und zur Pflege, Wohnungshilfe
Träger der öffentlichen Jugendhilfe SGB XIII	z. B. sozialpädagogische Familienhilfe	z. B. Jugendarbeit	z. B. gemeinsame Wohnformen für Eltern und Kinder, Hilfe zur Erziehung, soziale Gruppenarbeit
Träger der Sozialhilfe SGB XII	z. B. Hilfen zur Gesundheit	Eingliederungshilfe, z. B. Hilfen zur Ausbildung	Eingliederungshilfe, z. B. Hilfen zur Weiterführung des Haushalts
Freiwillige Leistungen der Städte, Landkreise oder des Landes			

[1] BAR: Bundesarbeitsgemeinschaft für Rehabilitation
[2] Träger der Kriegsopferversorgung und der Kriegsopferfürsorge im Rahmen des Rechts der sozialen Entschädigung bei Gesundheitsschäden

ausreichend, zweckmäßig und wirtschaftlich sein und dürfen das Maß des Notwendigen nicht überschreiten. Die Aufgaben der Gesetzlichen Krankenversicherung werden nach Maßgabe des SGBV von den Krankenkassen wahrgenommen. Leistungen der gesetzlichen Krankenversicherung umfassen z. B. Maßnahmen der Prävention und Selbsthilfe, Leistungen zur Behandlung einer Krankheit (ärztliche Behandlung einschließlich Psychotherapie, zahnärztliche Behandlung, Versorgung mit Arzneimitteln, Heil- und Hilfsmitteln, häusliche Krankenpflege, Haushaltshilfe, Soziotherapie) sowie Leistungen zur medizinischen Rehabilitation, insofern diese dazu dienen, eine Behinderung oder Pflegebedürftigkeit abzuwenden, zu beseitigen oder zu minimieren. Es gelten die Prinzipien »ambulant vor stationär« sowie »Rehabilitation vor Pflege«.

Die *gesetzliche Rentenversicherung* (GRV) hat ihre Grundlage im Sechsten Buch (SGB VI). Neben Leistungen im Alter (Altersrente), bei verminderter Erwerbsfähigkeit und im Todesfall (Hinterbliebenenrente) erbringen die Träger der GRV auch Leistungen im Rahmen der medizinischen und beruflichen Rehabilitation, wenn diese zur Wiederherstellung bzw. Verbesserung der Erwerbsfähigkeit und Teilhabe am Arbeitsleben dienen. Vor Erreichen des Renteneintrittsalters gilt der Grundsatz »Rehabilitation vor Rente«. Neben der Grundsicherungsleistung für erwerbsfähige Hilfebedürftige nach *SGB II* (Arbeitslosengeld) werden im Zweiten Buch auch Maßnahmen zur Eingliederungshilfe (z. B. Trainingsmaßnahmen, Mobilitätshilfen, Erstattung von Bewerbungskosten, Finanzierung von Umschulungen, Mithilfe bei der Organisation und Finanzierung der Kinderbetreuung) und Arbeitsvermittlung geregelt.

Ebenfalls durch die *Bundesagentur für Arbeit* erbrachte Leistungen sind im *SGB III (Arbeitsförderung)* festgehalten und umfassen neben der Berufsberatung und Ausbildungs- sowie Arbeitsvermittlung Maßnahmen zur Förderung der Teilhabe behinderter Menschen am Arbeitsleben.

Mithilfe der *gesetzlichen Unfallversicherung* sollen Arbeitsunfälle, Berufskrankheiten und arbeitsbedingte Gesundheitsgefahren verhütet und nach Eintritt von Arbeitsunfällen oder Berufskrankheiten die Gesundheit und die Leistungsfähigkeit der Versicherten mit allen geeigneten Mitteln wiederhergestellt werden. Grundlage hierfür bildet das Siebte Buch des Sozialgesetzbuches (SGB VII). Daneben schafft die Berufskrankheitenverordnung (BKV) eine wichtige rechtliche Grundlage bei Berufskrankheiten. Träger sind gewerbliche und landwirtschaftliche Berufsgenossenschaften sowie verschiedene Unfallkassen. Leistungen der gesetzlichen Unfallversicherung umfassen im Wesentlichen medizinische und berufsfördernde Leistungen zur Rehabilitation sowie Lohnersatz- bzw. Entschädigungsleistungen in monetärer Form. Sach- und Dienstleistungen betreffen insbesondere ambulante und stationäre ärztliche Behandlungen, häusliche Krankenpflege, Haushaltshilfe, Teilhabeleistungen sowie Heil- und Hilfsmittel. Im Gegensatz zur kassenärztlichen Versorgung ist die freie Arztwahl durch den Versicherten stark eingeschränkt; Erstbehandlungen werden in der Regel durch einen Durchgangsarzt durchgeführt.

Unter *Jugendhilfe (SGB VIII)* werden in Deutschland alle Leistungen und Aufgaben öffentlicher und freier Träger (Jugendämter bzw. Jugend- und Wohlfahrtsverbände) zur Unterstützung von Kindern und Jugendlichen unter 27 Jahren und deren Familien zusammengefasst. Leistungen umfassen neben der Jugend- und Jugendsozialarbeit sowie der Förderung und Erziehung in der Familie und in Tageseinrichtungen unterschiedliche Hilfen zur Erziehung (z. B. Erziehungsberatung, Vollzeitpflege, Sozialpädagogische Familienhilfe, Heimerziehung) und Eingliederungshilfen für seelisch behinderte Kinder und Jugendliche bzw. von seelischer Behinderung bedrohte Kinder und Jugendliche. Weitere Aufgaben der Jugendhilfe stellen beispielsweise die Übernahme von Beistands-, Vormund- und Pflegschaften für Minderjährige, die Inobhutnahme bei Kindswohlgefährdung sowie die Mitwirkung am Familien- und Vormundschaftsgericht dar. Leistungen der öffentlichen Jugendhilfe unterliegen dem Grundsatz des Nachrangs, d. h. zuvor wird die Zuständigkeit anderer relevanter Träger geprüft. Zudem sind Verpflichtungen unterhaltspflichtiger Angehöriger zu berücksichtigen.

Unter bestimmten Voraussetzungen erhalten psychisch kranke Menschen Leistungen zur Teilhabe und andere Hilfen aus Mitteln der *Sozialhilfe*, deren Vorschriften im *Zwölften Buch (SGB XII)* geregelt sind. Auch hier besteht der Grundsatz der

Nachrangigkeit der Leistungen gegenüber anderen Ansprüchen. Formen der Sozialhilfe umfassen persönliche Hilfen sowie Sach- oder Geldleistungen. Möglich sind Hilfen zur Gesundheit entsprechend den Vorschriften der Gesetzlichen Krankenversicherung, Eingliederungshilfen zur medizinischen Rehabilitation, zur Teilhabe am Arbeitsleben und zur Teilhabe am Leben in der Gemeinschaft sowie Hilfen zur Pflege. Zudem werden im SGB XII Hilfen zur Überwindung besonderer sozialer Schwierigkeiten, z. B. bei Wohnungslosigkeit, Suchtproblemen oder zur Wiedereingliederung nach einem Gefängnisaufenthalt definiert.

Die *soziale Pflegeversicherung*, vgl. *Elftes Buch (SGB XI)*, hat die Aufgabe, Pflegebedürftigen Hilfe zu leisten, die wegen der Schwere der Pflegebedürftigkeit auf solidarische Unterstützung angewiesen sind (§ 1 SGB XI). Träger sind die Pflegekassen. Leistungen umfassen verschiedenste Dienst-, Sach- und Geldleistungen für den Bedarf an Grundpflege und hauswirtschaftlicher Versorgung sowie Kostenerstattung. Im Rahmen der ambulanten Versorgung bei häuslicher Pflege können hierbei Pflegesachleistungen, Pflegegeld, Pflegehilfsmittel und wohnumfeldverbessernde Maßnahmen betroffen sein. Zudem erbringt die Pflegversicherung Leistungen im Bereich von Kurzzeitpflege, Tages- oder Nachtpflege und vollstationärer Pflege.

Das *Neunte Buch (SGB IX)* enthält die Vorschriften für die *Rehabilitation und Teilhabe behinderter Menschen* und hat den Zweck, die Selbstbestimmung und gleichberechtigte Teilhabe am Leben in der Gesellschaft für Behinderte und für von Behinderung bedrohte Menschen zu unterstützen. Geregelt sind Leistungen zur medizinischen Rehabilitation, zur Teilhabe am Arbeitsleben, unterhaltssichernde und andere ergänzende Leistungen sowie Leistungen zur Teilhabe am Leben in der Gemeinschaft. Rehabilitationsträger umfassen alle bisher benannten Träger, wie die gesetzlichen Krankenkassen, die Bundesagentur für Arbeit oder die Träger der gesetzlichen Unfallversicherung. Unter § 22 SGB IX sind beispielsweise auch die Aufgaben der Gemeinsamen Servicestellen festgehalten. In *Teil 2* werden *besondere Regelungen zur Teilhabe schwerbehinderter Menschen* beschrieben, die auch psychisch kranken Menschen Leistungen zur Teilhabe bieten können. Als schwerbehindert gelten Personen, bei denen längerfristige Funktionseinschränkungen bestehen und der Grad der Behinderung auf mindestens 50 % geschätzt wird. Eine Anerkennung der Schwerbehinderung erfolgt über das Versorgungsamt sowie über ein ärztliches Begutachtungsverfahren. Grundlage der Schweregradeinschätzung bei psychischen Erkrankungen ist das Ausmaß der sozialen Anpassungsschwierigkeiten. Regelungen des Schwerbehindertenrechts umfassen z. B. besondere Bedingungen des Kündigungsschutzes, die Gewährung von Nachteilsausgleich in Zusammenhang mit der Erwerbstätigkeit (z. B. durch Zusatzurlaub), begleitende Hilfen zur Teilhabe am Arbeitsleben, Integrationsprojekte zur Beschäftigung schwerbehinderter Menschen auf dem allgemeinen Arbeitsmarkt und Integrationsfachdienste mit den Aufgaben von Beratung, Unterstützung und Vermittlung schwerbehinderter Menschen (▶ Abschn. 4.4). An anderer Stelle sind z. B. auch Pflichten der Arbeitgeber zur Beschäftigung schwerbehinderter Menschen beschrieben. Träger der Leistungen nach Teil 2 SGB IX sind die Integrationsämter.

Darüber hinaus existieren weitere rechtliche Grundlagen, die ebenfalls für die Versorgung von Menschen mit schweren psychischen Störungen von Relevanz sein können. Zum versicherten Personenkreis der *Altersversicherung der Landwirte* zählen Landwirte sowie mitarbeitende Familienangehörige. Das Leistungsspektrum umfasst Leistungen zur medizinischen Rehabilitation sowie sonstige und ergänzende Leistungen (Betriebs- oder Haushaltshilfe), um den Auswirkungen einer Krankheit oder einer körperlichen, geistigen oder seelischen Behinderung auf die Erwerbsfähigkeit der Versicherten entgegenzuwirken oder sie zu überwinden und dadurch möglichen Beeinträchtigungen der Erwerbsfähigkeit zu begegnen (§ 7 ALG, Altersversicherung der Landwirte). Auf die *Kriegsopferversorgung* und *Kriegsopferfürsorge* sei hier lediglich verwiesen (Kriegsopferfürsorge).

- **Trends und Entwicklungen in der psychiatrischen Versorgung**

Im Rahmen der Weiterentwicklung der psychiatrischen Versorgungsstrukturen bilden die gesetzlichen Rahmenbedingungen eine wesentliche Grundlage. In den letzten Jahren sind zahlreiche

Neuerungen entstanden, die neben Entstigmatisierung und Gleichstellung die Versorgung psychisch kranker und seelisch behinderter Menschen deutlich verbessern konnten. Beispielhaft benannt werden sollen an dieser Stelle das »*Gesetz über die Berufe des Psychologischen Psychotherapeuten und des Kinder- und Jugendlichenpsychotherapeuten, zur Änderung des Fünften Buches Sozialgesetzbuch und anderer Gesetze*« vom 16.06.1998, mit dessen Inkrafttreten die Berufe des Psychologischen Psychotherapeuten und des Kinder- und Jugendlichenpsychotherapeuten in die kassenärztliche Versorgung mit integriert wurden. Mit der Änderung des § 118 SGB V und dem *Ausbau von Psychiatrischen Institutsambulanzen* konnte die ambulante wohnortnahe Versorgung erweitert werden. Von Bedeutung waren auch die Veränderung des Betreuungsrechts durch das Gesetz zur Reform des Rechts der Vormundschaft und Pflegschaft für Volljährige (*Betreuungsgesetz – BtG*) vom 12.09.1990 und die Neuerung durch den Anspruch auf *Soziotherapie*, der in §§ 37a in Verbindung mit 132b SGB V vom 01.01.2002 geregelt ist und insbesondere schwer psychisch kranken Menschen, die nicht in der Lage sind, notwendige Leistungen selbstständig in Anspruch zu nehmen, den Zugang zu einer koordinierten und bedarfsgerechten Versorgung erleichtern soll (vgl. [559]). Mit dem seit 01.01.2008 bestehenden Rechtsanspruch behinderter und von Behinderung bedrohter Menschen auf Leistungen in Form des *Persönlichen Budgets* (§ 17 Abs. 2 bis 4 SGB IX) hat sich die Möglichkeit der Eigenverantwortung im Umgang mit Teilhabeleistungen erweitert. Die Betroffenen können damit selbst über Einsatzmodalitäten der ihnen zustehenden Mittel unter Berücksichtigung von Zielvereinbarungen entscheiden (im Rahmen eines trägerübergreifenden Budgets können weitere SGB V-Leistungen neben der medizinischen Rehabilitation einbezogen werden). Nach § 17 Abs. 2 Satz 1 SGB IX sind sowohl Leistungen zur medizinischen Rehabilitation, Leistungen zur Teilhabe am Arbeitsleben als auch zur Teilhabe am Leben in der Gemeinschaft budgetfähig (Bundesarbeitsgemeinschaft für Rehabilitation). Mit dem Gesundheitsreformgesetz 2000 wurde die Möglichkeit der sog. *Integrierten Versorgung* eingeführt. Ziel war eine Überwindung der einzelnen Versorgungssektoren (ambulant, stationär, Rehabilitation) und Unterstützung einer Zusammenarbeit interdisziplinär fachübergreifender Versorgungseinrichtungen bei Erhöhung der Wirtschaftlichkeit und einer verbesserten Koordination und Kontinuität in der Behandlung [560;561].

2004 wurde durch die Techniker Krankenkasse ein Projekt zur Integrierten Versorgung (§§ 140a ff. SGB V) in Mecklenburg Vorpommern, das »**Psychiatrisch-Psychotherapeutisches Netzwerk**«, angestoßen [562]. Der Versorgungsansatz in Kooperation mit regionalen Kliniken umfasst eine die verschiedenen Leistungssektoren (ambulant, teilstationär, vollstationär, rehabilitativ) übergreifende Behandlung von Patienten mit Schizophrenien und affektiven Störungen. Die Teilnahme der Patienten an diesem Projekt ist freiwillig; Zugangsmöglichkeiten erfolgen entweder über die akute Vorstellung in der Klinik oder im Rahmen einer Beratung durch den Fallmanager der Krankenkasse. Die Finanzierung erfolgt über indikationsspezifische Fallpauschalen. Innerhalb von zwei Jahren zeigte sich tendenziell ein Rückgang der Verweildauern und der Anzahl vollstationärer Behandlungen zugunsten teilstationärer oder ambulanter Behandlungen sowie eine allgemeine Fallkostenreduktion. 2008 wurde vorerst partiell die Schnittstelle zu niedergelassenen Ärzten neu gestaltet, um den Patienten auch hier einen nahtlosen Übergang in die ambulante Weiterbehandlung zu erleichtern.

Im Kreis Steinburg (Schleswig-Holstein) wurde im Rahmen eines Modellprojektes ein **Regionales Budget für den klinisch psychiatrischen Bereich** (RPB) erprobt. Ein auf fünf Jahre festgeschriebenes Budget ist dabei mit einer umfassenden Flexibilisierung der Behandlungsmodalitäten und des Behandlungsortes sowie der Sicherstellung von Behandlungskontinuität verbunden [563;564]. In einer gesundheitsökonomischen Analyse der Auswirkungen des Regionalen Psychiatriebudgets im Rahmen einer nichtrandomisierten kontrollierten Studie wurden Daten von 502 Patienten (258 Patienten der Modellregion sowie 244 Patienten einer Kontrollregion) berücksichtigt. Nach 18 Monaten zeigte sich eine Senkung stationärer Behandlungskosten ohne sichtbare Einschränkungen der Versorgungsqualität. Die institutsambulante und teilstationäre Behandlung wurde in der Modellregion intensiviert. Das Funktionsniveau in der Patientengruppe mit schizophrenen Störungen besserte sich in der Modellregion signifikant. Hinsichtlich krankheitsspezifischer Zielgrößen fanden sich keine Unterschiede zwischen beiden Untersuchungsregionen. Betrachtet man die Gesamtheit aller anfallenden psychiatrischen Behandlungskosten zu diesem Zeitpunkt, die pro Patient und 6-Monate-Zeitraum erhoben wurden, ist in der Modellregion tendenziell ein stärkerer Rückgang zu beobachten. Innerhalb der Personengruppe mit einer Erkrankung des schizophrenen Formenkreises war der Effekt signifikant [565]. Auch nach 3,5 Jahren ließen sich tendenzielle Kostenvorteile bei weiterhin verbessertem Funktionsniveau in der Gesamtstichprobe des RPB beobachten [566].

Derzeit wird eine Studie zur **Evaluation Integrierter Versorgung psychisch Kranker in Berlin-Brandenburg, Niedersachsen und Bremen** durchgeführt. In diesem von bestimmten Krankenkassen finanzierten Modell werden entsprechend der gesetzlichen Regelungen der §§ 140a ff. SGB V die Anbieter therapeutischer Leistungen zu einer Versorgungsstruktur vernetzt. Die Patienten werden durch den behandelnden Psychiater eingeschlossen und erhalten rasch einen Bezugstherapeuten (ambulante psychiatrische Pflege oder Soziotherapeut). Durch Vernetzung mit Hausärzten, Sozialpsychiatrischen Diensten, Krisendiensten, niedergelassenen Psychotherapeuten, Soziotherapeuten und ambulanten Pflegediensten soll für schwer psychisch kranke Menschen eine niederschwellige komplexe Versorgung gewährleistet werden, die bei entsprechender Strukturiertheit, regelmäßigen Besprechungen, gemeinsamer Abstimmung und bedarfsweisen Hausbesuchen durchaus auch Kriterien multidisziplinärer gemeindepsychiatrischer Teams entspricht (▶ Kap. 3.2.2). Die Ergebnisse der wissenschaftlichen Evaluation, die im Wesentlichen eine Prä-post-Auswertung und gesundheitsökonomische Analyse aus Sicht der Kostenträger ist, liegen noch nicht abschließend vor.

Im Rahmen eines 1995 eingerichteten **Modellprojektes »Ambulante Rehabilitation psychisch Kranker« der Spitzenverbände der gesetzlichen Krankenkassen** wurde untersucht, inwieweit **ambulante Soziotherapie** als ergänzende Leistung zur medizinischen Versorgung nach § 43 SGB V die ambulante Rehabilitation der Betroffenen verbessern kann. Wichtige Rehabilitationsziele waren dabei auf die Bereiche Arbeit und Tagesstrukturierung, Aufnahme und Gestaltung sozialer Beziehungen, Selbstsorge sowie auf den Umgang mit der psychischen Erkrankung gerichtet. Eingeschlossen wurden Patienten mit schweren und chronifizierten Krankheitsverläufen, vor allem Patienten mit einer Schizophrenie aus einer sozialpsychiatrischen Nervenarztpraxis sowie 2 Verbünden von Hilfsangeboten für psychisch kranke Menschen. In einer Vorher-Nachher-Auswertung wurden ein deutlicher Einspareffekt hinsichtlich stationärer Behandlungen, eine Verbesserung des sozialen Funktionsniveaus sowie eine deutliche Reduktion psychosozialer Belastungsfaktoren angegeben. Aufgrund der methodischen Limitationen sind Aussagen hinsichtlich der Wirksamkeit allerdings nur äußerst begrenzt möglich [567]. In dem vorgelegten Band wird dargestellt, »dass Soziotherapie inhaltlich und formal von anderen Therapieformen ebenso wie von Maßnahmen der Sozialhilfe abgrenzbar ist. Das Spezifische von Soziotherapie liegt nicht in der Besonderheit der Hilfen, sondern darin, dass die Hilfen als integraler Bestandteil einer ärztlich verantworteten Komplexleistung, auf ein definiertes Ziel ausgerichtet und in einem Behandlungsplan festgeschrieben sind.« ([567], S. 7). Angemerkt sei an dieser Stelle, dass Soziotherapie per se nicht mit Case Management gleichzusetzen ist. Weder kann Case Management allein über Soziotherapeuten abgewickelt werden, noch sind Soziotherapeuten als Instrument für die Durchführung von Case Management anzusehen. Soziotherapie stellt einen zentralen Baustein einer integrierten Komplexleistung dar. Durch die Verordnung von Soziotherapie und ambulant psychiatrischer Pflege sowie die Verknüpfung mit weiteren Leistungen bietet sich dem niedergelassenen Facharzt die Möglichkeit zu einer komplexen Behandlungsleistung im häuslichen Setting (▶ Kap. 3.2.3, Ambulante Soziotherapie).

Im komplexen **»Hamburger Modell«** wird eine enge Verzahnung von stationären Einrichtungen und ambulanten Diensten (einschließlich Fachärzten) durch ein Assertive-Community-Treatment-Team der Institutsambulanz sichergestellt. Die medizinische und finanzielle Verantwortung für die Behandlung übernimmt dabei das Universitätskrankenhaus Hamburg-Eppendorf. Erste Evaluationsergebnisse zeigen eine 11-fache Intensität der Behandlung im Vergleich zur Standardbehandlung sowie einen deutlichen Anstieg im Anteil der Patienten, die eine Psychotherapie in Anspruch nahmen [568].

Seit 2009 haben verschiedene Träger ambulanter psychiatrischer Behandlungsangebote mit der Techniker Krankenkasse unter der Bezeichnung »**Netzwerk Psychische Gesundheit**« (NWpG) Verträge zur Integrierten Versorgung von Menschen mit psychischen Erkrankungen abgeschlossen. Inhalte der Verträge sind vor allem die Koordination und die Erbringung aufsuchender ambulanter psychiatrischer Behandlungs- und Betreuungsleistungen durch mobile multiprofessionelle Teams unter fachärztlicher Leitung. Zu den Leistungen gehören das Fallmanagement, die Erbringung aufsuchender medizinischer, therapeutischer und pflegerischer psychiatrischer Leistungen sowie eine umfassende Krisenversorgung außerhalb des Krankenhaussettings. Als zentrale Grundlage für eine adäquate Erbringung dieser Leistungen wird eine enge Vernetzung sowohl der professionellen (Psychiater, Psychologen, Sozialarbeiter, Fachpfleger, Ergotherapeuten, Physiotherapeuten) als auch der nichtprofessionellen (Betroffene, Angehörige, Betreuer) Akteure des Behandlungsprozesses betrachtet. Die Leistungsvergütung im Rahmen der NWpG-IV-Verträge erfolgt über fallbezogene Pauschalbeträge (Kopfpauschale). Zentrales Ziel der NWpGIV-Verträge ist die Überwindung struktureller und organisatorischer Defizite der ambulanten psychiatrischen Versorgung und dadurch eine Verbesserung der Wirksamkeit und der Effizienz psychiatrischer Behandlung.

Auf andere aktuellere Studien, die sich auf Menschen mit Störungsbildern beziehen, die nicht originär die Kriterien einer schweren und chronischen psychischen Störung erfüllen (wie z. B. das PRoMPT-Projekt mit Patienten mit einer Major Depression oder ein Forschungsprojekt zur »Soziotherapie bei Müttern mit depressiven Erkrankungen«) sei an dieser Stelle lediglich hingewiesen.

4.3 Sozialpsychiatrische Behandlung und Rehabilitation

4.3.1 Ambulante Behandlung und Rehabilitation schwer psychisch kranker Menschen

In Abbildung 4.2 werden ambulante Versorgungsangebote für Menschen mit schweren psychischen Störungen skizziert, die als kurative Behandlungsleistungen oder Krankenbehandlung, Beratungsangebote oder Leistungen zur medizinischen Rehabilitation angeboten werden (◘ Abb. 4.2).

Basis für diese Übersicht bilden:
- die Arbeitshilfe für die Rehabilitation und Teilhabe psychisch kranker und behinderter Menschen der Bundesarbeitsgemeinschaft für Rehabilitation [557] sowie
- das Buch Psychiatrische Versorgung und Rehabilitation [543].

Beispiele für neue Entwicklungen in der gemeindepsychiatrischen Versorgung unter Berücksichtigung der in der vorliegenden Leitlinie behandelten Interventionen

Trotz erschwerter Finanzierungsvoraussetzungen gibt es in Deutschland erfolgreiche **aufsuchende multiprofessionelle Behandlungsangebote für Menschen mit schweren psychischen Erkrankungen** in akuten Krankheitsphasen und darüber hinaus (◘ Tab. 4.3). Solche Versorgungsangebote orientieren sich an den in der internationalen Literatur beschriebenen gemeindepsychiatrischen multiprofessionellen Versorgungsformen (▶ Kap. 3.2.2), sie können durch die sog. Integrierte Versorgung begünstigt werden. Ein Beispiel ist das Netzwerk Psychische Gesundheit (TK, Dachverband Gemeindepsychiatrie), welches in mehr als 10 Städten/Kreisen in Deutschland angeboten wird und gemeindepsychiatrische Leistungsanbieter einbezieht. Auch sog. Home-Treatment-Ansätze sind erwähnenswert. Mit dem Modell der **Integrativen Psychiatrischen Behandlung am Alexianer Krankenhaus in Krefeld** wird eine Krankenhausbehandlung ohne Bett realisiert, die eine ortsgebundene personenzentrierte und multiprofessionelle Komplexleistung zur Verfügung stellt [572]. Es gibt ähnliche Modelle an anderen Orten [573];[574].

Die Versorgungsstruktur des **Arbeitsbereiches Psychosen des Universitätsklinikums Hamburg-Eppendorf** (UKE) hält neben anderen Versorgungseinrichtungen – etwa einer Psychosespezialambulanz oder tagesklinischen und stationären Behandlungsplätzen – auch ein **Assertive-Community-Treatment-Team (ACT)** für die Versorgung psychotischer Patienten bereit [160]. Die einzelnen Versorgungseinheiten sind eng vernetzt, u. a. mit niedergelassenen Psychiatern sowie mit außeruniversitären Behandlungseinrichtungen. Ziel ist eine integrierte Versorgung dieser Patienten unter Gewährleistung von Behandlungskontinuität und Erhalt des gewohnten sozialen Umfeldes. Das *Hamburger Modell* zielt in erster Linie auf eine Akutbehandlung und Krisenintervention der Patienten zu Hause, leistet darüber hinaus jedoch auch intensive Nachsorge nach einer stationären Behandlung und bietet Unterstützung bei drohenden Rückfällen an. Eine Besonderheit des Modells liegt in seiner störungsspezifischen Behandlung von ausschließlich psychotischen Patienten. ACT erwies sich im Rahmen einer Untersuchung gegenüber herkömmlicher Versorgung in einem 12-Monate-Zeitraum hinsichtlich krankheitsassoziierter Zielgrößen wie Symptomschwere, globales Funktionsniveau und Lebensqualität als überlegen. Die Patienten in der Experimentalgruppe blieben länger in Behandlung, waren mit der vorgehaltenen Behandlung zufriedener, zeigten eine höhere Compliance hinsichtlich der medikamentösen Behandlung und erreichten eine bessere Adaptation in den Bereichen Arbeit und Wohnen [575].

Das **Atriumhaus in München-Süd** ermöglicht in seiner Funktion als gemeindeintegriertes Krisen- und Behandlungszentrum flexibel abgestufte ambulante, mobile, teilstationäre und stationäre Behandlungen für Menschen mit psychischen Erkrankungen. Die Ambulanz definiert sich über verschiedene Schwerpunkte: Ein Krisentelefondienst ermöglicht eine Rund-um-die-Uhr-Erreichbarkeit therapeutischer Ansprechpartner, eine ambulante Krisenbehandlung ermöglicht die Versorgung aller Krisen- und Notfallpatienten über 24 Stunden an 7 Tagen der Woche. Die mobile Hilfe in akuten Krisensituationen wird ergänzt durch Hausbesuche in Fällen, in denen Patienten das Aufsuchen psychiatrischer Einrichtungen beharrlich ablehnen, um Patienten den Übergang von einer stationären Behandlung in das vertraute Umfeld leichter zu gestalten oder Hilfsangebote möglichst genau auf individuelle Hilfebedarfe abzustimmen. Im Jahr 2006 führten die Mitarbeiter mehr als 600 Hausbesuche durch. Davon wurden 73 Patienten ausschließlich aufsuchend behandelt; einige von ihnen vorübergehend in akuten Krisen, und andere Patienten auch über einen längeren Zeitraum [576].

- **Exkurs: Case Management in Deutschland**

Die kontinuierliche Veränderung des psychiatrischen Versorgungssystems als Folge der Psychiatrie-Enquete ließ eine Vielzahl neuer Möglichkeiten der Versorgung von psychisch Kranken entstehen. Dabei blieben insbesondere die schwer und chronisch kranken Patienten oft auf sich selbst gestellt und damit überfordert, aus der vielgestaltigen Angebotslandschaft die geeigneten Hilfen in Anspruch zu nehmen [577]. So hat sich auch in Deutschland der Ansatz des Case Management sukzessive als ein innovatives Konzept etabliert, wenngleich die Situation insgesamt noch wenig übersichtlich ist. Es gibt keine Untersuchungen über die Verbreitung von Case Management, und in den einzelnen Anwendungsfeldern gibt es beträchtliche

4.3 · Sozialpsychiatrische Behandlung und Rehabilitation

Ambulante ärztliche und nichtärztliche Versorgungsleistungen	
Hausärzte, insbesondere Fachärzte für Allgemeinmedizin und hausärztlich tätige Internisten sowie niedergelassene praktische Ärzte	bilden vielfach eine erste Anlaufstelle für psychisch Kranke und sind auch an der Diagnostik und Behandlung schwer und chronisch psychisch Kranker beteiligt. Hausärzte können u. a. durch entsprechende Überweisungen für eine hilfreiche Weichenstellung im Versorgungssystem sorgen und ggfs. eine somatische und medikamentöse Begleitbehandlung durchführen. Zudem können Hausärzte bis zu 3 Stunden Soziotherapie sowie häusliche und psychiatrische (nach Diagnosesicherung durch einen Facharzt) Krankenpflege verordnen.
Niedergelassene Fachärzte, insbesondere Fachärzte für Psychiatrie und Psychotherapie bzw. Nervenheilkunde sowie für Psychosomatische Medizin und Psychotherapie	bieten insbesondere Diagnostik, Beratung der Patienten und ihrer Angehörigen, Einzel- und Gruppengespräche, Pharmakotherapie, Psychotherapie, Notfallbehandlungen und Kriseninterventionen an. Sie sind beteiligt bei der Erstellung von Hilfeplänen und haben die Möglichkeit zur Verordnung von Ergotherapie, ambulanter Soziotherapie und häuslicher Krankenpflege. Fachärzte erstellen gutachterliche Stellungnahmen sowie Indikationen für ggfs. notwendige Zuweisungen zu Psychotherapie, Krankenhausbehandlung oder Rehabilitationsleistungen. Die Feststellung einer längerfristigen Arbeitsunfähigkeit ist durch Fachärzte möglich. Eine Besonderheit stellen **sozialpsychiatrische Schwerpunktpraxen** dar, die mit Anbietern anderer gemeindepsychiatrischer Angebote (z. B. Sozialpsychiatrische Dienste, ergotherapeutische Praxen, psychiatrische Pflegedienste) vernetzt sind. Für schwer psychisch kranke Menschen, die oft eine **Komplexleistung sowie eine aufsuchende Behandlung** benötigen, können vom Facharzt zusätzliche Dienstleistungen herangezogen und koordiniert werden oder eine Überweisung an eine Psychiatrische Institutsambulanz erwogen werden.
Psychiatrische Institutsambulanzen	sind oft an psychiatrischen Kliniken, an psychiatrisch-psychotherapeutischen Abteilungen von Allgemeinkrankenhäusern oder Universitätskliniken sowie an Zentren für Psychiatrie angegliedert und durch die Tätigkeit multiprofessioneller Teams geprägt. Das krankenhausnahe Versorgungsangebot soll sich an Kranke richten, die aufgrund der Art, Schwere und Dauer ihrer Erkrankung von anderen Versorgungsangeboten unzureichend erreicht werden. Die Behandlung richtet sich an diejenigen Personen mit psychischen Krankheiten und der Besonderheit eines chronischen oder chronisch rezidivierenden Verlaufes, welche eine langfristige kontinuierliche Behandlung benötigen (§ 118 SGB V). Dazu gehören insbesondere Patienten mit einer Erkrankung aus dem schizophrenen Formenkreis, Patienten mit lang andauernden und therapieresistenten affektiven Störungen und Persönlichkeitsstörungen oder mit schweren komorbiden Verläufen einer Abhängigkeitserkrankung sowie gerontopsychiatrischen Störungen. Ziel ist die Vermeidung oder Verkürzung von stationären Aufnahmen und die Optimierung von Behandlungsabläufen, um die soziale Integration der Betroffenen in ihr soziales Umfeld zu stärken.

◘ **Abb. 4.2** Ambulante Behandlung und andere Angebote der ambulanten Behandlung, Beratung und gemeindenahen Versorgung schwer psychisch kranker Menschen

	Leistungsinhalte der psychiatrischen Institutsambulanzen umfassen neben psychopathologischer Befunderhebung und psychiatrisch-psychologisch multimodaler Diagnostik das gesamte Spektrum psychiatrischer, psychotherapeutischer und psychosozialer Therapie einschließlich Psychopharmakotherapie und Psychoedukation. Im Zentrum der Arbeit sollte die Gewährleistung der Behandlungskontinuität stehen. Darüber hinaus wird die Tätigkeit durch Kooperationen mit niedergelassenen Ärzten, Psychologischen Psychotherapeuten und komplementären Einrichtungen sowie ergänzenden Leistungsanbietern und den Einbezug von Bezugspersonen unterstützt. Obwohl psychiatrische Institutsambulanzen krankenhausnah sind, ist explizit auf die Möglichkeit von Regionalambulanzen in Flächenlandkreisen hinzuweisen.
Niedergelassene Psychologische Psychotherapeuten, Kinder- und Jugendlichenpsychotherapeuten, ärztliche Psychotherapeuten	Psychotherapie kann von ärztlichen Psychotherapeuten, Psychologischen Psychotherapeuten und Kinder- und Jugendlichenpsychotherapeuten als Leistung der gesetzlichen Krankenkasse (SGB V) angeboten werden. Diese bieten Diagnostik und psychotherapeutische Einzel- und Gruppenbehandlungen von Patienten, aber auch Krisenintervention an. Als Leistung der gesetzlichen Krankenkasse (SGB V) werden aktuell die Psychoanalyse, die tiefenpsychologisch fundierte Psychotherapie und die Verhaltenstherapie getragen. Es wird zwischen einer Kurzzeittherapie (bis 25 Stunden) und einer Langzeittherapie (u. U. in Abhängigkeit vom Verfahren bis zu 300 Stunden) unterschieden.
Häusliche Pflege für psychisch kranke Menschen	kann in der Wohnung des Klienten oder an einem anderen geeigneten Ort (betreute Wohneinrichtungen oder WfbM) erbracht werden. **Ambulante psychiatrische Pflege** nach HKP-Richtlinien Maßnahme Nr. 27a soll das Selbsthilfepotenzial schwer psychisch kranker Menschen fördern, muss Erfolgsaussicht haben, ist auf eine Dauer von 4 Monaten begrenzt und die Betreuungsintensität muss im Laufe der 4 Monate abnehmen. In begründeten Ausnahmefällen kann eine längere Bewilligung erfolgen. Ziel ist die Verringerung oder Beseitigung der krankheitsbedingten Funktionseinschränkungen und Fähigkeitsstörungen. Durch Behandlungseinsichtsförderung und Beziehungsaufbau, Anleitung zur Alltagsbewältigung und Unterstützung in Krisensituationen sollen Krankenhausbehandlungen verkürzt oder verhindert werden. Eine entsprechende Verordnung ist an bestimmte Diagnosen und Fähigkeitsstörungen gebunden. Suchterkrankungen und Persönlichkeitsstörungen sind Ausschlussdiagnose. Achtung: Ein Überschneidungsbereich zwischen Leistungen der psychiatrischen Krankenpflege sowie der ambulanten Soziotherapie erfordert eine Koordinierung der Leistungen, die am sinnvollsten durch eine koordinierende Bezugsperson erfolgt. Eine gleichzeitige Verordnung ist möglich.

Abb. 4.2 Fortsetzung

	Häusliche Krankenpflege zur Sicherung der ärztlichen Behandlung: Hier können gemäß den HKP-Richtlinien Maßnahmen der Behandlungspflege ohne zeitliche Befristung verordnet werden. Für schwer psychisch kranke Menschen ist die Hilfe bei der Medikamentengabe – insbesondere bei mangelnder Compliance – geeignet, akute Krisen und Krankenhausaufenthalte zu vermeiden. Häusliche Pflege nach SGB XI zur Erbringung von Leistungen der Grundpflege (Körperpflege, Ernährung, Mobilität, hauswirtschaftliche Versorgung): Die Voraussetzung ist das Vorliegen einer Pflegestufe. Ausnahme sind »zusätzliche Betreuungsleistungen bei erheblichem allgemeinem Betreuungsbedarf nach § 45b SGB XI, die auch für nicht eingestufte Klienten erbracht werden können«.
Ambulante Soziotherapie	Seit 01.01.2000 besteht für Fachärzte für Psychiatrie und Psychotherapie bzw. Nervenärzte nach § 37a SGB V die Möglichkeit, Menschen mit schwerer psychischer Erkrankung soziotherapeutische Leistungen bis zu 120 Stunden in 3 Jahren zu verordnen. Dies beschränkt sich aber in der Regel auf Kontakte von maximal einmal wöchentlich. Soziotherapie soll die Koordinierung der verschiedenen Versorgungsleistungen unterstützen und die Betroffenen, die häufig nicht in der Lage sind, bestehende Unterstützungsangebote selbstständig in Anspruch zu nehmen, motivieren. Mit Hilfe von Soziotherapie sollen die Möglichkeiten von Kooperation und vermehrter Abstimmung aller am Behandlungsprozess Beteiligten verbessert werden. So ist in den Empfehlungen zur Soziotherapie die Zugehörigkeit der Leistungserbringer zum → **Gemeindepsychiatrischen Verbund** (Abschn. 4.6) oder vergleichbaren Strukturen geregelt. Darüber hinaus sieht das Leistungsspektrum von Soziotherapie vor, Hilfen in Krisensituationen zur Verfügung zu stellen, beim Aufbau und Erhalt von Tagesstrukturen zu unterstützen, soziale Kompetenzen zu fördern, Arbeit im sozialen Umfeld zu leisten und somit auch Klinikaufenthalte zu vermeiden bzw. zu verkürzen. Leistungserbringer von Soziotherapie sind z. B. Diplom-Sozialarbeiter, Diplom-Sozialpädagogen oder Fachpflegepersonen der Psychiatrie in hauptberuflicher Tätigkeit und mit einem entsprechenden Vertrag mit Leistungsträgern. Leistungsberechtigt sind schwer kranke Menschen, die an psychotischen Störungen mit ausgeprägten Fähigkeitsstörungen leiden. Die Soziotherapie-Richtlinien 2001 des Gemeinsamen Bundesausschusses der Ärzte und Krankenkassen [569] regeln die Voraussetzungen, Krankheitsbilder, Ziele, Anforderungen an die Therapiefähigkeit des Patienten sowie Inhalt und Umfang der Zusammenarbeit des verordnenden Arztes mit dem Soziotherapeuten. Die 2 primären Ziele der ambulanten Soziotherapie sind die Hilfe zur selbstständigen Inanspruchnahme ärztlicher und ärztlich verordneter Leistungen (Anleitung zur Inanspruchnahme und Koordination) und die Vermeidung von Klinikaufnahmen.

◘ Abb. 4.2 Fortsetzung

Ambulante Ergotherapie	ist eine Leistung der Krankenkassen und kann von allen niedergelassenen Ärzten verordnet werden. Die gesetzliche Grundlage bilden im Wesentlichen die Paragrafen 32, 73, 74, 91, 124 und 125 des SGB V. Mittels unterschiedlicher Methoden (→ vgl. Kap. 3.3.4) wird im Rahmen ambulanter Ergotherapie gezielt mit dem Patienten an der Förderung der individuellen Ressourcen und Interessen zur Stabilisierung der seelischen Gesundheit und Lebensqualität gearbeitet. Ambulante Ergotherapie wird in niedergelassenen Praxen angeboten, kann auch in das Angebot von Tagesstätten oder Gemeindepsychiatrischen Zentren eingebunden sein.
Sozialpsychiatrische Dienste (SpDi)	übernehmen zum einen Aufgaben in der Versorgung und Betreuung schwer psychisch kranker Menschen und zum anderen koordinierende Aufgaben im psychiatrischen Hilfesystem. Organisatorisch sind Sozialpsychiatrische Dienste überwiegend an die kommunalen bzw. staatlichen → **Gesundheitsämter** angegliedert. Anbindung und Finanzierung werden jedoch länderspezifisch geregelt. Patientenbezogene Leistungen umfassen niederschwellige Angebote (sozialpsychiatrische Grundversorgung), → **Soziotherapie**, (Abschn. 3.2.3) Beratung sowie Maßnahmen zum Erhalt von Arbeits- und Beschäftigungsverhältnissen. U. U. ist der Sozialpsychiatrische Dienst auch an Unterbringungs- und Betreuungsverfahren beteiligt. Die sozialpsychiatrische Grundversorgung wird in erster Linie schwer und chronisch psychisch Kranken angeboten und umfasst umfangreiche Leistungen: Unterstützung zur Krankheits- und Alltagsbewältigung, Förderung sozialer und kognitiver Kompetenzen, Hilfe in den Bereichen Wohnen und Arbeit, Krisenintervention, bei Bedarf nachgehende, aufsuchende Sozialarbeit, soziale Gruppenangebote, Unterstützung bezogen auf sozialrechtliche Ansprüche sowie fallbezogene Koordinationsaufgaben und Mitarbeit bei Fallkonferenzen. Bei Einwilligung erfolgt der Einbezug der Angehörigen. Die Frequenz der Kontakte ist abhängig vom Bedarf und der personellen Ausstattung, beschränkt sich aber i. d. R. auf 1- bis 2-wöchige Kontakte.
Beratung und Begleitung	
Gesundheitsämter	leisten insbesondere für Menschen mit schweren psychischen Erkrankungen und deren Angehörige Beratungsangebote zu gesetzlichen Hilfen und entsprechenden regionalen Unterstützungsangeboten. U. U. kann eine Vermittlung an Spezialdienste, wie bspw. → **Sozialpsychiatrische Dienste** erfolgen. Hier kann die Erstellung von Gutachten nach dem Unterbringungs- und Betreuungsgesetz sowie für eine mögliche Eingliederungshilfe erfolgen. Zum Leistungsspektrum gehören auch Kriseninterventionen. Grundsätzlich sind Hausbesuche möglich. Eine »Kann«-Leistung stellt die Initiierung, Beratung und Begleitung von Selbsthilfegruppen dar.
Beratungsstellen	Kontakt- und Beratungsstellen sind in einzelnen Bundesländern verbreitet, können auch als pauschal finanzierte Tagesstätten vorgehalten werden.
Ambulant betreutes Wohnen	Das ambulant betreute Wohnen ist in Deutschland weit etabliert und kann in der Umsetzung in den einzelnen Bundesländern variieren. Es gilt als Alternative zu stationären Wohnangeboten.

◘ **Abb. 4.2** Fortsetzung

Gemeinsame Servicestellen	bieten trägerübergreifende Beratungs- und Unterstützungsangebote für Menschen mit Behinderung und Menschen, die von einer Behinderung bedroht sind. Entsprechend dem SGB IX wurden die unterschiedlichen Rehabilitationsträger dazu verpflichtet, gemeinsame regionale Servicestellen einzurichten, um den Betroffenen den Zugang zu entsprechenden Leistungen zu verbessern. Diese Servicestellen bieten Menschen, die Auskünfte über Leistungen aus den Bereichen Rehabilitation und Teilhabe am Arbeitsleben wünschen bzw. diese in Anspruch nehmen möchten, eine umfassende und neutrale Beratung. Darüber hinaus leisten die Mitarbeiter Klärung zum Rehabilitationsbedarf, ermitteln den zuständigen Rehabilitationsträger, leisten Hilfestellungen bei entsprechender Antragstellung oder verweisen an andere zuständige Einrichtungen. Beratung findet man dort auch zum persönlichen Budget sowie zum betrieblichen Eingliederungsmanagement.
Ambulante medizinische Rehabilitation	
Ambulante Rehabilitation bei psychischen und psychosomatischen Erkrankungen	ist immer dann indiziert, wenn durch kurative Behandlung das Behandlungsziel nicht erreicht werden kann. Der ganzheitliche Behandlungsansatz zielt darauf, eine drohende/manifeste Beeinträchtigung der Teilhabe am Arbeitsleben und/oder in der Gemeinschaft abzuwenden bzw. zu mildern. Voraussetzungen werden über die Rehabilitationsbedürftigkeit, -fähigkeit sowie -prognose definiert. Dieses Angebot richtet sich v. a. an Rehabilitanden mit depressiven Störungen, Belastungs- und Anpassungsstörungen, Angststörungen, somatoformen Störungen, psychosomatischen Erkrankungen, wie z. B. Essstörungen und körperlichen Störungen mit psychischer Komponente. *Nicht indiziert* ist eine solche Behandlung hingegen bei akuten Psychosen, bei chronischen psychotischen Verläufen, bei manifester Suizidalität, stoffgebundenen Abhängigkeitserkrankungen sowie fremdgefährdendem dissozialem Verhalten. Für die Rehabilitation schwer psychisch Erkrankter wurden → Rehabilitationseinrichtungen für psychisch kranke und behinderte Menschen (RPK) (Abschn. 4.3.3) geschaffen. Darüber hinaus gehende Ausschlusskriterien sind in den Rahmenempfehlungen zur ambulanten Rehabilitation der BAR aufgeführt [570]. Grundsätzlich handelt es sich um ein differenziertes wohnortnahes Angebot, getragen durch ein multiprofessionelles Team und ein komplexes Behandlungsangebot einschließlich der Maßnahmen zur Teilhabe am Arbeitsleben sowie in der Gemeinschaft. Dauer und Frequenz: 4–6 Stunden Therapiezeit an 5–6 Tagen der Woche. Obwohl die zugrunde liegenden Richtlinien Menschen mit Psychosen ausschließen, haben diese auch einen gesetzlichen Anspruch auf medizinische Rehabilitation. In diesem Zusammenhang wird auf die Empfehlungsvereinbarung zur RPK verwiesen, die seit 2005 auch eine ambulante Leistungserbringung ermöglicht [571].

Abb. 4.2 Fortsetzung

Tab. 4.3 Modellprojekte von aufsuchender gemeindepsychiatrischer teambasierter Behandlung in Deutschland

Projekt/Angebot	Struktur	Angebote	Zielgruppe
Integrative Psychiatrische Behandlung, Krefeld [572]	-integrative Versorgung mit mobilem multiprofessionellem Team und Vernetzung von Strukturen (niedergelassene Psychiater, somatische Klinik, Betreutes Wohnen etc.) -Behandlung zu Hause: 24 h täglich	-Nutzung aller diagnostischen und therapeutischen Ressourcen des Krankenhauses -Behandlungsplanung -alle ärztlichen und pflegerischen Maßnahmen, Psychotherapie u. a. -spezifische Gruppenangebote in Klinik	-akut psychisch erkrankte Patienten mit stationärer Behandlungsindikation oder zur Nachbehandlung im Anschluss an eine Klinikbehandlung -gleichzeitige Behandlung von N = 12–16 Patienten möglich
Mobiles Krisenteam, Bezirkskrankenhaus Günzburg [573]	-Versorgung durch mobiles multiprofessionelles Team -Behandlung zu Hause: 24 h täglich -tägliche Übergaben, Fallbesprechungen	-Diagnostik und Behandlungsplanung -Einbezug des Umfeldes -Pharmakotherapie -psychotherapeutische Interventionen -Psychoedukation -Entspannung -soziales Kompetenztraining -praktische Alltagshilfen -Vermittlung in weitere Hilfen	-schwer und akutpsychiatrisch behandlungsbedürftige Patienten mit dem Ziel des Ersatzes vollstationärer Krankenhausbehandlung
Ambulante psychiatrische Akutbehandlung zu Hause, Frankfurt [574]	-Versorgung durch mobiles multiprofessionelles Team -Hausbesuche an 7 Tagen der Woche zwischen 8.00 und 20.00 Uhr -ergänzende Bereitschaftsdienste	-Diagnostik -ärztliche und fachpflegerische Behandlung inkl. Angehörigenberatung -Psychoedukation -Gruppenangebote in der Klinik	-chronisch psychisch Kranke und Patienten, die bisher kaum/nicht versorgt wurden (psychotische Störungen: ca. 80 %, Migranten: ca. 29 %) -20 Aufnahmen/Monat
Assertive Community Treatment, Universitätsklinikum Hamburg-Eppendorf [575]	-Arbeitsbereich Psychosen mit verschiedenen Versorgungseinheiten -Versorgung durch multiprofessionelles Team -Behandlung: 24 h täglich -Fallkonferenzen -Kooperation mit externen Behandlern	-Durchführung aller Erstkontakte, einschließlich der Untersuchung und Behandlungsplanung -Kriseninterventionen bis hin zur kompletten Akutbehandlung im eigenen Umfeld unter Einbeziehung der Angehörigen -poststationäre intensive Nachsorge -zusätzliche Krisenintervention bei drohendem Rückfall -Pharmakotherapie	-Patienten mit erstmaliger oder wiederholt auftretender psychotischer oder bipolarer Störung -mit Indikation einer stationären Therapie
Gemeindeintegriertes Krisenzentrum München-Süd, Atriumhaus [576]	-Home Treatment als Baustein einer flexiblen gemeindepsychiatrischen Versorgung -Versorgung durch multiprofessionelles Team	-Diagnostik -Behandlungsplanung -medizinisch-psychiatrische Behandlung, inkl. Psychopharmakotherapie -Koordination, Steuerung -Vernetzung und Kommunikation mit Mitbehandlern	-Patienten in seelischen Krisen jeder Art

Unterschiede [578]. Wendt (2002) unterscheidet 2 Konzepte von Case Management. Zum einen findet Case Management in Deutschland als ein methodisches Konzept auf der personalen Handlungsebene (Fallmanagement) und zum anderen als Organisations- oder Systemkonzept in administrativer Funktion (Systemmanagement) Anwendung. Ein wirkungsvolles Gelingen von Case Management in der Praxis hängt von beiden Ebenen gleichermaßen ab. Die auf den Einzelfall fokussierte Prozesssteuerung im Case Management beinhaltet eine Lotsenfunktion, die Auswahl optimaler Hilfen, die Begleitung des Kranken und die Überprüfung der Wirksamkeit. Auf der Organisationsebene setzt ein erfolgreiches Case Management eine Organisation voraus, die ein Netzwerk zur Koordination und Kooperation der beteiligten Stellen und Fachkräfte sicherstellt [579].

Erwähnt werden soll ein Projekt, das maßgeblich durch die Initiative der Aktion Psychisch Kranke mit dem Ziel der Implementierung des personenzentrierten Ansatzes in der psychiatrischen Versorgung in einzelnen Referenzregionen unterstützt wurde. Zentrale Instrumente der Entwicklung personenzentrierter regionaler Hilfen waren dabei:

- Der **Integrierte Behandlungs- und Rehabilitationsplan (IBRP)** mit dem Ziel einer integrierten individuellen Hilfeplanung durch die Erstellung eines Gesamthilfeplanes, der mit dem Patienten und allen beteiligten Therapeuten und Helfern, gemessen an den Kriterien von Zielorientierung, Lebensfeldbezogenheit und Integration aller erforderlichen Leistungen, abgestimmt wird. Die integrierte Hilfeplanung bezieht sich dabei auf die Bereiche Selbstversorgung im Wohnbereich, Arbeit/Ausbildung, Tagesgestaltung, Teilhabe am öffentlichen Leben, sozialpsychiatrische Grundversorgung, spezielle Therapieverfahren, Koordination, Hilfeplanung und Abstimmung sowie nichtpsychiatrische Hilfen wie Grundpflege, Haushaltshilfe etc.
- Die **Hilfeplankonferenz** als »Dreh- und Angelpunkt der regionalen einzelfallbezogenen Steuerung«, die Psychiatriekoordinatoren und Vertretern von Leistungserbringern und Leistungsträgern sowie Betroffenen, Angehörigen und gesetzlichen Betreuern die Diskussion des Hilfeplanes ermöglicht.
- Die **koordinierende Bezugsperson** als psychiatrische Fachkraft, die einrichtungs- und leistungsbereichsübergreifend als Ansprechpartner für den Patienten und beteiligte Therapeuten fungiert. Diese Person übernimmt im Sinne eines Case Managers für einen festgelegten Zeitraum eine koordinierende Funktion. Sie ist zuständig für die nächste Hilfeplanung, verfügt über ein Informationsrecht und stellt die erforderliche Kontinuität im Hilfeprozess sicher, da sie auch bei Einrichtungswechsel oder Unterbrechung von Hilfeleistungen zuständig bleibt.
- Andere Bestrebungen verfolgten eine regionale Bedarfsdeckung und Pflichtversorgung sowie eine Flexibilisierung der Leistungsangebote [580].

Für das Implementierungsprojekt wurden damals die Regionen Berlin-Reinickendorf, Gera, Kaiserslautern, Kaufbeuren/Ostallgäu, Mainz sowie München-Süd ausgewählt. Inzwischen sind am IBRP orientierte Formen und Instrumente der integrierten Hilfeplanung in verschiedenen Regionen gut implementiert. Die rechtlichen Grundlagen sind im SGB IX festgehalten. Verbunden mit der Umsetzung personenzentrierter, einrichtungs- und leistungsträgerübergreifender Hilfen war der **Aufbau Gemeindepsychiatrischer Verbünde (GPV)**. Wesentliche Ziele eines solchen Verbundes sind die Sicherstellung bedarfsgerechter und lebensfeldbezogener Hilfen in der jeweiligen Region sowie die Kooperation der Leistungserbringer durch die Etablierung entsprechender Kooperationsstrukturen.

Insgesamt gibt es vielfältige Modelle der Koordinierung psychiatrischer Hilfen durch verschiedene Berufsgruppen (z. B. Ärzte, Psychologen, psychiatrische Pflege, Sozialarbeiter, Ergotherapeuten). Case Management soll Fachkräfte im Sozial- und Gesundheitswesen befähigen, Hilfemöglichkeiten unter komplexen Bedingungen abzustimmen und die vorhandenen institutionellen Ressourcen im Gemeinwesen oder Arbeitsfeld koordinierend heranzuziehen. Case Management bedeutet die Übernahme verschiedener Funktionen, so z. B. als »Anwalt« des Patienten, als Organisator und Vermittler, als Unterstützer und als »Gate Keeper«. Der Case Manager übernimmt Aufgaben der Planung, Koordination, Durchführung und Weiterleitung im gesamten Behandlungs- und Rehabilitationsprozess. Ein erfolgreiches Case Management setzt deshalb umfassende sozialrechtliche Kenntnisse sowie eine Vertrautheit mit der regionalen und überregionalen Versorgungsstruktur voraus [13].

Im Folgenden sei auf relevante nichtrandomisierte Studien aus dem deutschen Versorgungskontext verwiesen.

Um Versorgungsdefiziten bei der Behandlung von schwer und chronisch psychisch Kranken mit einem komplexen Hilfebedarf zu begegnen, wurde im Sektor München-Süd zwischen 1995 und 1998 unter dem Begriff **Psychiatrisches Case Management** bei der Umsetzung eines personenzentrierten Behandlungsmodells modellhaft eine neue Funktion eingeführt. Darüber hinaus wurden Kooperationen und Vernetzungen mit zahlreichen Leistungsanbietern der Region angestrebt. Das Case Management Behandlungsmodell orientierte sich an den Zielkriterien des Integrierten Behandlungs- und Rehabilitationsplanes der Aktion Psychisch Kranke und schloss Behandlungsplanung, Koordination, Ressourcenorientierung, Normalisierung und Partizipation ein [577].

In einer **älteren nichtrandomisierten kontrollierten Studie** unter Einschluss von 162 meist an einer Schizophrenie oder psychotischen Störung erkrankten Patienten, die aus stationärer Behandlung entlassen worden waren und über 2,5 Jahre **Unterstützung in Form von Case Management** erhielten, konnte kein Effekt auf Wiederaufnahmeraten bzw. auf die Dauer stationärer Behandlungen aufgezeigt werden. Im Rahmen des Modellprojektes wurden damals in 4 Versorgungssektoren Baden-Württembergs 4 Sozialpsychiatrische Dienste etabliert, deren Aufgaben durch jeweils 4 Sozialarbeiter getragen wurden. Die Interventionen der Case-Management-Gruppe umfassten Einschätzung, Planung und Beratung hinsichtlich der Hilfebedarfe, Training von Alltagsfertigkeiten, die Koordination von professionellen Hilfen, der Austausch mit Angehörigen, Pflege und Entwicklung von sozialen Netzwerken, Hausbesuche und anderes [581].

Die widersprüchlichen Befunde zur Wirksamkeit von Case Management in verschiedenen Ländern wurden u. a. vor dem Hintergrund kultureller Unterschiede viel diskutiert. Insbesondere in den USA sind sowohl Assertive Community Treatment als auch Case Management in der Behandlung von Menschen mit schweren psychischen Störungen gut etabliert, wohingegen die Forschungsergebnisse europäischer Studien nicht eindeutig sind. Drei Erklärungsansätze wurden diskutiert: (1) ungenaue Programmtreue bei der Implementierung, (2) unterschiedliche Kontextbedingungen und (3) unterschiedliche Versorgungsbedingungen für die Patienten der Kontrollgruppen. Im Rahmen eines Symposiums wurden verschiedene Studien aus 4 europäischen Ländern (Großbritannien, Schweden, Deutschland und Italien), deren Ergebnisse, methodische Aspekte und Kontextbedingungen verglichen, wobei sich ein signifikanter Einfluss der nationalen Kultur zeigte. Deutschland unterscheidet sich in seinen Kontextbedingungen deutlich durch eine fehlende Integration des ambulanten und stationären Sektors sowie weiterer Rahmenbedingungen [582].

4.3.2 Teilstationäre Behandlung und Rehabilitation schwer psychisch kranker Menschen

Psychiatrische Tageskliniken

Die Behandlung in einer psychiatrischen Tagesklinik ist Teil der Krankenhausbehandlung und meistens an psychiatrisch-psychosomatische Krankenhäuser oder an psychiatrisch-psychosomatische Abteilungen von Allgemeinkrankenhäusern angegliedert. Eine tagesklinische Behandlung kann (1) eine Alternative zur stationären Behandlung bei akuten psychischen Problemen darstellen, (2) im Sinne einer Übergangsbehandlung die Behandlungsdauer stationärer Aufenthalte verkürzen, (3) der Rehabilitation von Patienten mit chronischen Verläufen dienen oder (4) eine Intensivierung einer (nicht ausreichenden) ambulanten Behandlung zum Ziel haben [583]. Mit einer tagesklinischen Behandlung sind multidisziplinäre Behandlungsansätze, vergleichbar mit denen einer vollstationären Behandlung (d. h. alle medizinischen, diagnostischen, psychiatrischen, psychosozialen und komplementären Leistungen) mit dem Erhalt bestehender Sozialkontakte im gewohnten Lebensumfeld des Patienten verknüpft.

Grundsätzlich richtet sich das Angebot an Patienten mit psychischen Erkrankungen, die am Tage einen stabilen Behandlungsrahmen benötigen, in der Nacht und an den Wochenenden jedoch über ausreichend Selbstständigkeit und Stabilität verfügen, ohne einen solchen therapeutischen Rahmen zurechtzukommen. Schnittstellen zur ambulanten

Stationäre Krankenhausbehandlung

Indikationen: Patienten sind den mit einer tagesklinischen Behandlung verbundenen »Belastungen« nicht mehr gewachsen.
- Kriterien auf der Symptomebene, z. B. Suizidalität, psychotische Dekompensation, Manie
- Kriterien auf psychosozialer Ebene: z. B. Weg zur Tagesklinik nicht mehr bewältigbar, Alleinsein nicht mehr aushaltbar, Konflikte im Lebensumfeld

Relative Indikationen: komplexe medikamentöse Umstellung, aufwändige diagnostische Maßnahmen

Indikation ⇑

Teilstationäre Krankenhausbehandlung

Indikationen: Einverständnis des Patienten, Behandlungsmotivation, Wohnsitz in realistischer Entfernung, ausreichend Stabilität, um die damit verbundenen »Belastungen« zu bewältigen bzw. Begleitung durch Dritte

Absolute Kontraindikationen: akute Suizidalität, ausgeprägte manische Episoden, psychotische Desorganisiertheit

Relative Kontraindikationen: unkontrollierter Alkohol-, Drogen- oder Medikamentenmissbrauch, ausgeprägte Depressivität, massive, von der Umwelt nicht tolerable Verhaltensstörungen, hochgradig konflikthafte soziale Umgebung

Indikation ⇑

Ambulante sozial-psychiatrische Behandlung

Indikationen: Intensivierung einer nicht ausreichenden ambulanten Behandlung sowie Kriseninterventionen (mit Ausnahme akuter suizidaler oder psychotischer Krisen) können Indikationen für eine tagesklinische Behandlung darstellen

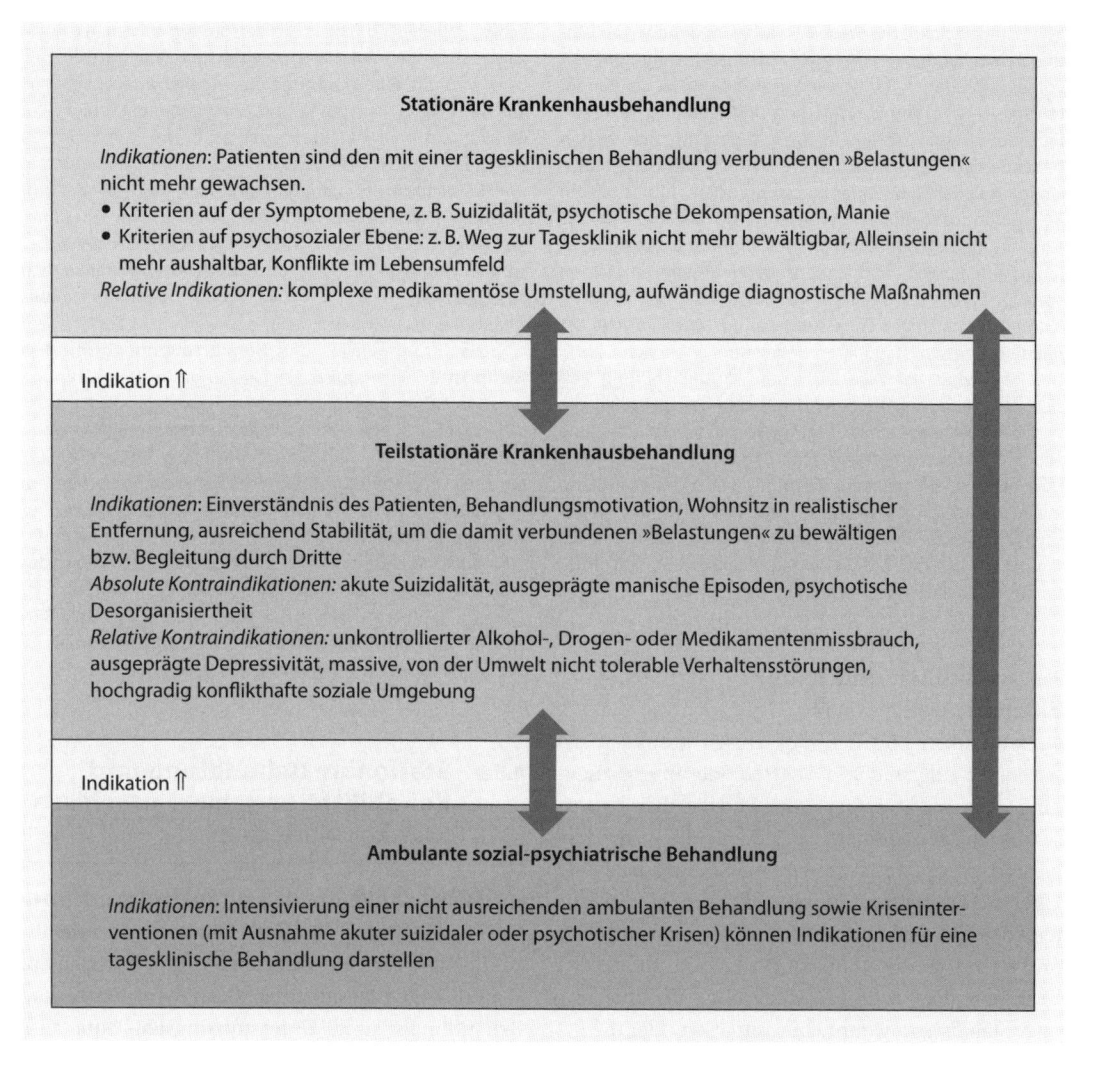

Abb. 4.3 Schnittstellen psychiatrischer Tageskliniken. (Kriterien aus Eikelmann und Kollegen 1999 [584])

und stationären Behandlung sowie entsprechende Indikationen sind in Abbildung 4.3 skizziert. Weitere wesentliche Schnittstellen existieren zu den komplementären Rehabilitationsbereichen. So können während einer tagesklinischen Behandlung Abklärung und Diagnostik hinsichtlich des Bedarfs an weitergehenden Rehabilitationsmaßnahmen (Wohnen, Arbeit und Freizeit/soziale Integration) sowie entsprechende Vorbereitungen erfolgen. Eine Besonderheit der tagesklinischen Behandlung, die in einem regelmäßigen Wechsel zwischen Therapie und Lebensalltag zum Tragen kommt, erleichtert die Übertragung von Therapiefortschritten in das eigene Lebensumfeld des Patienten (Abb. 4.3).

Tagesklinische Behandlungen zeigten im Vergleich zur ambulanten Behandlung kaum Vorteile. Gegenüber einer stationären Behandlung hingegen wurde eine signifikant raschere Verbesserung psychopathologischer Symptome evident. Keine Unterschiede wurden bei sozialen Funktionen beobachtet. Die Wiederaufnahmerate war in beiden Gruppen vergleichbar. Die Dauer stationärer Behandlungstage war in der Experimentalgruppe reduziert. Hinsichtlich der Kosteneffektivität ist die tagesklinische Behandlung einer vollstationären Behandlung überlegen [583].

Im Rahmen der **EDEN-Studie**, einer multizentrischen randomisierten kontrollierten Studie wurde die Effektivität von akutpsychiatrischer tagesklinischer gegenüber vollstationärer Behandlung untersucht. In Übereinstimmung mit vorausgegangenen Studien ließen sich ca. 30 % der Patienten mit einer akuten psychischen und (stationär-)behandlungsbedürftigen Störung in einem tagesklinischen Setting behandeln. Dabei erwies sich die akutpsychiatrische tagesklinische Behandlung einer konventionellen vollstationären Behandlung gegenüber als gleichwertig bezogen auf die Ausprägung psychopathologischer Symptome, die Behandlungszufriedenheit und Lebensqualität. Beim erreichten sozialen Funktionsniveau zum Entlassungszeitpunkt sowie 3 und 12 Monate nach Entlassung war die tagesklinische Behandlung der vollstationären Behandlung überlegen [585]. Die Effektivität der tagesklinischen Akutbehandlung ließ sich auch für den deutschen Sprachraum belegen [586]. Ein Vergleich der direkten Versorgungskosten zeigte, dass eine akutpsychiatrische tagesklinische Behandlung kostengünstiger als eine vollstationäre Versorgung ist. Die Behandlung in einem tagesklinischen Setting führte im untersuchten Gesamtzeitraum zu einer Kostenreduktion um ca. 22 %, was sich v. a. auf die direkten Kosten der tagesklinischen bzw. vollstationären Behandlung zurückführen ließ [587].

Nachtkliniken und andere Einrichtungen

Nachtkliniken bilden für psychisch kranke Menschen, die aufgrund von Ängsten oder in Ermangelung eines tragfähigen sozialen Milieus nicht zuhause übernachten können, eine Möglichkeit, vorübergehend therapeutisch intensiven Schutz sowie eine Übernachtungsmöglichkeit zu erhalten. Die Patienten können tagsüber einer Beschäftigung nachgehen und abends in die Klinik zurückkehren. Indikation kann die diagnostische Abklärung, Veränderung oder Stabilisierung der Lebenssituation oder die Integration nach akuter Erkrankungsphase sein.

Im Folgenden sei auf 2 Beispiele alternativer Einrichtungen verwiesen, die Menschen mit psychischen Erkrankungen in Krisen eine Möglichkeit des Rückzugs und der Unterstützung fernab der regulären stationären oder teilstationären Behandlungsmöglichkeiten bieten.

Rückzugsräume der besonderen Art für akut behandlungsbedürftige Patienten in Krisensituationen sind z. B. im Rahmen des integrierten Behandlungskonzeptes »**Integrierte Versorgung Rückzugsräume**« (Projekt »**GAPSY**«) entstanden. Mittelpunkt bildet ein Krisenhaus, das »Rückzugshaus« der Gesellschaft für ambulante psychiatrische Dienste GmbH (GAPSY) in Bremen. Zehn niedergelassene Nervenärzte, die ausnahmslos die Indikation für eine Versorgung in den »IV Rückzugsräumen« stellen, sichern im Wechsel täglich über 24 Stunden ärztliche Erreichbarkeit und die Möglichkeit täglicher ärztlicher Kontakte. Die Versorgung in den »IV Rückzugsräumen« erfolgt täglich zwischen 17.00 und 9.00 Uhr. Dort wird, oft durch Experten aus eigener Erfahrung, Wert auf Begleitung, Akzeptanz und Entspannung, weniger auf Behandlung oder Betreuung gelegt. In der Zeit zwischen 9.00 und 17.00 Uhr erfolgt eine aufsuchende Behandlung in der Häuslichkeit der Betroffenen durch Mitarbeiter der ambulanten psychiatrischen Pflege sowie der Fachabteilung Soziotherapie. Die ersten Erfahrungen zeigen, dass insbesondere Menschen mit chronischen psychischen Erkrankungen (v. a. schizophrene und affektive Erkrankungen) durch dieses Angebot erreicht werden [588].

Die »**Krisenpension und Hometreatment**« gGmbH in **Berlin** ist ein innovatives Projekt zur außerstationären, intensiven Begleitung für Menschen in existenziellen psychischen Krisen. In einer eigens dafür eingerichteten Wohnung (Krisenpension) können Betroffene in psychischen Krisen, die eine Alternative zur stationären Behandlung suchen, am Tage oder in der Nacht einen Aufenthaltsort finden. Das Projekt wird trialogisch durchgeführt, d. h. von Psychiatrie-Erfahrenen, Angehörigen und Professionellen. Der Aufbau des Projektes erfolgte ehrenamtlich. Die Finanzierung wird im Rahmen der Integrierten Versorgung von der City BKK (Berlin weit) und der Techniker Krankenkasse (Bezirk Tempelhof-Schöneberg) realisiert (vgl. www.krisen-pension.de).

4.3.3 Stationäre Behandlung und Rehabilitation schwer psychisch kranker Menschen

Vollstationäre Krankenhausbehandlung

Eine stationäre Behandlung kann einen erheblichen Eingriff in die Lebenskontinuität bedeuten. Grundsätzlich besteht das Bestreben, ambulante Behandlungs- und Unterstützungsangebote auszuweiten und die Anzahl und Dauer stationärer Behandlungen zu verringern. Trotz zunehmender gemeindepsychiatrischer Angebote erscheint das Vorhalten stationärer Betten für schwer psychisch kranke Menschen dennoch sinnvoll und notwendig. In jedem Fall muss die Indikation für eine stationäre Aufnahme sorgfältig geprüft werden.

»Eine stationäre Krankenhausbehandlung ist notwendig, wenn die Weiterbehandlung mit den Mitteln eines Krankenhauses medizinisch zwingend erfolgen muss. […] Die ambulante Behandlung hat Vorrang vor der stationären Behandlung, wenn das Behandlungsziel zweckmäßig und ohne Nachteil für den Patienten mit den Mitteln der vertragsärztlichen Versorgung erreicht werden kann«. Die Krankenhausbehandlung wird vollstationär, teilstationär, vor- und nachstationär sowie ambulant erbracht. »Krankenhausbehandlung umfasst im Rahmen des Versorgungsauftrages des Krankenhauses alle Leistungen, die im Einzelfall nach Art und Schwere der Krankheit für die medizinische Versorgung der Patienten im Krankenhaus notwendig sind, insbesondere ärztliche Behandlung, Krankenpflege, Versorgung mit Arznei-, Heil- und Hilfsmitteln, Unterkunft und Verpflegung.« [589] Die Finanzierung der Behandlung erfolgt durch die Krankenkassen.

Die Behandlung von Patienten mit schweren psychischen Erkrankungen erfolgt vorrangig an psychiatrischen Fachkrankenhäusern und an Fachabteilungen der Allgemeinkrankenhäuser. In psychosomatischen Krankenhausabteilungen kommen überwiegend psychotherapeutische Behandlungsansätze zum Tragen. Die Einweisung in die Klinik erfolgt durch den niedergelassenen Arzt oder den Notarzt; die Entscheidung über eine vollstationäre Behandlung trifft letztlich der behandelnde Krankenhausarzt. Die stationäre psychiatrische Behandlung umfasst diagnostische und therapeutische Leistungen, die durch ein multiprofessionelles Team erbracht werden. Neben ärztlichen und pflegerischen Hilfeleistungen gibt es die Möglichkeit psycho- und sozialtherapeutischer Maßnahmen sowie weiterer Therapien. Von Bedeutung sind eine hohe Personaldichte und die Komplexität des Behandlungssettings.

> Folgende Indikationen können als Entscheidungsgrundlage dienen [543]:

— selbstgefährdendes Verhalten, suizidale Krisen, Vernachlässigung eigener Belange;
— akute, schwere Krankheitssymptome;
— fehlende Krankheitseinsicht verknüpft mit gravierender Symptomatik;
— ungünstige Krankheitsverläufe, Therapieresistenz, psychische und somatische Komorbidität;
— Notwendigkeit von aufwendiger und komplexer Diagnostik und/oder Therapie;
— eine den Krankheitsverlauf irritierende schwere häusliche psychosoziale Konfliktsituation;
— Ausschöpfung der Mittel der Rehabilitation bzw. Rehabilitation nicht möglich.

Aus der amtlichen Krankenhausstatistik geht ein deutlicher Rückgang der Anzahl der Krankenhäuser verbunden mit einem Bettenabbau in Deutschland hervor [590]. Demgegenüber steht eine deutliche Zunahme der Fallzahlen in psychiatrischen Fachabteilungen. Zugleich sank die Verweildauer auf ein Drittel. Betrachtet man die 3 häufigsten Indikationen, die zu einer vollstationären Behandlung führen, nach ausgewählten Altersgruppen, so zeigen sich bspw. bei Männern zwischen dem 15. und 45. Lebensjahr an erster Stelle psychische Verhaltensstörungen durch Alkohol und an dritter Stelle Schizophrenien [590]. Im Jahr 2008 gab es in Deutschland ca. 53.061 psychiatrische Betten und 6.228 Betten an den Fachabteilungen für psychotherapeutische Medizin. Bei einer Bettenauslastung von 93 % bzw. 90 % betrug die durchschnittliche Verweildauer 23 bzw. 40 Tage. Das entspricht einer Bettendichte von 65 bzw. 8 Betten pro 100.000 Einwohner [591]. Trotz unzureichender Datenlage zeigt sich ein deutlicher Rückgang von »Langzeitbetten« [559].

Eine Metaanalyse untersuchte die Auswirkungen von geplanten kurzen Klinikaufenthalten (< 28 Tage) gegenüber langen stationären Aufenthalten bei Patienten mit schweren psychischen Erkrankungen. Geplante kurze Aufenthalte führten innerhalb eines Beobachtungszeitraumes von einem Jahr nicht zu häufigeren stationären Wiederaufnahmen im Sinne eines »Drehtüreneffektes«. Ebenso wurden keine signifikanten Unterschiede bezogen auf vorzeitige Behandlungsabbrüche evident. In 2 der Studien gab es Hinweise auf eine verbesserte berufliche Situation innerhalb von 2 Jahren unter den Patienten mit einem kurzen stationären Aufenthalt. Alle eingeschlossenen Studien wurden bereits vor 1980 in den USA und in Großbritannien durchgeführt [592].

Stationäre medizinische Rehabilitation

Für die in dieser Leitlinie betrachtete Gruppe von Menschen mit schweren psychischen Erkrankungen, wurde in den 1980er-Jahren mit der **Rehabilitationseinrichtung für psychisch kranke und behinderte Menschen (RPK)** eine Möglichkeit der integrierten medizinisch-beruflichen Rehabilitation geschaffen. RPKs sind kleine, (möglichst) gemeindenahe und überwiegend stationäre Einrichtungen mit engen regionalen Vernetzungsstrukturen. Im Rahmen einer Integrierten Versorgung und gezielter Organisation werden durch ein multiprofessionelles Team Leistungen der medizinischen Rehabilitation und Leistungen zur Teilhabe am Arbeitsleben gleichermaßen angeboten. Eine weitere Besonderheit stellt das Bezugstherapeutensystem dar, dessen Umsetzung die Betreuungskontinuität erhöht. In der RPK-Empfehlungsvereinbarung (2005) werden die Kriterien der sozialmedizinischen Indikation für eine Rehabilitation definiert; neben ausgewählten Diagnosen (Schizophrenie, schizotype und wahnhafte Störungen, affektive und schwere Persönlichkeits- sowie Verhaltensstörungen) werden »Schädigungen« psychischer Funktionen, Beeinträchtigungen bei verschiedenen Aktivitäten und der sozialen Teilhabe und Integration benannt. Darüber hinaus sind die individuelle Lebenssituation, die persönlichen Bewältigungsstile und Ressourcen der Betroffenen sowie das soziale Netzwerk bei der Beurteilung der Indikationsstellung zu berücksichtigen [594].

Nach umfangreicher Rehabilitationsdiagnostik auf der Grundlage der Internationalen Klassifikation der Funktionsfähigkeit, Behinderung und Gesundheit (ICF) erfolgt die Formulierung eines individuellen Rehabilitationsplanes, der regelmäßig hinsichtlich seiner Zielerreichung überprüft und ggf. modifiziert wird. Die wesentlichen Behandlungselemente der medizinischen Rehabilitation bei psychischen Erkrankungen umfassen bspw. die ärztliche/psychotherapeutische Behandlung, ggf. einschließlich der Psychopharmakotherapie, weiterhin indikative psychoedukative Gruppen, Ergotherapie, Arbeitstherapie und Belastungserprobung, psychiatrische Krankenpflege, Physiotherapie/Sport- und Bewegungstherapie sowie psychosoziale Beratung und Hilfen. Im Rahmen der Leistungen zur Teilhabe am Arbeitsleben werden bspw. Leistungen zur Abklärung der beruflichen Eignung und Arbeitserprobung, Trainings- und Berufsvorbereitungsmaßnahmen durchgeführt [594].

Rehabilitationsdauer und -dichte richten sich nach der Schwere der Beeinträchtigungen. Für die Leistungen zur medizinischen Rehabilitation in der RPK ist entweder der Rentenversicherungs- oder der Krankenversicherungsträger zuständig; für Leistungen zur Teilhabe am Arbeitsleben der Rentenversicherungsträger oder auch die Bundesagentur für Arbeit, sofern nicht ein anderer Rehabilitationsträger nach § 6 SGB IX zuständig ist. Daneben können im Einzelfall z. B. die Beihilfe oder private Versicherungen die Kosten übernehmen. Die Antragstellung erfolgt zunächst an die Krankenversicherung. Eine solche medizinische Rehabilitation ist oft mit längeren Wartezeiten verbunden, da keine flächendeckenden Angebote in Deutschland existieren.

- **Exkurs: Psychiatrische Pflege**

Die Pflege nimmt in ihrer Vielfalt hinsichtlich verschiedener Behandlungssettings, der Zusammenarbeit mit verschiedenen Partnern sowie hinsichtlich unterschiedlicher Zielpopulationen eine bedeutende Rolle in der Behandlung von psychisch Kranken ein und sieht sich mit den Veränderungen der psychiatrischen Versorgung in Richtung gemeindenaher Psychiatrie neuen Aufgaben gegenübergestellt. Insbesondere schwer und chronisch psychisch kranke Menschen zählen zur »Zielgruppe« dieses wohnortnahen sowie personen- und bedarfszentrierten Versorgungsansatzes.

Schwere psychische Erkrankungen gehen mit zahlreichen Einschränkungen in verschiedenen Lebensbereichen einher. Psychisch Kranke verlieren durch ihre Krankheit oft an Alltagskompetenzen in der Selbstfürsorge sowie an Selbstständigkeit in der Tagesstrukturierung und der Wahrnehmung von lebenspraktischen Kompetenzen. Oft kommt es zu sozialer Isolation oder zur Dekompensation unter dem Druck von Alltagsproblemen, Stress und persönlichen Problemen. Bei schwerer psychischer Erkrankung kann die Eigen- oder Fremdgefährdung erhöht sein. Mit chronischer psychischer Erkrankung sind u. U. Abbauprozesse von kognitiven und affektiven Potenzialen verbunden. Aufgrund ihrer Erkrankung reagieren psychisch Kranke möglicherweise misstrauisch, therapieunwillig oder aggressiv. Die Angehörigen der Betroffenen sind in der Begleitung oft sehr belastet, verunsichert und auf die poststationäre Begleitung unzureichend vorbereitet. Grundsätzlich lassen sich folgende Pflegeinterventionen zur Behebung von Selbstpflege- oder Selbstfürsorgedefiziten und zur Beseitigung anderer Symptome oder Auffälligkeiten durch professionell Pflegende benennen:
- Pflegende schaffen durch eine positive Milieugestaltung im häuslichen Umfeld, in therapeutischen Wohngemeinschaften oder auf den Stationen eine Grundlage für eine therapeu-

tische Compliance des Patienten, hierdurch reduzieren sich Krisensituationen sowohl außerklinisch als auch im klinischen Alltag.
- Pflegende stärken die Selbstpflege in den Bereichen Körper- und Kleiderpflege sowie Nahrungsaufnahme und legen somit die Grundlage für den Genesungs- und Resozialisierungsprozess.
- Pflegende erstellen mit dem Betroffenen eine Tagesstruktur und evaluieren diese.
- Pflegende vermitteln und trainieren Alltagskompetenzen für berufliche Tätigkeiten, die Familien- und Haushaltsführung und finanzielle Angelegenheiten.
- Pflegende wecken Hobbys und weitere Freizeitpotenziale der Patienten und sensibilisieren diese für die Wahrnehmung nach der Entlassung.
- Pflegende vermitteln Kontakte in Vereine und Initiativen.
- Pflegende übernehmen abgestimmt mit dem ärztlichen Dienst Übungen zur Stärkung von Problemstrategien und zum Stress-Coping und tragen damit bei zur Verhinderung von Rückfällen bzw. des »Drehtürphänomens«.
- Pflegende übernehmen zur Vermeidung von Gefahren für Patienten und die Gesellschaft Krankenbeobachtung, reagieren direkt und kooperieren mit dem ärztlichen Dienst.
- Pflegende erhalten so lange wie möglich Alltagskompetenzen und verhindern Hospitalismus und Entmündigung.
- Pflegende führen Angehörigengruppen durch und geben Pflegeanleitungen zur Tagesstrukturierung etc.

Durch Anleitung zu den Aktivitäten des täglichen Lebens und durch Hilfen bei der Tages- und Wochenstrukturierung sowie die Durchführung von Kriseninterventionen stellt gerade die **häusliche ambulante Pflege** ein wirksames Mittel zur Rückfallprophylaxe und zur Verwirklichung des Ansatzes ambulant vor stationär dar. Die Arbeit im direkten Lebensumfeld des Patienten mit der Möglichkeit der Einbeziehung von Bezugspersonen und häuslichem Umfeld kann als eines der originären Arbeitsfelder von Pflege bezeichnet werden, wenn es um die Bewältigung chronisch verlaufender psychischer Erkrankungen geht. Zwangseinweisungen können dadurch reduziert werden. Psychiatrisch Pflegende können durch ihre therapeutische Beziehungsnähe und Präsenz hervorragend die Funktion eines Behandlungslotsen für die psychisch Kranken zwischen den stationären, teilstationären und komplementären Ebenen wahrnehmen (◘ Abb. 4.2).

4.4 Integrierte Hilfen zur Teilhabe an Arbeit und Beschäftigung

In Deutschland ist seit der Psychiatrie-Enquete Mitte der 1970er-Jahre ein umfassendes, sehr differenziertes System an Angeboten zur beruflichen Rehabilitation psychisch kranker Menschen entstanden. Den Überblick über alle Angebote und die jeweiligen Zugangsmodalitäten zu behalten ist jedoch nicht einfach, nicht zuletzt weil das Leistungsrecht in diesem Bereich unübersichtlich zersplittert ist [595;596].

Trotz der Tatsache, dass sie mittlerweile nicht selten auch Elemente von *Supported Employment* enthalten, stehen die in Deutschland zur Anwendung kommenden arbeitsrehabilitativen Programme primär in der Tradition des »*first train then place*«-Ansatzes [183] (▶ Kap. 3.2.4). Einrichtungen, die vorwiegend nach diesem Prinzip arbeiten, sind in Deutschland insbesondere die Träger der ambulanten Arbeitstherapie, Rehabilitationseinrichtungen für psychisch Kranke (RPK), Berufliche Trainingszentren (BTZ), Berufsförderungswerke (BFW), Berufsbildungswerke (BBW) sowie Werkstätten für behinderte Menschen (WfbM) (vgl. [189]). Auf die genannten Einrichtungen bzw. deren Angebote wird im Folgenden eingegangen.

Arbeitstherapeutische Maßnahmen stehen gewissermaßen am Beginn der rehabilitativen Versorgungskette; sie stellen oftmals einen wichtigen vorbereitenden Schritt für weitergehende berufliche Rehabilitationsmaßnahmen dar. Vor allem in der stationär-psychiatrischen Behandlung ist Arbeitstherapie als Behandlungsform seit Jahrzehnten ein fester Bestandteil. Im Rahmen der zunehmenden Verlagerung psychiatrischer Versorgung aus dem stationären Bereich in die Gemeinde konnte sich die Arbeitstherapie in Deutschland zunehmend auch im ambulanten Bereich etablieren. Die Zahl der Kliniken, die in ihren Arbeitstherapieabteilungen auch ambulante Plätze vorhalten, ist gestiegen. Ambulante Arbeitstherapie richtet sich an psychisch erkrankte Menschen, die noch gering belastbar sind und fokussiert zumeist auf die Förderung von Grundarbeitsfähigkeiten wie etwa Konzentrationsfähigkeit und Durchhaltevermögen.

In *Rehabilitationseinrichtungen für psychisch Kranke* (RPK) wird eine integrierte medizinisch-berufliche Rehabilitation ausschließlich für psychisch kranke Menschen angeboten. Das Leistungsangebot zur beruflichen Rehabilitation umfasst zum Beispiel Berufsfindungsmaßnahmen, Arbeitserprobungen/Praktika, Arbeitstraining, berufliche Anpassungen im erlernten bzw. angelernten Berufsfeld oder Bewerbertraining. RPKs verfügen über die Möglichkeit, individuell auf den Ausbildungsstand und die Leistungsfähigkeit des Rehabilitanden zugeschnittene Maßnahmen anzubieten (personenzentrierter Ansatz). Es werden in zahlreichen RPKs auch Angebote vorgehalten, die Merkmale von Supported Employment enthalten.

Eine Katamnese-Erhebung der Bundesarbeitsgemeinschaft Rehabilitationseinrichtungen psychisch kranker Menschen (BAG RPK) aus dem Jahr 2005 ergab, dass ein Jahr nach Maßnahmeende 17 % der Maßnahmeteilnehmer den (Wieder-)Einstieg in den ersten Arbeitsmarkt erreicht hatten, während sich 22 % in einer Ausbildung bzw. Umschulung befanden und 15 % in einer Werkstatt für behinderte Menschen tätig waren. Arbeitssuchend waren ein Jahr nach der Maßnahme 15 % der Teilnehmer. 23 % der Teilnehmer waren ein Jahr nach Programmende arbeitsunfähig, unmittelbar vor dem Programm waren dies immerhin 65 % gewesen (http://www.intervox-pr.de/site/download/RPK_basisdokumentation_2005.pdf). Die bundesweit 49 RPK-Einrichtungen sind recht ungleichmäßig über die Bundesländer verteilt. Die meisten RPKs befinden sich in Nordrhein-Westfalen (13), Niedersachsen (6), Baden-Württemberg (8) und Bayern (6). In den neuen Bundesländern gibt es demgegenüber *insgesamt* nur 8 Einrichtungen (http://www.bagrpk.de).

Berufliche Trainingszentren (BTZ) sind ebenfalls Spezialeinrichtungen zur beruflichen Rehabilitation von Menschen mit psychischen Behinderungen. Aufgenommen werden sowohl Menschen, die noch im Arbeitsleben stehen, bei denen aber aufgrund der psychischen Probleme der Arbeitsplatz gefährdet ist, als auch Menschen ohne Arbeit, die nur mithilfe einer beruflichen und psychosozialen Förderung wieder eingegliedert werden können.

Eine Belastbarkeit von mindestens 4 Stunden pro Tag ist Voraussetzung für eine Aufnahme in ein BTZ. Berufliche Trainingszentren bedienen sich einer Vielfalt von Methoden und Förderangeboten, um die für eine (Wieder-)Eingliederung in den ersten Arbeitsmarkt notwendigen fachlichen und sozialen Kompetenzen bei den Teilnehmern zu fördern. Das Leistungsspektrum lässt sich dabei grob in berufliche Trainings (Anpassungsmaßnahmen), Vorbereitungsmaßnahmen auf Ausbildung oder Umschulung und Assessment-Maßnahmen (u. a. Berufsfindung/Arbeitserprobung) gliedern. Es kommen in den Maßnahmen sehr häufig betriebliche Praktika zur Anwendung. Zahlreiche Berufliche Trainingszentren haben in ihrem Angebotsspektrum Maßnahmen, die Elemente von *Supported Employment* enthalten. Ein Beispiel ist das an 4 BTZ-Standorten angebotene Programm »Modulare Vermittlung« (MOVE), bei dem sich an ein kurzes, 4-wöchiges Training im BTZ mit dem Ziel einer festen Anstellung ein 2-monatiges gecoachtes Training in einem Betrieb des ersten Arbeitsmarktes anschließt und nach erfolgter Platzierung auch Nachbetreuung am Arbeitsplatz gewährleistet wird.

Die Bundesarbeitsgemeinschaft Beruflicher Trainingszentren führt regelmäßig Katamnese-Erhebungen bei den BTZ-Absolventen durch. Die Erhebung zum Abschlussjahrgang 2008 zeigte, dass 38 % der Teilnehmer zum Maßnahmeende Arbeitsfähigkeit bzw. den Erhalt ihres Arbeitsplatzes erreicht hatten, bei 30 % lag zum Ende der Maßnahme Ausbildungsfähigkeit vor. Bei knapp einem Drittel der Teilnehmer stand als Maßnahmeergebnis eine Klärung der beruflichen Perspektive. Von den Teilnehmern mit dem Maßnahmeergebnis Arbeitsfähigkeit/Erhalt des Arbeitsplatzes war vor Beginn des Trainings immerhin ein Viertel erwerbsunfähig oder berufsunfähig (krank) gewesen. Zum Maßnahmeende war knapp die Hälfte der Patienten mit Maßnahmeergebnis Arbeitsfähigkeit/Erhalt des Arbeitsplatzes auf dem ersten Arbeitsmarkt beschäftigt, wohingegen 1 % in einer Werkstatt für behinderte Menschen arbeiteten und knapp 2 % in einer Qualifizierungsmaßnahme beschäftigt waren. 45 % waren arbeitslos. Die Integration der Teilnehmer mit dem Maßnahmeergebnis Arbeitsfähigkeit/Erhalt des Arbeitsplatzes auf dem ersten Arbeitsmarkt steigerte sich nach Ende der Maßnahme noch und betrug bei einem Follow-up nach 6 Monaten 53 %. Strukturell anzumerken ist, dass wiederum Nordrhein-Westfalen über die meisten Beruflichen Trainingszentren in Deutschland verfügt (5), gefolgt von Bayern (2). Baden-Württemberg, Berlin, Bremen, Hamburg, Niedersachsen, Sachsen und Thüringen verfügen über jeweils eine Einrichtung, während die restlichen Bundesländer kein BTZ haben [597].

Berufsförderungswerke (BFW) sind auf die besonderen Belange gesundheitlich eingeschränkter Menschen eingerichtete Bildungsunternehmen, deren Fokus auf der Umschulung und Fortbildung von Menschen mit abgeschlossener Erstausbildung und Berufserfahrung liegt. Es wird mit einer 8-stündigen Belastbarkeit zu Maßnahmebeginn von den Teilnehmern mehr gefordert als in einem BTZ oder einer RPK. Einige BFW halten spezielle Angebote für psychisch kranke Menschen vor. Das Angebotsspektrum von Berufsförderungswerken umfasst Lehrgänge, die anerkannten Ausbildungsberufen entsprechen, Fortbildungslehrgänge und Leistungen zur Berufsfindung und Arbeitserprobung. In einigen Einrichtungen werden auch Rehabilitations-Vorbereitungslehrgänge (RVL) angeboten. Seit 2007 gibt es in allen Berufsförderungswerken Nachbetreuungsangebote (»JobTrains«) für Teilnehmer, die nach Ende der Qualifizierung noch keinen Arbeitsplatz gefunden haben. Berufsförderungswerke sind überwiegend im ländlichen oder kleinstädtischen Bereich angesiedelt. Einrichtungen, die auf die Zielgruppe psychisch Kranker ausgerichtet sind, gibt es in jedem Bundesland, wobei Nordrhein-Westfalen mit 4 Einrichtungen das dichteste Angebot aufweist. Das Einzugsgebiet von Berufsförderungswerken, die (auch) auf psychisch kranke Menschen ausgerichtet sind, ist jedoch vorwiegend als überregional zu bezeichnen [597].

Berufsbildungswerke (BBW) sind auf die Erstausbildung und Berufsvorbereitung beeinträchtigter junger Menschen ausgerichtet, wobei bundesweit 25 Häuser (auch) Menschen mit psychischen Erkrankungen aufnehmen. Berufsbildungswerke bieten auch Arbeitserprobungen und Eignungsabklärungen an, um für Jugendliche den passenden Beruf zu finden. Die größte Angebotsdichte findet sich in Bayern (5 Einrichtungen), gefolgt von Baden-Württemberg, Rheinland-Pfalz und Nordrhein-Westfalen (jeweils 3) [597].

Werkstätten für behinderte Menschen (WfbM) stellen im Spektrum der bisher erwähnten Rehabilitationseinrichtungen die niedrigsten Anforderungen an die Belastbarkeit der Rehabilitanden. Es existieren bundesweit mehr als 600 dieser Einrichtungen, und im Jahr 2008 waren immerhin 17 % der dort Beschäftigten seelisch behindert [598]. Werkstätten sind gegliedert in einen Berufsbildungsbereich, der den Teilnehmern eine angemessene berufliche Bildung ermöglichen soll sowie einen Arbeitsbereich, der im Anschluss an die Berufsbildung eine unbefristete Beschäftigung zu einem leistungsgemäßen Entgelt sichert. Auch im Arbeitsbereich findet eine weitergehende Förderung statt. Dennoch gelingt nur sehr wenigen Teilnehmern der Übergang auf den allgemeinen Arbeitsmarkt [197]. Zum Angebot an WfbM-Arbeitsplätzen gehören auch ausgelagerte Plätze auf dem allgemeinen Arbeitsmarkt. Diese werden zum Zwecke des Übergangs und als dauerhaft ausgelagerte Plätze angeboten. Seit dem Jahr 2004 gibt es basierend auf einem saarländischen Modellprojekt auch *Virtuelle Werkstätten*, die vollständig auf eigene Produktionsstätten verzichten und deren Mitarbeiter psychisch erkrankte Menschen stattdessen individuell auf Arbeitsplätzen des ersten Arbeitsmarktes platzieren und dort vor Ort unterstützen. Das Konzept der *Virtuellen Werkstatt* setzt damit 2 zentrale Merkmale von *Supported Employment* um.

4.4.1 Trends und Entwicklungen im Bereich der beruflichen Teilhabe

Im deutschen Versorgungskontext haben sich in jüngerer Zeit weitere Angebote zur beruflichen Rehabilitation bzw. Integration psychisch kranker Menschen entwickelt, in denen sich die Bedingungen denen des ersten Arbeitsmarktes annähern. Zu diesen Angeboten zählt beispielsweise die 8-monatige, von der Agentur für Arbeit finanzierte Maßnahme *BeRe-PK* (Berufliche Reintegration für psychisch kranke Menschen), in der frühzeitig ein betriebsgestütztes Training zum Einsatz kommt. Zu diesen Angeboten zählen weiterhin die *Integrationsprojekte* bzw. *-firmen* und die *Zuverdienstprojekte*. Bei den *Integrationsprojekten* nach SGB IX handelt es sich um ein vergleichsweise neues Instrument zur dauerhaften beruflichen Eingliederung schwerbehinderter Menschen. Es sind rechtlich und wirtschaftlich selbstständige Unternehmen oder unternehmensinterne oder von öffentlichen Arbeitgebern geführte Betriebe oder Abteilungen, die schwerbehinderten Menschen Arbeitsplätze und arbeitsbegleitende Betreuung bieten, deren Teilhabe auf dem allgemeinen Arbeitsmarkt aufgrund von Art oder Schwere der Behinderung auf besondere Schwierigkeiten stößt. Gegebenenfalls bieten Integrationsprojekte auch Belastungserprobungen, berufsvorbereitende Bildungsmaßnahmen oder berufliche Weiterbildungen an. In Integrationsprojekten nach SGB IX müssen mindestens 25 % schwerbehinderte Menschen beschäftigt sein. Obwohl Integrationsprojekte rein rechtlich dem ersten Arbeitsmarkt zuzurechnen sind, stehen sie de facto im Übergangsfeld zwischen den beschützenden Werkstätten für behinderte Menschen und dem ersten Arbeitsmarkt. Sie können für Patienten nach dem Aufenthalt in einer psychiatrischen Einrichtung eine sinnvolle Station zur Vorbereitung auf den ersten Arbeitsmarkt sein oder aber längerfristige bzw. dauerhafte Beschäftigung bieten. Die Zahl der Integrationsprojekte nahm in den letzten Jahren stetig zu und lag 2008 bundesweit bei 508 [598].

An dieser Stelle sollen beispielhaft die **CAP-Märkte** benannt werden. Der Grundgedanke ist die Verbesserung der Arbeitsplatzsituation und die Erweiterung der Möglichkeiten für die Beschäftigung von Menschen mit Behinderung. Durch die Eröffnung von zentrumsnahen Lebensmittelmärkten unter dem Namen „CAP ... der Lebensmittelpunkt" werden neue Chancen erschlossen, geeignete Arbeitsplätze für diese Menschen außerhalb der Werkstatt zu schaffen und diese auch langfristig zu sichern. Die CAP-Märkte können als WfbM-Abteilung, als Integrationsbetrieb oder aber als Kombination aus beidem betrieben werden. Inzwischen gibt es 90 CAP-Märkte im Bundesgebiet (in fast allen Bundesländern), in denen rund 1.200 Mitarbeiter – davon rund 650 Mitarbeiter mit Behinderung – einen neuen Arbeitsplatz mit »Mehrwert« gefunden haben (http://www.cap-markt.de).

Zuverdienstangebote bestehen im Bereich der Integrationsunternehmen, daneben aber auch teilweise in Einrichtungen der gemeindepsychiatrischen Versorgung (beispielsweise in Tagesstätten) oder unter dem Dach von Vereinen. Sie bieten psychisch kranken Menschen geringfügige Teilzeitbeschäftigung bei zumeist frei vereinbarten Arbeitszeiten und unter Rücksichtnahme auf Leistungsschwankungen und Krankheitsausfälle. Die konkreten Modalitäten der Beschäftigung leiten sich aus der Zielgruppe und den vorhandenen Strukturen des jeweiligen Anbieters ab. Insgesamt ist in der Bundesrepublik eine große Heterogenität der entsprechenden Angebote zu verzeichnen – nicht zuletzt auch durch das Vorhandensein divergierender länderspezifischer (z. B. Sachsen) oder lokaler (z. B. Bielefeld, Mainz) Zuverdienstregelungen. Mit dem Eintritt in ein Zuverdienstprojekt begründet sich nicht immer ein Arbeitsvertrag entsprechend den gesetzlichen Vorgaben zur geringfügigen Beschäftigung. Durchaus üblich ist auch ein Betreuungsvertrag mit entsprechenden Vereinbarungen zur Zahlung des Entgeltes, z. B. als »Aufwandsentschädigung«. Gemeinsam ist allen Zuverdienstprojekten, dass wirtschaftlich verwertbare Produkte oder Dienstleistungen hergestellt bzw. erbracht werden, dass mindestens die unmittelbaren Kosten der Produktion bzw. der Dienstleistung und relevante Anteile der Entlohnung der Mitarbeiter erwirtschaftet werden müssen, dass der Erwerbscharakter der Arbeit im Vordergrund steht und die Entlohnung der Mitarbeiter an die Arbeitsleistung gekoppelt ist [599].

4.4.2 Die Umsetzung von Supported Employment in Deutschland

An Maßnahmen nach dem Prinzip »erst trainieren, dann platzieren« (»first train then place«) wird in der wissenschaftlichen Diskussion bisweilen kritisiert, dass eine lange Trainingsphase demotivierend wirken kann und die Transferierbarkeit des unter Trainingsbedingungen Gelernten auf den realen Arbeitsplatz zu hinterfragen sei. Das berufsvorbereitende Arbeitstraining (Pre-vocational-Training, PVT) gerate auch für zahlreiche Betroffene zu einem Dauerzustand mit unklarer Perspektive, es würden oft keine weiteren rehabilitativen Anstrengungen für psychisch kranke Menschen mehr unternommen, insbesondere nicht, um einen Arbeitsplatz außerhalb des geschützten Bereichs zu erreichen [183]. Vor dem Hintergrund solcher Kritik – die zum Teil empirische Unterstützung findet [197] – sowie der Integrationserfolge auf dem ersten Arbeitsmarkt, die *Supported Employment*-Maßnahmen im angloamerikanischen Raum erzielten, weckte der **Supported Employment-Ansatz** auch in Deutschland großes Interesse. Eine direkte Eins-zu-eins-Übertragung des amerikanischen Supported Employment auf Deutschland, Österreich oder die Schweiz ist aufgrund der unterschiedlichen Sozialsysteme und der verschiedenen Arbeitsmarktgegebenheiten im Vergleich zu den USA allerdings schwierig [600]. Bei Supported Employment (SE) handelt es sich um eine subventionierte Arbeitsaufnahme, die unter länderspezifischen sozialrechtlichen und Arbeitsmarktbedingungen entwickelt und umgesetzt wurde. Mit dem § 38a des Sozialgesetzbuches IX zur »Unterstützten Beschäftigung« wurden jedoch Anfang 2009 Leistungen für behinderte Menschen nach einem, dem amerikanischen Supported Employment ähnlichen Prinzip in Deutschland rechtlich normiert (▶ Abschn. Unterstützte Beschäftigung). Diese begannen erst in jüngster Zeit, Umsetzung zu finden. Zuvor wurde das Konzept des Supported Employment in Deutschland, Österreich und der Schweiz bereits im Rahmen von Modellprojekten erfolgreich erprobt. Beispielhaft genannt sei die 1992 als Modellprojekt gegründete »Hamburger Arbeitsassistenz«, die sich bereits zu dieser Zeit der Weiterentwicklung und Adaption des Supported-Employment-Ansatzes für deutsche Verhältnisse widmete. Bekanntheit erlangte auch das schweizerische »Berner Job Coach Projekt«, welches sich an das Modell des Individual Placement and Support (IPS) von Drake (▶ Kap. 3.2.4) anlehnt und seit dem Jahr 2002 in Bern durchgeführt wird. Die vorläufigen Ergebnisse sprechen dafür, dass sich die Erwartungen an die Wirksamkeit von Supported Employment im schweizerischen Kontext erfüllt haben und teilweise übertroffen wurden [601].

> **Unterstützte Beschäftigung nach § 38a SGB IV (UB)**
> Ziel der Unterstützten Beschäftigung ist, behinderten Menschen mit besonderem Unterstützungsbedarf eine angemessene, geeignete und sozialversicherungspflichtige Beschäftigung zu ermöglichen und zu erhalten. Unterstützte Beschäftigung umfasst eine individuelle betriebliche Qualifizierung (InbeQ) und bei Bedarf Berufsbegleitung. Die individuelle betriebliche Qualifizierung wird in Betrieben des allgemeinen Arbeitsmarktes durchgeführt. Sie dient der Erprobung geeigneter betrieblicher Tätigkeiten sowie der Unterstützung bei der Einarbeitung und Qualifizierung auf dem betrieblichen Arbeitsplatz. Die Maßnahme wird vom zuständigen Rehabilitationsträger für bis zu 2 Jahre erbracht, kann aber unter bestimmten Bedingungen um weitere 12 Monate verlängert werden. Leistungen der Berufsbegleitung nach § 38a Abs. 3 SGB IX kommen im Anschluss an die Begründung eines sozialversicherungspflichtigen Arbeitsverhältnisses zur Anwendung, wenn und solange zu dessen Stabilisierung Unterstützung und gegebenenfalls auch Krisenintervention erforderlich ist. Bei Zuständigkeit eines Rehabilitationsträgers wird die Berufsbegleitung von diesem erbracht, anderenfalls vom Integrationsamt bzw. von Integrationsfachdiensten.

In diesem Zusammenhang sind in Deutschland die *Integrationsfachdienste* von Bedeutung. Integrationsfachdienste sind Dienste Dritter, sie können vom Integrationsamt, der Agentur für Arbeit, den SGB-II-Trägern und den Trägern der beruflichen Rehabilitation beteiligt werden, wenn es um die Durchführung von Maßnahmen zur Teilhabe behinderter Menschen am Arbeitsleben geht. In einigen ihrer Projekte setzen sie Unterstützte Beschäftigung nach § 38a SGB IV um. Zu ihren Kernaufgaben zählt neben der Vermittlung behinderter Menschen auf geeignete Arbeitsplätze, sich um die Erhaltung von Arbeitsplätzen der Betroffenen zu kümmern. Generell stehen Integrationsfachdienste Arbeitgebern behinderter Menschen sowie auch behinderten Beschäftigten als zentrale Ansprechpartner und Berater zur Verfügung. Inzwischen gibt es in Deutschland ein flächendeckendes Netz an Integrationsfachdiensten (einer in jedem Arbeitsamtsbezirk).

Auch wenn es in Gestalt der Unterstützten Beschäftigung nach § 38a SGB IV und der PVT-Programme, die Elemente von SE enthalten, in Deutschland vielversprechende Ansätze einer zunehmenden Berücksichtigung von SE-Prinzipien gibt, bedarf es weiterer politischer Weichenstellungen, damit *Supported Employment* in einer dem evidenzbasierten amerikanischen Vorbild nahekommenden Form stärker in Deutschland implementiert werden kann. Flexibilisierungen der bisherigen Lohn-, Renten- und Subventionspolitik scheinen hierfür von zentraler Bedeutung zu sein. In Deutschland gibt es bisher beispielsweise nicht die Möglichkeit einer gestuften Berentung am Arbeitsplatz oder zeitlich unbefristeter Jobcoaches. Auch die Einführung flexibler Entlohnungsmodelle wie etwa in der Schweiz, bei denen der Arbeitgeber einen psychisch behinderten Menschen lediglich gemäß seiner Arbeitsleistung entlohnt und der Arbeitnehmer seine »Minderleistung« durch eine Teilrente der Invalidenversicherung partiell entschädigt bekommt, könnten geeignet sein, die Zugangsschwelle zum allgemeinen Arbeitsmarkt in Deutschland zu senken. Ganz besonders dann, wenn Arbeitgeber, die einen Arbeitsplatz für einen psychisch behinderten Menschen zur Verfügung stellen, zusätzliche finanziellen Anreize (z. B. Steuererleichterungen oder Subventionen) erhalten [600].

Überprüft wurde die **Wirksamkeit von Supported Employment** unter europäischen Bedingungen im Rahmen der **Multicenter-Studie EQOLISE** [209]. EQOLISE fand als randomisierte kontrollierte Studie in 6 europäischen Zentren statt, darunter auch in Ulm/Günzburg. Die Teilnehmer der Interventionsgruppe erhielten Individual Placement and Support (IPS), eine manualisierte Variante von Supported Employment. Die Teilnehmer der Vergleichsgruppe erhielten die bestmögliche alternative berufliche Rehabilitationsmaßnahme, die am Ort verfügbar und üblich war. Untersuchte arbeitsbezogene Outcomes waren der Anteil der Teilnehmer in kompetitiver Beschäftigung (mindestens ein Tag gearbeitet), die Zahl der absolvierten Arbeitsstunden, die Zahl der Tage in Arbeit sowie die Dauer der Arbeitsverhältnisse. Weiterhin wurden die Programm-Abbrecherraten, die Rate der Krankenhauseinweisungen sowie die im Krankenhaus verbrachte Zeit untersucht. Für die Wirksamkeit des Supported-Employment-Ansatzes auch in Europa spricht, dass IPS-Teilnehmer in allen 6 Zentren hinsichtlich jedes arbeitsbezogenen Outcomes bessere Ergebnisse erzielten als die Teilnehmer der Vergleichsgruppe. Dies bedeutet, dass ein höherer Prozentsatz der IPS-Teilnehmer eine kompetitive Beschäftigung erreichte, IPS-Teilnehmer zum Follow-up mehr Tage in Arbeit verbrachten und mehr Stunden gearbeitet hatten und ihre Jobs länger behielten. Allerdings waren diese Unterschiede im deutschen Studienzentrum (und auch im niederländischen) nicht signifikant. Man kann aufgrund dieses Ergebnisses davon ausgehen, dass SE in Deutschland im Vergleich zur traditionellen Intervention nicht so wirksam war wie in anderen Ländern. Dies jedoch kann durch das länderspezifisch verschiedene gute Abschneiden der Kontrollintervention mitbedingt sein. In Deutschland schnitt die Kontrollgruppe, verglichen mit den anderen Zentren, verhältnismäßig gut ab. Die Befundlage in Deutschland spricht dafür, dass es weiterer Forschung bedarf, um die Wirksamkeit von SE unter hiesigen Verhältnissen zu prüfen.

In der Gesamtstichprobe der EQOLISE-Studie zeigte sich neben der Überlegenheit von IPS hinsichtlich arbeitsbezogener Outcomes, dass IPS-Teilnehmer das Programm signifikant seltener abbrachen und mit signifikant geringerer Wahrscheinlichkeit in ein Krankenhaus eingewiesen wurden als Teilnehmer der beruflichen Rehabilitationsmaßnahmen in der Kontrollgruppe. Letztere verbrachten im Studienzeitraum auch durchschnittlich doppelt so viel Zeit im Krankenhaus [209].

4.5 Sozialpsychiatrische Leistungen zur Teilhabe am Leben in der Gemeinde

4.5.1 Sozialpsychiatrische Leistungen zur Tagesgestaltung und Kontaktfindung

Kontaktstellen, Tageszentren und andere Möglichkeiten tagesstrukturierender Angebote helfen, eine Lücke zwischen ambulanter und stationärer Versorgung psychisch Kranker zu schließen und sind von großer Bedeutung, insbesondere dann, wenn die Betroffenen ohne Beschäftigung sind und Unterstützung bei der Alltagsbewältigung und Gestaltung sozialer Kontakte benötigen.

Psychosoziale Kontakt- und Beratungsstellen sind in den einzelnen Bundesländern unterschiedlich weit verbreitet und unterscheiden sich in ihrer Ausrichtung und in den verwendeten Begrifflichkeiten. Sie bieten einen niedrigschwelligen Zugang für Betroffene und Angehörige und konzentrieren sich dabei in erster Linie auf Beratungsangebote. Darüber hinaus sind Hilfen zur Tagesgestaltung, Unterstützung im lebenspraktischen Training, Ergotherapie, Hilfen zum Aufbau und Erhalt sozialer Kontakte sowie zur Sicherung von häuslichen und materiellen Ansprüchen möglich [570]. Einrichtungen mit Kontaktstellenfunktion werden oft aus freiwilligen Leistungen der Länder und/oder Kommunen finanziert [559].

Auch *Tagesstätten* verfügen über keine einheitliche Konzeption. Als teilstationäre Einrichtung werden sie durch ein kleines multiprofessionelles Team ohne ärztliche Mitarbeiter geführt. Oft finden sich regionale Kooperationen mit Trägern anderer Dienste (z. B. Sozialpsychiatrischer Dienst, ambulantes Wohnen). Das Angebot wendet sich ganz besonders an schwer und chronisch psychisch kranke Menschen. Leistungen umfassen z. B. tagesstrukturierende Maßnahmen, die Unterstützung von Alltagsgestaltung, Selbstständigkeit und alltagspraktischen Fähigkeiten, Gesprächsmöglichkeiten in Kontakt- und Freizeitklubs, niedrigschwellige Beschäftigungsangebote, die Vermittlung in Praktika und die Koordination von Hilfsangeboten [543]. Eine systematische Suche bis September 2005 blieb ohne Erfolg. Die Autoren konnten keine randomisierten kontrollierten Studien identifizieren, in denen nichtmedizinische Tageszentren in ihrer Wirksamkeit bei der Behandlung schwer psychisch kranker Menschen untersucht wurden [602].

4.5.2 Sozialpsychiatrische Leistungen zur Selbstversorgung im Bereich Wohnen

Seit 1980 werden betreute Wohnformen als neue Perspektive in der sozialen Infrastruktur und Wohnversorgung konzipiert und realisiert. Die Anzahl der Betten in Krankenhäusern verringerte sich in Deutschland und führte zu einer Steigerung der Anzahl an betreuten Wohnformen. Schmiedebach und Kollegen (2002) untersuchten die Publikationen zu Wohnen und Arbeit in Deutschland aus 28 verschiedenen psychiatrischen Fachzeitschriften und stellten in ihrer Endaussage fest, dass »*Arbeit in der psychiatrischen Diskussion eher explizit thematisiert wurde, wobei das Wohnen wahrscheinlich ein wesentlicher Bereich für die Versorgungsentwicklung ist*« [603]. Um das Ziel der Enthospitalisierung zu realisieren und die Langzeitpatienten zu entlassen wurden über die verschiedenen Regionen und Jahre hinweg verschiedene Wohnformen (◘ Tab. 4.4) aufgebaut [253]. Dies geschah durch staatliche Organisationen, Wohlfahrtsverbände und private Träger. Durch die Enthospitalisierung wurden in erster Linie Wohn- und Pflegeheime aufgebaut [603]. Nach einer Befragung der schwäbischen Heimenquete leiden die meisten Patienten in Wohnheimen an der Diagnose schizotype und wahnhafte Störungen sowie Schizophrenie (F20–F29) [604].

In Deutschland werden grundsätzlich 2 Bereiche des betreuten Wohnens unterschieden: a) ambulant betreutes Wohnen und b) stationäres Wohnen. Der Unterschied der beiden Wohnformen liegt in der Zusammenführung einer Betreuungsleistung mit dem Angebot einer Unterkunft sowie in der Finanzierung [254;606]. Durch den hohen Selbstverantwortungsanteil der Patienten und die höheren Freiheitsgrade gilt das ambulant betreute Wohnen bzw. das eigenständige Wohnen als bessere Alternative zum stationären Wohnen in Deutschland [253;255]. Die Zuständigkeiten für das betreute Wohnen sind länderspezifisch festgelegt. Dementsprechend erfolgt im ambulant betreuten Wohnen die Übernahme der Kosten für das Wohnen durch die Grundsicherung im Rahmen der Sozialhilfe (oder die ARGE nach SBG II) und für die Betreuung durch Leistungen der Eingliederungshilfe, im Wohnheim insgesamt durch die Leistungen der Eingliederungshilfe, im psychiatrischen Pflegeheim verbleibt der Anteil für die Unterkunft und Verpflegung aber grundsätzlich bei dem Betroffenen (Sozialhilfe). Die Kosten für das Wohnen der schwer psychisch erkrankten Menschen werden zum größten Teil durch die Sozialhilfe oder Pflegeversicherung übernommen [607] (◘ Tab. 4.5).

In einer aktuellen Studie wurde die Lage der Patienten nach dem Verlassen des ambulant betreuten Wohnens untersucht. Nach einer Ankündigung der Heranziehung zu den Kosten des ambulant betreuten Wohnens erfolgte die Kündigung durch die Patienten selber. Peukert (2010) berichtet von 144 Patienten, von denen 11,8 % die Ankündigung als Anlass sahen, sich zu verselbstständigen, und weitere 11,8 % angaben, dass das betreute Wohnen für Sie nicht mehr relevant sei. 57 Patienten verknüpften das Verlassen des betreuten Wohnens mit negativen Erwartungen, 33 Patienten hingegen betrachteten die Abkehr aus dem betreuten Wohnen als Chance, »auf eigenen Beinen zu stehen«. Die zufriedenen Patienten waren weniger stark erkrankt [608].

Das betreute Wohnen ist in Deutschland etabliert. Allerdings sollte die Entscheidung, in welcher Wohneinrichtung die Patienten leben, in Abhängigkeit vom Hilfebedarf der Patienten und den Aussagen der unmittelbar an der Behandlung beteiligten Fachkräfte (institutionsübergreifend, berufsgruppenübergreifend), die den Patienten kennen und sein Vertrauen genießen, erfolgen. Dies erfolgt entsprechend dem »Gesamtplanverfahren« welches im Sozialgesetzbuch geregelt ist (§ 58 SGB XII). Die konkrete Umsetzung unterscheidet sich in den einzelnen Bundesländern.

Tab. 4.4 Wohnformen in Deutschland. (Aus [255])

Wohnformen in Deutschland	
Betreutes Einzelwohnen	bezieht sich auf Menschen mit psychischen Erkrankungen, die alleine, in einer Partnerschaft oder mit Familienangehörigen wohnen und durch psychiatrisch geschultes Fachpersonal betreut werden. Der Betreuungsschlüssel wird in Bezug auf die krankheitsbedingte Einschränkung festgelegt.
Betreute Wohngruppen	Hier wird ein Wohnraum für mehrere Patienten von einem Träger zur Verfügung gestellt, die Betreuung erfolgt durch psychiatrisch geschultes Fachpersonal. Diese Art des betreuten Wohnens umfasst die fördernde und fordernde Wirkung des Zusammenlebens.
Betreutes Wohnen in Familien (BWF)	richtet sich an psychisch kranke Menschen, die mittel- bis langfristig in einer verwandtschaftlich nicht verbundenen Familie (Gastfamilie) leben. In der Anfangsphase der Wiedereinführung der Platzierung in Gastfamilien in Deutschland (1983) wurden nahezu ausschließlich Langzeitpatienten der psychiatrischen Kliniken betreut, bei denen kein Bedarf einer weiteren stationären Behandlung bestand. Zwischenzeitlich stellt das BWF eine Alternative zur Betreuung im Heim dar, in der die (Gast-)Bewohner ihre Selbstständigkeit und Beziehungsfähigkeit, die sie teilweise verloren haben, wieder erlernen [605].
Dezentraler Wohnverbund im Heimstatus	In diesem Fall wohnen oder leben die Patienten allein bzw. in kleinen Gruppen in einer vom Heimträger angemieteten Wohnung. Die Kompetenz, sich selbst zu versorgen, ist bei diesen Patienten reduziert. Sie erhalten mehr Betreuung und mehr Unterstützung im Alltag.
Wohn- und Pflegeheime	Wohn- und Pflegeheime richten sich an schwer psychisch erkrankte Menschen mit einem großen Hilfebedarf bei alltäglichen Anforderungen. Sie haben das Ziel, diesen Patienten zu helfen, ihr Leben wieder eigenständig gestalten zu können. Hier gilt eine durchgängige Betreuung durch Fachpersonal. Dabei können Wohnheime auch dezentral geführt werden. Unterschieden werden die beiden Einrichtungen in Bezug auf die Administration und Finanzierung. Die Finanzierung der Wohnheime erfolgt über die Eingliederungshilfe für Menschen mit seelischer Behinderung und die der psychiatrischen Pflegeheime über eine (Anteils-) Finanzierung nach SGB XI.
Übergangseinrichtungen	sollen Patienten mit schweren psychischen Erkrankungen durch zeitlich befristete Rehabilitationsmaßnahmen ermöglichen, ihr Leben wieder eigenständig zu gestalten. Dabei ist die Aufenthaltsdauer zeitlich befristet.
Soziotherapeutische Einrichtungen	Dabei handelt es sich in der Regel um eine begrenzte Aufenthaltsdauer von Patienten mit Doppeldiagnosen (Menschen mit Suchterkrankungen und Psychosen oder Persönlichkeitsstörungen). Dabei wird versucht, eine Betreuung unter Berücksichtigung beider Erkrankungen zu gewährleisten.

- **Exkurs: Wohnungslosigkeit und psychische Erkrankungen**

Schätzungen zufolge findet sich bei mehr als 2 Dritteln der ca. 200.000 in Deutschland lebenden alleinstehenden Wohnungslosen eine psychische Erkrankung. Ergebnisse einer repräsentativen Querschnittsuntersuchung an 82 wohnungslosen Männern in Dortmund wiesen auf eine Lebenszeit-

4.5 · Sozialpsychiatrische Leistungen zur Teilhabe am Leben in der Gemeinde

Tab. 4.5 Gestaltungskriterien der Wohnformen in Deutschland

	Betreutes Einzelwohnen	Betreute Wohngruppen, Wohngemeinschaften	Betreutes Wohnen in Familien	Wohn- u. Pflegeheime – Dezentrales Wohnheim gemeindeintegriert	Wohnheim der Eingliederungshilfe	Psychiatrisches Pflegeheim
Kostenträger	Sozialhilfeträger	Sozialhilfeträger	Sozialhilfeträger, ggf. Pflegeversicherung	Sozialhilfeträger	Sozialhilfeträger	Pflegeversicherung
Finanzierungsform	ambulant	ambulant	Ambulant	stationär	stationär	stationär
Lebensform	allein	in der Gruppe	in fremder Familie	allein oder in der Gruppe	in der Gruppe oder allein	in der Gruppe
Form der Abhängigkeit	eigene Wohnung/vom Träger angemietete Wohnung	eigene Wohnung/vom Träger angemietete Wohnung	vom Träger und der Familie zur Verfügung gestellt	vom Träger angemietete Wohnung	vom Träger zur Verfügung gestellte Räumlichkeit	vom Träger zur Verfügung gestellte Räumlichkeit
Betreuungsdichte	unterschiedlich in allen Bundesländern: a) Betreuungsschlüssel ist definiert oder b) Betreuung erfolgt nach Hilfebedarf des Klienten		bis zu 24 Stunden	bis zu 24 Stunden Anwesenheit des Betreuungspersonals	bis zu 24 Stunden	24 Stunden
Rahmenbedingungen	hoher Grad der Selbst- und Souveränitätsverantwortung		Familienintegration		Nacht-/Rufbereitschaft	Nachtwache

prävalenz psychischer Erkrankungen von 95,1 % hin [609]. Die Prävalenz unter wohnungslosen Frauen lag bei 71 % [610]. In der Mehrheit leiden die Betroffenen an Suchterkrankungen, jedoch auch an psychotischen und affektiven Erkrankungen sowie an Persönlichkeitsstörungen. Auch die psychiatrische Komorbidität ist deutlich erhöht gegenüber der Auftretenswahrscheinlichkeit innerhalb der Allgemeinbevölkerung [611]. Untersuchungen zur Epidemiologie und Versorgungslage dieser Personengruppe sind aufgrund unterschiedlicher Definitionen von Wohnungslosigkeit (Unterscheidung von 3 Subgruppen: die Betroffenen leben auf der Straße, in Notunterkünften oder vorübergehend bei Freunden und Verwandten), der problematischen Lebenssituation und der besonderen Untersuchungsbedingungen kompliziert. Angaben zum Schweregrad der psychischen Störung und der Behandlungsbedürftigkeit sind spärlich. Der hohen Prävalenz stehen jedoch nur seltene ambulante und stationär-psychiatrische Behandlungen der Erkrankten gegenüber [611]. Laut Fichtner et al. (1996) nahmen lediglich ca. 30 % der Wohnungslosen jemals eine solche stationäre Behandlung in Anspruch [612]. Es werden verschiedene Barrieren einer entsprechenden psychiatrischen Versorgung diskutiert. So könnten negative Vorerfahrungen mit Versorgungseinrichtungen, die dominierende Sorge um alltägliche Probleme (Schlafplatz, Nahrung, persönliche Sicherheit) oder eine eingeschränkte Krankheitseinsicht auf Seiten der Betroffenen zu einer geringeren Behandlungsmotivation führen. Daneben sind versorgungsstrukturelle Hürden von Bedeutung. Nicht zu unterschätzen ist zudem eine mangelnde Passung zwischen vorhandenen Angeboten und den besonderen Bedürfnissen, Wünschen und Zielen dieser Subgruppe [611;613].

Wohnungslose psychisch kranke Menschen zählen trotz des unumstritten hohen Hilfebedarfes zu einer der unzureichend versorgten Patientengruppen. Insgesamt ist wenig über den Verlauf von Obdachlosigkeit und psychischer Erkrankung in Abhängigkeit spezieller Interventionsmaßnahmen bekannt [614]. In Deutschland wird die Versorgung psychisch kranker Wohnungsloser überwiegend durch psychiatrische Kliniken im Rahmen der Regelversorgung übernommen. Aufsuchende Behandlungsansätze bei psychischen Erkrankungen sind bisher kaum etabliert. In Tübingen wurde durch die Universitätsklinik bereits 1995 eine poliklinische psychiatrische Sprechstunde für die Bewohner bzw. Besucher eines Aufnahme- und Übernachtungsheimes und andere wohnungslose Menschen eingerichtet. Angebote umfassen die gesamte Bandbreite ambulant-psychiatrischer Tätigkeit. Im weiteren Verlauf sind enge Kooperationen mit anderen Institutionen entstanden, sodass bspw. neben einem »Mittagstisch« und einer medizinischen Basisversorgung auch die Betreuung durch Streetworker oder Mitarbeiter von Zuverdienstprojekten gegeben ist [615]. Quadflieg und Fichter (2007) untersuchten die Auswirkungen von dauerhafter Wohnmöglichkeit für wohnungslose Menschen über einen Beobachtungszeitraum von 3 Jahren. Obgleich sich psychopathologische Symptome und globales Funktionsniveau wenig veränderten, konnte bei ca. 86 % der Teilnehmer die Wohnsituation beibehalten bzw. verbessert werden. Ein gleichzeitiges Angebot sozialer und kurativer Dienste scheint deshalb notwendig, um auch auf psychischer Ebene Veränderungen zu erreichen [614].

4.6 Vernetzung und Kooperation

Das psychosoziale Versorgungssystem ist durch eine Vielfalt von Einrichtungen und Helfern geprägt. Es gibt große regionale Unterschiede, insbesondere zwischen den alten und den neuen Bundesländern sowie zwischen Großstädten und kleinstädtisch-ländlichen Regionen [616]. Die Vielfalt der Finanzierungsträger (z. B. gesetzliche Krankenversicherung, Renten- und andere Sozialversicherungsträger, öffentliche Hand, Kirchen) sowie eine unterschiedliche Organisation und Budgetierung des ambulanten und stationären Versorgungssektors erhöhen die Komplexität und Fragmentierung des Hilfesystems in Deutschland. Vor dem Hintergrund der noch wenig integrierten psychiatrischen Versorgungslandschaft in Deutschland stellt sich insbesondere in der Versorgung von schwer und chronisch psychisch kranken Menschen die **Aufgabe einer Vernetzung der notwendigen psychiatrischen Hilfen** – zum einen im Sinne der Behandlungsoptimierung über längere Zeiträume

4.6 · Vernetzung und Kooperation

und zum anderen hinsichtlich der Integration medizinischer und sozialer, d. h. beschäftigungs- und wohnbezogener rehabilitativer Versorgung [119].

Im Rahmen eines systematischen Modells haben Tansella und Thornicroft (2001) die Koordination der Versorgung mit 9 Qualitätsprinzipien der gemeindepsychiatrischen Versorgung definiert [617]:

- *Autonomy*: Autonomie oder Selbstbestimmung des Patienten als Ziel einer effektiven Behandlung und Begleitung
- *Continuity*: Kontinuität in der Behandlung sowohl innerhalb einer Institution als auch zwischen verschiedenen Versorgungsleistern über einen bestimmten Zeitraum
- *Effectiveness*: Effektivität unter dem Aspekt der Zielerreichung
- *Accessibility*: Erreichbarkeit von Diensten
- *Comprehensiveness*: umfassendes Angebot des Dienstes hinsichtlich Intensität und Umfang
- *Equity*: Gleichbehandlung durch eine transparente und gerechte Verteilung der Ressourcen
- *Accountability*: Verlässlichkeit auf der Ebene der Patienten und Leistungserbringer
- *Co-ordination*: Koordination der Versorgung auf der Basis definierter Behandlungs- und Rehabilitationsziele zwischen verschiedenen Versorgungsleistern über die Zeit
- *Efficiency*: Effizienz eines Dienstes unter dem Aspekt der bestmöglichen Zielerreichung bei hoher Wirtschaftlichkeit

Hilfen unterschiedlicher Leistungsbereiche sollten so organisiert werden, dass in einer Region alle notwendige Unterstützung personenbezogen und individuell abgestimmt für Menschen mit schweren psychischen Störungen zur Verfügung steht. Durch Hilfeplankonferenzen, in denen alle Anbieter der verschiedenen Leistungsbereiche eingebunden sind, kann die fallbezogene Abstimmung realisiert werden [161].

Aufgrund der strukturellen Probleme des deutschen psychiatrischen Versorgungssystems, diesem Anspruch gerecht zu werden, ist in den letzten Jahren eine Vielzahl neuer Formen der psychiatrisch-psychotherapeutischen Behandlung in **neuen Vernetzungsstrukturen** entstanden. Als vergleichsweise neues Modell sind **Gemeindepsychiatrische Zentren** zu nennen, die in einigen Regionen im Rahmen des Aufbaus **Gemeindepsychiatrischer Verbünde** entwickelt worden sind [161]. Gemeindepsychiatrische Verbünde dienen der Verbesserung der Qualität der Versorgung über alle Leistungsbereiche und Sektoren hinweg. Sie sorgen durch verbindliche Vereinbarungen der beteiligten Leistungserbringer untereinander unter Einbezug der Kommune für die Gewährleistung der Versorgungsverpflichtung. Gleichzeitig schaffen sie die Voraussetzung für eine am individuellen Bedarf der psychisch kranken Menschen ausgerichtete und koordinierte Hilfeleistung. Damit gehen sie weiter als alle anderen in Deutschland bekannten Methoden regionaler Kooperation (psychosoziale Arbeitsgemeinschaften, sozialpsychiatrische Arbeitskreise etc.) [618]. Im März 2006 wurde die **Bundesarbeitsgemeinschaft Gemeindepsychiatrischer Verbünde (BAG GPV)** gebildet, deren Mitglieder regelmäßig die Qualitätsstandards für Komplexleistungsprogramme und die notwendigen Rahmenbedingungen diskutieren [619].

Eine andere Form der Vernetzung ist durch **medizinische Versorgungszentren** entstanden. Diese sehen den Zusammenschluss von 2 oder mehr ärztlichen Praxen unterschiedlicher Fachrichtungen vor. Darüber hinaus können andere Versorger wie Apotheker, Reha-Unternehmer, regionale Versorgungskliniken und Träger ambulanter psychiatrischer Pflege und Soziotherapie eingebunden sein. **Ambulante psychiatrische Dienste** (APD) versuchen durch Bündelung verschiedener Maßnahmen Beziehungskontinuität zu wahren. Solche Synergieeffekte nutzt z. B. der ambulante psychiatrische Dienst der Bruderhaus-Diakonie in Reutlingen, der Leistungen des Sozialpsychiatrischen Dienstes, des psychiatrischen Krankenpflegedienstes, Angebote der Soziotherapie und Maßnahmen des betreuten Wohnens miteinander verknüpft [161].

Im Rahmen der **Integrierten Versorgung (IV)** können Leistungen mehrerer Anbieter integriert werden. Ziel ist v. a. die verbesserte Gestaltung der Schnittstellen zwischen stationärer und ambulanter Behandlung der Patienten. IV-Verträge werden zwischen den einzelnen Leistungsanbietern und einer einzelnen Krankenkasse geschlossen. Allgemeine Regel-Finanzierungsmöglichkeiten gibt es jedoch bisher nicht [161].

Eine optimale Nutzung der vielfältigen Hilfen für psychisch schwer erkrankte Menschen erfordert ein stärkeres Problembewusstsein hinsichtlich einer adäquaten Versorgungsqualität, die nicht allein an der Wirksamkeit einzelner Komponenten gemessen werden kann. Es braucht eine Verständigung aller Beteiligten, um Angebote sowie Versorgungsbedarfe in einer Region zu beurteilen. Wesentlich scheinen dabei folgende Aspekte: (1) funktionierende regionale Koordinationsgremien unter Beteiligung aller Akteure (Leistungserbringer und Kostenträger, Betroffene und Angehörige, Kommune), (2) eine kontinuierliche regionale Psychiatrieberichterstattung sowie (3) der Abschluss regionaler Zielvereinbarungen.

Beispielhaft soll hier die Zusammenarbeit im **Sozialpsychiatrischen Verbund** der Region Hannover skizziert werden. Die Strukturen der psychiatrischen Versorgung in der Region orientieren sich dabei an den gesetzlichen Vorgaben in Niedersachsen (NPsychKG). Im Rahmen eines Arbeitskreises Gemeindepsychiatrie wird ein Erfahrungsaustausch zwischen Vertretern von Initiativen und Einrichtungen der Region angestrebt. In diesem Zusammenhang wurde ein Konzept für einen gemeinsamen Sozialpsychiatrischen Verbund entwickelt. Wichtige Ziele sind die Konzentration der Arbeit auf Personen mit schweren psychischen Erkrankungen und seelischen Behinderungen; die partnerschaftliche Zusammenarbeit zwischen den psychisch Kranken, ihren Angehörigen, den professionellen und ehrenamtlichen Helfern; eine möglichst wohnortnahe und integrierte Hilfeleistung im Rahmen sektorisierter Versorgungsstrukturen und die Gewährleistung verbindlicher, bei Bedarf auch langfristiger kontinuierlicher und qualifizierter Hilfen für chronisch psychisch Kranke, bei Bedarf mit fallbezogener Koordination und Hilfeplanung durch einen ambulant tätigen Bezugstherapeuten. Für die Umsetzung der definierten Zielvereinbarungen wurden verschiedene Gremien und Arbeitsgemeinschaften etabliert [620;621]. Die Arbeit der Gremien wird durch eine Geschäftsstelle unterstützt. Letztere ist zudem für die Fortschreibung eines jährlichen sozialpsychiatrischen Plans (SPP) verantwortlich. Im Rahmen der regionalen Psychiatrieberichterstattung werden nach einheitlichem Vorgehen die aktuelle Versorgungslage beschrieben und daraus empirisch überprüfbare zukünftige Projekte der Neuplanung von regionalen Hilfen bzw. deren Modifizierung und Ergänzung abgeleitet. Bei der Konkretisierung regionaler Zielvereinbarungen sollten folgende Fragen diskutiert werden: (1) Was soll wann erreicht werden? (2) Woran lässt sich der Erfolg messen? (3) Wie soll das Ziel erreicht werden? (4) Wer ist dafür verantwortlich? [622]

Der Vernetzungsgedanke spielt auch im Rahmen der »**Sozialraumorientierten Gemeindepsychiatrie**« eine bedeutende Rolle. »Die alleinige Orientierung am Fall erweitern und sich der Dynamik des sozialen Raumes widmen – nur so: Vernetzung, bürgerschaftliches Engagement, Prävention, Flexibilisierung, Lebensweltorientierung.« (Hinte 2008 in [623]) Sozialraumorientierung meint, über die personenzentrierten Hilfen hinaus die sozialen Lebensräume zu betrachten, zu entwickeln und in diese zu investieren. Hilfestrukturen sollen sich an den Bedürfnissen und Bedarfen der Menschen in ihren sozialen Räumen orientieren [623]. Verbundstrukturen, so in Form regionaler Gemeindepsychiatrischer Verbünde, können als fachliches Handlungskonzept für die Umsetzung personenzentrierter und sozialraumorientierter Hilfen sowie der notwendigen Vernetzung aller an der Behandlung und Begleitung psychisch kranker Menschen betrachtet werden. In Verbundstrukturen finden sich Verknüpfungen von Leistungsangeboten und -arten eines oder mehrerer Leistungsträger und damit die Verbindung von unterschiedlichen Funktionen und Interessen. »Die Verbundstruktur selbst stellt eine Institutionalisierung und Organisation der Kooperation und Zusammenarbeit dar.« ([624], S. 405)

- **Exkurs: Kinder psychisch kranker Eltern**

Kinder von psychisch kranken Eltern sind nicht nur besonderen Belastungen im Entwicklungsverlauf ausgesetzt, sondern haben darüber hinaus ein deutlich erhöhtes Risiko, selbst eine psychische Erkrankung zu entwickeln und bilden damit eine **besondere psychiatrische Risikogruppe** [625]. *Angaben zur Größe der betroffenen Gruppe* schwanken erheblich, zeigen jedoch übereinstimmend, dass die Zahl der Kinder von psychisch erkrankten Eltern nicht zu unterschätzen ist. Untersuchungen von »Erwachsenenpopulationen« weisen auf einen Anteil psychisch kranker Eltern mit Kindern zwischen 9 % und 61 % hin [626;627]. Weibliche Patienten haben weit häufiger Kinder als männliche Patienten [628;629]. Bezogen auf die Diagnosen muss festgestellt werden, dass unter den Patienten in Elternschaft von Kindern unter 18 Jahren alle großen Diagnosegruppen vertreten sind [626]. Eine aktuelle repräsentative Erhebung im deutschsprachigen Raum an schizophren/schizoaffektiv erkrankten Patienten zeigte, dass 26,5 %

der Patienten eigene Kinder haben, dabei haben weibliche Patienten etwa 3-mal so oft Kinder im Vergleich zu Männern. Lediglich 41 % der Patienten in Elternschaft leben mit den eigenen Kindern in einem Haushalt [627]. Schätzungen zufolge leben in Deutschland etwa 2 bis 3 Millionen Kinder mit mindestens einem psychisch erkrankten Elternteil. Es ist davon auszugehen, dass gut 500.000 Kinder davon bei Eltern mit schweren psychischen Störungen aufwachsen [19].

Eine Untersuchung innerhalb eines stationären kinder- und jugendpsychiatrischen Settings deutete darauf hin, dass etwa 50 % der dort behandelten Kinder und Jugendlichen bei einem psychisch kranken Elternteil leben [630]. Studien konnten zeigen, dass das **Risiko für Kinder**, selbst eine affektive Störung zu entwickeln, bei elterlicher depressiver Erkrankung 2- bis 6-mal erhöht ist; leiden beide Eltern an einer Depression, steigt das Risiko weiter an [631;632]. Die Auftretensraten schizophrener Störungen bei Kindern mit einem an Schizophrenie erkrankten Elternteil liegen zwischen 8 % und 20 %. Darüber hinaus liegt das Risiko, eine psychische Störung jeglicher Art zu entwickeln, für diese Kinder bei 30 % bis 40 % [633]. Eine andere Studie weist auf erhöhte Prävalenzraten von Depressionen, Abhängigkeitserkrankungen und schulischen Problemen bei Kindern psychisch kranker Eltern hin [634]. Es gibt auch Hinweise auf eine erhöhte Rate kindlicher Auffälligkeiten bei Eltern mit einer Persönlichkeitsstörung [635].

Die **Anpassung des Kindes** an die besonderen Entwicklungsumstände ist dabei nicht unbedingt von der elterlichen Diagnose abhängig, sondern eher von Schweregrad, Art und Chronizität der Symptomatik, Komorbidität und Rückfallhäufigkeit sowie von allgemeinen familiären und psychosozialen Bedingungen der Entwicklungsumgebung [636]. Mit einer schweren psychischen Erkrankung sind oft vielfältige Belastungen verbunden, die zusätzliche Auswirkungen auf die kindliche Entwicklung haben können. Bekannt ist zudem, dass nicht selten die sozialen und sozioökonomischen Lebensbedingungen für Familien mit psychisch kranken Eltern nachteilig sind; so gehören beispielsweise Arbeitslosigkeit, Armut und schwierige Wohnverhältnisse oft zum Alltag der betroffenen Familien [499]. Ungeachtet dessen haben auch genetische Faktoren einen Einfluss auf die Entwicklungsverläufe von Kindern psychisch kranker Eltern (vgl. [637]). Spezifische, mit der psychischen Erkrankung der Eltern verbundene Faktoren, die sich auf die kindliche Entwicklung auswirken können, sind beispielsweise in der Angemessenheit der Krankheitsbewältigung in der Familie, im Grad der innerfamiliären Tabuisierung des Themas psychische Erkrankung sowie in der Ausprägung und Stabilität der Erziehungsfähigkeit der Eltern zu sehen. Die Familien erleben sich zum Teil sozial isoliert und stigmatisiert. Klinikeinweisungen des erkrankten Elternteils wecken zudem oft ein traumatisches Erleben im Kind. Darüber hinaus ist für Kinder von psychisch erkrankten Eltern im Vergleich zur Allgemeinbevölkerung die Wahrscheinlichkeit für ein Erleben von Vernachlässigung, Misshandlung und sexuellem Missbrauch um das 2- bis 5-fache erhöht [19].

Dennoch entwickeln etwa ein Drittel der betroffenen Kinder auch langfristig keine (gravierenden) Störungen [635]. Einige Studien konnten aufzeigen, dass während der frühen Kindheit und im Jugendalter offensichtlich Phasen erhöhter Vulnerabilität bei diesen Kindern bestehen [638]. Zum anderen werden besondere **Resilienz- und Bewältigungsfaktoren** für eine gesunde psychische Entwicklung von Kindern psychisch kranker Eltern angeführt ([499], S. 61):

Kindzentrierte Schutzfaktoren
- Temperamentsmerkmale wie Flexibilität, Anpassungsvermögen an Veränderungen, Soziabilität und eine überwiegend positive Stimmungslage,
- soziale Empathie und Ausdrucksfähigkeit (Wahrnehmung eigener Gefühle und sozialer Signale, Verbalisierung und Modulation eigener Gefühle, Wahrnehmung und Verstehen sozialer Regeln, Handlungsausrichtung nach sozialen Regeln, Umgang mit Konflikten),
- effektive Problemlösefähigkeit und realistische Einschätzung persönlicher Ziele,
- gute bzw. überdurchschnittliche Intelligenz und positive Schulleistungen,
- positive Selbstwertkonzepte, Selbstwirksamkeitsüberzeugungen und internale Kontrollüberzeugungen,
- ausgeprägtes Kohärenzgefühl.

Familienzentrierte Schutzfaktoren
- Emotional sichere und stabile Beziehung zu mindestens einem Elternteil oder einer anderen Bezugsperson,
- emotional positive, zugewandte und akzeptierende sowie zugleich normorientierte, angemessen fordernde und kontrollierende Erziehung,
- gute Paarbeziehung der Eltern, in der Konflikte offen und produktiv ausgetragen werden,
- familiäre Beziehungsstrukturen, die sich durch emotionale Bindung der Familienmitglieder und Anpassungsvermögen an Veränderungen bzw. Entwicklungen auszeichnen.

Soziale Schutzfaktoren
- Soziale Unterstützung und sozialer Rückhalt durch Personen außerhalb der Familie,
- Einbindung in ein Peer-Netzwerk,
- soziale Integration in Gemeinde, Vereine, Kirche etc.

Neben diesen generellen Schutzfaktoren gibt es aus qualitativen Studien Hinweise darauf, dass eine alters- und entwicklungsadäquate Aufklärung und Informationsvermittlung über die psychische Erkrankung der Eltern, die an den Bedürfnissen und Fragen der Kinder anknüpft sowie ein adäquater Umgang mit der Erkrankung innerhalb der Familie bedeutende **spezielle Schutzfaktoren** darstellen [499].

Bewältigungsstrategien sind abhängig vom Alter und Entwicklungsverlauf. Bislang liegen wenige Befunde zur Effektivität verschiedener Bewältigungsstrategien im Kindesalter vor. Dennoch gibt es Hinweise, dass manche Copingstrategien protektiven Charakter haben [626]. Eine Querschnittsstudie zur Erfassung der Bewältigungsstrategien von Kindern schizophren erkrankter Eltern im Alter zwischen 8 und 13 Jahren zeigte indes, dass stark belastete Kinder auf Bewältigungsversuche in Form von erhöhtem instrumentellem Problemlösen zurückgreifen bei einer geringen Fähigkeit, Verantwortung abzugeben oder nicht zu bewältigende Situationen zu vermeiden. Deutlich wurde, dass die Kinder trotz des ausgeprägten Bedürfnisses nach sozialer Unterstützung diese nicht wirklich in Anspruch nehmen können. Bei geringer Fähigkeit einer positiven Emotionsregulation finden sich oft aggressive Verhaltensweisen [639]. Das Wissen um wirksame Resilienzfaktoren und geeignete Bewältigungsstrategien ist bedeutende Voraussetzung für die Ableitung konkreter Unterstützungsangebote für die Kinder psychisch kranker Eltern und ihre Familie [626].

Im Diskussionspapier der Arbeitsgemeinschaft für Kinder- und Jugendhilfe werden **zentrale Bedarfe der betroffenen Kinder und Jugendlichen und ihrer Familien** formuliert, die sich aus bisherigen Forschungsergebnissen und Praxiserfahrungen ableiten lassen [19]. Aufgeführt werden die Stärkung bzw. Schaffung präventiver und Resilienz fördernder Angebote für Kinder und Jugendliche (z. B. gemeinsame Freizeitaktivitäten, Patenfamilien) und die Notwendigkeit altersgerechter Informations-, Beratungs- und Therapieangebote für Kinder und Jugendliche. Informations- und Beratungsangebote müssen gleichzeitig für die erkrankten Eltern und ggf. ihre Partner sowie weitere Angehörige zur Verfügung stehen. Unterstützende präventive sowie entlastende Angebote für betroffene Familien sollten möglichst niedrigschwellig sein (z. B. frühe Hilfen, Erziehungsberatung, ambulante Erziehungshilfen). Ebenso notwendig erscheint die Erarbeitung von Krisenplänen mit allen Beteiligten, die Bereitstellung von Anlaufstellen für Eltern in akuten Krisen und von Hilfenetzen. Zentrales Ziel sollte zudem eine koordinierte Behandlungs- und Hilfeplanung und deren Umsetzung sein, die alle beteiligten Institutionen und Personen einbezieht. An dieser Stelle sei beispielsweise auf das bewährte *Netzwerk für Kinder psychisch kranker Eltern in Duisburg* hingewiesen [640]. Ein breit gefächertes Spektrum an Hilfen wird beispielsweise auch im Rahmen des *KIPKEL-Projektes* im Kreis Mettmann (Nordrhein-Westfalen), der *AURYN-Beratungsstelle* in Leipzig oder der *Fachstelle für Kinder psychisch kranker Eltern der Waisenhausstiftung Frankfurt am Main* angeboten (vgl. [626]).

- **Statement 16**

Für die Erweiterung und Qualifizierung notwendiger Unterstützungsangebote für Kinder und Jugendliche psychisch kranker Eltern und ihre Familien sind »(präventive) Hilfen und systemübergreifende Vernetzungen« sowie eine verstärkte

»Zusammenarbeit zwischen den verantwortlichen Hilfesystemen, insbesondere der Suchtkrankenhilfe, der Kinder- und Jugendhilfe, der Erwachsenenpsychiatrie und anderen medizinischen Diensten« erforderlich. »Lehrer, Erzieherinnen, Ärzte, Sozialarbeiterinnen, Psychologen und Pädagoginnen, aber auch Familienrichterinnen sowie die Polizei müssen verbindlich« und fachübergreifend zusammenarbeiten »und die jeweils anderen Hilfesysteme im Blick haben«. Weitere Beachtung sollte zudem »der Errichtung niedrigschwelliger Angebote, der Öffentlichkeitsarbeit, der Schulung von Mitarbeiterinnen und Mitarbeitern in den Hilfesystemen und den Möglichkeiten der Finanzierung der Hilfen zuteilwerden« (AGJ 2010 [19], S. 2).

Schnittstellen in der psychiatrischen Versorgung von schwer psychisch kranken Menschen

5.1		Die Bedeutung eines Migrationshintergrunds für die Behandlung schwer psychisch kranker Menschen – 200
	5.1.1	Einführung – 200
	5.1.2	Bedeutung interkultureller Aspekte in der Psychiatrie und Psychotherapie – 201
	5.1.3	Evidenz zu Diagnostik, therapeutischen Ansätzen und Prävention psychischer Störungen bei Migranten – 205
	5.1.4	Politische Rahmenbedingungen in Deutschland – 209
	5.1.5	Zusammenfassung – 209
5.2		Psychosoziale Therapien bei Kindern und Jugendlichen – 210
	5.2.1	Einführung – 210
	5.2.2	Evidenzbasierte Verfahren der psychosozialen Therapien für Kinder und Jugendliche – 212
	5.2.3	Zusammenfassung – 214
5.3		Psychosoziale Therapien im höheren Lebensalter – 214
	5.3.1	Einführung – 214
	5.3.2	Evidenz zu psychosozialen Therapien in der Demenzbehandlung – 215
	5.3.3	Zusammenfassung – 218

5.1 Die Bedeutung eines Migrationshintergrunds für die Behandlung schwer psychisch kranker Menschen

5.1.1 Einführung

Laut **Migrationsbericht 2009** belief sich der Anteil der im Jahre 2009 in Deutschland lebenden Personen mit Migrationshintergrund auf 19,2 % der Gesamtbevölkerung (15,703 Millionen, Migrationsbericht des Bundesamts für Migration und Flüchtlinge); hiervon betrug der Anteil der Deutschen mit Migrationshintergrund 10,4 %, der Ausländeranteil 8,8 %. Etwa zwei Drittel der Personen mit Migrationshintergrund sind selbst Migranten (1. Generation), während knapp ein Drittel bereits in Deutschland geboren wurde (2. und 3. Generation). Bezüglich der Herkunftsländer stellen Personen türkischer Herkunft (15,9 %) die größte Gruppe innerhalb der Bevölkerung mit Migrationshintergrund dar, gefolgt von Personen polnischer (8,3 %), russischer (6,8 %) und italienischer (4,9 %) Herkunft [641].

Der demographische Wandel im Hinblick auf die **zunehmende Bedeutung des Migrationshintergrunds** in der Bevölkerung wird – trotz deutlich zu verzeichnender Fortschritte – nach wie vor im deutschen Gesundheitswesen nicht ausreichend und nicht hinreichend differenziert berücksichtigt [642]. Die adäquate Versorgung von Menschen mit Migrationshintergrund über die gesamte Lebensspanne bedarf der professionellen interkulturellen Sensibilität und Kompetenz. Insbesondere bei der Inanspruchnahme von psychiatrisch-psychotherapeutischen Versorgungsangeboten spielt der kulturell-ethnische Hintergrund eine bedeutende Rolle: Nicht selten sind subjektive Entstehungsmodelle psychischer Störungen, Krankheitsverständnis und damit in entscheidendem Maße auch Behandlungserwartungen stark von kulturellen Prägungen und Einflüssen abhängig. Migrationserfahrung selbst kann potenziell krankheitsverstärkend wirken und Behandlungsverläufe erheblich beeinflussen. Nicht zuletzt wirken sich die häufig schwierigen psychosozialen Rahmenbedingungen von Migranten erschwerend auf die erforderlichen adaptiven Prozesse im Gastland aus. Gleichzeitig ist bekannt, dass eine gelungene Akkulturation in Zusammenhang mit psychischer Stabilität und seelischer Gesundheit steht.

Eine Vernachlässigung dieser Faktoren bei der Diagnostik und Therapie psychischer Störungen wird den Erfordernissen einer professionellen Versorgung von Migranten nicht gerecht, gefährdet unter Umständen Behandlungserfolge und damit letztlich die Integration von Menschen mit Migrationshintergrund und schweren psychischen Störungen [643]. Informationsbedingte, kulturelle und kommunikative Barrieren führen zu Problemen von **Unter-, Über- und Fehlversorgung von Migranten** mit dadurch zum Teil erheblich erhöhten Kosten für Therapie und Pflege [644]. Eine psychiatrische Versorgung, welche den besonderen Bedürfnissen von Migranten mit schweren psychischen Störungen gerecht werden möchte, benötigt daher angemessene strukturelle Rahmenbedingungen.

Seelische Gesundheit im Rahmen von Migration kann **als Resultat verschiedener interagierender Entwicklungsprozesse** betrachtet werden, die auch zum Tragen kommen, wenn Patienten in bestimmten Phasen Hilfe aufsuchen [645]:

— Das *Lebensalter* einer Person steht im Zusammenhang mit wesentlichen Entwicklungsaufgaben, Sozialisationserfahrungen und dem Charakter von Zukunftszielen [646; 647];
— die *spezifische Identität und Struktur des Selbst* sind darüber hinaus durch individuelle biographische Prägungen beeinflusst;
— *Kultur* als übergreifendes System von Traditionen, Normen, Werten und Glaubenseinstellungen wird heute als dynamische Matrix betrachtet, die der gesamten individuellen Entwicklung unterliegt und im Falle der Migration in besonderem Maße und in fundamentaler Weise Veränderungen unterworfen ist [648];
— der *Prozess der Migration* ist durch die vielfältigen Konsequenzen gekennzeichnet, die sich aus dem Wechsel des Wohnortes in ein anderes Land ergeben: Erfahrungen von Verlust und Trennung, Heimweh, soziale Isolation, Verlust oder Diffusion der eigenen Rolle [649];
— *soziale und politische Voraussetzungen* sowie die *ökonomische Situation* gelten prinzipiell als

wichtige Einflussfaktoren für die Gesundheit: Im Falle von Migration können diese Aspekte entweder Grund für die Emigration aus der Heimat sein oder infolge der Migration wesentliche nachteilige Bedingungen darstellen, z. B. unsicherer Aufenthaltsstatus, Arbeitslosigkeit und unklare Zukunftsaussichten [650; 651];
- *biologische Entwicklungsfaktoren* beinhalten psychophysiologische Prädispositionen für Gesundheitsrisiken, Komorbiditäten sowie die Kapazität zur Erschließung neuer Ressourcen sowie nicht zuletzt die biologische Voraussetzung, Kultur zu konstituieren [648;652].

Es gibt **zunehmende Evidenz für** einen beträchtlichen **Einfluss psychosozialer Aspekte** – wie beispielsweise migrationsspezifischer Stressoren – auf Manifestation und Verlauf seelischer Erkrankungen bei Migranten [653; 654; 655; 656]. So finden sich in der Literatur gewichtige indirekte Hinweise, die nahelegen, dass schwere psychische Störungen bei Migrationshintergrund sogar vermehrt auftreten können. Cantor-Graae und Selten (2005) und Selten et al. (2007) beispielsweise wiesen darauf hin, dass Migration einen wichtigen Risikofaktor für die Ätiologie schizophrener Störungen darstellt [653; 654]. Veling et al. (2008) berichteten, dass die Schizophrenierate unter Migranten in Stadtvierteln Den Haags, in denen nur eine geringe Zahl von Migranten leben, signifikant höher war als in Gebieten mit hoher ethnischer Dichte [657]. Diese Ergebnisse machen deutlich, dass der Faktor Migration in Zusammenhang mit schweren psychischen Störungen zu beachten und genauer zu untersuchen ist.

Die **Datenlage** aus der Literatur **über die Entwicklung psychischer Störungen** im Zusammenhang mit dem Migrationsprozess ist jedoch insgesamt zum einen nach wie vor **ungenügend und inkongruent**, zum anderen sind die bestehenden Befunde je nach Herkunfts- und Aufnahmeland **heterogen** [658]. Daher bestehen auch in der klinischen Praxis erhebliche Unsicherheiten über eine adäquate Einschätzung und Behandlung der Beschwerden von Migranten. Neuere Befunde aus Deutschland lassen es als gesichert erscheinen, dass unter Migranten zumindest eine vergleichbar hohe Rate psychischer Störungen auftritt wie unter Deutschen. Bermejo et al. (2010) fanden bei einer Reanalyse des Bundesgesundheitssurveys bei Ausländern im Gegensatz zu Einheimischen eine insgesamt signifikant höhere Prävalenzrate psychischer Störungen [659]. Glaesmer et al. (2009) zeigten in einer repräsentativen Bevölkerungsstichprobe bei Migranten und Deutschen eine gleiche Häufigkeit der untersuchten psychischen Störungen; der Anteil an Migranten lag in dieser Untersuchung bei 11,1 %, wobei Migrant definiert war als Person mit mindestens einem im Ausland geborenen Elternteil [658]. Einschränkend muss festgestellt werden, dass bei beiden Untersuchungen schwere psychische Störungen nicht im Fokus standen. Zudem wird ein weiteres generelles Problem deutlich: Verschiedenartige Definitionen von Migrationshintergrund schränken die Vergleichbarkeit dieser Studien ein.

Die Komplexität der Fragestellung zeigt sich in weiteren Variablen. Igel, Brähler und Grande (2010) untersuchten den Einfluss von **Diskriminierungserfahrungen** auf die subjektive Gesundheit von Migranten. Personen mit Diskriminierungserfahrungen berichteten von einer signifikant schlechteren Gesundheit. Diesem Aspekt sei neben sozioökonomischen Faktoren stärkere Beachtung zu schenken [660].

Auch wenn die **Datenlage zu schweren psychischen Störungen bei Migranten** unzureichend ist, muss davon ausgegangen werden, dass bei Menschen mit Migrationshintergrund eine mit Einheimischen zumindest vergleichbare Häufigkeit schwerer psychischer Störungen zu verzeichnen ist.

5.1.2 Bedeutung interkultureller Aspekte in der Psychiatrie und Psychotherapie

Die Berücksichtigung aller relevanten biologischen, psychologischen und sozialen Faktoren bei Diagnostik und Therapie psychischer Störungen ist medizinischer Standard. Das bedeutet, dass sowohl bei der Anamnese- und Befunderhebung als auch bei der Therapieplanung und Therapieumsetzung familiäre, kulturelle, ethnische, sprachliche, politische und religiöse Einflussfaktoren zu beachten und im Sinne des Patienten mit einzubeziehen sind. Es besteht daher eine prinzipielle Notwendigkeit zur interkulturellen Öffnung der Krankenhäuser, ambulanten und komplementären Behandlungseinrichtungen.

Auch in der Psychiatrie, Psychotherapie und der psychosozialen Versorgung sind wir zunehmend mit einer internationalen Klientel konfrontiert. Die Anforderungen, die daraus resultieren, sind deutlich komplexer geworden. Migranten haben Anspruch darauf, medizinisch genauso gut versorgt zu werden wie ihre deutschen Mitpatienten. **Häufig sind Behandlungseinrichtungen** im kurativen und rehabilitativen Bereich (somatisch, psychosomatisch, psychiatrisch-psychotherapeutisch) – bis auf wenige Ausnahmen – **nicht auf die Versorgung von Menschen aus anderen Kulturkreisen und mit fremdsprachlichem Hintergrund vorbereitet.**

Inwieweit die psychiatrisch-psychotherapeutische und psychosoziale Behandlung durch interkulturelle Aspekte beeinflusst wird, lässt sich derzeit nur anhand von wenigen Untersuchungen und Befragungen abschätzen und erreicht kein Evidenzniveau. Die Behandlung von Menschen mit Migrationshintergrund und schweren psychischen Störungen im deutschen Gesundheitssystem kann aus verschiedenen Gründen problematisch sein. Im Folgenden werden einige Kernpunkte, die es zu berücksichtigen gilt, diskutiert.

Therapeutische Grundhaltung

Nach Entralgo (1969) tragen persönliche und soziale Aspekte die **Arzt-Patient-Begegnung**. Das Persönliche ist durch das Miteinander der beiden Menschen gekennzeichnet, dieses findet jedoch nicht in einem leeren Raum, sondern in einer sich ständig verändernden Gesellschaft, im sozialen Rahmen, statt. Dieser wird von den Bräuchen und Anschauungen der Lebenswelten bestimmt, denen Arzt und Patient angehören [661]. In der Begegnung mit dem Fremden besteht nach Simmel (1908) [662] zu Beginn Distanz und der Fremde wird zunächst nicht als Element der Gruppe identifiziert, Vorstellungen und Haltungen sind auf beiden Seiten unklar [663]. Das betrifft auch die Erwartungen von Behandlern und Patienten mit Migrationshintergrund in der Arzt-Patient-Beziehung. Diese können nicht von vornherein deckungsgleich sein. Die Grundlagen der Beziehung müssen erst geschaffen werden, die gegenseitigen Erwartungen bedürfen einer Klärung und Annäherung [664]. Tseng (2004) fordert, neben der Kultur des Arztes auch die Kultur des Patienten und die Kultur der Medizin(ischen Institutionen) zu berücksichtigen [665].

Kommunikationsdefizite begünstigen gerade bei Patienten mit Migrationshintergrund **spezielle Interaktionsmuster**, die Brucks, von Salisch und Wahl (1987) als »Einverständnis im Missverständnis« bezeichneten [666]. Komplexe Erwartungen auf beiden Seiten werden nicht ausgesprochen, die Interaktion bleibt ganz auf der Symptomebene verhaftet, medikamentöse Strategien werden thematisiert, aber wichtige soziale Hintergründe ausgeklammert. Es ist zu vermuten, dass unreflektiertes Funktionalisieren [667] zahlreiche Beziehungen zwischen Migranten und Therapeuten bestimmt. Hinweise in dieser Richtung finden sich in der Studie von Gün (2007) [668] und anderen Untersuchungen [645; 669]. Bei einer Auswertung ambulanter Akten der türkischen Sprechstunde fanden sich gehäuft problematische Arzt-Patient-Beziehungen nach den von Brucks (1998) entwickelten Kategorien [670]. Maoz (2006) warnt andererseits aber vor einer Überbewertung kultureller Faktoren. Es sei wichtig, die »kulturellen Schleier« eines Problems schichtweise anzuheben, denn dadurch gelange man oftmals zu durchaus bekannten menschlichen Problemen, bei denen es sich nur um Variationen allgemeiner menschlicher Verhaltensweisen handele [671].

Interesse an der Person und dem Lebensweg der Patienten als Rückbesinnung auf die hippokratischen Wurzeln der Arzt-Patient-Beziehung ist angeraten, um die Herausforderungen bei der therapeutischen Arbeit zu bewältigen. Eine selbstkritische Haltung bezüglich der eigenen kulturellen Prägung erleichtert eine tragfähige Beziehungsgestaltung. Neugier und Geduld fördern das Aushandeln gemeinsamer therapeutischer Ziele. Ein narrativer Ansatz [672] in der Behandlung erleichtert das Verständnis zunächst fremd anmutender Krankheitsdarstellung und kulturgeprägter Konflikte. Dabei ist kritisch zu prüfen, inwieweit im Einzelfall Autonomie als Therapieziel sinnvoll ist. Dieses westliche Konstrukt ist bei jenen Patienten, die sich in ihrer kulturellen Identität vorrangig als Teil einer Gruppe erleben, oft nicht förderlich.

Auch findet sich bei diesen Patienten häufiger eine passive Erwartungshaltung, die der früher üblichen paternalistischen Arzt-Patient-Beziehung entspricht. Eine gleichberechtigte Beziehung im Sinne des Shared-Decision-Making kann vielmals weder vorausgesetzt noch erwartet werden, sondern ist unter Umständen als Therapieziel zu sehen [673]. Eine Überbewertung kultureller Besonderheiten ist allerdings ebenfalls irreführend, da sich auch hinter diesen psychosozialen Konflikten oft allgemeine menschliche Verhaltensweisen verbergen.

Interkulturelle Kompetenz
Pfeiffer (1994) versteht unter **Kultur** einen »Komplex, der überlieferte Erfahrungen, Vorstellungen und Werte umfasst sowie gesellschaftliche Ordnung und Verhaltensregeln« ([674], S. 10). Nach Herbrand (2002) ist Kultur »ein Orientierungssystem, das innerhalb der Gruppe eine reibungslose und effektive Interaktion, Kooperation und Kommunikation erlaubt und es ermöglicht, das Verhalten und die Reaktion anderer Gruppenmitglieder vorherzusehen«. Es grenze zugleich von anderen sozialen Gruppen bezüglich unterschiedlicher Werte und Normen und Verhaltens- und Handlungsweisen ab. »Eine fremde Kultur präsentiert sich den Menschen wie ein Eisberg: Nur ein kleiner Teil ist der menschlichen Wahrnehmung zugänglich« ([675], S. 16). Tseng (2004) weist auf die ständige Veränderung hin: »Culture shapes people's behavior, but at the same time it is molded by the ideas and behavior of the members of the culture. Thus, culture and people influence each other reciprocally and interactionally« (Kultur prägt das Verhalten der Menschen und wird gleichzeitig von den Ideen und dem Verhalten der Mitglieder einer Kultur geformt. Kultur und Menschen beeinflussen sich somit gegenseitig) ([665], S. 1). Berninghausen und Hecht-El Minshawi (2010) bezeichnen Kultur als »Rückgrat der Identität« ([676], S. 7). Kumbruck und Derboven (2009) gehen davon aus, dass sich Kultur »im sozialen Diskurs um Bedeutungen, wobei Sinn und Wert von kulturellen Traditionen, Praktiken und Erfahrungen ausgehandelt werden« entwickele ([677], S. 8).

Somit kann **interkulturelle Kompetenz als eine Komponente der sozialen Kompetenz** definiert werden. Wahrnehmen, Urteilen und Handeln sind immer auch kulturell bedingt [678]. Interkulturelle Kompetenz ist das Resultat eines Entwicklungs- und Lernprozesses, der eine empathische, auf gegenseitiger Wertschätzung getragene Kommunikation und Kooperation auch unter erschwerenden Bedingungen wie Dolmetscherbeteiligung und (anfänglicher) kultureller Fremdheit ermöglicht. Seidel (2011 [679], S. 169) weist wie Tseng und Streltzer (2004) [665] darauf hin, dass Grundlage interkultureller Kompetenz das »Wahrnehmen und Hinterfragen des eigenen, insbesondere kulturellen Standorts« beinhalte. Offenheit, Interesse und respektvolle Neugier auf Ungewohntes stellen somit die Grundpfeiler interkultureller Kompetenz [680] dar.

Zusammengefasst basiert interkulturelle Kompetenz somit auf einer therapeutischen Grundhaltung, die von Respekt, Anerkennung und (behutsamem) Aushandeln eines gemeinsamen Krankheitsverständnisses sowie therapeutischen Vorgehens geprägt ist und Voraussetzung gelingender Interaktion ist. Um sich mit unterschiedlichen kulturellen Normen auseinander zu setzen, kann es sinnvoll sein, sich die verschiedenen Kultur-Dimensionen nach Hofstede (1997) [681] zu vergegenwärtigen, der u. a. zwischen kollektivistischen und individualistischen Gesellschaften unterscheidet [682]. Von entscheidender Bedeutung ist aber letztlich, sich Menschen aus anderen Kulturen nicht schablonenhaft zu nähern, sondern anhand der Biographie des Gegenüber und der Selbstreflexion eigener Werte einen individuellen Zugang zu finden.

Interkulturelle Fortbildung und entsprechende Trainingsmaßnahmen wie auch Fallvorstellungen und Balintarbeit können helfen, entsprechende Sensibilität und interkulturelle Kompetenz zu fördern. Hier ist die Wirtschaft wesentlich weiter als die Medizin. Trainingsmanuale wurden bislang überwiegend für Manager entwickelt und ziehen erst allmählich in den Gesundheitssektor ein (siehe auch [683]).

Prävalenz von psychischen Störungen bei Menschen mit Migrationshintergrund in Deutschland
Hierzu liefern wenige Studien aussagekräftige Ergebnisse, nach den derzeit vorliegenden Daten muss davon ausgegangen werden, dass die **Häu-**

figkeit psychischer Störungen bei Migranten in Deutschland zumindest nicht niedriger liegt als bei der einheimischen Bevölkerung. Unter besonderen Bedingungen (Asylverfahren, Vertreibung, Isolation, soziale Brennpunkte, Bildungsferne, Armut, Ethnic Density) und für bestimmte Störungen (akute Belastungsstörungen, posttraumatische Belastungsstörungen, Diskriminierungserfahrungen, Somatisierungsstörungen) [657;660;684;685] sowie bei Subgruppen (z. B. Alkoholabhängigkeit bei Migranten aus der ehemaligen UdSSR) [686;687] besteht offensichtlich ein höheres Erkrankungsrisiko (vgl. [688;689]).

Methodenkritisch sei angemerkt, dass sich die meisten Studien im deutschsprachigen Raum auf die großen Gruppen türkisch- und russischsprachiger Migranten beschränken; die Verteilung der Herkunftsländer der Menschen mit Migrationshintergrund in Deutschland zeigt jedoch (▶ Abschn. 5.1.1), dass – wenn auch in geringerem Ausmaß – nahezu alle Länder vertreten sind. Erschwerend kommt für die Vergleichbarkeit von Studienergebnissen hinzu, dass sowohl der Migrantenanteil an der Gesamtbevölkerung insgesamt als auch der prozentuelle Anteil der Herkunftsländer lokal und regional sehr unterschiedlich ist. Eine neuere Studie mit polnischen und vietnamesischen Migranten in Leipzig zeigt beispielsweise in diesen beiden Migrantengruppen ebenfalls eine höhere Ausprägung von Angst und Depressivität verglichen mit der einheimischen Bevölkerung [690].

Zur Inanspruchnahme psychiatrisch-psychotherapeutischer und psychosozialer Angebote durch Migranten in Deutschland

Zur Inanspruchnahme psychiatrisch-psychotherapeutischer und psychosozialer Angebote durch Migranten liegen derzeit für Deutschland keine belastbaren Daten vor [691–693]. Aus der Gesundheitsforschung ist bekannt, dass viele Migranten – u. a. in Abhängigkeit vom Sozialstatus und Bildungsniveau – **in erheblich geringerem Umfang Vorsorgeuntersuchungen und Präventionsprogramme** in Anspruch nehmen [689;694]. Auch krankheitsbedingte Arbeitsunfähigkeitstage liegen bei Migranten eher niedriger [695].

Eine Untersuchung im Auftrag der Bundesdirektorenkonferenz psychiatrischer Kliniken (BDK) [696] an 12 psychiatrischen Krankenhäusern mit insgesamt über 2000 Betten hat ergeben, dass im Gegensatz zu früheren Erhebungen der **Anteil von Migranten an der Gesamtpatientenzahl** mit gut 17 % für die Erwachsenenpsychiatrie mittlerweile etwa dem epidemiologischen Bevölkerungsanteil der Migranten entspricht, wobei sich jedoch **lokale und regionale Unterschiede** zeigten. Darüber hinaus gab es Unterschiede bei der Verteilung der Diagnosehäufigkeiten zwischen Einheimischen und Migranten (schizophrene Störungen waren z. B. bei Migranten überrepräsentiert) sowie ein Überwiegen von Migranten aus der Türkei und aus Osteuropa mit wiederum deutlichen Unterschieden in der Verteilung der Diagnosehäufigkeiten zwischen den beiden genannten Migrantengruppen. Diese Ergebnisse wurden in einer bundesweiten Umfrage der BDK an 131 psychiatrischen Kliniken bestätigt [697]. Etwa 17 % der an einem Stichtag aufgenommenen Patienten wiesen einen Migrationshintergrund auf (Sprache etwa 18 % russisch, 16 % türkisch, 7 % polnisch, 21 % andere Hauptsprache); etwa 20 % der Patienten waren selbst migriert.

Eine andere aktuelle Arbeit befasste sich mit der Häufigkeit von **Zwangseinweisungen** bei Migranten mit psychischen Störungen und ergab eine insgesamt niedrigere Inanspruchnahme psychiatrischer Hospitalisierungen durch Migranten (v. a. aus der Türkei und Mittelmeeranrainerstaaten) in Frankfurt und eine geringere Zwangseinweisungsrate (pro 100.000 Einwohner), jedoch eine signifikant höhere Zwangseinweisungsquote bei Subgruppen von Migranten. Etwa 55 % der männlichen Patienten mit Migrationshintergrund und Suchterkrankungen resp. Intoxikationen wurden zwangsweise untergebracht [698]. Diese Ergebnisse stimmen überein mit denen der Studie von Koch et al. (2008) [696] sowie anderer Erhebungen, nach denen Migranten mit einem Anteil von etwa 30 % in den forensischen Psychiatrien deutlich überrepräsentiert sind, während in der Gerontopsychiatrie (10 %) und in psychotherapeutischen Abteilungen (5 %) unterdurchschnittliche Inanspruchnahmeraten zu verzeichnen sind.

Einigkeit besteht in der Literatur bezüglich eines erhöhten **Bedarfs an interkulturell aus-**

gerichteten Angeboten, v. a. im psychosozialen Bereich, für ältere Migranten [695] und zur Suizidprävention bei Migranten [699]. Stigmatisierung und Scham sind weiterhin Ursachen für eine Unterversorgung zumindest von einigen Gruppen von Migranten mit psychischen Störungen, die näher identifiziert werden müssten, etwa im Hinblick auf Scheidung, Gewalt oder Diskriminierung [700;701]. Dass interkulturell sensible Angebote bei Migranten auf Akzeptanz stoßen, ist bereits seit Längerem bekannt [702].

5.1.3 Evidenz zu Diagnostik, therapeutischen Ansätzen und Prävention psychischer Störungen bei Migranten

Interkulturelle Aspekte bezüglich Diagnostik, Therapie und Begutachtung
Diagnostische Prozesse bei Migranten sind neben dem Einfluss durch die Primärpersönlichkeit, biologische Prädisposition, individuelle Vulnerabilität, Krankheitsvorgeschichte und Entwicklungsaufgaben wesentlich durch Kultur und Migration geprägt. Migrationsspezifische Faktoren einerseits und kulturspezifische Faktoren andererseits können in unterschiedlicher Gewichtung auf das dem Migrationsprozess immanente intrapsychische Spannungsfeld zwischen Heimat- und Gastland einwirken. Wie diese spezifischen Faktoren im Einzelfall verarbeitet werden, hängt in entscheidendem Maße auch von primär migrationsunspezifischen protektiven und pathogenen Faktoren sowie den jeweils aktuellen Entwicklungsaufgaben ab [703].

Bei mangelnder Berücksichtigung dieser Aspekte besteht die Gefahr von diagnostischer Fehleinschätzung im Hinblick auf a) Differentialdiagnostik und b) Fehlbewertung des Einflusses von Kultur im Vergleich zu den anderen o. g. Faktoren (z. B. [689;704;705]). Für eine adäquate Diagnostik und Therapie seelischer Störungen bei Migranten ist demzufolge eine modifizierte Anamneseerhebung notwendig [706]. Diese beinhaltet maßgeblich die Berücksichtigung kultur- und migrationsspezifischer Einflussgrößen auf Entwicklung und Manifestation psychischer Störungen.

Nahezu alle Studien und Erhebungen zeigen erhebliche Kommunikationsprobleme bei der Behandlung von Migranten; diese sind in erster Linie sprachlicher Natur, herrschen aber auch in Bezug auf Krankheitsmodelle und therapeutische Strategien vor. In der oben erwähnten Studie von Koch et al. (2008) zeigten sich beispielsweise **sprachliche oder kulturelle Verständigungsprobleme** bei nahezu 50 % der Patienten mit Migrationshintergrund. Eine neuere Arbeit bei türkischen Migranten mit psychischen und psychosomatischen Störungen konnte den Migrationshintergrund als unabhängigen negativen Prädiktor des stationären Behandlungserfolgs identifizieren [707].

Schließlich sind adäquate pharmakologische und psychotherapeutische Methoden zur Behandlung von Migranten mit psychischen Störungen kaum validiert, in der Regel werden bekannte Therapiemethoden adaptiert. Im Bereich der **Psychopharmakologie** wird zunehmend bekannt, dass Patienten mit nichtwesteuropäischem ethnischem Hintergrund einen anderen Medikamentenstoffwechsel aufweisen können und daher einer spezifischen Therapie und Überwachung (z. B. Therapeutisches Drug Monitoring) bedürfen. Beim Ansprechen auf die Behandlung mit Psychopharmaka bestehen aufgrund pharmakokinetischer und -dynamischer Unterschiede deutliche Schwankungen zwischen verschiedenen Ethnien [708]. Eine große Studie mit schwarzen und lateinamerikanischen Ambulanzpatienten [709] zeigte, dass Angehörige ethnischer Minderheiten, insbesondere Schwarze, auf die Behandlung mit Antidepressiva (in dieser Studie Citalopram) weniger stark ansprachen. Für einzelne ethnische Gruppen sind inzwischen einige pharmakogenetische Unterschiede gut bekannt, die bei der Verordnung von Psychopharmaka und bei der klinischen Beurteilung der Response beachtet werden müssen. Dazu zählen insbesondere die genetischen Polymorphismen des Cytochrom-P-450-Systems, das an der beschleunigten oder verlangsamten Metabolisierung von Psychopharmaka beteiligt ist [710;711]. Eine auf das einzelne Individuum zugeschnittene Psychopharmakotherapie sollte im Sinne eines integrativen Behandlungsansatzes neben den biologischen bzw. genetischen auch die ethnischen und kulturellen Unterschiede eines Patienten berücksichtigen [711].

Auch und besonders in **psychotherapeutische Konzepte** müssen migrations- und kulturspezifische Aspekte einfließen [684;688;706;712;713]. In der psychotherapeutischen Arbeit mit Migranten kommen kulturspezifische Unterschiede zwischen westlichen Psychotherapiemethoden und traditionellen Heilvorstellungen zum Tragen. Die Förderung von Individuation und von Einsicht ist ein zentrales Merkmal westlicher Therapien [714]. Merkmale traditioneller Heilriten wie soziale Integration, Einbeziehung des Körpers und rituelle Handlungen werden in westlichen Therapien hingegen wenig berücksichtigt. Zum Problem können unterschiedliche kulturelle Hintergründe in der Behandlung insbesondere dann werden, wenn sie ethnozentristisch verleugnet oder aber aufgrund von stereotypen Vorstellungen schematisch vereinfacht werden [643]. Als Therapeut sollte man die therapeutischen Ziele daher in Einklang mit dem kulturellen Hintergrund des Patienten definieren [715].

Für das kulturspezifisch orientierte psychotherapeutische Herangehen kann es dabei notwendig sein, gerade die Werte der anderen Kultur, die in der Familie oder in dem Individuum vorhanden sind, in der Behandlung zu berücksichtigen und gezielt als Ressourcen zu nutzen. Da in vielen traditionellen Kulturen die Familie die Instanz ist, die Einstellungen ausbildet und Entscheidungen trifft, ist es hilfreich, wichtige Angehörige möglichst in den Therapieprozess einzubeziehen. Auch die Entscheidungsfindung bezüglich einer Therapie kann in vielen Kulturen eine Familienangelegenheit sein [716], weshalb eine davon abweichende Entscheidung des Einzelnen dazu führen kann, dass der Patient die Unterstützung der Familie verliert [717]. Westliche Therapeuten vermuten häufig, dass die kohäsive Struktur traditioneller Familien keinen hinreichenden Raum für die Individuation lasse und die Persönlichkeitsentwicklung dadurch behindert werde (vgl. [718]). Hierbei darf jedoch nicht übersehen werden, dass in den kohäsiven sozialen und familiären Strukturen die Klarheit der sozialen Rolle die Basis für »eigenständiges Personsein« bietet und sich somit als protektiver oder stabilisierender Faktor auswirken kann.

Eine weitere besondere Bedeutung hat die Begutachtung von Menschen mit psychischen Störungen und Migrationshintergrund erlangt, auch im Zusammenhang mit Abschiebungsverfahren von Asylsuchenden. Dieser Aspekt kann nur durch interkulturell kompetente Ärzte und Psychologen angemessen geleistet werden [719–721].

Bei einer aktuellen, noch unveröffentlichten Befragung der Bundesdirektoren psychiatrischer Krankenhäuser fällt nach ersten Analysen auf, dass zwar bei 77 % (häufig 60 % bzw. sehr häufig 17 %) Probleme bei der sprachlichen Verständigung und dem Krankheitsverständnis von Patienten mit Migrationshintergrund gesehen werden, aber gleichzeitig von 72 % der Direktoren keine diagnostischen oder therapeutischen Unsicherheiten aufgrund von Kulturdifferenzen angenommen werden. Diese Ergebnisse stimmen mit Daten einer Befragung des Referats Transkulturelle Psychiatrie der Deutschen Gesellschaft für Psychiatrie, Psychotherapie und Nervenheilkunde (DGPPN) in Zusammenarbeit mit der Medizinischen Hochschule Hannover aus dem Jahr 2003 überein [683]. Daraus muss eine gewisse Marginalisierung der Problematik abgeleitet werden.

Evidenz zu psychosozialen Therapien

Eine umfassende Literatursuche zu sämtlichen in der S3-Leitlinie Psychosoziale Therapien aufgeführten Stichworten in den Datenbanken MEDLINE (Multi-Field Search, 1950-current, je Suchfeld ein Begriff, Verlinkung mit AND) sowie SCOPUS (Document Search, 1985 bis 2000-current, je Suchfeld ein Begriff, Verlinkung mit AND) ergab **keine, bzw. nur marginale Ergebnisse zum Thema Psychosoziale Therapien bei Migranten mit schweren psychischen Störungen im jungen und mittleren Erwachsenenalter in Deutschland**. Es fanden sich lediglich Kasuistiken oder vereinzelte kleine, nicht repräsentative Arbeiten zu System- und Einzelinterventionen sowie den Querschnittsthemen. Trotz zahlreicher solcher Expertenmeinungen sind bislang systematische Untersuchungen in Form von Metaanalysen sowie Fall-Kontroll-Studien in diesem Bereich nicht vorhanden, sodass evidenzbasierte Leitlinien für den Bereich psychosoziale Therapien bei Migranten mit schweren psychischen Störungen nicht formulierbar sind. Claassen et al. (2005) wiesen in einem Review einschlägiger Publikationen aus Großbritannien, Italien und Deutschland darauf hin, dass die Datenlage in Großbritannien noch am günstigsten sei [722]. Daten aus anderen Ländern, insbesondere Großbritannien, Skandinavien und USA lassen sich allerdings nicht, oder nur begrenzt auf die Situation in Deutschland übertragen.

Nach einer Pilotstudie an tagesklinischen Patienten erscheint zumindest für Migranten, die sich schon länger in Deutschland aufhalten, ein in vielen **teilstationären Behandlungssettings** übliches therapeutisches Konzept mit verbalorientierten, kreativen, körperorientierten und arbeitsrehabilitativen Elementen prinzipiell ebenso geeignet wie für einheimische Patienten [706].

Künstlerische Therapien mit einem nonverbalen Therapieansatz könnten gerade bei der Behandlung von Patienten aus anderen Kulturen den therapeutischen Zugang erleichtern. Die Literatur bietet diesbezüglich aber nur wenige Hinweise, die sich auf Einzelbeobachtungen stützen. Aus dem Jahre 2002 datiert ein Beitrag von M. Grube. Er weist anhand von Fallbeispielen darauf hin, dass Bilder kollektive und archaische Symbole und Bildelemente enthalten, die das sprachfreie Verstehen erweitern könnten. Dieser Zugang weise zwar sprach- und kulturübergreifende Elemente auf, nicht alle Migranten seien jedoch offen für kreativ-gestaltende Ansätze [723]. Kürzlich befassten sich 2 Tagungen [724;725] mit bildnerischem Gestalten im Kontext von Migration. Bezüglich des potenziell fruchtbaren Zugangs mittels künstlerischer Therapien bleiben weitere Erkenntnisse und Untersuchungen abzuwarten. Das betrifft auch kulturübergreifende musiktherapeutische Ansätze, über die ebenfalls kaum Publikationen vorliegen.

Sieberer et al. (2009) fanden Hinweise auf relevante Zusammenhänge von Akkulturation, körperlicher Inaktivität und erhöhten Gesundheitsrisiken bei Migranten [726]. Das Ziel einer Querschnittsstudie an einem großen multiethnischen Kollektiv von Beschäftigten einer Universitätsklinik war zu untersuchen, ob Migrationshintergrund, Akkulturationsmerkmale und das Ausmaß alltäglicher körperlicher Aktivität zusammenhängen. Die Ergebnisse deuten auf **mögliche Zusammenhänge von Akkulturation und körperlicher Aktivität** hin, zum Teil mit geschlechtsspezifischen Unterschieden. Die Autoren schlussfolgern, dass bei der Entwicklung gesundheitspräventiver und sozialintegrativer Angebote für Migranten Akkulturations- und Genderaspekte stärker berücksichtigt werden sollten.

Prävention

Die Weltgesundheitsorganisation (WHO) setzte 2001 mit der Veröffentlichung ihres Jahresberichtes mit dem Titel »Mental Health: New Understanding, New Hope« [727], den Grundstein für neue Programme und Interventionen zur Erhaltung psychischer Gesundheit auf der Ebene der öffentlichen Gesundheit. Hierbei wurden auch die Untersuchung und Weiterentwicklung von Früherkennung und Prävention als wesentliche Teile der Erhaltung psychischer Gesundheit definiert. Die Erhaltung psychischer Gesundheit und Prävention psychischer Störungen bilden ein Kernthema des »mental health Global Action Programme« (mhGAP) der WHO [728].

Traditionell wird Prävention in 3 Ebenen unterteilt, **primäre, sekundäre und tertiäre Prävention**. Hierbei wurde empfohlen, für den Bereich psychischer Gesundheit die primäre Prävention wie folgt weiter zu untergliedern: universelle Prävention (an die gesamte Allgemeinbevölkerung gerichtet), selektive Prävention (richtet sich an spezifische Risikogruppen, wobei hier das Risiko durch biologische, psychologische oder soziale Risikofaktoren gegeben sein kann), und indizierte Prävention (richtet sich an Hochrisikopersonen, welche bereits einzelne Symptome einer psychischen Störung aufweisen, aber nicht die Kriterien für eine Störung nach Klassifikation erfüllen) [729]. In einem Review über die Prävention von psychischen Störungen [730] wurde betont, dass das Ziel durch die Implementierung einer für die jeweilige Subgruppe spezifischen universellen, selektiven und indizierten Präventionsmaßnahme erreicht werden könnte. Im Folgenden soll hier speziell auf die Bereiche der primären Prävention eingegangen werden.

Im Vergleich zu vielen anderen Gebieten der Medizin gibt es für den Bereich der psychischen Gesundheit bislang nur **wenige spezifische evidenzbasierte Präventionsansätze** für Betroffene im Erwachsenenalter. Einige effektive Ansätze fasst die WHO (2004) zusammen [729]:

- *Makroebene*: Verbesserung der Ernährung, der Wohnverhältnisse und Bildung; Verminderung

ökonomischer Unsicherheit (economic insecurity); Stärkung von Gemeindenetzwerken; Verminderung der Gefahr durch abhängig machende Substanzen (Steuern, Zugang, Werbeverbot); Verminderung von Zigarettenkonsum und Konsum anderer Substanzen während der Schwangerschaft;
- *Verminderung von Stressoren und Erhöhung der Resilienz:* Gesundheitsförderung von früher Kindheit an (home-based interventions, Programme für Eltern); Verhinderung von Kindesmissbrauch und -vernachlässigung; Interventionen für Kinder von psychisch erkrankten Menschen; Schulprogramme; Programme für Scheidungskinder und -jugendliche; Programme am Arbeitsplatz (Stressreduktion; Umgang mit Arbeitslosigkeit); Programme für Flüchtlinge (Friedenserhaltung bzw. -sicherung, Konfliktlösungen, Frühintervention nach Traumatisierung); Alter (körperliche Aktivität; Verbesserung der sozialen Unterstützung; Screening; Depressions-, Suizidprävention; Therapie chronischer körperlicher Erkrankungen);
- *Evidenzbasierte Präventionsansätze* (vgl. oben, dort sind einige Beispiele für verschiedene Störungen aufgeführt).

Spezifische Leitlinien für Gesundheitsförderung und Prävention bei Migranten werden hier nicht dargestellt, jedoch weist auch die WHO darauf hin, dass Programme und Interventionen an regionale und kulturelle Charakteristika angepasst werden müssen [729]. Trotz zahlreicher Expertenmeinungen sind bislang systematische Untersuchungen in Form von Metaanalysen sowie Fall-Kontroll-Studien in diesem Bereich nur unzureichend vorhanden, sodass evidenzbasierte Leitlinien auch für den Bereich Gesundheitsförderung und Prävention psychischer Störungen bei Menschen mit Migrationshintergrund noch nicht umfassend formulierbar sind.

Ein systematisches Review untersuchte neben den Behandlungs- auch **Präventionsstrategien für Menschen mit Migrationshintergrund im Erstversorgungssetting [731]**. Die Autoren weisen darauf hin, dass mit jeder Migrationsphase – Prämigration, Migration und Postmigration – andere Risikofaktoren assoziiert sind, welche daher auch eine unterschiedliche Fokussetzung erfordern. Als wesentliche Herausforderungen gelten insbesondere sprachliche und kulturelle Unterschiede, wobei hier das Verständnis und die Beschreibung von Symptomen sowie der Umgang mit Krankheit und Therapie entscheidend durch kulturelle Faktoren beeinflusst werden können.

Ein Bericht der IMHPA – European Network for Mental Health Promotion and Mental Disorder Prevention – aus dem Jahr 2006 zeigt, dass auf europäischer Ebene zahlreiche Gesundheitsförderungs- und Präventionsprogramme existieren, jedoch finden sich unter den 30 Länderbeschreibungen nur in denen aus Luxemburg und Norwegen Hinweise auf die Implementierung von Programmelementen, die spezifisch auf Migrantengruppen fokussiert sind [732]. Inwieweit die einzelnen Programme auf die einzelnen Subgruppen zugeschnitten sind, bleibt darin offen. Dagegen wird in einer aktuellen Veröffentlichung, die sich mit Suizidprävention befasst, festgehalten, dass Präventionsmaßnahmen genau auf die Zielgruppe bezüglich Alter, Bildung, Ethnizität und Sprache zugeschnitten sein sollten [733]. Auch in anderen Studien wird darauf hingewiesen, dass die Präventions- und Interventionsmaßnahmen auf die jeweilige Subgruppe gezielt erfolgen sollten [734].

Zeef et al. (2010) beschreiben mögliche allgemeine Präventionsansätze für Menschen mit Migrationshintergrund am Beispiel der Sucht [735]. Wie auch Kirmayer et al. betonen die Autoren, dass die Rekrutierung und Weiterbildung von muttersprachlichen Experten sowie eine enge Zusammenarbeit mit den einzelnen kulturellen Vertretergemeinden zentral ist. Des Weiteren wird betont, dass öffentlich ausliegendes Aufklärungs- und Informationsmaterial sowie Aufklärungskampagnen mehrsprachig zur Verfügung stehen sollten und die Darstellung kulturspezifisch gestaltet sein sollte. Zusätzlich kann das Erreichen einzelner Migrantengruppen mittels Aufklärungskampagnen durch die mit den Themen verbundene Stigmatisierung erschwert sein [736].

Arbeit mit Dolmetschern (Sprach- und Kulturmittlern)

Alle Institutionen, die sich mit der Versorgung von Patienten mit schweren psychischen Störungen befassen, müssen auch für Patienten mit geringen Kenntnissen der deutschen Sprache eine angemessene Behandlung gewährleisten. Das erfordert Kenntnisse im Umgang mit Dolmetschern und deren Verfügbarkeit (gut organisierte und preiswerte Dolmetscherdienste). Dabei kann es sich z. B. um Gemeindedolmetscherdienste handeln, es sind aber in größeren Kliniken auch Dolmetscherdienste von bilingualem Fachpersonal denkbar [737]. Der Einsatz von Sprach- und Kulturmittlern sollte routinemäßig dann erfolgen, wenn sprachliche Verständigung nicht ausreichend gewährleistet ist.

Es gibt mittlerweile **Leitfäden für einen professionellen Einsatz von Sprach- und Kulturmittlern**, die nicht nur einmalig – z. B. bei der stationären Aufnahme – zugezogen werden sollten, sondern sich auch eignen, psychiatrische und psychotherapeutische Behandlungen (z. B. Psychoedukation) kontinuierlich zu begleiten. Einfache Regeln helfen hier, Missverständnisse zu vermeiden und die Möglichkeiten, die in einer dolmetschergestützten Behandlung liegen, nutzen zu können [738]. Auch sollten Manuale und Informationsmaterial in den gängigen Fremdsprachen zur Verfügung stehen.

5.1.4 Politische Rahmenbedingungen in Deutschland

Im Nationalen Integrationsplan der Bundesregierung (2007) [694] wird die Integration (von Migranten) als »eine Schlüsselaufgabe für den Staat und für die gesamte Gesellschaft« dargestellt. »Alle staatlichen und gesellschaftlichen Kräfte, die an der Integration mitwirken, stellen sich dieser Herausforderung gemeinsam.« Der Integrationsplan soll auch als Katalysator einer Integrationspolitik dienen, »die bei den Ursachen ansetzt und die Balance zwischen Fördern und Fordern« herstellt.

Die **Notwendigkeit der Verbesserung der Gesundheitsförderung von Migranten** wird im Nationalen Integrationsplan explizit betont: »Gesundheitsförderung für Menschen mit Migrationshintergrund kann und sollte neben übergeordneten Ansätzen in Politik und Lebensraumgestaltung die Ziele Integration bzw. interkulturelle Öffnung, ganzheitliche Ressourcenförderung zur Selbstbestimmung über die eigene Gesundheit und die Prävention spezifischer Risikofaktoren spezieller Risikogruppen beinhalten. Ein Schlüssel zum nachhaltigen Erfolg von Maßnahmen zur Gesundheitsförderung von Frauen und Männern mit Migrationshintergrund ist deren Beteiligung. Zur Verbesserung der gesundheitlichen Versorgung von Migranten bedarf es bedarfsorientierter Angebote, einer interkulturellen Regelversorgung, einer interdisziplinären Vernetzung, der Erschließung adäquater Zugangswege und der Sicherung der Datenbasis.« ([694], S. 100)

Die Verbindung von Bildungsferne und niedrigem sozioökonomischem Status ist als Risiko bezüglich eines adäquaten Gesundheitsverhaltens (z. B. Inanspruchnahme von Früherkennung, Vorsorge und Beratung) und damit auch als erhöhtes Risiko für die Entwicklung psychischer Störungen bei einigen Migrantengruppen anzunehmen.

5.1.5 Zusammenfassung

Die interkulturelle Öffnung, die Sensitivität und Reflexion von kulturellen Einflüssen und interkulturelle Kompetenz sollten Teil einer integrativen psychiatrischen und psychosozialen Versorgung sein [739]. Im Vordergrund steht die Sensibilisierung für traditionelle und religiöse Besonderheiten von Menschen aus unterschiedlichen Kulturen. Kulturell bedingte Unterschiede der Weltbilder, der Wertesysteme und damit der Lebensziele sind nicht selten Ursachen für Missverständnisse in interkulturellen Begegnungen (cultural bias). Dies betrifft nicht nur die Behandlung von Patienten, sondern auch den Umgang von Mitarbeitern und das Leitbild von Institutionen [665].

Eine nachhaltige und alltagsfähige Verbesserung der psychiatrisch-psychotherapeutischen und psychosozialen Versorgung von Migranten ist nur gewährleistet, wenn die Einrichtungen verbindliche Aktivitäten zur interkulturellen Öffnung entwickeln und diese auch personell zuordnen (Migrationsbeauftragte). Der Einfluss von kultur- und migrationsspezifischen Aspekten auf Ätiologie, Pathoplastik und die Schwere psychischer Störungen ist grundsätzlich unbestritten [740]. Erfolgreiche Good-practice-Beispiele in Deutschland sind publiziert, allerdings bislang nicht ausreichend evaluiert [673; 673].

5.2 Psychosoziale Therapien bei Kindern und Jugendlichen

5.2.1 Einführung

Kinder und Jugendliche als Patienten in ihren sozialen Kontexten – Grundlegung psychosozialer Ansätze
Der **Einbezug der Eltern und Familien** in die Behandlung von Kindern und Jugendlichen ist in der Regel erforderlich und wurde in die Behandlungsstrategien weitgehend integriert. Die aktuell meist noch auf S1-Niveau befindlichen Leitlinien der AWMF aus dem Gebiet der Kinder- und Jugendpsychiatrie und -psychotherapie [741] gehen in unterschiedlichem Ausmaß auf Familien einbeziehende Methoden ein – so werden diese mit Evidenzgrad 1 für substanzbezogene Störungen bewertet. Die S2-Leitlinie Persönlichkeitsstörungen [9] besagt zu Kindern und Jugendlichen: »Hervorzuheben sind Interventionsformen bei Borderline-Persönlichkeitsstörungen, die sowohl Patienten als auch ihr familiäres Umfeld einbeziehen« mit Verweis auf Timmons-Mitchell und Kollegen (2006) [742].

In der Säuglings- und Kleinkindpsychiatrie sind psychosoziale Behandlungsmethoden, gerichtet auf die Eltern, selbstverständlich das Mittel der Wahl, eine Übersicht über die Situation in Deutschland geben Hebebrand und von Klitzing (2009) [743].

Der Wissenschaftliche Beirat Psychotherapie (2009) [744] hat die **Systemische Therapie** als evidenzbasiertes Verfahren anerkannt. Familientherapie bzw. systemische Therapie gilt nach Prüfung von 84 Publikationen zu insgesamt 55 Studien und 2 Metaanalysen im Bereich der Kinder- und Jugendlichenpsychotherapie als indiziert und evidenzbasiert bei affektiven Störungen, Essstörungen und anderen Verhaltensauffälligkeiten mit körperlichen Störungen, bei Verhaltensstörungen mit Beginn in der Kindheit und Jugend (insbesondere Störungen des Sozialverhaltens) sowie substanzbezogenen Störungen. An dieser Stelle sei darauf hingewiesen, dass insbesondere die multisystemische Therapie (MST) über eine gute Evidenzbasierung einschließlich Langzeitwirkungen verfügt, die nicht auf Interventionen in der Familie beschränkt ist, sondern auch das weitere Lebensumfeld der Kinder einbezieht (Schule, Wohnviertel, Peers) bzw. durch Interventionen zu beeinflussen sucht. Zwei Cochrane-Reviews [745; 746] liegen vor, die der MST bei vorsichtiger Bewertung angesichts der heterogenen Datenlage bescheinigen, dass sie mindestens ebenso effektiv wie andere Interventionen bei v. a. sozialverhaltensgestörten Kindern und Jugendlichen sei und geeignet, die Zeit in Institutionen (sowohl Krankenhäuser als auch Strafvollzug) zu verkürzen, d. h. gesamtgesellschaftlich Kosten zu sparen, ohne dabei schädigende Effekte aufzuweisen. Da systemische Therapien als Psychotherapieverfahren etabliert sind und nicht als psychosoziale Therapieform, wird entsprechend dem Vorgehen dieser S3-Leitlinie in diesem Kapitel auf vorhandene Evidenz zur Familientherapie nicht mehr gesondert eingegangen.

Während die **Hauptindikation** für psychosoziale Behandlungen bei Erwachsenen der Formenkreis der Psychosen darstellt, und hier überwiegend Psychosen schizophrener Prägung, ist die Situation bei Kindern und Jugendlichen deutlich anders. Hier stellen die Jugendlichen mit Sozialverhaltensstörungen (oft kombiniert mit einer Aufmerksamkeitsdefizit-Hyperaktivitätsstörung) zahlenmäßig die Gruppe mit dem größten psychosozialen Interventionsbedarf dar und sind seit vielen Jahren von hohem Forschungsinteresse, sodass hier die Studienlage als befriedigend bezeichnet werden kann (z. B. [747]), wenngleich nur wenige Studien die Wirksamkeit für diese Intervention wissenschaftlich fundiert belegen. In den späteren Unterkapiteln wird daher auf Störungsspezifika nur dann eingegangen, wenn die Studienlage das nahelegt. Wie bei Erwachsenen haben auch suchtkranke bzw. suchtgefährdete Jugendliche multiplen Interventionsbedarf in allen Bereichen der Teilhabefähigung.

Psychosoziale Behandlungsmethoden, die über die Familie hinausgehen, finden in den S1-Leitlinien der DGKJP (2007) [741] sporadische Erwähnung, jedoch überwiegend ohne Bewertung vorliegender Evidenz. So geht es für Kinder und Jugendliche mehr um »psychosoziale Ansätze« denn Verfahren – darum, die Forschungslandschaft und Versorgungssituation in der Kinder- und Jugendpsychiatrie/Psychotherapie zu diesem Thema zu skizzieren.

Hilfen zur Teilhabe für Kinder und Jugendliche in Deutschland

Die **Rechtslage hinsichtlich des Zugangs zu psychosozialen Hilfen** ist für Kinder und Jugendliche kompliziert. Die meisten der S1-Leitlinien der AWMF zur Kinder- und Jugendpsychiatrie und -psychotherapie verfügen über ein Unterkapitel »Jugendhilfe- und Rehabilitationsmaßnahmen«, d. h. sie verweisen auf die Jugendhilfe und damit auf die Zuständigkeit der Gemeinden für die Integration psychisch kranker Jugendlicher. Für psychisch kranke Kinder und Jugendliche, die gleichzeitig manifest seelisch behindert oder zumindest von einer seelischen Behinderung bedroht sind (d. h. die nicht altersadäquat an gesellschaftlichen Vollzügen teilhaben oder sich dort einbringen können), besteht ein Rechtsanspruch auf individuelle Hilfe zur Teilhabe ambulant, teilstationär und stationär (§ 35 a SGB VIII). Eine vollstationäre Jugendhilfemaßnahme wird bei schätzungsweise 14–20 % der stationären kinder- und jugendpsychiatrischen Patienten im Anschluss an die Entlassung seitens der Behandelnden für erforderlich gehalten (Übersicht in [748]). Zur Vertiefung empfiehlt sich die Stellungnahme der Kommission der kinder- und jugendpsychiatrischen Fachverbände zur Eingliederungshilfe [749].

Effektivitätsstudien bezogen auf die **Jugendhilfe** sind existent. Stellvertretend sei auf zwei Studien hingewiesen, die jugendpsychiatrisch beratene Jugendhilfe-Effekte-Studie [750] und die laufende EVAS-Studie [751], in deren Rahmen auch katamnestische Nachuntersuchungen und Zeitreihenanalysen durchgeführt wurden. Alle Studien fokussieren jedoch nicht auf das Outcome für Kinder und Jugendliche mit seelischen Störungen i. e. S., die gleichwohl bei Kindern und Jugendlichen in stationärer Jugendhilfe, mit oder ohne Psychiatrieerfahrung, überrepräsentiert sind [752].

Im ambulanten Bereich besteht eine medizinisch geleitete, multiprofessionelle Behandlungsmöglichkeit im Rahmen der »**Sozialpsychiatrie-Vereinbarung**« bei niedergelassenen Kinder- und Jugendpsychiatern und anderen kinder- und jugendpsychiatrisch qualifizierten Fachärzten (Vereinbarung gemäß § 85 Abs. 2 Satz 4 und § 43a SGB V), die seit 2009 gesetzlich verbindlich geregelt ist. Außerdem kann ambulante Ergotherapie nach der Heilmittelrichtlinie erfolgen.

Aus Sicht der Erwachsenenpsychiatrie sind die **Altersgrenzen zwischen den Systemen** immer wieder zu thematisieren. Während die Zuständigkeit für die vollstationäre klinische Behandlung in aller Regel mit dem vollendeten 18. Lebensjahr endet und nur begonnene Therapien zu Ende geführt werden (mit Ausnahme von Patienten mit erheblichen Reifungsrückständen), kann eine ambulante jugendpsychiatrische, z. B. sozialpsychiatrische Behandlung bis zum Alter von 21 Jahren durchgeführt werden und eine Maßnahme der Jugendhilfe nach SGB VIII als »Hilfe für junge Volljährige« bis zum Alter von 25 Jahren. Die Gestaltung der Übergänge von Jugendlichen in die psychosozialen Hilfeangebote für Erwachsene ist vielerorts stark verbesserungswürdig. Modellhaft werden für diese Übergänge derzeit ambulante Hilfeplankonzepte erprobt und im stationären Bereich interdisziplinäre »Adoleszenzstationen« geführt.

Die Zugangswege und den **Kontext medizinischer Rehabilitationsmaßnahmen** für Kinder und Jugendliche in Deutschland beschreibt die Leitlinie »Psychosoziale Rehabilitation« der Deutschen Gesellschaft für Kinder- und Jugendpsychiatrie, Psychosomatik und Psychotherapie, gültig bis Ende 2011 [741]. Die Leitlinie erläutert die Diagnostik nach ICF und geht auf die rechtlichen Voraussetzungen und die Antragswege der medizinischen Rehabilitation im Rahmen des SGB IX ein. Die Evidenzbasierung rehabilitativer Vorgehensweisen wurde nicht geprüft. Probleme der Indikationsstellung bei noch nicht kind- und jugendgerechter Überarbeitung der ICF-Kriterien sowie Probleme der Zuständigkeit beschreibt in Breite der 13. Kinder- und Jugendbericht der Bundesregierung [753]. Anstelle des Begriffs der »Rehabilitation« ist seitens prominenter Kinder- und Jugendpsychiater der Begriff »Habilitation« vorgeschlagen worden, da es bei Kindern und Jugendlichen um eine erstmalige Eingliederung in die Gesellschaft geht, mit dem Ziel, dieser einmal als autonome, vollwertige Erwachsene in Bildung, Wohnen, familiären Bindungen und Arbeit anzugehören.

Die **Eingliederung** psychisch kranker Jugendlicher **in die Arbeitswelt** ist in Deutschland ein bisher stark vernachlässigtes Feld mit einer inexistenten Datenlage. Derzeit existieren Modellprojekte mit einer Einbeziehung der Arbeitsagentur in die Hilfeplanung für Jugendliche, die im Übergang zum Berufsleben stehen. Eine gleichzeitige Finanzierung von rehabilitativen Maßnahmen des Gesundheitswesens nach SGB V und Leistungen der Arbeitsagentur ist bisher nicht umsetzbar.

Zur **schulischen Eingliederung** ist die Datenlage ebenfalls sehr unbefriedigend, zumal Strategien der Inklusion im Rahmen der jeweiligen föderalen Strukturen sehr verschieden ausfallen und nicht alle Bundesländer über Schulen für Kranke verfügen. Vor dem Hintergrund der Inklusionsforderungen der UN-Behindertenkonvention beschäftigt sich derzeit eine Ad-hoc-Kommission der Kultusministerkonferenz mit möglichen Modellen für verschiedene Behinderungen.

5.2.2 Evidenzbasierte Verfahren der psychosozialen Therapien für Kinder und Jugendliche

Training sozialer Fertigkeiten

Eine Reihe von Studien belegt die enge Verbindung zwischen geringer sozialer Kompetenz und psychischen Störungen bei Kindern und Jugendlichen (Übersicht in [754]). Der Einfluss sozialer Kompetenz auf die Akzeptanz durch Peers und auf die Prävention depressiver Störungen ist belegt. Bei autistischen Störungen, sozialer Phobie, Störungen des Sozialverhaltens sowie hyperkinetischen Störungen ist eine verringerte soziale Kompetenz oder eine verzerrte Wahrnehmung derselben, verglichen zum Altersniveau, in unterschiedlicher Erscheinungsform Teil der Diagnose. Daher wurden verschiedene Programme mit störungsspezifischem Zuschnitt entwickelt.

Melfsen und Kollegen (2006) empfehlen bezogen auf die soziale Phobie, vor einem Training sozialer Kompetenzen die tatsächlich vorhandenen Kompetenzen abzuklären und Defizite unbedingt vor verhaltenstherapeutischen Konfrontationsübungen auszugleichen [755]. Diagnostisch wurde für verhaltensauffällige und -unauffällige Kinder und Jugendliche der TISS validiert [754]. Als evidenzbasiert können gelten u. a. das SET-C (Social Effectiveness Therapy for Children) für sozialphobische Kinder mit einer Peer-Komponente [756], das Ärgerkontrolltraining [757], das Problemlösekompetenztraining [758] und das Delinquenzpräventionsprogramm [759] sowie andere ähnliche Sozialkompetenztrainings. Die meisten dieser Interventionen lehnen sich eng an kognitiv-behaviorale Techniken an, teilweise sind sie von den im Kapitel »Training sozialer Fertigkeiten« beschriebenen Verfahren für Erwachsene abgeleitet. Van Manen und Mitarbeiter (2004) beschreiben bei generell niedrigen Effektstärken der Social Skills Programme für aggressive Kinder eine verbesserte Wirksamkeit durch ein zusätzliches Programm sozial-kognitiver Interventionen [760].

Elternbasierte Interventionen, Parenting programs und Psychoedukation

Nach der Übersicht von Mc Clellan und Werry (2003) [761] können diverse, meist an behaviorale Verfahren angelehnte **Elterntrainings** als **effektiv vor allem für jüngere Kinder** gelten. Die Anleitung von Eltern in operanter Verstärkung von Verhaltensänderungen der Kinder hat sich als überlegen oder zumindest gleichwertig gegenüber diversen Standardbehandlungen wie psychodynamischer Kindertherapie oder klientenzentrierter Therapie bzw. als überlegen gegenüber keiner Therapie erwiesen. Dieses ist sowohl für Sozialverhaltensstörungen (dann auch kombiniert mit der Verstärkung erzieherisch positiver Elternhaltungen, Übersicht in [762]) als auch für Angststörungen nachgewiesen, ebenfalls gibt es sehr positive Hinweise für autistische Störungen (Übersicht in [763]). Für Aufmerksamkeitsdefizitstörungen sind Elterntrainings, aber auch schulbasierte kognitiv-behaviorale Interventionen als empirisch validiert anerkannt [764; 765].

Nahezu alle Elterntrainings beinhalten auch eine störungsspezifische Psychoedukation der Eltern, in einzelnen Studien auch außerhalb von erstmanifestierten Psychosen. Das Vorgehen hat sich z. B. für Anorexia nervosa auch in Form von Elterngruppentherapie als effektiv erwiesen [766].

Home Treatment

Neben der eingangs erwähnten multisystemischen Therapie der Henggeler-Gruppe sind in Deutschland und Europa **Ansätze des Home Treatment vor allem für sozialverhaltensgestörte Kinder** (einem Störungsbild mit hoher Chronifizierungsneigung und hohen sozialen Folgekosten) entwickelt und als ebenso effektiv evaluiert worden wie stationäre und teilstationäre Behandlungen [767–769] mit katamnestischer Erfolgssicherung nach einem Jahr [768]. Dabei war die letztgenannte Intervention weniger intensiv als die in der Henggeler-Arbeitsgruppe und wurde durch supervidiertes Pflegepersonal durchgeführt. In Deutschland wird aktuell im Rahmen der INCANT-Studie (einer europäischen Multicenterstudie für drogenabhängige und gefährdete Jugendliche) die Übertragbarkeit des Ansatzes der MDFT nach Liddle [770] im häuslichen Setting überprüft, nachdem die Pilotstudie erfolgversprechende Ergebnisse brachte [771].

Kombinierte Vorgehensweisen

Einer der frühesten Belege der **Effektivität von kombinierter eltern- und kindbasierter Vorgehensweise** stammt von Kazdin und Mitarbeitern [772], gefolgt von Pfiffner und Pfiffner und McBurnett (1997) [773], die eine Effektverbesserung durch Elterneinbezug nachwiesen. Garland und Mitarbeiter (2008) haben in einem Delphi-Verfahren **gemeinsame Elemente evidenzbasierter psychosozialer Interventionen bei Sozialverhaltensstörungen** von 4- bis 13-Jährigen herausgearbeitet, wobei deren Evidenzbasierung in multiplen Reviews nachgewiesen wurde [774]. Alle Vorgehensweisen wiesen sich durch elternvermittelte Interventionen und/oder kindorientiertes Sozialkompetenztraining aus. Kombinationen beider waren vor allem bezüglich effektiver Grenzsetzungen, Problemlösetraining/Selbstverstärkung, Psychoedukation, Transferaufgaben ins häusliche Umfeld, Rollenspiele und Verhaltensaufgaben, Verhaltensmodelle, verteilte Materialien zum Selbststudium und Zielkontrollen effektiv.

Ein Einbezug von **Interventionen in der Schule** verspricht bei Kindern und Jugendlichen eine deutliche Erhöhung der Effizienz. Als evaluiertes Programm sei hier das RECAP-Programm angeführt (Reaching Educators, Children and Parents [775]). Das aus evaluierten Verfahren abgeleitete Programm kombiniert individuelle Gruppen- sowie Klassen-, Lehrer- und Elterninterventionen über 9 Monate und zeigte sowohl bei externalisierenden als auch internalisierenden Störungen gute Effekte gegenüber keiner Intervention.

Zur Verbesserung der Generalisierbarkeit von Sozialkompetenztrainings und Elterntrainingsprogrammen und zusätzlich aus einer präventiven Orientierung zur Verhinderung der Ausbreitung von Aggressivität wurde das FAST-Programm (Families and Schools Together) für bereits im Kindergartenalter im Sozialverhalten auffällige Kinder entwickelt [762]. Es ergänzt die eltern- und kindbasierten Interventionen um Übungen mit Gleichaltrigen im Klassenzimmer und zusätzliches, individualisiertes Case Management. Nach anfänglich eindeutigen, aber geringen Effektstärken [762] zeigt das umfassende Programm nun deutliche Effekte über ein Jahr [776].

Für Kinder mit Aufmerksamkeitsstörungen entwickelten Pfiffner et al. (2007) ein mit der Schule integriertes Vorgehen mit dauerhaft positiven Effekten [777]. In Deutschland ist mit der seitens der Bundesregierung geförderten Gründung des »Zentralen ADHS-Netzes« und dem Abschluss störungsspezifischer Verträge zur Integrierten Versorgung nach § 140a ff. SGB V eine entsprechende Grundlage für die breite, koordinierte und lebensfeldübergreifende Anwendung evidenzbasierter Verfahren geschaffen worden [753].

In der Leitlinie der US-amerikanischen Fachgesellschaft AACAP [778] werden die Anwendung evidenzbasierter Verfahren innerhalb von Kindergarten, Schule oder Gerichtskontexten empfohlen, integrierte und gut koordinierte Interventionen über alle Systemebenen einer Gemeinde als evidenzbasierter Standard gefordert, gleichzeitig wird auf die Erforderlichkeit der Behandlungskontinuität bei Systemwechseln hingewiesen. Eine solche integrierte Vorgehensweise steht in Deutschland noch in den Anfängen. Örtliche Initiativen sind zwar zahlreich vorhanden, Veröffentlichungen zu Effekten jedoch noch nicht verfügbar.

Es existieren wenige Studien zur Kombination verschiedener psychosozialer Interventionen aus Deutschland. Als hinweisend kann eine (nichtrandomisierte) deutsche Studie an Kindern gelten, die eine kognitiv-behaviorale Therapie mit Sozialkompetenztraining (Training mit aggressiven Kindern von Petermann und Petermann 2008, TAK) kombiniert mit einer Jugendhilfemaßnahme (Tagesgruppe, ambulante oder stationäre Hilfe) mit ausschließlichem TAK verglich und leichte Überlegenheit für die Kombination zeigte [779]. Besier et al. (2009) evaluierten die positiven Effekte eines aufsuchenden jugendpsychiatrischen Konsiliardienstes in stationären Jugendhilfeeinrichtungen, kombiniert mit psychoedukativen Angeboten für Erzieher, z. B. hinsichtlich der gesunkenen Inanspruchnahme stationärer Kriseninterventionen [752]. Evaluierte Vorgehensweisen unter Einbezug der Schule sind für Kinder mit Aufmerksamkeitsdefizit-Hyperaktivitätsstörungen auch in Deutschland etabliert (siehe oben). Für weitere Störungen sind kombinierte Vorgehensweisen aus Deutschland bis auf Pilotstudien (für autistische Kinder vgl. [780]) bisher nicht bekannt.

5.2.3 Zusammenfassung

Die Besonderheit bei der Behandlung und Rehabilitation psychischer Störungen im Kindes- und Jugendalter liegt hier, stärker als im Erwachsenenbereich, darin, die unmittelbare Umwelt des Kindes von Beginn an einzubeziehen. Zudem erfordern die mit verschiedenen Alters- und Entwicklungsstufen verbundenen Besonderheiten der aufwachsenden Kinder und Jugendlichen spezielle Vorgehensweisen und Interventionen. Die Behandlung und Rehabilitation von Kindern und Jugendlichen folgt einem multimodalen Ansatz, so nehmen auch psychosoziale Ansätze und Interventionen einen bedeutenden Platz ein. Unter den hier skizzierten evidenzbasierten Verfahren psychosozialer Therapien lassen sich verschiedene Trainingsprogramme sozialer Fertigkeiten mit einem störungsspezifischen Zuschnitt in enger Anlehnung an die im Erwachsenenbereich verbreiteten kognitiv-behavioralen Techniken nennen. Insbesondere für jüngere Kinder gelten Elterntrainingsprogramme als effektiv.

Dabei spielen psychoedukative Ansätze eine nicht unbedeutende Rolle. Verschiedene Interventionen im häuslichen Setting, wie z. B. Home Treatment, wurden bzw. werden auch in Deutschland für umschriebene Störungsbilder evaluiert. Bisherige Untersuchungen legen v. a. kombinierte Interventionen nahe, die sich sowohl an Eltern und Kinder sowie Jugendliche richten als auch außerfamiliäre Kontextbedingungen betrachten und beeinflussen (z. B. Interventionen im schulischen Setting).

5.3 Psychosoziale Therapien im höheren Lebensalter

5.3.1 Einführung

Die Demenz und die Depression sind die häufigsten psychischen Erkrankungen des höheren Lebensalters. Es liegen bislang nur wenige randomisiert-kontrollierte Studien bei alten Menschen mit diesen Erkrankungen vor, die der Frage nachgehen, ob durch Interventionen im sozialen Umfeld oder durch eine Veränderung der Interaktion der Erkrankten mit ihrem Umfeld ein therapeutischer Einfluss auf die Symptome und den Erkrankungsverlauf genommen werden kann.

Studiendesigns sind dadurch erschwert, dass bei der Demenz, aber auch bei der Depression im höheren Lebensalter, mit sehr unterschiedlichen Profilen kognitiver und affektiver Beeinträchtigung, somatischer Komorbidität (z. B. Verschlechterung der Sinneswahrnehmungen, Schmerzen, Beeinträchtigungen des Allgemeinzustandes) sowie mit Besonderheiten des Wohnumfelds (häusliches Setting, Wohngemeinschaft, stationäre Pflegeeinrichtung) zu rechnen ist. Zudem bedarf es der Entwicklung von Instrumentarien, die den Erfolg nichtmedikamentöser Interventionen zielgenauer abbilden. Im Kontext von Alter, Demenz und Depression kann eine durch soziotherapeutische Intervention erreichte Aufweitung von Erlebnis- und Leistungswelten nach guter klinischer Praxis eine wertvolle Hilfe sein.

In einer Consensus-Vereinbarung der *American Geriatrics Society and American Association for Geriatric Psychiatry* [781] wurden Ziele für Interventionsstrategien bei Depressionen im Alter und

Verhaltensauffälligkeiten bei Demenzerkrankungen für Patienten im Pflegeheim zusammengefasst. Es sollen den Erkrankten individualisierte und damit für sie bedeutungsvolle Aktivitäten angeboten und in der selbstständigen Ausführung geübt werden; soziale Interaktionen sind zu fördern und die Kontinuität der Autobiographie durch Anknüpfung an geübte und erprobte Rollen (Biographiearbeit) soweit wie möglich zu erhalten. Der Ansatz sollte erweitert werden um die Ziele, einen positiven Effekt auf die Lebensqualität der Patienten und Pflegenden auszuüben und zur Minimierung der Belastung der Pflegenden beizutragen. Die unterschiedlichen Behandlungselemente, die die Soziotherapie bei Demenzerkrankungen umfasst, lassen sich in kognitive Übungsverfahren und aktivitätsorientierte Verfahren, emotionsorientierte Verfahren (Validations- und Reminiszenztherapie) sowie das Angehörigentraining untergliedern [782], die in aktuellen Interventionsansätzen auch kombiniert werden. Der langfristige Nutzen der unterschiedlichen Behandlungsstrategien ist bisher insgesamt nicht ausreichend belegt, woraus sich die Forderung nach mehr randomisierten klinischen Studien ableitet [782]. Auch bei der Entwicklung europäischer Evidenzkriterien für psychosoziale Interventionen wurden diese Schwierigkeiten thematisiert [783].

Die empirische Datenlage zum Einsatz soziotherapeutischer Behandlungsstrategien spezifisch für alte depressiv Erkrankte im häuslichen Umfeld ist unbefriedigend, eine Verbesserung ist dringend erforderlich. Im Vergleich der vorliegenden Untersuchungen sind daher lediglich Empfehlungen für psychotherapeutische Interventionen, insbesondere kognitiv-behaviorale Therapieverfahren, formuliert worden, während soziotherapeutische Interventionen, wie Ergotherapie oder körperliche Aktivierung, nicht als primäre Therapien empfohlen wurden [784;785].

5.3.2 Evidenz zu psychosozialen Therapien in der Demenzbehandlung

Die **Aufgabe der Therapeuten** bei der Demenzbehandlung liegt darin, mit den Patienten respektvoll und empathisch ihrer sozialen Rolle nachzuspüren und nach Tätigkeiten zu suchen, die ihren aktuellen Ressourcen entsprechen und diese durch Lernen unter Fehlervermeidung (errorless learning) zu trainieren [786]. Ziel ist es, ihre Lebensqualität zu erhöhen, sie in ihrem Selbstverständnis zu stärken und die Pflegenden zu unterstützen und zu entlasten [786].

Der **gezielte Einbezug der Pflegenden** in den therapeutischen Prozess ist entsprechend guter klinischer Praxis eine substanzielle Säule der Therapie und für die Stabilisierung eines Therapieerfolgs eine kritische Größe. Ihr Training in klientenzentrierten und multimodalen Strategien (z. B. zur Förderung von Selbstständigkeit oder zum Abbau von auffälligem Verhalten) wird zunehmend als therapeutische Intervention eigener Wertigkeit wahrgenommen [787;788]. Rein **psychoedukative Ansätze** alleine reichen in der Behandlung jedoch nicht aus [789]. Eine Analyse auf Grundlage der vorliegenden wenigen Daten legt nahe, dass eine Kombination mit verhaltensnahen Interventionen notwendig ist [790]. Es ist notwendig, auch bei nichtmedikamentösen Interventionen die Fragen nach der ethischen Angemessenheit und Akzeptanz seitens der Patienten zu stellen [791].

Dem **Begriff Training** kommt bei der Demenz eine spezifische Bedeutung zu: Auch Demenzkranke können mit Aussicht auf Erfolg trainieren, allerdings sollte das Üben im Alltag stattfinden und an den Bedürfnissen und Notwendigkeiten des individuellen Alltags orientiert sein. Während der Effekt von kognitiv stimulierenden Verfahren auf Verhaltensparameter auch noch nach wenigen Monaten nachweisbar sein kann [792; 793; 794], sollte auf ein kognitives Training im engeren Sinne im Fortschreiten des Demenzprozesses verzichtet werden [795].

Therapieansätze, die auf die **Modifikation von Verhalten** bei Demenzerkrankten abzielen, bestehen häufig aus Elementen mehrerer Therapieverfahren. Eine Wirksamkeit über den engeren Therapiezeitraum hinaus ist in Studien bislang nur unzureichend belegt [796]. In einer Metaanalyse von Livingston et al. 2005 wird hier, wie bei anderen Verfahren bei Demenz auch, kritisch angemerkt, dass die Aussagekraft wegen der Qualität der kontrollierten Studien und der großen Zahl von Einzelfallstudien eingeschränkt sei [794]. Die meisten Erfahrungen liegen mit der Technik des **operanten Lernens** vor. Zu den primären Zielen zählen neben dem Abbau von auffälligem Verhalten (z. B. Aggressionen, Schreien) auch das Erreichen von größerer Selbstständigkeit in den Alltagsaktivitäten (z. B. beim Baden oder Anziehen). Nach anfänglicher professioneller Anleitung können diese Interventionen auch von geschulten Familienangehörigen oder professionellem Pflegepersonal zu Hause umgesetzt werden.

Bei der **Realitätsorientierungstherapie** (ROT) soll durch stets wiederholte Informationen (z. B. zur eigenen Person, zu Ort und Tageszeit) eine Verbesserung der Orientierungsfähigkeit Demenzerkrankter erzielt werden (Evidenzstufe IIb, Empfehlungsgrad C nach S3-Leitlinie Demenz, [10]). Die Therapie findet entweder in schulklassenartigen Lerngruppen oder aber individualisiert statt. Im Alltag können eine Vielzahl realitätsorientierender Interventionen durchgeführt werden, die von der individuellen biographischen Orientierung bis hin zum Training sensorischer Qualitäten reichen. Bislang liegen kaum randomisiert-kontrollierte Studien dazu vor [797–799]. In einer randomisierten-kontrollierten Studie, die **Elemente mehrerer Verfahren** kombinierte, konnte nachgewiesen werden, dass ein von geschulten Pflegenden ausgeübtes und auf den individuellen Patienten abgestimmtes Programm mit **Training von Alltagsaktivitäten, Entspannungsverfahren und Aktivierung** durch gezielte Freizeitaktivitäten im häuslichen Setting über 4 Monate zu einer signifikanten Verminderung von auffälligem Verhalten und zu einer signifikanten Entlastung der Pflegenden führte [800–802]. Auch in der ersten randomisierten-kontrollierten Studie zum Effekt einer individualisierten und aufsuchenden **Ergotherapie** über 5 Wochen im häuslichen Setting konnte gezeigt werden, dass die Alltagsfähigkeiten der Demenzerkrankten zunahmen, die Belastung der Angehörigen abnahm und die Lebensqualität sowie die Stimmung bei den Pflegenden eine Besserung erfuhr [792; 793].

Bei der **Reminiszenztherapie** werden Demenzerkrankte, auch unter Zuhilfenahme von Erinnerungshilfen wie Gegenständen, Musikstücken und Fotos, aufgefordert, sich an Vergangenes zu erinnern und darüber zu sprechen. Sie kann in Gruppen stattfinden, während dagegen die Reminiszenzarbeit zur eigenen Biographie in Einzelsitzungen stattfindet. Der Erkrankte wird angeregt und unterstützt, eine Chronologie seiner Erinnerungen herzustellen. In einer Metaanalyse über 4 sehr heterogene Studien zeigte sich im Follow-up ein Effekt auf Stimmung und Kognition [803]. In der S3-Leitlinie Demenz wird die Reminiszenztherapie mit ROT als belegtes kognitives Verfahren erwähnt und empfohlen (Evidenzstufe IIb, Empfehlungsgrad C) [10].

Bei der **Validation** handelt es sich um eine Kombination von Umgangsprinzipien unter Einbezug von Elementen der Reminiszenztherapie. Ein wissenschaftlicher Wirksamkeitsnachweis liegt nicht vor [794]. In der S3-Leitlinie Demenz wurde als allgemeines Statement formuliert, dass validierendes Verhalten und Erinnerungspflege zur Prävention und Behandlung von psychischen und Verhaltenssymptomen eingesetzt werden können.

Grundannahme der **Simulated Presence Therapy** (SPT), die für demenzkranke Heimbewohner entwickelt wurde, ist, dass ein naher Angehöriger bis zur Heimaufnahme einen stabilisierenden Faktor dargestellt hat und somit seine Präsenz bei der Umsiedelung in ein Heim für den Patienten sehr hilfreich sein könnte. In der SPT wird daher versucht, eine Situation zu schaffen, in der der Demenzerkrankte den Angehörigen als präsent erleben kann. Dazu wird mithilfe einer individuellen CD ein Telefon-»Dialog« inszeniert, bei dem der Angehörige seinen Teil des »Dialogs« spricht, der Patientenpart jedoch frei bleibt. Damit wird dem Patienten die Möglichkeit gegeben, in diesen Lücken aktiv zu antworten. In dem Dialog geht es um positive autobiographische Erinnerungen aus dem Berufsleben, der Familie oder der Jugend. Ziel ist es, dem Patienten über die vertraute Person und die Erinnerung an positive Erfahrungen eine höhere Lebensqualität zu gewähren. Eine Wirksamkeit der SPT ist bisher in kontrollierten Studien nicht nachgewiesen worden [794].

Die **Selbst-Erhaltungstherapie** (SET) ist diagnostisch spezifischer als die bisher genannten Verfahren und orientiert sich am Defizitprofil von Patienten mit einer Demenz vom Alzheimertyp. Sie kann als neuropsychologisches Trainingsverfahren aufgefasst werden, mit dem Ziel, die personale Identität zu erhalten [804]. Die Therapie konzentriert sich auf die krankheitsbedingten Veränderungen des Selbst und berücksichtigt den progredienten Prozesscharakter der Erkrankung. Die SET knüpft explizit an individuell weniger beeinträchtigte Kompetenzen an und soll so Erfolgserlebnisse ermöglichen. Randomisierte-kontrollierte Studien zur SET liegen gegenwärtig noch nicht vor.

Mit zunehmendem Schweregrad kommen in der Behandlung von Demenzerkrankten zunehmend **integrative sozialtherapeutische Konzepte** zum Einsatz, die sich milieu- und verhaltenstherapeutischer Ansätze bedienen. **Milieutherapie** umfasst die Veränderung des gesamten Wohn- und Lebensbereiches in Richtung auf eine vermehrte Anregung und Förderung möglicher brachliegender Fähigkeiten. Für die Demenzkranken kann durch die gezielte Anpassung der Umgebung an die Störungen von Gedächtnis und Orientierung eine bessere »Ablesbarkeit« der Umgebung und damit ein höherer Grad von Autonomie erzielt werden. Bei der **multisensorischen Stimulation**, als Therapieverfahren »Snoezelen« genannt, sollen gezielte Hilfen zur Verarbeitung von Sinneseindrücken (taktil, vestibulär, propriozeptiv, visuell, akustisch, olfaktorisch) in entspannter Atmosphäre vermittelt werden. In einer kleinen randomisierten kontrollierten Studie bei Heimbewohnern mit ausgeprägter Demenz konnte ein signifikanter Effekt von Snoezelen auf die Aktivitäten des täglichen Lebens und die Minimierung von Apathie und Agitation nachgewiesen werden [805; 806]. Für dieses Verfahren sowie für die **Aroma-Therapie** ist die Evidenzbasis noch gering [807; 808: 809]. Allen gemeinsam ist das Ziel einer Verbesserung der Lebensqualität und Steigerung der sozialen Interaktion. Der Empfehlungsgrad der S3-Leitlinie Demenz für diese Verfahren ist C, die Evidenzgrade werden mit IIb bzw. Ib angegeben [10]. Zur Behandlung depressiver Symptome bei Demenzerkrankten sind **Edukations- und Unterstützungsprogramme von Pflegenden und Betreuenden** wirksam und sollten eingesetzt werden (in S3-Leitlinie Demenzen als Statement [10]).

Zu den Interventionen, die sich bewusst und gezielt auf Emotionalität und Kreativität der dementen Patienten beziehen, zählt die **Musiktherapie** [810]. Für die Musiktherapie, die in ihrer aktiven Variante die Beteiligung der Demenzkranken mittels Instrument, eigener Stimme oder als rezeptive Modifikation das Hören von individuell ausgewählter Musik mit Bedeutungsgehalt vorsieht und an alten Neigungen der Patienten anknüpft, sind in Untersuchungen, auch in ersten randomisierten kontrollierten Studien [811; 812; 813] Effekte nachgewiesen worden (Empfehlungsgrad C, Evidenzstufe IIa bzw. III, [10]). Dazu zählen neben der Minimierung von Unruhezuständen und aggressivem Verhalten [814; 815] auch die Verbesserung der interpersonellen Wahrnehmung [812]. In einer Studie von Ballard erfolgte die Implementierung der persönlichen Musik in ein komplexes Beschäftigungsprogramm des Patienten, in dem die Pflegenden auch mit Elementen des Trainings von Alltagsaktivitäten und sozialen Interaktionen arbeiteten [816]. Nicht selten vermindert so Musik den Impuls, auf andere Weise akustisch in Erscheinung zu treten. Bei Patienten mit Sprachstörungen fördert der Gesang die generelle Nutzung von Sprache. In Bezug auf die Wirksamkeit von Kunsttherapie gibt es keine für eine Bewertung zureichenden Daten.

Bei abendlich verstärkter Unruhe und bei Schlafstörungen kann neben einer ausgeprägten **Tagesstrukturierung** mit sozialen und motorischen Aktivitäten in der ersten Tageshälfte auch **Lichttherapie** (3.000–6.000 Lux über 30 Minuten morgens) zur nachhaltigen Restrukturierung des Tagesrhythmus eingesetzt werden [817; 818]. Die S3-Leitlinie Demenz sieht allerdings keinen ausreichenden therapeutischen Effekt der Lichttherapie (keine Empfehlung, Evidenzebene Ib, [10]).

Bislang ist der **Einfluss von regelmäßiger physischer Aktivität** bei bereits an Demenz Erkrankten in wenigen Studien untersucht worden [819]. Es konnte beispielsweise gezeigt werden, dass motorisches Training die Aktivitäten des täglichen Lebens stabilisiert [820] und die körperliche Fitness, die Alltagsfähigkeiten, die Kognition und das Verhalten positiv beeinflussen kann [821]. Die S3-Leitlinie Demenz kommt zu dem Schluss, dass es Hinweise gibt, dass körperliche Aktivierung zum Erhalt von Alltagsfunktionen, Beweglichkeit und Balance beiträgt. Der Einsatz kann angeboten werden, es existiert aber keine ausreichende Evidenz für bestimmte körperliche Aktivierungsverfahren [10]. Es ist in der Altersgruppe Demenzerkrankter jedoch anzumerken, dass der Erfolg dieser Aktivierung auch abhängig vom kardialen Status und damit der allgemeinen Aktivierungsmöglichkeit der Teilnehmer sein könnte [822]. Sie findet zudem ihre Grenzen am Zustand des Bewegungsapparates der Teilnehmer. Bei der Prüfung von 3 unterschiedlichen Interventionen (psychomotorisches Training, Gedächtnis- und Kompetenztraining) – einzeln oder in Kombination – zeigte sich der deutlichste Effekt bei einer Kombination aus Gedächtnis- und psychomotorischem Training, während die Übung der entsprechenden Einzelfunktionen allein keine befriedigende Wirkung zeigte [823]. Spezifisches körperliches Training bei Demenzerkrankten kann auch die Fähigkeit zur geteilten Aufmerksamkeitsleistung steigern und damit auch die Sturzgefahr bei Demenz minimieren [824; 825]. Bei psychomotorischer Unruhe, wie dem sogenannten »Wanderverhalten« bei Demenzerkrankten in der stationären Pflege, weisen Untersuchungen darauf hin, dass Spaziergänge nicht nur die Unruhe, sondern auch die Agitation sowie depressive Symptomatik reduzieren können [826;827]. Untersuchungen zur erfolgreichen psychosozialen Beeinflussung des »Wanderverhaltens« im häuslichen Umfeld fehlen bislang [796]. In einer Übersichtsarbeit werden 10 Studien zu verschiedenen Ansätzen der Behandlung des erhöhten Bewegungsdrangs aufgeführt [791], wobei eine methodisch schwache Evidenz für die Wirkung einer gezielten Anwendung körperlicher Aktivität und für multisensorische Stimulation deutlich wird.

Pflegendenschulungen sowie kognitive Stimulation eingesetzt werden. Außerdem können multisensorische Verfahren oder musiktherapeutische Verfahren angewandt werden. Auch regelmäßige körperliche Bewegung kann ein Element der Behandlung sein. Ziele der Interventionen schließen die Stärkung der individuellen sozialen Rolle des Patienten entsprechend seinen Ressourcen, den Erhalt der Alltagsfähigkeiten, die Minimierung von Verhaltensauffälligkeiten, die Steigerung der Lebensqualität sowie der Lebenszufriedenheit der Pflegenden ein. Einzelne Behandlungskonzepte kombinieren auch Elemente unterschiedlicher Therapieformen. Der Schulung der Pflegenden kommt dabei häufig eine zentrale Rolle zu. Psychosoziale Interventionen, Edukations- und Unterstützungsprogramme für Pflegende und Betreuende sind ein wichtiger Teil therapeutischer Angebote und bedürfen der weiteren Evaluation.

5.3.3 Zusammenfassung

Es liegen gegenwärtig einige empirische Daten und nur wenige randomisierte kontrollierte Studien zum Effekt soziotherapeutischer Maßnahmen bei Demenzerkrankungen vor. Insbesondere der langfristige Nutzen der unterschiedlichen Behandlungsstrategien ist noch nicht ausreichend belegt. Soziotherapeutische Interventionen bei Demenz sind ergänzend zur leitliniengestützten medikamentösen Therapie Teil einer komplexen Behandlungsstrategie. Zur Behandlung von psychischen und Verhaltenssymptomen bei Demenzerkrankten können Reminiszenzverfahren ebenso wie individuelles Verhaltensmanagement, Angehörigen- und

Ausblick

6.1 Maßnahmen zur Leitlinienimplementierung – 220

6.2 Qualitätsindikatoren – 220

6.3 Berücksichtigung der Steuerungswirkungen des Versorgungssystems – 221

6.4 Desiderate für die Forschung – 222

6.1 Maßnahmen zur Leitlinienimplementierung

Leitlinien gewinnen weltweit an Bedeutung, die Praxis der Anwendung variiert jedoch erheblich im Alltag [828]. Die Wirksamkeit einer Leitlinie in der Routineversorgung ist letztendlich entscheidend von der **methodischen Qualität der gesamten Leitlinie**, aber auch von der Akzeptanz und der Umsetzbarkeit durch die Anwender abhängig. Die konsequente Anwendung von Leitlinien und die Umsetzung der Empfehlungen bedeuten oft, dass diagnostische und therapeutische Vorgehensweisen verändert werden müssen. Damit müssen neben der methodischen Qualität der Leitlinie auch die kognitiven und emotionalen Gründe berücksichtigt werden, die der Umsetzung der Leitlinienempfehlungen entgegenstehen. Darüber hinaus können – beabsichtigte und nicht beabsichtigte – Steuerungswirkungen des Versorgungssystems die Umsetzung behindern oder fördern. Die Implementierung ist daher von ebenso großer Bedeutung wie die Erarbeitung der Leitlinie.

Mittlerweile ist eine Reihe von Verfahren bekannt, welche die **Implementierung von Leitlinien** erleichtern können. So können kognitive Theorien herangezogen werden, die den Wunsch nach Hinzulernen, Kompetenzgewinn und rationalem Handeln nutzen. Außerdem können Verhaltenstheorien (die auf eine Veränderung aufgrund externer Einflüsse und Kontrollen zielen), Sozialtheorien (welche die Reaktion auf sozialen Druck der Leistungsebene oder des Teams untersuchen), Verkaufstheorien (die Reaktionen auf Aufmerksamkeit schaffende Vermarktungsaktivitäten nutzen) und Organisationstheorien (welche Anpassungen des Handelns an Veränderungen organisatorischer Rahmenbedingungen untersuchen) genutzt werden (Selbmann 2005 in Anlehnung an Grol 1998, Grol und Grimshaw 1999 [828; 829; 830]). In Anlehnung an diese Theorien sollten zusätzlich zur passiven Verbreitung (Dissemination) der Leitlinie auch Audits, die den Stand der Umsetzung von Leitlinienempfehlungen überprüfen, Rückmeldungen (Benchmarks) im Rahmen von Vergleichen zwischen verschiedenen Einrichtungen sowie Maßnahmen der Beteiligung von Betroffenen und ihren Angehörigen zum Einsatz kommen [831].

Die vorliegende Leitlinie hat mehrere Bestandteile, die es ermöglichen, dass die Nutzer sich in unterschiedlicher Tiefe mit den Empfehlungen beschäftigen können. Sie wird im Volltext in Buchform mit der zugrunde liegenden Evidenz und der Kurzfassung der Empfehlungen publiziert. Außerdem wird die Kurzfassung im Internet zugänglich sein, ebenso die ausführlichen Evidenzgrundlagen (▶ Leitlinien-Report).

6.2 Qualitätsindikatoren

Wesentliche Instrumente der Leitlinienimplementierung sind **Qualitätsindikatoren**, die die Qualität der Behandlung und Versorgung, wie sie in der Leitlinie definiert ist, abbilden. Die Qualität der Behandlung und Versorgung allgemein ist definiert als das »Ausmaß, in dem Gesundheitsdienste für Individuen und Populationen die Wahrscheinlichkeit erwünschter gesundheitlicher Outcomes erhöhen und mit dem gegenwärtigen Wissen des Fachgebiets übereinstimmen« [832]. Die Qualität der Versorgung von Menschen mit schweren psychischen Erkrankungen ergibt sich daraus, ob die Betroffenen die therapeutischen Maßnahmen erhalten, die sie benötigen und ob die Maßnahmen so durchgeführt werden, dass die in den Studien beschriebenen positiven Effekte auch eintreten.

Die Beurteilung, ob eine qualitativ hochwertige Behandlung vorliegt, kann in der Routineversorgung nicht generell mittels gesonderter Erhebungen erfolgen, sondern muss sich auf Maße verlassen, die das komplexe Phänomen Behandlungsqualität möglichst gut abbilden. Qualitätsindikatoren, die auf Leitlinienempfehlungen basieren, sind Maße der Versorgung, die zur Bewertung der Qualität verwendet werden können. Die Messbarkeit der Qualität der Behandlung schwerer psychischer Erkrankungen ist allerdings eines der zentralen Probleme, um die Entwicklung und Anwendbarkeit von Qualitätsindikatoren beurteilen zu können. Wesentliche Ergebnisse einer psychiatrischen Behandlung wie die Symptomreduktion und die subjektive Beeinträchtigung bzw. Lebensqualität der Betroffenen können nicht mittels Routinedaten, sondern mittels der Anwendung komplexer Messinstrumente erfasst werden. Die Anwendung dieser

Instrumente ist jedoch in der Regel mit einem großen personellen Aufwand bei der Datenerfassung und mit hohen Anforderungen an die Analyse und Interpretation der Daten verbunden.

Qualitätsindikatoren für psychosoziale Therapien bei schweren psychischen Erkrankungen stoßen an Grenzen der **Messbarkeit** und der **Validität**, da die Gesundheitsoutcomes von individuellen Faktoren der Patienten, dem Krankheitsverlauf und soziodemographischen Charakteristika wie Herkunft, soziale Schicht, finanzielle Ressourcen, psychosoziale Einbindung und familiäre Unterstützungssysteme abhängen. Qualität zeigt sich in der Art der Interaktion zwischen Betroffenen und einzelnen Komponenten, Teilsystemen und dem Gesamtbehandlungs- und -versorgungssystem. Die Tatsache, dass eine Intervention, die von der Leitlinie empfohlen wird, stattgefunden hat, kann noch nichts über die Angemessenheit im Einzelfall und die Qualität der Durchführung aussagen. Daher geben Qualitätsindikatoren auf der Ebene der Struktur- und Prozessqualität Hinweise auf die Qualität, insbesondere aber auf Unterschiede zwischen verschiedenen Regionen, Einrichtungen und Versorgungssystemen, die Anlass für eine weitergehende Prüfung sein sollten. Es gibt wenig Literatur zu Indikatoren der Behandlungsqualität [833].

Als Basis für die Auswahl von Qualitätsindikatoren für die Qualität der psychosozialen Behandlung von Menschen mit einer schweren psychischen Erkrankungen liegen Vorschläge vor [833; 834]. Qualitätsindikatoren sollten zwischen den Beteiligten abgestimmt und ggf. an regionale Besonderheiten des jeweiligen Setting angepasst werden. Für die Beurteilung der psychosozialen Versorgung könnten z. B. folgende Qualitätsindikatoren infrage kommen:

- Mittlere jährliche kumulative Verweildauer in stationär-psychiatrischer Behandlung
- Krankenhaus-Wiederaufnahmeraten innerhalb von 30 Tagen nach Entlassung
- Arbeit auf dem ersten Arbeitsmarkt
- Besuch einer Selbsthilfegruppe
- Teambasierte gemeindepsychiatrische Behandlung
- Bedarfsdeckung im Wohnbereich
- Unterstützung durch Case Management
- Einbezug von Angehörigen in die Behandlung
- Psychoedukation
- Unterstützung im Rahmen von Supported Employment
- Angebot eines Krankheits-Selbstschulungsprogramms

Im Rahmen der Erarbeitung der vorliegenden Leitlinie wurden allerdings keine Qualitätsindikatoren abgestimmt und konsentiert [835; 836].

Es wird darauf hingewiesen, dass die Festlegung von Qualitätsindikatoren zur Messung der Leitlinienkonformität und der Behandlungsqualität sowie der Anschluss an andere Projekte zwar auf überregionaler Ebene vorbereitet werden kann, die eigentliche Umsetzung der Leitlinie liegt aber in der Verantwortung der jeweiligen Einrichtung [828].

6.3 Berücksichtigung der Steuerungswirkungen des Versorgungssystems

Wirken die Finanzierungsformen auf der Struktur- und Prozessebene behindernd? Wie kann die Steuerung des Versorgungssystems für die Implementation von Leitlinien förderlich gestaltet werden? In Deutschland weist das Gesundheits- und Sozialsystem einige Merkmale auf, mit denen es sich von den Systemen in anderen Ländern unterscheidet. Die Fragmentierung hat in den vergangenen Jahrzehnten erheblich zugenommen, weil die meisten Differenzierungen von psychosozialen Leistungen durch institutionsbezogene Finanzierungen realisiert wurden, die hinderliche Schnittstellen erzeugen. In den Analysen dieser Praxisleitlinie wird z. B. darauf hingewiesen, dass die Übergänge vom Wohnen in Wohnheimen zu Betreuungsformen mit mehr Selbstständigkeit (Außenwohngruppen, ambulant betreutes Wohnen) bis zur Unabhängigkeit wenig erfolgreich sind, d. h. die meisten Klienten in der stationären Betreuungsform des Wohnheims hängen bleiben, wenn sie dort »starten«.

Die Forschung zu Supported Employment – mit der Schlussfolgerung: »*first place, then train*« – betrifft nicht nur eine psychosoziale *Einzel*intervention, sie spricht auch ein allgemeines Behandlungsparadigma an. Dieses Paradigma kann auch in anderen Bereichen nützlich sein.

Beispiel: Anfang der 1970er-Jahre gab es kostentechnisch nur das stationäre Wohnheim. In diesem Zeitraum entwickelten sich verschiedene Enthospitalisierungsprojekte, z. B. in Heilbronn, wo ein Wohnheim mit 100 Plätzen entstand [837]. Die Betreuung erfolgte durch ein mobiles Team. Die Klienten kamen zu ihren Therapeuten oder diese machten Hausbesuche in den Wohnungen. So konnte die Betreuungsintensität (inkl. Rufbereitschaft, ggf. mobil eingesetzte Nachtbereitschaft in den Wohnungen) zwischen 100 und 0 % individuell dosiert werden ohne Umzug für die Klienten und Unterbrechungen der therapeutischen und sozialen Beziehungen. Mit der Entlassung konnte der Klient in »seiner Wohnung« mit einem Mietvertrag bleiben, dort wo er real eingegliedert worden war, und ggf. zu einem selbst gewählten Zeitpunkt umziehen.

Das »Heim« war keine räumlich geschlossene Immobilie mit Zweckbindung, sondern eine Organisation, die die individuell »dosierbare« Leistung zur Eingliederung mit dezentralen Plätzen zum Wohnen verknüpfte. Die Wohnplätze des »Heims« bildeten ein Fließgleichgewicht: Ein Klient konnte bei Entlassung seine Wohnung »behalten«, und der Träger suchte sich entsprechenden Ersatz. Klientenbezogene Erwägungen standen im Zentrum. Aus zahlreichen Praxiserfahrungen wurden in den Projekten der Aktion Psychisch Kranke zum »personenzentrierten Ansatz« aus der Kritik der »Rehabilitationskette« Anforderungen an die Personenorientierung auf der Ebene der therapeutischen Arbeit und an das Versorgungssystem entwickelt [838; 839; 840; 841].

In Deutschland steht mit dem Beschluss der »Arbeits- und Sozialministerkonferenz der Länder« (ASMK) eine aus der praktischen und wissenschaftlichen Empirie begründete Änderung des Versorgungssystems auf der politischen Tagesordnung. Es geht um *»die Neuausrichtung (der Eingliederungshilfe) ... von einer überwiegend einrichtungsorientierten zu einer personenzentrierten Hilfe mit der Folge, dass die derzeitige Charakterisierung von Leistungen der Eingliederungshilfe in ambulante, teilstationäre und stationäre Maßnahmen entfällt... Die Leistungen der Eingliederungshilfe werden ... als individuelle und vom Ort der Leistungserbringung unabhängige (Fach-)Leistungen ausgestaltet.«* [842]. Die Entkoppelung der Funktion der Eingliederungsleistung von den Räumen einer Institution zum Wohnen oder Arbeiten soll die Anwendung eines personenzentrierten Ansatzes (Integrierte Behandlungs- und Rehabilitationsplanung, regionale Hilfeplankonferenz) und des Prinzips *»first place, then train«* fördern.

Die Implementierung von Leitlinien wird auch dadurch behindert, dass von der Finanzierung geprägte Interessen und patientenorientierte Interessen oft in unterschiedliche Richtungen gehen. Es gibt keine auf versicherte Personen(-gruppen) bezogene einheitliche Verantwortlichkeit zur Beurteilung der Wirkung und der Kosten von Maßnahmen, die Patienten gleichzeitig und nacheinander erhalten. Ein Gegenbeispiel kann die Deutsche Gesetzliche Unfallversicherung (DGUV, www.dguv.de) sein. Behandlung, Rehabilitation, Pflege und Berentung von Unfallverletzten erfolgen aus einer Hand, was nachhaltige Versorgungsqualität fördert und Prävention lohnend macht [843].

6.4 Desiderate für die Forschung

Diese Leitlinie zielt auf Menschen mit schweren psychischen Störungen. Obwohl diese Gruppe zahlenmäßig umschrieben ist, kommt ihr eine große Bedeutung zu. Menschen mit schweren psychischen Störungen sind meist über lange Zeit auf das Versorgungssystem angewiesen. Ein substanzieller Teil der Behandlungsressourcen wird für die Behandlung von Menschen mit schweren psychischen Störungen aufgewandt. Neben der psychopharmakologischen und psychotherapeutischen Behandlung spielen die psychosozialen Interventionen gerade bei dieser Patientengruppe eine besonders große Rolle. Wirksamkeitsforschung ist wichtig. Randomisierte kontrollierte Studiendesigns sind der Goldstandard, um die Wirksamkeit und Kosteneffektivität von Interventionen zu untersuchen [844]. Das trifft auch für psychosoziale Interventionen zu, bei denen es sich um komplexe Interventionen handelt.

Psychosoziale Intervention ist nicht gleich psychosoziale Intervention: Was wird genau angeboten? Durch wen? Mit welcher Qualifikation, in welcher Intensität und Dauer? *Treatment as usual* (TAU) bedeutet heutzutage nicht mehr das, was es vor 30 Jahren bedeutete. Wenn die Kontrollbedingung, gegen die verglichen wird, besser, komplexer oder zumindest anders wird, kann es schwerer werden, Effekte von Interventionen zu zeigen. Bezogen auf gemeindepsychiatrische Ansätze ist bekannt, dass bspw. zunehmend häufiger wesentliche Prinzipien der aufsuchenden gemeindepsychiatrischen Behandlung auch im Rahmen der Routinebehandlung zur Anwendung kommen, sodass sich Effekte der zu untersuchenden Interventionen über die Zeit weniger aufzeigen lassen [119]. Diese Herausforderungen müssen in der Aufarbeitung der Evidenz und der Formulierung von Behandlungsempfehlungen berücksichtigt werden.

Zur Beantwortung der Frage:»Was wird genau angeboten« trägt auch die begriffliche Unterscheidung zwischen Funktion, institutioneller Realisierung und Finanzierung bei. Eine Funktion kann von verschiedenen Institutionen realisiert werden, eine Institution kann verschiedene Funktionen erfüllen. Eine Funktion kann als Teil einer Institution finanziert werden oder als personenbezogene Leistung, die als Komplexleistung für Personen oder als Funktion einer Einrichtung realisiert wird.

Begriffliche Klarheit ist wichtig für die Versorgungsforschung. So finden sich z. B. Elemente, Bestandteile oder Aspekte von Case Management vielerorts:

- *Case Management* oder »sozialpsychiatrische Leistungen zur Koordination durch eine therapeutische Bezugsperson« (personenzentrierter Ansatz):
  - Soziotherapie, finanziert nach § 37a SGB V, in separater Praxis institutionell realisiert (Aufgabe: Koordination und Förderung der Inanspruchnahme von ambulanten Leistungen zur Behandlung nach SGB V)
  - Soziotherapie als Komponente von Krankenhausbehandlung nach Psych-PV (Psychiatrie Personalverordnung) [845]
  - Pflegeberatung, Leistung nach § 7a SGB XI, institutionell realisiert und finanziert über den Pflegestützpunkt nach § 92 c SGB XI (Anforderung: unabhängige Beratung zu allen im Einzelfall notwendigen Leistungen verschiedener Leistungsträger und -erbringer, siehe § 7a Abs. 1.2.)
  - *Case Management*, Projektfinanzierung, einer regelfinanzierten psychiatrischen Institution angegliedert (Aufgabe je nach Projekt, z. B. Atriumhaus München) [577]
- Institutionell finanziert und realisiert als Funktion, die Teil einer Komplexleistung aus verschiedenen Funktionen ist, Beispiele:
  - IV-Projekt Psychosenbehandlung UKE Hamburg-Eppendorf [846]. Settingübergreifende Zuständigkeit von 2 Bezugstherapeuten der Institutsambulanz je Patient, finanziert als Teil der jahresbezogenen Komplexpauschale je Patient, die die Nutzung aller Leistungsbereiche der Klinik und ggf. ambulante Behandlung durch einen externen Facharzt in Praxis einschließt.
  - Zielgruppenbezogene Teams in einer Klinik mit »Regionalbudget« [563].
  - Bezugstherapeutensystem für stationäre bis ambulante Krankenhausbehandlung wird ermöglicht [847].

Somit finden sich Aspekte von Case Management auf verschiedenen Ebenen und prägen psychosoziale Angebote in vielfältiger Weise.

Das auf Gemeindeintegration orientierte psychiatrische Versorgungsparadigma ist als aktueller »Meilenstein« in der Linie der angelsächsischen Forschungstradition zum Thema Institutionalismus zu sehen: Passend zur Psychiatrie-Enquete 1975 veröffentlichte Wing eine umfassende Übersicht über das bis dahin kumulierte empirische Wissen zum Thema »Einfluss der institutionellen Umgebung auf Menschen mit psychischen Erkrankungen«. Seine Botschaft ist in Deutschland in Bezug auf die Abkehr vom Anstaltsparadigma in der Praxis und Forschung angekommen, jedoch fehlen Studien zur neuen, gemeindepsychiatrischen Versorgungsrealität, in der ebenfalls »Institutionalismus« vorkommen kann [848].

Die Ergebnisse der Evidenzrecherche zu dieser Leitlinie zeigen, dass sich psychosoziale *Einzel*interventionen gut mit dem klassischen RCT-Ansatz untersuchen lassen. Dies ist auch für sogenannte *System*interventionen möglich, d. h. wenn es darum geht, zu zeigen, dass eine bestimmte Organisation der Versorgung günstiger und wirksamer ist als eine andere. Dann muss auf cluster-randomisierte Designs zurückgegriffen werden oder in bestimmten Fällen auch auf nichtrandomisierte kontrollierte Studien. International ist es unstrittig, dass sich nicht nur psychosoziale Einzelinterventionen, sondern die Gestaltung des Versorgungssystems insgesamt auf wissenschaftliche Evidenz stützen muss (»*evidence-based mental health services*«) [119; 849]. Hier liegen wichtige Aufgaben der Versorgungsforschung [850; 851]. Eine besondere Rolle kommt auch der Pflegeforschung zu, um die Wirkung von Pflegeinterventionen zu evaluieren.

Neben den genannten Interventionen behandelt diese Leitlinie auch die Grundlagen psychosozialer Interventionen. Genannt seien die Recovery-Orientierung als Grundhaltung im therapeutischen Prozess sowie der Empowerment-Ansatz. Diese Grundhaltungen sind schwer in experimentellen Designs zu untersuchen. Dort wo es versucht wurde, z. B. im Bereich des Empowerment, reduziert sich die Grundhaltung auf eine umschriebene Intervention im Sinne eines Trainingsmoduls. Es wird deutlich, dass Versorgungsforschung nicht auf qualitative Forschung verzichten kann und sollte [852]. Das Verständnis komplexer Interventionen, bei denen sich einzelne wirksame Bestandteile und Wirkmechanismen durch randomisierte Studien nur schwer abbilden lassen, kann vom sequenziellen oder gar triangulatorischen Einsatz qualitativer Methoden profitieren [852; 853].

Welches Ergebnis sollen gute psychosoziale Interventionen bringen? Was sind die sogenannten »Outcome-Parameter«, an denen sie sich messen lassen? Die mögliche Palette ist groß: krankheitsassoziierte Merkmale (z. B. Symptomschwere), behandlungsassoziierte Merkmale (z. B. stationäre Behandlungszeiten), Merkmale sozialer Inklusion (z. B. soziale Funktionen, Beschäftigungssituation), Zufriedenheit und Lebensqualität (z. B. Behandlungszufriedenheit) sowie Kosteneffektivität. Eine Konvergenz der Outcome-Parameter und eine Harmonisierung der dahinter stehenden Messinstrumente wäre wünschenswert, um insgesamt die Vergleichbarkeit der Studien zu erhöhen. Gleichwohl muss es hier eine Dynamik geben. Waren in Zeiten der Deinstitutionalisierung noch verkürzte stationäre Behandlungszeiten zentraler und wichtiger Outcome-Parameter, so treten unter den heutigen Bedingungen mit kurzen stationären Behandlungszeiten und einem ausgebauten ambulanten System andere Parameter, wie z. B. die soziale Inklusion in den Vordergrund. Der Grad der sozialen Inklusion ist ein zentraler Outcome-Parameter psychosozialer Interventionen, denn trotz gemeindenaher Versorgung sind psychisch Kranke noch immer von Teilbereichen der Gesellschaft ausgeschlossen [854]. Die Definition von Outcome-Kriterien und die Entwicklung von Instrumenten, die genau diese Parameter messen, sind wichtige Forschungsaufgaben. Dabei spielt die Diskussion um die Patientenrelevanz von Ergebnisparametern eine wichtige Rolle. Patientenrelevante Outcomes können sich daran messen lassen, ob sie Entscheidungsprozesse, in die der Patient eingebunden ist, beeinflussen. Laut Definition des Instituts für Qualität und Wirtschaftlichkeit im Gesundheitswesen (IQWiG) aus dem Jahr 2006 sind patientenrelevante Outcomes an ihrem Einfluss auf gesundheitliche Aspekte sowie auf Entscheidungen des Patienten und des Klinikers, mit Ausnahme sog. Surrogatparameter und ökonomischer Ergebnisparameter, zu erkennen. Darüber hinaus umfassen sie alle häufigen und wichtigen unerwünschten Wirkungen der zu untersuchenden Intervention [844].

Um die Patientenrelevanz von Studien zu erhöhen, ist es wünschenswert, Betroffene auch in das Design und die Durchführung von Studien stärker miteinzubeziehen. Die Berücksichtigung der Sichtweise von psychiatrieerfahrenen Menschen könnte dazu führen, dass weniger symptomorientierte Ergebnisparameter und mehr Outcome-Kriterien im Bereich der subjektiven Lebensqualität, der sozialen Funktionen und Beeinträchtigungen und der sozialen Inklusion verwendet werden.

Eine Übersicht zu den *System*interventionen zeigt, dass die Evidenzlage im Bereich der gemeindepsychiatrischen Versorgungsansätze gut ist. Allerdings wurden die Studien nahezu ausnahmslos außerhalb Deutschlands durchgeführt. In Deutschland wurden bisher vergleichsweise wenige Anstrengungen unternommen, komplexere Versorgungsangebote bei psychischen Erkrankungen mittels experimenteller wissenschaftlicher Studien zu untermauern. Ebenfalls liegt eine breite Evidenz im Bereich der Arbeitsrehabilitation vor, insbesondere hinsichtlich des *Supported-Employment-Ansatzes* mit rascher Platzierung am Arbeitsplatz im Vergleich zu traditioneller beruflicher Rehabilitation. Spärlich sind die Befunde allerdings zu Wohnangeboten für psychisch Kranke. Es existieren große regionale Unterschiede bei therapeutischen Wohnformen [11]. Die bisherigen Befunde konnten aufzeigen, dass betreutes Wohnen, unabhängig von der Form der einzelnen Interventionen, positive Effekte haben kann. Es lassen sich jedoch derzeit keine spezifischen Aussagen dazu treffen, welche Patientengruppen von welcher Wohnform unter welchen konkreten Bedingungen am meisten profitieren würden.

Bei der Betrachtung der *Einzel*interventionen ist eine reiche Evidenzlage für die Wirksamkeit psychoedukativer Interventionen zu verzeichnen. Trialogische Ansätze und Peer-to-peer-Ansätze bedürfen dringend weiterer Evaluation. Hier geht es, vergleichbar mit den Ansätzen der Selbsthilfe, nicht nur darum, die Effektivität und Effizienz der einzelnen Angebote zu untersuchen. Im Jahr 2003 hat eine deutsche Expertengruppe aus Vertretern von Wissenschaft, Politik, Sozialversicherung, Ärzteschaft und Selbsthilfe forschungsrelevante Themenkreise definiert. Es gelte, neue Formen der Selbsthilfe, wie z. B. die Nutzung »virtueller« Selbsthilfe durch das Internet näher zu untersuchen. Von großer Bedeutung sei die Frage nach unterschiedlichen Selbsthilfepotenzialen bei unterschiedlichen Personengruppen, z. B. in Abhängigkeit von Alter, Schichtzugehörigkeit oder Geschlecht. Anwendungsorientierte Fragen sollten sich auf die Aktivierung von Selbsthilfepotenzialen bei den Betroffenen konzentrieren und der Frage nachgehen, wie eine gelungene Kooperation zwischen Selbsthilfe und Professionellen im Gesundheitssystem gestaltet werden kann bzw. wie eine Beteiligung und Mitwirkung von Selbsthilfezusammenschlüssen im Gesundheitssystem weiterentwickelt werden kann [488]. Inhärentes Problem der Selbsthilfeforschung bleibt die Unmöglichkeit, Selbsthilfe zu verordnen. Damit ist der Einsatz experimenteller Forschungsdesigns hier begrenzt. Studien mit randomisierten Vergleichs- und Interventionsgruppen sind kaum durchführbar [522].

Für das Training sozialer Fertigkeiten liegt gute Evidenz vor, bei weiteren Arbeiten sollte der Transfer erlernter Fähigkeiten in den Alltag mehr in den Mittelpunkt gerückt werden. Die Bereiche der künstlerischen Therapien und der Ergotherapie würden von weiteren hochwertigen Studien an großen Stichproben profitieren. Die Überlagerung der Effekte psychosozialer Interventionen mit anderen Therapieeffekten, z. B. von pharmakologischer oder psychotherapeutischer Behandlung, erfordert eine aufwendige (aber lohnenswerte) Isolierung der Effekte [855]. Aktuell werden randomisierte kontrollierte Studien im Bereich künstlerischer Therapien zur Behandlung von Menschen mit schweren psychischen Erkrankungen [415; 416] durchgeführt. Die zu erwartenden Ergebnisse werden weiteren Aufschluss hinsichtlich der Wirksamkeit dieser Therapieformen geben. Im Bereich Sport- und Bewegungstherapie liegen bisher keine randomisierten kontrollierten Studien für die in dieser Leitlinie betrachtete übergreifende Zielgruppe von Menschen mit schweren psychischen Erkrankungen vor. Vereinzelte Studien existieren, ähnlich wie bei anderen psychosozialen Interventionen, zur Wirksamkeit von Sport- und Bewegungstherapie bei Menschen mit speziellen Störungsbildern. Auch hier erschwert die Vielfalt an bewegungstherapeutischen Maßnahmen allgemeingültige Aussagen, die Vergleichsinterventionen variieren stark. Gute Evidenz liegt bisher für die Wirksamkeit des aeroben Ausdauertrainings für verschiedene Diagnosegruppen vor.

Betrachtet man den bisherigen Erkenntnisstand zur Wirksamkeit psychosozialer Interventionen bei Menschen mit schweren psychischen Erkrankungen, so wird deutlich, dass in den einzelnen Bereichen unterschiedlich starke Evidenz vorliegt, die sich zu großen Teilen aus Studien generiert, die nicht in deutschsprachigen Ländern durchgeführt wurden. Differenzierte Fragestellungen, so z. B. zur Intensität und Dauer einer bestimmten Intervention oder zur Wirksamkeit personengruppenspezifischer Modifikationen bestimmter Anwendungen, müssen derzeit oft unbeantwortet bleiben. Auch hier werden weitere Studien Antworten auf die alte Frage finden müssen: »Welche Behandlungsmaßnahme durch wen, zu welchem Zeitpunkt, führt bei diesem Individuum mit diesem spezifischen Problem unter welchen Bedingungen zu welchem Ergebnis in welcher Zeit?« [856; 857]

Literatur

1. DGPPN. S3-Behandlungsleitlinie Schizophrenie der DGPPN. 16 ed. Darmstadt: Steinkopff; 2006.
2. S3-Leitlinie Bipolare Störungen. http://www.leitlinie-bipolar.de/; 2011.
3. DGPPN, BÄK, KBV, AWMF. Nationale Versorgungsleitlinie Unipolare Depression. Reihe: Interdisziplinäre S3-Praxisleitlinien, Band 0. 1. ed. Berlin: Springer; 2010.
4. Field MJ, Lohr KN. Clinical practice guidelines – directions for a new program. Washington D.C.: National Academy Press; 1990.
5. AWMF online. AWMF-Regelwerk. http://www.awmf.org/leitlinien/awmf-regelwerk/ll-entwicklung.html (abgerufen am 29.04.2011); 2011.
6. Kösters M, Weinmann S, Becker T. Psychosoziale Therapien bei der Schizophrenie. In: Voderholzer U, Hohagen F, editors. Therapie psychischer Erkrankungen – State of the Art 2010/2011. München: Urban & Fischer; 2011. p. 94–104.
7. ICD-10. Internationale Klassifikation der Krankheiten. 10. Revision. http://www.dimdi.de/static/de/klassi/diagnosen/icd10/index.htm; 2010.
8. Ruggeri M, Leese M, Thornicroft G, Bisoffi G, Tansella M. Definition and prevalence of severe and persistent mental illness. Br J Psychiatry 2000;177:149–55.
9. DGPPN. S2-Praxisleitlinien in Psychiatrie und Psychotherapie. Band 1. Behandlungsleitlinie Persönlichkeitsstörungen. Darmstadt: Steinkopff Verlag; 2009.
10. DGPPN, Deutsche Gesellschaft für Neurologie. S3-Leitlinie Diagnose- und Behandlungsleitlinie Demenz. 1. ed. Berlin: Springer; 2010.
11. Becker T, Reker T, Weig W. Praxisleitlinien in Psychiatrie und Psychotherapie. Band 7 Behandlungsleitlinie. Psychosoziale Therapien. Darmstadt: Steinkopff; 2005.
12. DEGAM. S2-Leitlinie Demenz der Deutschen Gesellschaft für Allgemeinmedizin und Familienmedizin. Düsseldorf: omikron publishing; 2008.
13. Jäckel D, Hoffmann H, Weig W. Praxisleitlinien Rehabilitation für Menschen mit psychischen Störungen. Bonn: Psychiatrie-Verlag; 2010.
14. NICE. NICE Clinical Guideline 82 Schizophrenia. Appendix 17: Previous guideline methodology. http://www.nice.org.uk/nicemedia/live/11786/43637/43637.pdf; 2010.
15. Guyatt GH, Oxman AD, Kunz R, Falck-Ytter Y, Vist GE, Liberati A, Schünemann HJ. GRADE Working Group. Going from evidence to recommendations. BMJ 2008;336(7652):1049–51.
16. Muijen M, Holloway F, Goldman H. Mental health services. In: Hirsch SR, Weinberger DR, editors. Schizophrenia. Oxford: Blackwell; 2003. p. 688–700.
17. Fakhoury W, Murray A, Shepherd G, Priebe S. Research in supported housing. Soc Psychiarty Psychiatr Epidemiol 2002;37:301–15.
18. Hinterhuber H. Ethik in der Psychiatrie. In: Möller H-J, Laux G, Kapfhammer H-P, editors. Psychiatrie, Psychosomatik, Psychotherapie. Band 1: Allgemeine Psychiatrie, 4. erw. und vollständig neu bearbeitete Aufl. Berlin: Springer; 2011. p. 51–77.
19. Arbeitsgemeinschaft für Kinder- und Jugendhilfe (AGJ). Kinder von psychisch erkrankten und suchtkranken Eltern. Diskussionspapier der Arbeitsgemeinschaft für Kinder- und Jugendhilfe (AGJ). http://www.agj.de/pdf/5/Kinder_psychisch_kranker_Eltern %20 %282 %29.pdf (Zugriff am 30.03.2011); 2010.
20. Knuf A, Seibert U. Selbstbefähigung fördern – Empowerment und psychiatrische Arbeit. Bonn: Psychiatrie Verlag; 2004.
21. Reichhart T, Kissling W, Scheuring E, Hamann J. Patientenbeteiligung in der Psychiatrie – eine kritische Bestandsaufnahme. Psychiatr Prax 2008;35:111–21.
22. Prins S. Empowerment und Rehabilitation schizophren Erkrankter aus Betroffenensicht. In: Becker T, Bäuml J, Pitschel-Walz G, Weig W, editors. Rehabilitation bei schizophrenen Erkrankungen. Köln: Ärzte-Verlag; 2007. p. 17–22.
23. Lauber C, Rössler W. Empowerment: Selbstbestimmung oder Hilfe zur Selbsthilfe. In: Rössler W, Lauber C, editors. Psychiatrische Rehabilitation. Berlin, Heidelberg: Springer; 2004. p. 146–56.
24. Theunissen G. Wege aus der Hospitalisierung: Empowerment in der Arbeit mit schwerstbehinderten Menschen. Bonn: Psychiatrie Verlag; 1999.
25. Stevenson C, Jackson S. Finding solutions through empowerment: a preliminary study of a solution-orientated approach to nursing in acute psychiatric setting. J Psychiatr Ment Health Nurs 2003;(10):688–96.
26. Harp HT. Empowerment of mental health consumers in vocational rehabilitation. Pyschosoc Rehab J 1994;17(3):83–9.
27. Jacobson N, Greenley D. What is recovery? A conceptual model and explanation. Psychiatr Serv 2001;52:482–5.
28. Corrigan P, Faber D, Rashid F, Leary M. The construct validity of empowerment among consumers of mental health services. Schizophr Res 1999;38:77–84.
29. Hansson L, Björkmann T. Empowerment in people with mental illness: reliability and validity of the swedish version of an empowerment scale. Scand J Caring Sci 2005;19:32–8.
30. Lloyd C, King R, Moore L. Subjective and objective indicators of recovery in severe mental illness: a cross-sectional study. Int J Soc Psychiatr 2010;56(3):220–9.
31. Rogers ES, Chamerlin J, Ellison ML, Crean T. A consumer-constructed scale to measure empowerment among users of mental health services. Psychiatr Serv 1997;48:1042–7.
32. Lecomte T, Cyr M, Lesage AD, Wilde J, Leclerc C, Ricard N. Efficacy of a self-esteem module in the empowerment of individuals with schizophrenia. J Nerv Ment Dis 1999;187(7):406–13.
33. Borras L, Boucherie M, Mohr S, Lecomte T, Perroud N, Huguelet P. Increasing self-esteem: Efficacy of a group intervention for individuals with severe mental disorders. Eur Psychiatry 2009;24(5):307–16.
34. Maguire P, Pitceathly C. Key communication skills and how to aquire them. BMJ 2002;325:697–700.

35 Steinhausen S, Ommen O, Kowalski C, Pfaff H. Arzt-Patient-Kommunikation. In: Pfaff H, Neugebauer E, Glaeske G, Schrappe M, editors. Lehrbuch Versorgungsforschung: Systematik – Methodik – Anwendung. Stuttgart: Schattauer; 2011. p. 49–52.
36 Lehmann C, Koch U, Mehmert A. Die Bedeutung der Arzt-Patient-Kommunikation für die psychiatrische Belastung und die Inanspruchnahme von Unterstützungsangeboten bei Krebspatienten: Ein Literaturüberblick über den gegenwärtigen Forschungsstand unter besonderer Berücksichtigung patientenseitiger Präferenzen. Psychother Psych Med 2009;59(7):3–27.
37 Laine C, Davidoff F, Lewis CE. Important elements of outpatient care: A comparison of patients' and physicians' opinions. Ann Intern Med 1996;125:640–5.
38 Hamann J, Loh A, Kasper J, Neuner B, Spies C, Kissling W, Härter M, Heesen C. Partizipative Entscheidungsfindung, Implikationen des Modells des «Shared Decision Making« für Psychiatrie und Neurologie. Nervenarzt 2005;77:1071–8.
39 Scheibler F, Pfaff H. Shared Decision-Making: Der Patient als Partner im menschlichen Entscheidungsprozess. Weinheim und München: Juventa Verlag; 2003.
40 Loh A, Simon D, Kristen L, Härter M. Patientenbeteiligung bei medizinischen Entscheidungen. Dtsch Arztebl 2007;104(21):1483–8.
41 Donner-Banzhoff N. Partizipative Entscheidungsfindung. In: Pfaff H, Neugebauer E, Glaeske G, Schrappe M, editors. Lehrbuch der Versorgungsforschung: Systematik – Methodik – Anwendung. Stuttgart: Schattauer; 2011. p. 64–7.
42 Härter M. Partizipative Entscheidungsfindung (shared decision making) – Ein von Patienten, Ärzten und der Gesundheitspolitik geforderter Ansatz setzt sich durch. Z Ärztl Fortbild Qual Gesundheitswes 2004;98:89–92.
43 Härter M, Loh A, Spies C. Gemeinsam entscheiden – erfolgreich behandeln. Köln: Deutscher Ärzte-Verlag; 2005.
44 Borg M, Kristiansen K. Recovery-oriented professionals: helping relationships in mental health services. J Ment Health 2004;13(5):493–505.
45 Young AS, Chinman M, Forquer SL, Knight EL, Vogel H, Miller A, Rowe M, Mintz J. Use of a consumer-led intervention to improve provider competencies. Psychiatr Serv 2005;56(8):967–75.
46 Lakeman R. Mental health recovery competencies for mental health workers: A Delphi Study. J Ment Health 2010;19(1):62–74.
47 Deister A. Milieutherapie. In: Möller H-J, Laux G, Kapfhammer H-P, editors. Psychiatrie und Psychotherapie, 2. Auflage. Berlin, Heidelberg: Springer; 2003. p. 772–91.
48 Linden M, Baudisch F, Popien C, Golombek J. Das ökologisch-therapeutische Milieu in der stationären Behandlung. Psychother Psych Med 2006;56:390–6.
49 Sauter D, Abderhalden C, Needham I, Wolff S. Lehrbuch Psychiatrische Pflege. Milieugestaltung. 2. durchgesehene und ergänzte Auflage ed. Bern: Verlag Hans Huber; 2004.

50 Wing JK, Brown GW. Insitutionalism and schizophrenia. London: Cambridge University Press; 1970.
51 Kellam SG, Goldberg SC, Schooler NR, Berman A, Schmelzer JL. Ward atmosphere and outcome of treatment of acute schizophrenia. J Psychiatr Res 1967;5(2):145–63.
52 Klass DB, Grove GA, Strizich M. Ward treatment milieu and posthospital functioning. Arch Gen Psychiatr 1977;34:1047–52.
53 Barton R. Hospitalisierungsschäden in psychiatrischen Krankenhäusern. In: Finzen A, editor. Hospitalisierungsschäden in psychiatrischen Krankenhäusern. München: Piper Verlag; 1974. p. 11–79.
54 Abroms GM. Defining milieu therapy. Arch Gen Psychiatry 1969;21:553–61.
55 Gunderson JG. Defining the therapeutic processes in psychiatric milieus. Psychiatry 1978;41(4):327–35.
56 Tuck I, Keels MC. Milieu therapy: A review of development of this concept and its implications for psychiatric nursing. Issues Ment Health Nurs 1992;13:51–8.
57 Ellsworth RB, Maroney R, Klett W, Gordon H, Gunn R. Milieu characteristics of successful psychiatric treatment programs. Am J Orthopsychiatry 1971;41:427–41.
58 Ellsworth RB, Collins JF, Casey NA, Schoonover RA, Hickey RH, Hyer L, Twemlow SW, Nesselroad JR. Some characteristics of effective psychiatric treatment programs. J Consult Clin Psychol 1979;47(5):799–817.
59 Moos R, Shelton R, Petty C. Perceived ward climate and treatment outcome. J Abnorm Psychol 1973;82:291–8.
60 Ellsworth RB. Characteristics of effective treatment milieus. In: Gunderson JG, Will OA, Mosher LR, editors. Principles and practice of milieu therapy. New York: Jason Aronson; 1983. p. 87–123.
61 Vaglum P, Friis S, Irion T, Johns S, Karterud S, Larsen F, Vaglum S. Treatment response of severe and nonsevere personality disorders in a therapeutic community day unit. J Pers Disord 1990;4:161–72.
62 Friedman AS, Glickman NW, Kovach JA. Comparisons of perceptions of the environments of adolescent drug treatment residential and outpatient programs by staff versus clients and by sex of staff and clients. Am J Drug Alcohol Abuse 1986;12:31–52.
63 Moos RH. Evaluating treatment environments: The quality of psychiatric and substance abuse programs. 2nd Edition ed. New Brunswick: Transaction Publisher; 1997.
64 Peterson KA, Swindle RW, Phibbs CS, Recine B, Moos RH. Determinants of readmission following inpatient substance abuse treatment: A national study of VA programs. Med Care 1994;32:535–40.
65 Pederson G, Karterud S. Associations between patient characteristics and ratings of treatment milieu. Nord J Psychiatry 2007;61:271–8.
66 Moos RH. Evaluating Treatment Environments. New York: Wiley; 1974.
67 Engel RR, Knab B, v Doblhoff-Thun C. Stationsbeurteilungsbogen SBB. Weinheim: Beltz Test; 1983.

68 Collins JF, Ellsworth RB, Casey NA, Hickey RB, Hyer L. Treatment characteristics of effective psychiatric programs. Hosp Community Psychiatry 1984;35(6):601–5.
69 Heim E. Praxis der Milieutherapie. Berlin: Springer; 1984.
70 Delaney KR. Milieu Therapy: A Therapeutic Loophole. Perspect Psychiatr Care 1997;33(2):19–28.
71 Sullivan HS. The modified psychoanalytic treatment of schizophrenia. Am J Psychiatry 1931;88:519–40.
72 Menninger WC. Psychiatric hospital therapy designed to meet unconscious needs. Am J Psychiatry 1936;93:347–60.
73 Cumming J, Cumming E. Ego and Milieu. Theory and practice of Environment Therapy. Chicago: Atherton; 1962.
74 Hinshelwood RD. Psychoanalytic Origins and Today's Work. The Cassel Heritage. In: Campling P, Haigh R, editors. Therapeutic communities. Past, Present and Future. London: Jessica Kingsley Publishers; 1999. p. 39–49.
75 Oeye C, Bjelland AK, Skorpen A, Anderssen N. Raising Adults as Children? A Report on Milieu Therapy in a Psychiatric Ward in Norway. Issues Ment Health Nurs 2009;30:151–8.
76 Bloor M, McKeganey N, Fronkert D. One Foot in Eden. London: Routledge; 1988.
77 Lees J, Manning N, Rawlings B. Therapeutic Community Effectiveness: A Systematic International Review of Therapeutic Community Treatment for People with Personality Disorders and Mentally Disordered Offenders (CRD Report no. 17). York: NHS Centre for Reviews and Dissemination, University of York; 1999.
78 Rutter D, Tyrer P. The value of therapeutic communities in the treatment of personality disorder: a suitable place for treatment? J Psychiatr Prac 2003;9(4):291–302.
79 Jones M. Social psychiatry in the community in hospitals, and prisons. Illinois: Thomas; 1962.
80 Jones M. Beyond the Therapeutic Community. New Haven: Yale University Press; 1986.
81 Hodge S, Barr W, Göpfert M, Hellin K, Horne A, Kirkcaldy A. Qualitative findings from a mixed methods evaluation of once-weekly therapeutic community day services for people with personality disorders. J Ment Health 2010;19(1):43–51.
82 Loat M. Sharing the struggle: An exploration of mutual support processes in a therapeutic community. Therapeutic Communities. Int J Therap Supp Organizations 2006;27(2):211–28.
83 Anthony WA. Recovery from mental illness: The Guiding Vision of the Mental Health Service System in the 1990s. Psychosoc Rehab J 1993;16(4):11–23.
84 Cranach M v. Von Rehabilitation zu Recovery – zur Weiterentwicklung des Rehabilitationsbegriffs. In: Becker T, Bäuml J, Pitschel-Walz G, Weig W, editors. Rehabilitation bei schizophrenen Erkrankungen. Köln: Ärzte-Verlag; 2007. p. 333–9.
85 Kelly M, Gamble C. Exploring the concept of recovery in schizophrenia. J Psychiatr Ment Health Nurs 2005;12:245–51.

86 Leamy M, Bird V, Le Boutillier C, Williams J, Slade M. Conceptual framework for personal recovery in mental health: systematic review and narrative synthesis. Br J Psychiatry 2011;199:445–52.
87 Le Boutillier C., Leamy M, Bird VJ, Davidson L, Williams J, Slade M. What does recovery mean in practice? A qualitative analysis of international recovery-oriented practice guidance. Psychiatr Serv 2011;62(12):1470–6.
88 Amering M, Schmolke M. Recovery – Das Ende der Unheilbarkeit. Bonn: Psychiatrie Verlag; 2007.
89 Turner D. Mapping the routes to recovery. Ment Health Today 2002;July:29–30.
90 Liberman RP. Recovery from disability: manual of psychiatric rehabilitation. Washington DC: American Psychiatric Publishing; 2008.
91 Andreasen NC, Carpenter WT, Jr., Kane JM, Lasser RA, Marder SR, Weinberger DR. Remission in schizophrenia: proposed criteria and rationale for consensus (Review). Am J Psychiatry 2005;162(3):441–9.
92 Schrank B, Amering M. «Recovery« in der Psychiatrie. Neuropsychiatr 2007;21(1):45–50.
93 Wilken JP. Understanding recovery from psychosis: a growing body of knowledge. Tidsskrift for Norsk Psykologforening 2007;44:658–66.
94 Crane-Ross D, Lutz WJ, Roth D. Consumer and case manager perspectives of service empowerment: relationship to mental health recovery. J Behav Health Serv Res 2006;33:142–55.
95 Corrigan PW. Impact of consumer-operated services on empowerment and recovery of people with psychiatric disorders. Psychiatr Serv 2006;57:1493–6.
96 Warner R. Recovery from Schizophrenia and the recovery model. Curr Opin Psychiatry 2009;22:374–80.
97 NICE. Schizophrenia. Core interventions in the treatment and management of schizophrenia in adults in primary and secundary care. NICE Clinical Guideline 82. London. www.nice.org.uk: 2009.
98 Resnick SG, Fontana A, Lehman AF, Rosenheck RA. An empirical conceptualization of the recovery orientation. Schizophr Res 2005;75:119–28.
99 Knuf A, Bridler S. Recovery konkret. Psychiatr Prax 2008;4:26–9.
100 Repper J, Perkins R. Social inclusion and Recovery: A Model for Mental Health Practice. London: Ballière Tindall; 2003.
101 Coleman R. Recovery: An Alien Concept. Gloucester: Handsell Publishing; 1999.
102 Barbic S, Krupa T, Armstrong I. A randomized controlled trial of the effectiveness of a modified Recovery Workbook Program: Preliminary Findings. Psychiatr Serv 2009;60(4):491–7.
103 Becker T, Hoffmann H, Puschner B, Weinmann S. Versorgungsmodelle in Psychiatrie und Psychotherapie. Stuttgart: Kohlhammer; 2008.
104 Marshall M, Lockwood A. Assertive community treatment for people with severe mental disorders. Cochrane Database Syst Rev 1998;2:CD001089.

105 Merson S, Tyrer P, Onyett S, Lack S, Birkett P, Lynch S, Johnson T. Early intervention in psychiatric emergencies: a controlled clinical trial. Lancet 1992;339(8805):1311–4.

106 Dieterich M, Irving CB, Park B, Marshall M. Intensive case management for severe mental illness. Cochrane Database Syst Rev 2010;CD007906. DOI: 10.1002/14651858.CD007906.pub2.

107 Mueser KT, Bond GR, Drake RE, Resnick SG. Models of Community Care for Severe Mental Illness: A Review of Research on Case Management. Schizophr Bull 1998;24(1):37–74.

108 Harvey C, Killaspy H, Martino S, White S, Priebe S, Wright C, Johnson S. A comparison of the implementation of Assertive Community Treatment in Melbourne, Australia and London, England. Epidemiol Psychiatr Sci 2011;20(151):161.

109 Malone D, Newron-Howes G, Simmonds S, Marriot S, Tyrer P. Community mental health teams (CMHTs) for people with severe mental illnesses and disordered personality. Cochrane Database Syst Rev 2007;CD000270; PMID: 10796336.

110 Zinkler M. Psychiatrische Fachpflege und gemeindepsychiatrische Versorgung am Beispiel London. Wiener Med Wochenschr 2006;156:118–21.

111 Tyrer P, Evans K, Gandhi N, Lamont A, Harrison-Read P, Johnson T. Randomised controlled trial of two models of care for discharged psychiatric patients. BMJ 1998;316(7125):106–9.

112 Burns T, Beadsmoore A, Bhat AV, Oliver A, Mathers C. A controlled trial of home-based acute psychiatric services. I: Clinical and social outcome. Br J Psychiatry 1993;163:49–54.

113 Gater R, Goldberg D, Jackson G, Jennett N, Lowson K, Ratcliffe J, Saraf T, Warner R. The care of patients with chronic schizophrenia: a comparison between two services. Psychol Med 1997;27(6):1325–36.

114 Burns T. End of the road for treatment-as-usual studies? Br J Psychiatry 2009;195(1):5–6.

115 Burns T, Catty J, Dash M, Roberts C, Lockwood A, Marshall M. Use of intensive case management to reduce time in hospital in people with severe mental illness: systematic review and meta-regression. BMJ 2007;335(7615):336.

116 Killaspy H, Bebbington P, Blizard R, Johnson S, Nolan F, Pilling S. The REACT study: randomised evaluation of assertive community treatment in north London. BMJ 2006;332:815–20.

117 Lobban F, Taylor L, Chandler C, Tyler E, Kindermann P, Kolamunnage-Dona R, Gamble C, Peters S, Pontin E, Sellwood W, Morriss RK. Enhanced relapse prevention for bipolar disorder by community mental health teams: cluster feasibility randomised trial. Br J Psychiatry 2010;196:59–63.

118 Sammut R, Leff J. The effect of reprovision on the acute services. In: Leff J, editor. Care in the community: illusion or reality. Chichester: Wiley; 1997. p. 121–36.

119 Weinmann S, Gaebel W. Versorgungserfordernisse bei schweren psychischen Erkrankungen. Wissenschaftliche Evidenz zur Integration von klinischer Psychiatrie und Gemeindepsychiatrie. Nervenarzt 2005;76:809–21.

120 Joy CB, Adams CE, Rice K. Crisis intervention for people with severe mental illnesses. Cochrane Database Syst Rev 2006;CD001087; PMID: 17054133.

121 Fenton FR, Tessier L, Struening EL. A comparative trial of home and hospital psychiatric care. One-year follow-up. Arch Gen Psychiatry 1979;36(10):1073–9.

122 Hoult J, Reynolds I, Charbonneau Powis M, Weekes P, Briggs J. Psychiatric hospital versus community treatment: the results of a randomised trial. Aust N Z J Psychiatry 1983;17:160–7.

123 Muijen M, Marks I, Connolly J, Audini B. Home based care and standard hospital care for patients with severe mental illness: a randomised controlled trial. BMJ 1992;304(6829):749–54.

124 Pasamanick B, Scarpitti FR, Lefton MDS, Wernert JJ, McPheeters H. Home versus hospital care for schizophrenics. J Am Med Association 1964;187:177–81.

125 Stein LI, Test MA, Marx AJ. Alternative to the hospital: a controlled study. Am J Psychiatry 1975;132:517–22.

126 Hoult J. Community orientated treatment compared to psychiatric hospital orientated treatment. Soc Sci Med 1984;18(11):1005.

127 Fenton WS, Mosher LR, Herrell JM, Blyler CR. Randomized trial of general hospital and residential alternative care for patients with severe and persistent mental illness. Am J Psychiatry 1998;155(4):516–22.

128 Weisbrod BA, Test MA, Stein LI. Alternative to mental hospital treatment. II. Economic benefit-cost analysis. Arch Gen Psychiatry 1980;37(4):400–5.

129 Fenton FR, Tessier L. A two-year follow-up of a comparative trial of the cost-effectiveness of home and hospital psychiatric treatment. Can J Psychiatry 1984;29(3):205–11.

130 Knapp M, Marks I, Wolstenholme J, Beecham J, Astin J, Audini B, Connolly J, Watts V. Home-based versus hospital-based care for serious mental illness. Controlled cost-effectiveness study over four years. Br J Psychiatry 1998;172:506–12.

131 Ford R, Minghella E, Chalmers C. Cost consequences of home-based and inpatient-based acute psychiatric treatment: results of an implementation study. J Ment Health 2001;10:467–76.

132 Johnson S, Nolan F, Pilling S, Sandor A, Hoult J, McKenzie N, White IR, Thompson M, Bebbington P. Randomised controlled trial of acute mental health care by a crisis resolution team: the north Islington crisis study. Br Med J 2005;331:599.

133 McCrone P, Johnson S, Nolan F, Pilling S, Sandor A, Hoult J, McKenzie N, Thompson M, Bebbington P. Economic evaluation of a crisis resolution service: A randomised controlled trial. Epidemiol Psychiatr Soc 2009;18(1):54–8.

134 Thornicroft G, Tansella M. Components of a modern mental health service: a pragmatic balance of community and hospital care. Br J Psychiatry 2004;185:283–90.

135 Thornicroft G, Tansella M. What are the arguments for community-based mental health care? Kopenhagen: WHO Regional Office for Europe Health Evidence Network (HEN); 2003.

136 Cotton M-A, Johnson S, Bindman J, Sandor A, White IR, Thornicroft G, Nolan F. An investigation of factors associated with psychiatric hospital admission despite the presence of crisis resolution teams. BMC Psychiatry 2007;7(52): http://www.biomedcentral.com/1471-244X-7-52.

137 Stein LI, Test MA. Alternative to mental hospital treatment: I. Conceptual Model, Treatment Program, and Clinical Evaluation. Arch Gen Psychiatry 1980;37:392–7.

138 Calsyn RJ, Yonker RD, Lemming MR, Morse GA, Klinkenberg WD. Impact of assertive community treatment and client characteristics on criminal justice outcomes in dual disorder homeless individuals. Crim Behav Ment Health 2005;15(4):236–48.

139 Drake RE, McHugo GJ, Clark RE, Teague GB, Xie H, Miles K, Ackerson TH. Assertive community treatment for patients with co-occurring severe mental illness and substance use disorder: a clinical trial. Am J Orthopsychiatry 1998;68(2):201–15.

140 Clark RE, Teague GB, Ricketts SK, Bush PW, Xie H, McGuire TG, Drake RE, McHugo GJ, Keller AM, Zubkoff M. Cost-effectiveness of assertive community treatment versus standard case management for persons with co-occurring severe mental illness and substance use disorders. Health Serv Res 1998;33:1285–308.

141 McFarlane WR, Dushay RA, Stastny P, Deakins SM, Link B. A comparison of two levels of family-aided Assertive Community Treatment. Psychiatr Serv 1996;47(7):744–50.

142 Phillips SD, Burns BJ, Edgar ER, Mueser KT, Linkins KW, Rosenheck RA, Drake RE, McDonel Herr EC. Moving Assertive Community Treatment into standard practise. Psychiatr Serv 2001;52(6):771–9.

143 McGrew JH, Bond GR, Dietzen L, Salyers M. Measuring the fidelity of implementation of a Mental Health Program Model. J Consult Clin Psychol 1994;62(4):670–8.

144 McGrew JH, Bond GR. Critical ingredients of Assertive Community Treatment: Judgement of the Experts. J Ment Health Administration 1995;22(2):113–25.

145 Burns T, Knapp M, Catty J, Healey A, Henderson J, Watt H, Wright C. Home treatment for mental health problems: a systematic review. Health Technology Assessment 2001;5(15):1–139.

146 Ziguras SJ, Stuart GW. A Meta-Analysis of the Effectiveness of Mental Health Case Management over 20 Years. Psychiatr Serv 2000;51(11):1410–21.

147 Zygmunt A, Olfson M, Boyer CA, Mechanic D. Interventions to improve medication adherence in schizophrenia. Am J Psychiatry 2002;159(10):1653–64.

148 Nelson G, Aubry T, Lafrance A. A Review of the Literature on the Effectiveness of Housing and Support, Assertive Community Treatment, and Intensive Case Management Interventions for Persons with mental illness who have been homeless. Am J Orthopsychiatry 2007;77(3):350–61.

149 Coldwell CM, Bender WS. The effectiveness of assertive community treatment for homeless populations with severe mental illness: a meta-analysis. Am J Psychiatry 2007;164(3):393–9.

150 Drake RE, O'Neal EL, Wallach MA. A systematic review of psychosocial research on psychosocial interventions for people with co-occuring severe mental and substance use disorders. J Subst Abuse Treat 2008;34:123–38.

151 Cleary M, Hunt G, Matheson S, Siegfried N, Walter G. Psychosocial interventions for people with both severe mental illness and substance misuse. Cochrane Database Syst Rev 2008;CD001088; PMID: 11034697.

152 Hemmings CP. Community services for people with intellectual disabilities and mental health problems. Curr Opin Psychiatry 2008;21:459–62.

153 Harrison-Read P, Lucas B, Tyrer P, Ray J, Shipley K, Simmonds S, Knapp M, Lowin A, Patel A, Hickman M. Heavy Users of Acute Psychiatric Beds: Randomized Controlled Trial of Enhanced Community Management in an outer London Borough. Psychol Med 2002;32:403–16.

154 Macias C, Rodican CF, Hargreaves WA. Supported employment outcomes of a randomized controlled trial of ACT and clubhouse models. Psychiatr Serv 2006;57(10):1406–15.

155 Schonebaum AD, Boyd JK, Dudek KJ. A comparison of competitive employment outcomes for the clubhouse and PACT models. Psychiatr Serv 2006;57(10):1416–20.

156 Gold PB, Meisler N, Santos AB, Carnemolla MA, Williams OH, Keleher J. Randomized trial of supported employment integrated with assertive community treatment for rural adults with severe mental illness. Schizophr Bull 2006;32(2):378–95.

157 Sytema S, Wunderink L, Bloemers W, Roorda L, Wiersma D. Assertive Community Treatment in the Netherlands: A Randomized Controlled Trial. Acta Psychiatr Scand 2007;116:105–12.

158 Killaspy H, Kingett S, Bebbington P, Blizard R, Johnson S, Nolan F, Pilling S, King M. Randomised evaluation of assertive community treatment: 3-year outcomes. Br J Psychiatry 2009;195:81–2.

159 King R. Intensive Case Management: a critical re-appraisal of the scientific evidence for effectiveness. Adm Policy Ment Health & Ment Health Serv Res 2006;33:529–35.

160 Ohm G, Lambert M, Weatherly JN. Assertive Community Treatment psychotischer Patienten. In: Weatherly JN, Lägel R, editors. Neue Versorgungsansätze in der Psychiatrie, Neurologie und Psychosomatik. Berlin: Medizinisch Wissenschaftliche Verlagsgesellschaft mbH & Co. KG; 2009. p. 183–9.

161 Längle G. Neue Modelle der Vernetzung. In: Schmidt-Zadel R, Kruckenberg P, Aktion Psychisch Kranke e. V., editors. Kooperation und Verantwortung in der Gemeindepsychiatrie. Bonn: Psychiatrie-Verlag; 2009. p. 205–12.

Literatur

162 Melzer D, Hale S, Malik SJ, Hogman GA, Wood S. Community Care for patients with schizophrenia one year after hospital discharge. BMJ 1991;303:1023–6.

163 Intagliata J. Improving the quality of community care for the chronically mentally disabled: the role of case management. Schizophr Bull 1982;8:655–74.

164 Johnson S, Prosser D, Bindmann J, Szmukler G. Continuity of care for the severely mentally ill: concepts and measures. Soc Psychiarty Psychiatr Epidemiol 1997;32(3):137–42.

165 Thornicroft G. The concept of Case Management for long-term mental illness. Int Rev Psychiatry 1991;3:125–32.

166 Marshall M, Gray A, Lockwood A, Green R. Case management for people with severe mental disorders. Cochrane Database Syst Rev 2000;2:CD000050.

167 Holloway F. Case Management for the mentally ill: looking at the evidence. Int J Soc Psychiatry 1991;37:2–13.

168 Moore SA. A social work practice model of case management: The case management grid. Social Work 1990;35:444–8.

169 Kanter J. Clinical Case Management: definition, principles, components. Hosp Community Psychiatry 1989;40:361–8.

170 Weick A, Rapp C, Sullivan WP, Kisthardt WA. Strengths perspective for social work practice. Social Work 1989;34:350–4.

171 Sullivan WP. Reclaiming the community: The strengths perspective and deinstitutionalization. Social Work 1992;37:204–9.

172 Rapp CA. Theory, principles, and methods of the strengths model of case management. In: Harris M, Bergman HC, editors. Case Management for Mentally Ill Patients: Theory and Practice. Langhorn: Harwood Academic Publishers; 1993. p. 143–64.

173 Anthony WA, Cohen M, Farkas M, Cohen BF. The chronically mentally ill case management – more than a response to a dysfunctional system. Community Ment Health J 1988;24:219–28.

174 Anthony WA, Forbess R, Cohen MR. Rehabilitation oriented case management. In: Harris M, Bergman H, editors. Case Management for Mentally Ill Patients: Theory and Practice. Langhorn: Harwood Academic Publishers; 1993. p. 99–118.

175 Shern DL, Surles RC, Waizer J. Designing community treatment systems for the most seriously mentally ill: A state administrative perspective. J Soc Issues 1989;45:105–17.

176 Surles RC, Blanch AK, Shern DL, Donahue SA. Case Management as a strategy for systems change. Health Affairs 1992;11:151–63.

177 Marshall M, Lockwood A. Assertive community treatment for people with severe mental disorders. Cochrane Database Syst Rev 2000;2:CD001089.

178 Ziguras SJ, Stuart GW, Jackson AC. Assessing the evidence on case management. Br J Psychiatry 2002;181:17–21.

179 Burns T, Creed F, Fahy T, Thompson S, Tyrer P, White I. Intensive versus Standard Case Management for Severe Psychotic Illness: A Randomized Trial. Lancet 1999;353:2185–9.

180 Holloway F, Carson J. Intensive Case Management for the severely mentally ill. Controlled trial. Br J Psychiatry 1998;172:19–22.

181 Issakidis C, Sanderson K, Teesson M, Johnston S, Buhrich N. Intensive Case Management in Australia: a randomized controlled trial. Acta Psychiatr Scand 1999;99:360–7.

182 Maylath E, Stark FM. Würde Managed Care die psychiatrische Versorgung in der Bundesrepublik in Deutschland verbessern? Psych 1999;25(12):744–51.

183 Reker T, Eikelmann B. Berufliche Eingliederung als Ziel psychiatrischer Therapie. Psychiat Prax 2004;31(2):251–5.

184 Becker DR, Drake RE. Individual placement and support: A community mental health center approach to vocational rehabilitation. Community Ment Health J 1994;30(2):193–206.

185 Hatfield B, Huxley P, Mohamad H. Accomodation and employment: a survey into the circumstances and expressed needs of users of mental health services in a northern town. Br J Soc Work 1992;22:61–73.

186 Shepherd G, Murray A, Muijen M. Relativ values: the differing views of users, family carers and professionals on services for people with schizophrenia in the community. London: The Sainsbury Centre for Mental Health; 1994.

187 Angermeyer MC, Matschinger H. Angehörige benötigen mehr Informationen und entlastende Angebote. Ergebnisse einer Repräsentativerhebung bei den Mitgliedern des Berufsverbandes über die Belastungen und Bedürfnisse psychisch Kranker. Psychosoz Umschau 1996;11(2):I–III.

188 Richter D, Eikelmann B, Reker T. Arbeit, Einkommen, Partnerschaft: Die soziale Exklusion psychisch kranker Menschen. Gesundheitswesen 2006;68(11):704–7.

189 Watzke S, Galvao A, Hühne M, Gawlik B, Brieger P. Berufliche Rehabilitation psychisch Kranker. http://www.zsp-salzwedel.de/fileadmin/nowack/inhalte/zsp/Vortrag_DrBrieger.pdf 2008; (abgerufen am 17.05.2011).

190 Müller P, Worm M. Unemployment in psychiatric patients. Psychiatr Prax 1987;14(1):18–21.

191 Harding CM, Strauss JS, Hafez H, Liberman PB. Work and mental illness I. Toward an integration of the rehabilitation process. J Nerv Ment Dis 1988;175:317–26.

192 Mueser KT, Becker DR, Torrey WC, Xie H, Bond GR, Drake R, Dain BJ. Work and nonvocational domains of functioning in persons with severe mental illness: A longitudinal analysis. J Nerv Ment Dis 1997;185(7):410–25.

193 Eklund M, Hansson L, Ahlqvist C. The importance of work as compared to other forms of daily occupations for wellbeing and functioning among persons with long-term mental illness. Community Ment Health J 2004;40(5):465–77.

194 Bond GR, Resnick SG, Drake RE, Xie H, McHugo GJ, Bebout RR. Does competitive employment improve nonvocational outcomes for people with severe mental illness? J Consult Clin Psychol 2001;69(3):489–501.

195 Engels D. Berufliche und soziale Integration psychisch Behinderter in den neuen Bundesländern. Forschungsbericht (Vol. 258). Bonn: Bundesministerium für Arbeit und Sozialordnung; 1996.
196 Ciompi L, Ague C, Dauwalder J. Ein Forschungsprogramm über die Rehabilitation psychisch Kranker. I Konzepte und methodische Probleme. Nervenarzt 1977;48:12–8.
197 Reker T, Eikelmann B, Schonauer K, Folkerts H. Arbeitsrehabilitation chronisch psychisch Kranker. Ergebnisse einer prospektiven Untersuchung über 3 Jahre. Psychiat Prax 1998;25:76–82.
198 Matschnig T, Frottier P, Seyringer M-E, Frühwald S. Arbeitsrehabilitation psychisch kranker Menschen – ein Überblick über Erfolgsprädiktoren. Psychiat Prax 2008;35:271–8.
199 Bond GR, Drake R, Mueser K, Becker DR. An update on supported employment for people with severe mental illness. Psychiatr Serv 1997;48:335–46.
200 Becker GR, Drake RE. A working life. The individual placement and support (IPS) program. Concord, NH: New Hampshire-Dartmouth Psychiatric Research Center; 1993.
201 Bond GR. Supported employment: evidence for an evidence based practice. Psychiatr Rehab J 2004;27:345–59.
202 Drake RE, Becker DR, Clark RE, Mueser KT. Research on the individual placement and support model of supported employment. Psychiatric Quarterly 1999;70(4):289–301.
203 Crowther R, Marshall M, Bond G, Huxley P. Vocational rehabilitation for people with severe mental illness. Cochrane Database Syst Rev 2001;2:CD003080.
204 Crowther RE, Marshall M, Bond GR, Huxley P. Helping people with severe mental illness to obtain work: systematic review. BMJ 2001;322(7280):204–8.
205 Meyer T. Persönliche Budgets zur «Teilhabe am Arbeitsleben». Eine Gegenüberstellung theoretischer Realisierungsmöglichkeiten und konkreter Praxis. impulse 2006;40:10–8.
206 Twamley EW, Jeste DV, Lehman AF. Vocational rehabilitation in schizophrenia and other psychotic disorders: a literature review and meta-analysis of randomized controlled trials. J Nerv Ment Dis 2003;8:515–23.
207 Tsang HW, Pearson V. Work-related social skills training for people with schizophrenia in Hong Kong. Schizophr Bull 2001;27(1):139–48.
208 Bond GR, Drake RE, Becker DR. An update on randomized controlled trials of evidence-based supported employment. Psychiatr Rehab J 2008;4:280–90.
209 Burns TJ, Catty T, Becker R, Drake A, Fioritti M, Knapp C, Lauber W, Rössler T, Tomov JvB. The effectiveness of supported employment for people with severe mental illness: a randomised controlled trial. Lancet 2007;370(9593):1146–52.
210 Campbell K, Bond GR, Drake RE. Who benefits from supported employment: a meta-analytic study. Schizophr Bull 2011;37(2):370–80.
211 Mueser KT, Clark RE, Haines M, Drake RE, McHugo GJ, Bond GR, Essock SM, Becker DR, Wolfe R, Swain K. The Hartford Study of supported employment for persons with severe mental illness. J Consult Clin Psychol 2004;72:479–90.
212 Lehman AF, Goldberg RW, Dixon LB, McNary S, Postrado L, Hackman A, McDonnell K. Improving employment outcomes for persons with severe mental illness. Arch Gen Psychiatr 2002;59:165–72.
213 Cook JA, Leff HS, Blyler CR, Gold PB, Goldberg RW, Mueser KT, Toprac MG, McFarlane WR, Shafer MS, Blankertz LE, Dudek K, Razzano LA, Grey DD, Burke-Miller J. Results of a multisite randomized trial of supported employment interventions for individuals with severe mental illness. Arch Gen Psychiatry 2005;62:505–12.
214 Cook JA, Lehman AF, Drake R. Integration of psychiatric and vocational services: a multisite randomized, controlled trial of supported employment. Am J Psychiatry 2005;162(10):1948–56.
215 McGurk SR, Mueser KT, Feldman MA, Wolfe R, Pascaris A. Cognitive training for supported employment: 2–3 Year Outcomes of a randomise controlled trial. Am J Psychiatry 2007;164:437–41.
216 McGurk SR, Mueser KT, Pascaris A. A cognitive training and supported employment for persons with severe mental illness: one year results from a randomised controlled trial. Schizophr Bull 2005;31:898–909.
217 Howard LM, Heslin M, Leese M, McCrone P, Rice C, Jarrett M, Spokes T. Supported employment: randomised controlled trial. Br J Psychiatry 2010;196:404–11.
218 Rüesch P, Graf J, Meyer PC, Rössler W, Hell D. Occupation, social support and quality of life in persons with schizophrenic or affective disorders. Soc Psychiatry Epidemiol 2004;39:686–94.
219 Holzner B, Kemmler G, Meise U. The impact of work-related rehabilitation on the quality of life of patients with schizophrenia. Soc Psychiatry Psychiatr Epidemiol 1998;12:624–31.
220 Watzke S, Galvao A, Brieger P. Vocational rehabilitation for subjects with severe mental illnesses in Germany: A controlled study. Soc Psychiarty Psychiatr Epidemiol 2009;44:523–31.
221 Haerlin C. Beschäftigungstherapie nach Akutstadium. In: Jentschura G, Janz HW, editors. Beschäftigungstherapie. Stuttgart: Thieme; 1979. p. 106–19.
222 Reker T. Psychiatrische Arbeitstherapie – Konzepte, Praxis und wissenschaftliche Ergebnisse. Psychiat Prax 1999;26(1):12–5.
223 Längle G, Köster M, Mayenberger M, Günthner A. Der therapeutische Arbeitsversuch – Eine Annäherung an die Arbeitswelt für Psychiatriepatienten. Psychiat Prax 2000;27:176–82.
224 Wiedl KH, Kemper K, Längle G, Höhl W, Salize H-J, Machleidt W, Weig W. Arbeitstherapie bei schizophrenen Patienten: Keine oder doch differenzielle Effekte? Psychiat Prax 2006;33:383–9.

225 Längle G, Bayer W, Köster M, Salize HJ, Höhl W, Machleidt W, Wiedl KH, Buchkremer G. Unterscheiden sich die Effekte stationärer arbeits- und ergotherapeutischer Maßnahmen ? – Ergebnisse einer kontrollierten Multizenterstudie des Kompetenznetzes Schizophrenie. Psychiat Prax 2006;33:34–41.

226 Bayer W, Köster M, Salize HK, Höhl W, Machleidt W, Wiedl KH, Buchkremer G, Längle G. Längerfristige Auswirkungen stationärer arbeits- und ergotherapeutischer Maßnahmen auf die berufliche Integration schizophrener Patienten. Psychiat Prax 2008;35:170–4.

227 Salize HJ, Schuh C, Krause M, Reichenbacher M, Stamm K, Längle G, und die KN-Schizophrenie-Projektgruppe Arbeitsrehabilitation. Senken arbeitsrehabilitative Maßnahmen während stationärpsychiatrischer Behandlung langfristig die Versorgungskosten von Patienten mit Schizophrenie? Ergebnisse einer kontrollierten Multizenterstudie. Psychiat Prax 2007;34:246–8.

228 Reker T. Begleitende Hilfen im Arbeitsleben für psychisch Kranke und Behinderte. Forschungsbericht 257, Sozialforschung. Bonn: Bundesministerium für Arbeit und Sozialordnung; 1996.

229 Reker T, Eikelmann B. Work therapy for schizophrenic patients: Results of a 3-year prospective study in Germany. Eur Arch Clin Neurosci 1997;247:314–9.

230 Bell M, Milstein R, Lysaker P. Pay as an incentive in work participation by patients with severe mental illness. Hosp Community Psychiatry 1993;44:684–6.

231 Blankertz L, Robinson S. Adding a vocational focus to mental health rehabilitation. Psychiatr Serv 1996;47(11):1216–22.

232 Haerlin C. Basiswissen: Berufliche Beratung psychisch Kranker. Bonn: Psychiatrie-Verlag; 2010.

233 Shepherd G, Murray A. Residential Care. In: Thornicroft G, Szmukler G, editors. Textbook of Community Psychiatry. Oxford: Oxford University Press; 2001. p. 309–20.

234 Bayerisches Staatsministerium für Arbeit und Sozialordnung Familie und Frauen. Grundsätze zur Versorgung von Menschen mit psychischen Erkrankungen. München: Bayrisches Staatsmininsterium für Arbeit und Sozialordnung, Familien und Frauen; 2007.

235 Leff J, Gooch C. Team for the Assessment of Psychiatric Services (TAPS) Project 33: Prospective Follow-Up Study of Long Stay Patients Discharged From Two Psychiatric Hospitals. Am J Psychiatry 1996;153:1318–24.

236 De Girolamo G, Picardi A, Micciolo R, Falloon I, Fioritti A. Residential care in Italy. Br J Psychiatry 2002;181:220–5.

237 Bauer M, Kunze H, Cranach M v, Fritze J, Becker T. Psychiatric Reform in Germany. Acta Psychiatr Scand Suppl 2001;104(410):27–34.

238 Kaiser W, Hoffmann K, Isermann M, Priebe S. Langzeitpatienten im Betreuten Wohnen nach der Enthospitalisierung – Teil V der Berliner Enthospitalisierungsstudie. Psychiatr Prax 2001;28:235–43.

239 Macpherson R, Edwards TR, Chilvers R, David C, Elliott HJ. Twenty-four hour care for schizophrenia. Cochrane Database Syst Rev 2009;2:CD004409.

240 Chilvers R, Macdonald G, Hayes A. Supported housing for people with severe mental disorders. Cochrane Database Syst Rev 2006;4:CD000453; PMID:12519544.

241 Kyle T, Dunn JR. Effects of housing circumstances on health, quality of life and healthcare use for people with severe mental illness: a review. Health Soc Care Community 2008;16(1):1–15.

242 Lipton FR, Nutt S, Sabatini A. Housing the homeless mentally ill: a longitudinal study of a treatment approach. Hosp Community Psychiatry 1988;39(1):40–5.

243 Dickey B, Gonzalez O, Latimer E, Powers K, Schutt R, Goldfinger S. Use of mental health services by formerly homeless adults residing in group and independent housing. Psychiatr Serv 1996;47(2):152–8.

244 Seidman LJ, Schutt RK, Caplan B, Tolomiczenko GS, Turner WM, Goldfinger SM. The effect of housing interventions on neuropsychological functioning among homeless persons with mental illness. Psychiatr Serv 2003;54(6):905–8.

245 Schutt RK, Goldfinger S, Penk WE. Satisfaction with residence and with life: when homeless mentally ill persons are housed. Eval Program Plann 1997;20(2):185–94.

246 Tsemberis S, Gulcur L, Nakae M. Housing first, consumer choice and harm reduction for homeless individuals with a dual diagnosis. Health Soc Work 2004;27(4):262–73.

247 Taylor TL, Killaspy H, Wright C, Turton P, White S, Kallert TW, Schuster M, Cervilla JA, Brangier P, Raboch J, Kalisova L, Onchev G, Dimitrov H, Mezzina R, Wolf K, Wiersma D, Visser E, Kiejna A, Piotrowski P, Ploumpidis D, Gonidakis F, Caldas-de-Almeida J, Cardoso G, King MB. A systematic review of the international published literature relating to quality of institutional care for people with longer term mental health problems. BMC Psychiatry 2009;9:55.

248 Bitter D, Entenfellner A, Matsching T, Frottier T, Frühwald S. Da-Heim im Heim?! Bedeutet Ent-Hospitalisierung auch Ent-Institutionalisierung? Psychiatr Prax 2009;36:261–9.

249 Knapp M, Beecham J, Koutsogeorgopoulou V, Hallam A, Fenyo A, Marks IM, Connolly J, Audini B, Muijen M. Service use and costs of home-based versus hospital-based care for people with serious mental illness. Br J Psychiatry 1994;165(2):195–203.

250 Priebe S, Saidi M, Want A, Mangalore R, Knapp M. Housing services for people with mental disorders in England: patient characteristics, care provision and costs. Soc Psychiarty Psychiatr Epidemiol 2009;44(10):805–14.

251 Kallert TW, Leisse M, Winiecki P. Comparing the effectiveness of different types of supported housing for patients with chronic schizophrenia. J Pub Health 2007;15(1):29–42.

252 Franz M, Meyer T, Ehlers F, Gallhofer B. Schwer chronisch kranke schizophrene Langzeitpatienten. Welche Merkmale beeinflussen den Prozess der Enthospitalisierung? Teil 4 der Hessischen Enthospitalisierungsstudie. Krankenhauspsychiatrie 2001;12(Sonderheft 2):95–100.

253 Leisse M, Kallert TW. Individueller Hilfebedarf und Platzierung in gemeindepsychiatrischen Versorgungsangeboten. Nervenarzt 2003;74(9):755–61.

254 Richter D. Evaluation des stationären und ambulant betreuten Wohnens psychisch behinderter Menschen in den Wohnverbünden des Landschaftsverbands Westfalen-Lippe. Psychiatr Prax 2010;37:127–33.

255 Moos M, Wolfersdorf M. Wohnen und Rehabilitation. In: Becker T, Bäuml J, Pitschel-Walz G, Weig W, editors. Rehabilitation bei schizophrenen Erkrankungen. Köln: Ärzte-Verlag; 2007. p. 189–206.

256 Kunze H. Psychiatrie-Reform zu Lasten der chronischen Patienten? Nervenarzt 1977;48:83–8.

257 Bäuml J, Pitschel-Walz G, Bechdolf A, Behrendt B, Bender M, Berger H, Bergmann F, Conradt B, D'Amelio R, Froböse T, Gunia H, Heinz A, Hornung WP, Hornung-Knobel S, Jensen M, Juckel G, Kissling W, Klingberg S, Kohler T, Lägel R, Luderer H-J, Mönter N, Mösch E, Pleininger-Hoffmann M, Puffe M, Rentrop M, Rummel-Kluge C, Chirazi-Stark F-MS, Schaub A, Schönell H, Sibum B, Stengler K, Wiedemann G, Wienberg G. Psychoedukation bei schizophrenen Erkrankungen. Konsensuspapier der Arbeitsgruppe «Psychoeduaktion bei schizophrenen Erkrankungen». 2., erweiterte und aktualisierte Auflage ed. Stuttgart: Schattauer GmbH; 2008.

258 Anderson CM, Hogarty GE, Reiss DJ. Family treatment of adult schizophrenic patients: A psychoeducational approach. Schizophr Bull 1980;6:490–515.

259 McFarlane WR, Dixon L, Lukens E, Lucksted A. Family Psychoeducation and schizophrenia: a review of the literature. J Marital Fam Ther 2003;29(2):223–45.

260 Falloon IR, Boyd JL, McGill CW. Family care of schizophrenia. New York: Guilford; 1984.

261 Leff J, Berkowitz R, Shavit N, Strachan A, Glass I, Vaughn C. A trial of family therapy v. a relatives group for schizophrenia. Br J Psychiatry 1989;154:58–66.

262 Wynne LC. The rationale for consultation with the families of schizophrenic patients. Acta Psychiatr Scand 1994;384:125–32.

263 Wynne LC, McDaniel SH, Weber TT. Professional politics and the concepts of family therapy, family consultation, and systems consultation. Fam Process 1987;26(2):153–66.

264 Solomon P, Draine J, Mannion E, Meisel M. Impact of brief family psychoeducation on self-efficacy. Schizophr Bull 1996;22(1):41–50.

265 Solomon P, Draine J, Mannion E, Meisel M. Effectiveness of two models of brief family education: Retention of gains by family members with serious mental illness. Am J Orthopsychiatry 1997;67(2):177–86.

266 Dixon L, Stewart B, Burland J, Delahanty J, Lucksted A, Hoffman RM. Pilot study of the effectiveness of the Family-to-Family EducationProgram. Psychiatr Serv 2001;52(7):965–7.

267 Jensen M, Chirazi-Stark F-MS. Diagnoseübergreifende psychoedukative Gruppen. In: Bäuml J, Pitschel-Walz G, editors. Psychoedukation bei schizophrenen Erkrankungen. Konsensuspapier der Arbeitsgruppe «Psychoeduaktion bei schizophrenen Erkrankungen». Stuttgart: Schattauer; 2008. p. 163–75.

268 WHO. World Health Organization (WHO) Mental Health: facing the challenges, building solutions: report from the WHO European Ministerial Conference. Denmark: WHO; 2005.

269 Thornicroft G, Tansella M. Growing recognition of the importance of service user involvement in mental health service planning and evaluation. Epidemiol Psychiatr Soc 2005;14:1–3.

270 Bock T, Priebe S. Psychosis seminars: an unconventional approach. Psychiatr Serv 2005;56(11):1441–3.

271 Pekkala E, Merinder L. Psychoeducation for schizophrenia. Cochrane Database Syst Rev 2002;2:CD002831; PMID: 11034771.

272 Lincoln TM, Wilhelm K, Nestoriuc Y. Effectiveness of psychoeducation for relapse, symptoms, knowledge, adherence and functioning in psychotic disorders: a meta-analysis. Schizophr Res 2007;96(1–3):232–45.

273 Bäuml J, Kissling W, Pitschel-Walz G. Psychoedukative Gruppen für schizophrene Patienten: Einfluss auf Wissensstand und Compliance. Nervenheilkunde 1996;6(15):145–50.

274 Hornung WP, Holle R, Schulze Monking H, Klingberg S, Buchkremer G. Psychoedukativ-psychotherapeutische Behandlung von schizophrenen Patienten und ihren Bezugspersonen. Ergebnisse einer 1-Jahres-Katamnese. Nervenarzt 1995;66:828–34.

275 Merinder LB, Viuff AG, Laugesen HD, Clemmensen K, Misfelt S, Espensen B. Patient and relative education in community psychiatry: a randomized controlled trial regarding its effectiveness. Soc Psychiarty Psychiatr Epidemiol 1999;34(6):287–94.

276 Atkinson JM, Coia DA, Gilmour WH, Harper JP. The impact of education groups for people with schizophrenia on social functioning and quality of life. Br J Psychiatry 1996;168(2):199–204.

277 Xiang Y, Weng Y, Li W, Gao L, Chen G, Xie L, Chang Y, Tang W-K, Ungvari G. Training patients with schizophrenia with the community re-entry module: A controlled study. Soc Psychiarty Psychiatr Epidemiol 2006;41(6):464–9.

278 Vreeland B, Minsky S, Yanos PT, Menza M, Gara M, Kim E, Toto AM, Allen L. Efficacy of the team solutions program for educating patients about illness management and treatment. Psychiatr Serv 2006;57(6):822–8.

279 Barbato A, D'Avanzo B. Family interventions in schizophrenia and related disorders: a critical review of clinical trials. Acta Psychiatr Scand 2000;102:81–97.

280 Pitschel-Walz G, Leucht S, Bauml J, Kissling W, Engel RR. The effect of family interventions on relapse and rehospitalization in schizophrenia – a meta-analysis. Schizophr Bull 2001;27(1):73–92.

281 Pilling S, Bebbington P, Kuipers E, Garety P, Geddes J, Orbach G, Morgan C. Psychological treatments in schizophrenia: I. Meta-analysis of family interven-

tion and cognitive behaviour therapy. Psychol Med 2002;32(5):763–82.
282 Pfammatter M, Junghan UM, Brenner HD. Efficacy of psychological therapy in schizophrenia: conclusions from meta-analyses. Schizophr Bull 2006;32(Suppl1):S64–S80.
283 Pharoah F, Mari J, Rathbone J, Wong W. Family intervention for schizophrenia. Cochrane Database Syst Rev 2006;4:CD000088.
284 Pharoah F, Mari J, Rathbone J, Wong W. Family intervention for schizophrenia. Cochrane Database Syst Rev 2010;12:CD000088.
285 Falloon IR. Family Management of Schizophrenia: A controlled study of clinical, social, family and economics benefits. Baltimore: John Hopkins University Press; 1985.
286 Magliano L, Fiorillo A, Malangone C, De Rosa C, Maj M, Family Intervention Working Group. Patient functioning and family burden in a controlled, real-world trial of family psychoeduaction for schizophrenia. Psychiatr Serv 2006;57(12):1784–91.
287 Aguglia E, Pascolo-Fabrici E, Bertossi F, Bassi M. Psychoeducational intervention and prevention of relapse among schizophrenic disorders in the Italian community psychiatric network. Clin Pract Epidemiol Ment Health 2007;3:7.
288 Carra G, Montomoli C, Clerici M, Cazzullo CL. Family interventions for schizophrenia in Italy: randomized controlled trial. Eur Arch Psychiatry Clin Neurosci 2007;257(1):23–30.
289 McFarlane WR, Hornby H, Dixon L, McNary S. Psychoeducational multifamily groups: research and implementation in the United States. In: McFarlane WR, editor. Multifamily group treatment for severe psychiatric disorders. New York: Guilford; 2002. p. 43–60.
290 Gutierrez-Maldonado J, Caqueo-Urízar A. Effectiveness of a psycho-educational intervention for reducing burden in latin american families of patients with schizophrenia. Qual Life Res 2007;16:739–47.
291 Gutierrez-Maldonado J, Caqueo-Urizar A, Ferrer-Garcia M. Effects of a psychoeducational intervention program on the attitudes and health perceptions of relatives of patients with schizophrenia. Soc Psychiarty Psychiatr Epidemiol 2009;44(5):343–8.
292 Kuipers E, Leff J, Lam DH. Family work for schizophrenia – a practical guide. London: Gaskell Press/Royal College of Psychiatrics; 1992.
293 Nasr T, Kausar R. Psychoeducation and the family burden in schizophrenia: a randomised controlled trial. Ann Gen Psychiatry 2009;8:17.
294 Chien WT, Wong KF. A family psychoeducation group program for chinese people with schizophrenia in Hong Kong. Psychiatr Serv 2007;58(7):1003–6.
295 McFarlane WR, Lukens E, Link B, Dushay R, Deakins SA, Newmark M, Dunne EJ, Horen B, Toran J. Multiple-family groups and psychoeducation in the treatment of schizophrenia. Arch Gen Psychiatry 1995;52(8):679–87.

296 Chan SW, Yip B, Tso S, Cheng B, Tam W. Evaluation of a psychoeducation program for Chinese clients with schizophrenia and their family caregivers. Patient Educ Couns 2009;75:67–76.
297 Feldmann R, Hornung WP, Prein B, Buchkremer G, Arolt V. Timing of psychoeducational psychotherapeutic interventions in schizophrenic patients. Eur Arch Psychiatry Clin Neurosci 2002;252(3):115–9.
298 Perry A, Tarrier N, Morriss R, McCarthy E, Limb K. Randomised controlled trial of efficacy of teaching patients with bipolar disorder to identify early symptoms of relapse and obtain treatment. BMJ 1999;318(7177):149–53.
299 Colom F, Vieta E, Martinez-Aran A, Reinares M, Goikolea JM, Benabarre A, Torrent C, Comes M, Corbella B, Parramon G, Corominas J. A randomized trial on the efficacy of group psychoeducation in the prophylaxis of recurrences in bipolar patients whose disease is in remission. Arch Gen Psychiatry 2003;60(4):402–7.
300 Colom F, Vieta E, Sanchez-Moreno J, Palomino-Otiniano R, Reinares M, Goikolea JM, Benabarre A, Martinez-Aran A. Group psychoeducation for stabilised bipolar disorders: 5-year outcome of a randomised clinical trial. Br J Psychiatry 2009;194:260–5.
301 Colom F, Vieta E. Psychoeducation Manual for Bipolar Disorder. Cambridge: Cambridge University Press; 2006.
302 Scott J, Colom F, Popova E, Benabarre A, Cruz N, Valenti M, Goikolea JM, Sanchez-Moreno J, Asenjo MA, Vieta E. Long-term mental health resource utilization and cost of care following group psychoeducation or unstructured group support for bipolar disorders: A cost-benefit analysis. J Clin Psychiatry 2009;70(3):378–86.
303 Colom F, Vieta E, Sanchez-Moreno J, Martinez-Aran A, Torrent C, Reinares M, Goikolea JM, Benabarre A, Comes M. Psychoeducation in bipolar patients with comorbid personality disorders. Bipolar Disord 2004;6:294–8.
304 Honig A, Hofman A, Rozendaal N, Dingemans P. Psychoeducation in bipolar disorders: effect on expressed emotion. Psychiatry Res 1997;72:17–22.
305 Miklowitz DJ, George EL, Richards JA, Simoneau TL, Suddath RL. A randomized study of family-focused psychoeducation and pharmacotherapy in the outpatient management of bipolar disorder. Arch Gen Psychiatry 2003;60(9):904–12.
306 Reinares M, Colom F, Sanchez-Moreno J, Torrent C, Martinez-Aran A, Comes M, Goikolea JM, Benabarre A, Salamero M, Vieta E. Impact of caregiver group psychoeducation on the course and outcome of bipolar patients in remission: a randomized controlled trial. Bipolar Disord 2008;10:511–9.
307 Rea MM, Tompson MC, Miklowitz DJ, Goldstein MJ, Hwang S, Mintz J. Family-focused treatment versus individual treatment for bipolar disorder: results of a randomized clinical trial. J Consult Clin Psychol 2003;71(3):482–92.
308 Bäuml J, Pitschel-Walz G, Volz A, Engel RR, Kissling W. Psychoeducation in schizophrenia: 7-year follow-up concerning rehospitalization and days in hospital in

the Munich Psychosis Information Project Study. J Clin Psychiatry 2007;68(6):854–61.
309 Pitschel-Walz G, Bäuml J, Bender W, Engel RR, Wagner M, Kissling W. Psychoeducation and compliance in the treatment of schizophrenia: Results of the Munich Psychosis Information Project Study. J Clin Psychiatry 2006;67(3):443–52.
310 Hornung WP, Feldmann R, Schonauer K, Schafer A, Monking HS, Klingberg S, Buchkremer G. Psychoedukativ-psychotherapeutische Behandlung von schizophrenen Patienten und ihren Bezugspersonen. II. Ergänzende Befunde der 2-Jahres-Katamnese. Nervenarzt 1999;70(5):444–9.
311 Buchkremer G, Klingberg S, Holle R, Schulze Monking H, Hornung WP. Psychoeducational psychotherapy for schizophrenic patients and their key relatives or care-givers: results of a 2-year follow-up. Acta Psychiatr Scand 1997;96(6):483–91.
312 Hornung WP, Feldmann R, Klingberg S, Buchkremer G, Reker T. Long-term effects of a psychoeducational psychotherapeutic intervention for schizophrenic outpatients and their key-persons – Results of a five-year follow-up. Eur Arch Psychiatry Clin Neurosci 1999;249(3):162–7.
313 Hahlweg K, Dürr H, Schröder B. Familienbetreuung als verhaltenstherapeutischer Ansatz zur Rückfallprophylaxe bei schizophrenen Patienten. In: Krausz M, Naber D, editors. Integrative Schizophrenietherapie. Basel: Karger; 2000. p. 86–112.
314 Bechdolf A, Knost B, Kuntermann C, Schiller S, Klosterkötter J, Hambrecht M, Pukrop R. A randomized comparison of group cognitive-behavioural therapy and group psychoeducation in patients with schizophrenia. Acta Psychiatr Scand 2004;110:21–8.
315 Bechdolf A, Köhn D, Knost B, Pukrop R, Klosterkötter J. A randomized comparison of group cognitive-behavioural therapy and group psychoeducation in acute patients with schizophrenia: outcome at 24 months. Acta Psychiatr Scand 2005;112:173–9.
316 Rummel-Kluge C, Pitschel-Walz G, Bäuml J, Kissling W. Psychoeducation in Schizophrenia - Results of a survey of all psychiatric institutions in Germany, Austria, and Switzerland. Schizophr Bull 2006;32(4):765–75.
317 Kissling W, Seemann U. Psychoedukation im Rahmen der Integrierten Versorgung. In: Bäuml J, Pitschel-Walz G, editors. Psychoedukation bei schizophrenen Erkrankungen. Stuttgart: Schattauer; 2008. p. 263–9.
318 Lägel R, Puffe M. Psychoedukative Modelle außerhalb von Klinik und Institutsambulanz – Erfahrungen aus einem Modellprojekt. In: Bäuml J, Pitschel-Walz G, editors. Psychoedukation bei schizophrenen Erkrankungen. Stuttgart: Schattauer; 2008. p. 244–51.
319 Wienberg G, Sibum B. Psychoedukation im gemeindepsychiatrischen Verbund. In: Bäuml J, Pitschel-Walz G, editors. Psychoedukation bei schizophrenen Erkrankungen. Stuttgart: Schattauer; 2008. p. 252–62.
320 Wienberg G. Schizophrenie zum Thema machen: Psychoedukative Gruppenarbeit mit schizophren und schizoaffektiv erkrankten Menschen – Grundlagen und Praxis. Bonn: Psychiatrie-Verlag; 2003.
321 Rummel-Kluge C, Pitschel-Walz G, Hansen WP, Helbig A, Popp HKW. «Peer to Peer»-Psychoedukation. In: Bäuml J, Pitschel-Walz G, editors. Psychoeduaktion bei schizophrenen Erkrankungen. Stuttgart: Schattauer; 2008. p. 308–14.
322 Rummel C, Hansen WP, Helbig A, Pitschel-Walz G. Peer-to-peer psychoeducation in schizophrenia: A new approach. J Clin Psychiatry 2005;66:1580–5.
323 Elgeti H, Lisowsky B. Jetzt helfen wir uns selbst! – Evaluation eines Schulungsprojektes der Familienselbsthilfe Psychiatrie. Psychiatr Prax 2010;37:252–4.
324 Bäuml J, Pitschel-Walz G. Psychoedukative Therapie. In: Arolt V, Kersting A, editors. Psychotherapie in der Psychiatrie. Berlin: Springer Verlag; 2010. p. 121–34.
325 Kopelowicz A, Liberman RP, Zarate R. Recent advances in social skills training for schizophrenia. Schizophr Bull 2006;32:12–23.
326 Meier VJ, Hope DA. Assessment of social skills. In: Bellack AS, Hersen M, editors. Behavioral Assessment. Needham Heigths: Allyn & Bacon; 1998. p. 232–55.
327 Morrison RL, Bellack AS. Social skills training. In: Bellack AS, editor. Schizophrenia: Treatment, management, and rehabilitation. Orlando: Grune & Stratton; 1984. p. 247–79.
328 Bellack AS. Skills training for people with severe mental illness. Psychiatr Rehab J 2004;27(4):375–91.
329 Bellack AS, Mueser K. Psychosocial treatment of schizophrenia. Schizophr Bull 1993;19:317–36.
330 Bustillo J, Lauriello J, Horan W, Keith S. The psychosocial treatment of schizophrenia: an update. Am J Psychiatry 2001;158(2):163–75.
331 Liberman RP, Mueser K, Wallace CJ, Jacobs HE, Eckman T, Massel HK. Training skills in the psychiatrically disabled: learning coping and competence. Schizophr Bull 1986;12(4):631–47.
332 Roder V, Mueller DR, Mueser KT, Brenner HD. Integrated psychological therapy (IPT) for schizophrenia: is it effective? Schizophr Bull 2006;32(Suppl1):S81–S93.
333 Penn DL, Roberts DL, Combs D, Sterne A. The development of the Social and Interaction Training Program for schizophrenia spectrum disorders. Psychiatr Serv 2007;58(4):449–51.
334 Combs D, Adams SD, Penn DL. Social Cognition and Interaction Training (SCIT) for inpatients with schizophrenia spectrum disorders: preliminary findings. Schizophr Res 2007;91:112–6.
335 Glynn SM, Marder SR, Liberman RP, Blair K, Wirshing WC, Wirshing DA, Ross D, Mintz J. Supplementing clinic-based skills training with manual-based community support sessions: effects on social adjustment of patients with schizophrenia. Am J Psychiatry 2002;159(5):829–37.
336 Liberman RP, Glynn SM, Blair KE. In vivo amplified skills training: promoting generalization of independent living skills for clients with schizophrenia. Psychiatry 2002;65:137–55.

337 Bellack AS, Bennett ME, Gearon JS, Brown CH, Yang Y. A randomized clinical trial of a new behavioral treatment for drug abuse in people with severe and persistent mental illness. Arch Gen Psychiatr 2006;63(4):426–32.

338 Granholm E, McQuaid JR, McClure FS, Auslander LA, Perivoliotis D, Pedrelli P, Patterson T, Jeste DV. A randomized, controlled trial of cognitive behavioral social skills training for middle-aged and older outpatients with chronic schizophrenia. Am J Psychiatry 2005;162(3):520–9.

339 Bartels SJ, Forester B, Mueser KT. Enhanced skills training and health care management for older adults with severe mental illness. Community Ment Health J 2004;40:75–90.

340 McQuaid JR, Granholm E, McClure FS. Development of an integrated cognitive-behavioral and social skills training intervention for older adult patients with schizophrenia. J Psychother Pract Res 2000;9:149–56.

341 Liberman RP, Wallace CJ, Blackwell G, Eckman T, Vaccaro JV, Keuehnel TG. Innovations in skills training for the seriously mental ill : the UCLA Social and Independent living Skills Moduls. Innov Res 1993;2:43–60.

342 Patterson TL, McKibbin C, Taylor M, Goldman S, Davila-Fraga W, Bucardo J, Jeste DV. Functional adaptation skills training (FAST): a pilot psychosocial intervention study in middle-aged and older patients with chronic psychotic disorders. Am J Geriatr Psychiatry 2003;11(1):17–23.

343 Cavanagh S. Pflege nach Orem. Freiburg im Breisgau: Lambertus; 1995.

344 Pilling S, Bebbington P, Kuipers E, Garety P, Geddes J, Martindale B, Orbach G, Morgan C. Psychological treatments in schizophrenia: II. Meta-analyses of randomized controlled trials of social skills training and cognitive remediation. Psychol Med 2002;32(5):783–91.

345 Marder SR, Wirshing WC, Mintz J. Two-year outcome of social skills training and group psychotherapy for outpatients with schizophrenia. Am J Psychiatry 1996;153(12):1585–92.

346 Liberman RP, Wallace CJ, Blackwell G, Kopelowicz A, Vaccaro JV, Mintz J. Skills training versus psychosocial occupational therapy for persons with persistent schizophrenia. Am J Psychiatry 1998;155(8):1087–91.

347 Kurtz MM, Mueser KT. A meta-analysis of controlled research on social skills training for schizophrenia. J Consult Clin Psychol 2008;76(3):491–504.

348 Hodel B, Kern RS, Brenner HD. Emotional Management Training (EMT) in persons with treatment-resistant schizophrenia: first results. Schizophr Res 2004;68:107–8.

349 Roder V, Zorn P, Müller D, Brenner HD. Improving recreational, residential, and vocational outcomes for patients with schizophrenia. Psychiatr Serv 2001;52:1439–41.

350 Roder V, Brenner HD, Müller D. Development of specific social skills training programmes for schizophrenia patients: results of a multicentre study. Acta Psychiatr Scand 2002;105:363–71.

351 Horan W, Kern RS, Shokat-Fadai K, Sergi MJ, Wynn JK, Green MF. Social cognitive skills training in schizophrenia: an initial efficacy study of stabilized outpatients. Schizophr Res 2009;107:47–54.

352 Galderisi S, Piegari G, Mucci A, Acerra A, Luciano L, Rabasca AF, Santucci F, Valente A, Volpe M, Mastantuono P, Maj M. Social skills and neurocognitive individualized training in schizophrenia: comparison with structured leisure activities. Eur Arch Psychiatry Clin Neurosci 2009;260(4):305–15.

353 Xiang YT, Weng YZ, Li WY, Gao L, Chen GL, Xie L, Chang YL, Tang WK, Ungvari GS. Efficacy of the Community Re-Entry Module for patients with schizophrenia in Beijing, China: outcome at 2-year follow-up. Br J Psychiatry 2007;190:49–56.

354 Kern RS, Green MF, Mitchell S, Kopelowicz A. Extensions of errorless learning for social problem-solving deficits in schizophrenia. Am J Psychiatry 2005;162(3):513–9.

355 Hogarty GE, Flesher S, Ulrich R. Cognitive enhancement therapy for schizophrenia: effects of a 2-year randomized trial on cognition and behavior. Arch Gen Psychiatry 2004;61:866–76.

356 Hogarty GE, Greenwald DP, Eack SM. Durability and mechanism of effects of Cognitive Enhancement Therapy. Psychiatr Serv 2006;57(12):1751–7.

357 Silverstein SM, Spaulding WD, Menditto AA, Savitz A, Liberman RP, Berten S, Starobin H. Attention shaping: a reward-based learning method to enhance skills training outcomes in schizophrenia. Schizophr Bull 2009;35(1):222–32.

358 Kopelowicz A, Zarate R, Gonzalez Smith V, Mintz J, Liberman RP. Disease management in Latinos with schizophrenia: A family-assisted, skills training approach. Schizophr Bull 2003;29(2):211–27.

359 Moriana JA, Alarcon A, Herruzo J. In-home psychological skills training for patients with schizophrenia. Psychiatr Serv 2006;57(2):260–2.

360 Granholm E, McQuaid JR, McClure FS, Link PC, Perivoliotis D, Gottlieb JD, Patterson T, Jeste DV. Randomized controlled trial of cognitive behavioral social skills training for older people with schizophrenia: 12-month follow-up. J Clin Psychiatry 2007;68(5):730–7.

361 Patterson TL, Mausbach BT, McKibbin C. Functional adaptation skills training (FAST): a randomized trial of a psychosocial intervention for middle-aged and older patients with chronic psychotic disorders. Schizophr Res 2006;86(1-3):291–9.

362 Campbell AM, McCreadie R. Occupational therapy is effective for chronic schizophrenic day-patients. Br J Occupational Ther 1983;46:327–9.

363 Brown MA, Munford AM. Life skills training for chronic schizophrenics. J Nerv Ment Dis 1983;171(8):466–70.

364 Tungpunkom P, Nicol M. Life skills programmes for chronic mental illnesses. Cochrane Database Syst Rev 2008;2:CD000381, PMID: 10796353.

365 Mausbach BT, Cardenas V, McKibbin C, Jeste DV, Patterson TL. Reducing emergency medical services use in patients with chronic psychotic disorders: results from the FAST intervention study. Behav Res Ther 2008;46(1):145–53.

366 Gigantesco A, Vittorielli M, Pioli R, Falloon I, Rossi G, Morosini P. The VADO approach in psychiatric rehabilitation: A randomized controlled trial. Psychiatr Serv 2006;57(12):1778–83.
367 Oster GD, Gould P. Zeichnen in Diagnostik und Therapie. Eine Anleitung. Paderborn: Junfermann; 1999.
368 Wilke E. Tanztherapie. Theoretische Kontexte und Grundlagen der Intervention. Bern: Huber; 2007.
369 Heimes S. Künstlerische Therapien. Ein intermedialer Ansatz. Göttingen: Vandenhoeck & Ruprecht; 2010.
370 Spreti von F, Martius P, Förstl H. Kunsttherapie bei psychischen Störungen. München: Elsevier Urban & Fischer; 2005.
371 Hörmann K. Künstlerische Therapien – Begriffserklärung. Musik-, Tanz- und Kunsttherapie 2008;19(4):153–9.
372 Petersen P. Künstlerische Therapien: Wege zur psychosozialen Gesundheit. Dtsch Arztebl 2000;97(14):A-903–A-906.
373 Karkou V, Sanderson P. Arts Therapies. A Research-Based Map of the Field. Edinburgh: Elsevier at Churchill Livingstone; 2006.
374 Goodill S. An Indroduction to Medical Dance/Movement Therapy. Health Care in Motion. Springfield: Charles C. Thomas; 2005.
375 Strauß B, Wittmann WW. Wie hilft Psychotherapie? In: Senf W, Broda M, editors. Praxis der Psychotherapie. Ein integratives Lehrbuch: Psychoanalyse, Verhaltenstherapie, Systemische Therapie. 2. neu bearb. u. erw. Aufl. Stuttgart, Berlin: Thieme; 2000. p. 734–45.
376 Orlinsky DE, Grawe K, Parks BK. Process and Outcome in Psychotherapy. In: Bergin AE, Garfield SL, editors. Handbook of Psychotherapy and Behavior Change. New York: Wiley; 1994. p. 270–376.
377 Grawe K, Donati R, Bernauer F. Psychotherapie im Wandel. Von der Konfession zur Profession. Göttingen: Hogrefe; 1994.
378 Hillecke T, Wilker F-W. Ein heuristisches Wirkfaktorenmodell der Musiktherapie. Verhaltenstherapie und Verhaltensmedizin 2007;28(1):62–85.
379 Smeijsters H. De kunsten van het leven. Diemen: Veen Magazines; 2008.
380 Grawe K. Psychologische Therapie. Göttingen: Hogrefe; 2000.
381 Fuchs T. Reiz und Responsivität. In: Hampe R, Martius P, Ritschl D, Spreti Fv, Stalder PB, editors. Kunstreiz. Neurobiologische Aspekte künstlerischer Therapien. Berlin: Frank & Timme; 2009. p. 77–90.
382 Margraf J, Schneider S. Lehrbuch der Verhaltenstherapie. Band I. Berlin: Springer; 2008.
383 Müller P. Psychotherapie bei schizophrenen Psychosen – historische Entwicklung, Effizienz und gegenwärtig Anerkanntes. Fortschr Neurol Psychiat 1991;59:277–85.
384 Kates J, Rockland LW. Supportive psychotherapy of the schizophrenic patient. Am J Psychother 1994;48:543–61.
385 Smeisters H. Grundlagen der Musiktherapie. Göttingen: Hogrefe; 1999.
386 Oerter U, Scheytt-Hälzner N, Kächele H. Musiktherapie in der Psychiatrie. Nervenheilkunde 2001;8:428–33.
387 Born R. Der kompetente Patient: Die subjektive Wahrnehmung und Verarbeitung Künstlerischer Therapien durch Patienten an einer Klinik. Eine Patientenbefragung zur Kunsttherapie. Frankfurt: Peter Lang; 2006.
388 Glöckler M, Schürholz J, Treichler M. Anthroposophische Medizin. In: Zentrum zur Dokumentation für Naturheilverfahren, Forschungsinstitut Freie Berufe Lüneburg, editors. Dokumentation der besonderen Therapierichtungen und natürlichen Heilweisen in Europa, Vol.1. Essen: VGM; 1991. p. 215–336.
389 Green BL, Wehling C, Talsky GJ. Group art therapy as an adjunct to treatment for chronic outpatients. Hosp Community Psychiatry 1987;38(9):988–91.
390 Richardson P, Jones K, Evans C, Stevens P, Rowe A. Exploratory RCT of art therapy as an adjunctive treatment in schizophrenia. J Ment Health 2007;16(4):483–91.
391 Röhricht F, Priebe F. Effect of body-oriented psychological therapy on negative symptoms in schizophrenia: a randomized controlled trial. Psychol Med 2006;36:669–78.
392 Yang W-Y, Li Z, Weng Y-Z, Zhang H-Y, Ma B. Psychosocial rehabilitation effects of music therapy in chronic schizophrenia. Hong Kong J Psychiatry 1998;8(1):38–40.
393 Talwar N, Crawford MJ, Maratos A, Nur U, McDermott O, Procter S. Music therapy for in-patients with schizophrenia: exploratory randomised controlled trial. Br J Psychiatry 2006;189:405–9.
394 Ulrich G, Houtmans T, Gold C. The additional therapeutic effect of group music therapy for schizophrenic patients: A randomized study. Acta Psychiatr Scand 2007;116(5):362–70.
395 Eschen JT. Zur Abgrenzung vontherapeutisch orientierter Arbeit mit Musik in der Sozialpädagogik zur Musiktherapie. In: Finkel K, editor. Handbuch Musik- und Sozialpädagogik. Regensburg: Bosse; 1979. p. 513–4.
396 Gold C, Heldal TO, Dahle T, Wigram T. Music therapy for schizophrenia or schizophrenia-like illnesses. Cochrane Database Syst Rev 2005;2:CD004025. DOI: 10.1002/14651858.CD004025.pub2.
397 Maratos A, Crawford M. Composing ourselves: What role might music therapy have in promoting recovery from acute schizophrenia? London West Mental Health R&D Consortium's 9th Annual Conference; 2004.
398 Tang W, Yao X, Zheng Z. Rehabilitative effect of music therapy for residual schizophrenia: A one-month randomised controlled trial in Shanghai. Br J Psychiatry 1994;165:38–44.
399 Ulrich G. The added value of group music therapy with schizophrenic patients: A randomised study. Heerlen, NL: Open Universiteit; 2005.
400 Gold C, Solli HP, Krüger V, Lie SA. Dose-response relationship in music therapy for people with serious mental disorders: Systematic review and meta-analysis. Clin Psychol Rev 2009;29:193–207.
401 Maratos AS, Gold C, Wang X, Crawford MJ. Music therapy for depression. Cochrane Database Syst Rev 2008;1:CD004517. DOI: 10.1002/14651858.CD004517.pub2.

402 Radulovic R, Cvetkovic M, Pejovic M. Complementary musical therapy and medicamentous therapy in treatment of depressive disorders. WPA Thematic Conference Jerusalem; 1997.
403 von Spreti F, Martius P. Kunsttherapie. In: Möller H-J, Laux G, Kapfhammer H-P, editors. Psychiatrie, Psychosomatik, Psychotherapie. Band 1: Allgemeine Psychiatrie. 4., erw. und vollständig neu bearbeitete Auflage. Berlin, Heidelberg: Springer; 2011. p. 1079–83.
404 Ruddy R, Milnes D. Art therapy for schizophrenia or schizophrenia-like illnesses. Cochrane Database Syst Rev 2005;4:CD003728. DOI: 10.1002/14651858.
405 DGFT. Was ist Theater- und Dramatherapie? http://www.dgft.de/go.php?menue=startseite; 2010.
406 Ruddy R, Dent-Brown K. Drama therapy for schizophrenia or schizophrenia-like illnesses. Cochrane Database Syst Rev 2007;1:CD005378. DOI:10.1002/14651858.
407 Zhou Y, Tang W. A controlled study of psychodrama to improve self-esteem in patients with schizophrenia. Chinese Ment Health J 2002;16:669–71.
408 Qu Y, Li Y, Xiao G. The efficacy of dramatherapy in chronic schizophrenia. Chinese J Psychiatry 2000;33(4):237–9.
409 Nitsun M, Stapleton JH, Bender MP. Movement and drama therapy with long stay schizophrenics. Br J Med Psychol 1974;47:101–19.
410 Whetstone WR. Social dramatics: social skills development for the chronically mentally ill. J Adv Nurs 1986;11(1):67–74.
411 Gutride ME, Goldstein AP, Hunter GF. The use of modeling and role playing to increase social interaction among asocial psychiatric patients. J Consult Clin Psychol 1973;40:408–15.
412 Ritter M, Graff K. Effects of Dance/Movement Therapy: A meta-analysis. Arts Psychotherapy 1996;23(3):249–60.
413 Xia J, Grant TJ. Dance therapy for schizophrenia. Cochrane Database Syst Rev 2009;1:CD006868.
414 Gold C, Rolvsjord R, Aaro LE, Aarre T, Tjemsland L, Stige B. Resource-oriented music therapy for psychiatric patients with low therapy motivation: protocol for a randomised controlled trial. BMC Psychiatry 2005;5:39.
415 Crawford J, Killaspy H, Kalaitzaki E, Barrett B, Byford S, Patterson S, Soteriou T, O'Neill FA, Clayton K, Maratos A, Barnes TR, Osborne D, Johnson T, King M, Tyrer P, Waller D. The MATISSE study: a randomised trial of group art therapy for people with schizophrenia. BMC Psychiatry 2010;10(65).
416 Erkkila J, Gold C, Fachner J, Ala-Ruona E, Punkanen M, Vanhala M. The effect of improvisational music therapy on the treatment of depression: protocol for a randomised controlled trial. BMC Psychiatry 2008;8:50.
417 Hamberger C. Kunsttherapie in Krankenhäusern … ein Fortsetzungsbericht. 25. Mitgliederrundbrief des DFKGT (1/2008). Köln: Claus Richter Verlag; 2008.
418 DFKGT, BAG. Zahlen, Fakten, Daten zu den künstlerischen Therapien in Deutschland. Köln: Faltblatt des Landschaftsverbandes Rheinland; 2002.
419 Kächele H, Oerter U, Scheytt-Hölzer N, Schmidt HU. Musiktherapie in der deutschen Psychosomatik. Krankenversorgung, Weiterbildung und Forschung. Psychotherapeut 2003;48:155–65.
420 Martius P, von Spreti F, Henningsen P. Kunsttherapie bei psychosomatischen Störungen. München: Urban & Fischer; 2008.
421 Kunzmann B, Aldridge D, Gruber H, Hamberger C, Wichelhaus B. Gesetzlicher Rahmen des Fallpauschalengesetzes – Qualitätssicherung und Erfassung psychosozialer Leistungen. Initiativen und Entwicklungen für die Künstlerischen Therapien. Musik-, Tanz- und Kunsttherapie 2005;16(2):87–94.
422 DIMDI: Deutsches Institut für Medizinische Dokumentation und Information. DIMDI: Medizinwissen. Kapitel 9: ERGÄNZENDE MASSNAHMEN, Psychosoziale, psychosomatische, neuropsychologische und psychotherapeutische Therapie. http://www.dimdi.de/static/de/klassi/prozeduren/ops301/opshtml2010/block-9-40…9-41.htm (abgerufen am 11.10.2010); 2010.
423 DRV. Klassifikation Therapeutischer Leistungen in der medizinischen Rehabilitation (KTL). Berlin: http://www.deutsche-rentenversicherung-bund.de/cae/servlet/contentblob/35530/publicationFile/2102/ktl_2007_pdf (abgerufen am 11.10.2010); 2007.
424 G-BA. Anhang 2 zu Anlage 1 der Regelungen zum Qualitätsbericht der Krankenhäuser (Qb-R). http://www.g-ba.de/downloads/17-98-2680/Vb-Qualit%C3%A4tsbericht-Anl1-Anh2-2009-03-19.pdf (abgerufen am 15.06.2010); 2009.
425 Felber W, Reuster T. Soziotherapie und Psychopharmaka. In: Reuster T, Bach O, editors. Ergotherapie und Psychiatrie. Perspektiven aktueller Forschung. Stuttgart: Georg Thieme Verlag; 2002. p. 35–40.
426 Witschi T. Ergotherapie. In: Rössler W, Lauber C, editors. Psychiatrische Rehabilitation. Berlin, Heidelberg: Springer; 2004. p. 355–63.
427 Habermann C, Unterberger J, Broocks A. Ergotherapie, Kreativtherapie, Körper- und Sporttherapie. In: Möller HJ, Laux G, Kapfhammer H-P, editors. Psychiatrie und Psychotherapie. Allgemeine Psychiatrie. Heidelberg: Springer Medizin Verlag; 2008. p. 883–910.
428 Marotzki U. Zwischen medizinischer Diagnose und Lebensweltorientierung. Eine Studie zum professionellen Arbeiten in der Ergotherapie. Idstein: Schulz-Kirchner; 2004.
429 Deutscher Verband der Ergotherapeuten. http://www.dve.info/fachthemen/definition-ergotherapie.html; 2007.
430 Miesen M. Berufsprofil Ergotherapie. Idstein: Schulz Kirchner Verlag; 2004.
431 Scheiber I. Ergotherapie in der Psychiatrie. Köln: Stam; 1995.
432 Lawton MP, Brody EM. Assessment of older people: Self maintaining and instrumental activities of daily living. Gerontologist 1969;9:179–86.

433 Roder V, Brenner HD, Kienzle N, Hodel B. Integriertes Psychologisches Therapieprogramm (IPT) für schizophrene Patienten. Weinheim: Psychologie Verlags Union; 1992.

434 Hayes RL, Halford WK. Generalization of occupational therapy effects in psychiatric rehabilitation. Am J Occupational Ther 1993;47(2):161–7.

435 Cook S, Chambers E, Coleman JH. Occupational therapy for people with psychotic conditions in community settings: a pilot ranomized controlled trial. Clin Rehabil 2009;23:40–52.

436 Reuster T. Effektivität der Ergotherapie im psychiatrischen Krankenhaus. Mit einer Synopse zu Geschichte, Stand und aktueller Entwicklung der psychiatrischen Ergotherapie. Darmstadt: Steinkopff Verlag; 2006.

437 Reuster T. Effektivität der Ergotherapie im psychiatrischen Krankenhaus. In: Reuster T, Bach O, editors. Ergotherapie und Psychiatrie. Stuttgart: Georg Thieme Verlag; 2002. p. 41–68.

438 Buchain PC, Vizzotto ADB, Neto JH, Elkis H. Randomized controlled trial of occupational therapy in patients with treatment-resistant schizophrenia. Rev Bras Psiquiatr 2003;25(1):26–30.

439 Falk-Kessler J. Skills training or occupational therapy for persistent schizophrenia (Letter to the editor). Am J Psychiatry 1999;156:1293–4.

440 Drake M, Tubbs C, Titus J, Street L, Giroux P, Groat B, Andrews DL, Davis R, Tennant R, Edwards AB, Hester P. Skills training or occupational therapy for persistent schizophrenia. Am J Psychiatry 1999;156(8):1294.

441 Kopelowicz A, Wallace CJ, Zarate R. Teaching psychiatric inpatients to re-enter the community: a brief method of improving the continuity of care. Psychiatr Serv 1998;49(10):1313–6.

442 Wykes T, Reeder C, Corner J, Williams C, Everitt B. The Effects of Neurocognitive Remediation on Executive Processing in Patients With Schizophrenia. Schizophr Bull 1999;25(2):291–307.

443 Wykes T, Reeder C, Williams C, Corner J, Rice C, Everitt B. Are the effects of cognitive remediation therapy (CRT) durable? Results from an exploratory trial in schizophrenia. Schizophr Res 2003;61:163–74.

444 Bayer W, Koester M, Salize HJ, Hoehl W, Machleidt W, Wiedl KH, Buchkremer G, Laengle G. Längerfristige Auswirkungen stationärer arbeits- und ergotherapeutischer Maßnahmen auf die berufliche Integration schizophrener Patienten. Psychiatr Prax 2008;35(4):170–4.

445 Duncombe LW. Comparing learning of cooking in home and clinic for people with schizophrenia. Am J Occupational Ther 2004;58:272–8.

446 Mairs H, Bradshaw T. Life skills training in schizophrenia. Br J Occupational Ther 2004;67:217–24.

447 Cook S, Howe A. Engaging people with enduring psychotic conditions in primary mental health care and occupational therapy. Br J Occupational Ther 2003;66(6):236–46.

448 Knobloch J, Fritz A. Erklärungsansätze für psychische Effekte von Bewegungsprogrammen. In: Hölter G, editor. In Mototherapie mit Erwachsenen. Sport, Spiel und Bewegung in Psychiatrie, Psychotherapie und Suchtbehandlung. Reihe «Motorik». Schorndorf: Verlag Karl Hoffmann; 1993. p. 3–51.

449 Hölter G, Deimel H, Degener H, Schwiertz H, Welsche M. Bewegungstherapie bei psychischen Erkrankungen. Grundlagen und Anwendung. Köln: Deutscher Ärzte-Verlag; 2011.

450 DVGS. http://www.dvgs.de/index.php?article_id38&clang=0; 2011.

451 Haltenhof H, Brack M. Therapie psychischer Störungen durch Bewegungstherapie. Phys Med Rehab Kuror 2004;14:200–6.

452 Hölter G. Selbstverständnis, Ziele und Inhalte der Mototherapie. In: Hölter G, editor. Mototherapie mit Erwachsenen. Sport, Spiel und Bewegung in Psychiatrie, Psychotherapie und Suchtbehandlung. Reihe «Motorik». Schorndorf: Verlag Karl Hoffmann; 1993. p. 12–33.

453 Huber G. «Sporttherapie«. Sport mit Sondergruppen. Ein Handbuch. In: Rieder H, Huber G, Werle J, editors. Reihe Beiträge zur Lehre und Forschung im Sport. Band 108. Schorndorf: Karl Hofmann; 1996. p. 69–80.

454 Schüle K, Huber G. Grundlegende Sporttherapie, Prävention, Ambulante und Stationäre Rehabilitation. München, Jena: Urban & Fischer; 2004.

455 Heimbeck A, Hölter G. Bewegungstherapie und Depression – Evaluationsstudie zu einer unspezifischen und einer störungsorientierten bewegungstherapeutischen Förderung im klinischen Kontext. Psychother Psych Med 2011;61:200–7.

456 Heimbeck A. Bewegungsorientierte Interventionen und Depressive Erkrankungen. Ein Prä-Post-Vergleich von zwei unterschiedlich akzentuierten bewegungstherapeutischen Interventionen. Universität Dortmund: Dissertation; 2008.

457 Röhricht F. Body-oriented Psychotherapy in Mental Illness. A Manual for Research and Practice. Göttingen, Bern, Toronto, Seattle: Hogrefe; 2000.

458 Richardson CR, Faulkner G, McDevitt J, Skrinar GS, Hutchinson DS, Piette JD. Integrating physical activity into mental health services for persons with serious mental illness. Psychiatr Serv 2005;56(3):324–31.

459 Brown S, Birtwistle J, Roe L, Thompson C. The unhealthy lifestyle of people with schizophrenia. Psychol Med 1999;29:697–701.

460 Davidson SJ, Judd F, Jolley D, Hocking B, Thompson S, Hyland B. Cardiovascular risk factors for people with mental illness. Aust N Z J Psychiatry 2001;35(2):196–202.

461 Elmslie JL, Mann JI, Silverstone JT, Williams SM, Romans SE. Determinants of overweight and obesity in patients with bipolar disorder. J Clin Psychiatry 2001;62(6):486–91.

462 Röhricht F. Body oriented psychotherapy. The state of the art in empirical research and evidence-based practice: A clinical perspective. Body, Movement and Dance in Psychotherapy 2009;4(2):135–56.

463 Goertzel V, May PR, Salkin J, Schoop T. Body-ego technique: An approach to the schizophrenic patients. J Nerv Ment Dis 1965;141(1):53–60.
464 May PR, Wexler M, Salkin J, Schoop T. Non-verbal techniques in the re-establishment of body image and self identity – a preliminary report. Res Rep 1963;16:68–82.
465 Gorczynski P, Faulkner G. Exercise Therapy for Schizophrenia. Cochrane Database Syst Rev 2010;DOI:10.1002/14651858. CD00412.
466 Beebe LH, Tian L, Morris N, Goodwin A, Swant Allen S, Kuldau J. Effects of exercise on mental and physical health parameters of persons with schizophrenia. Issues Ment Health Nurs 2005;26:661–76.
467 Duraiswamy G, Thirthalli J, Nagendra HR, Gangadhar BN. Yoga therapy as an add-on treatment in the management of patients with schizophrenia – a randomized controlled trial. Acta Psychiatr Scand 2007;116(3):226–32.
468 Marzolini S, Jesen B, Melville P. Feasibility and effects of a group-based resistance and aerobic exercise program for individuals with severe schizophrenia: A multidisciplinary approach. Ment Health Phys Activity 2009;2:29–36.
469 Pajonk FG, Wobrock T, Gruber O, Scherk H, Berner D, Kaizl I, Kierer A, Müller S, Oest M, Meyer T, Backens M, Schneider-Axmann T. Hippocampal plasticity in response to exercise in schizophrenia. Arch Gen Psychiatry 2010;67(2):133–43.
470 Hátlová B, Basny sen Z. Kinesiotherapy – therapy using two different types of exercises in curing schizophrenic patients. In: International Society of Comparative physical Education and Sport, editor. Physical Activity for Life: East and West, South and North. Proceedings of the 9th Biennial Conference. Aachen: Meyer & Meyer; 1995. p. 426–9.
471 Knobloch J, Deimel H, Ehleringer-Kosmol M. Eine Studie zur Förderung sozialer Kompetenz schizophrener Patienten durch Bewegung. In: Hölter G, editor. Mototherapie mit Erwachsenen. Sport, Spiel und Bewegung in Psychiatrie, Psychotherapie und Suchtbehandlung. Reihe «Motorik», Band 13. Schorndorf: Hofmann; 1993. p. 140–52.
472 Deusinger IM. Cognitive performance concepts of the elderly. A contribution to basic gerontologic research. Z Gerontologie 1986;19(5):300–8.
473 Deimel H. Sporttherapie bei psychisch Kranken. Psychiatr Prax 1980;7:97–103.
474 Maurer-Groeli YA. Körperzentrierte Gruppenpsychotherapie bei akut schizophren Erkrankten. Eine Untersuchung mittels Ich-Funktionen Rating nach Bellak. Archiv der Psychiatrie und Nervenkrankheiten 1976;221:259–71.
475 Maurer-Groeli YA. Gruppentherapie mit Schizophrenen. Zur Einführung und Begründung der körperzentrierten Gruppenpsychotherapie mit schizophren Kranken. Schweizer Archiv für Neurologie, Neurochirurgie und Psychiatrie 1975;117(2):309–24.
476 Bellak L, Hervich M, Gediman HK. Ego Functions in Schizophrenics, Neurotics and Normals. New York: J. Wiley; 1973.
477 Mead GE, Morley W, Campbell P, Greig CA, McMurdo M, Lawlor DA. Exercise for depression. Cochrane Database Syst Rev 2009;3:CD004366. DOI: 10.1002/14651858.pub4.
478 Greist JH, Klein MH, Eischens RR, Faris J, Gurman AS, Morgan WP. Running as treatment for depression. Compr Psychiatry 1979;20(1):41–54.
479 Martinsen EW, Medhus A, Sandvik L. Effects of aerobic exercise on depression: a controlled study. Br Med J 1985;291:109.
480 Martinsen EW, Hoffart A, Sollberg O. Comparing aerobic with anaerobic forms of exercise in the treatment of clinical depression: a randomized trial. Compr Psychiatry 1989;30(4):324–31.
481 Blumenthal JA, Babyak MA, Moore KA, Craighead WE, Herman S, Khatri P, Waugh R, Napolitano MA, Forman LM, Appelbaum M, Doraiswamy PM, Krishnan KR. Effects of exercise training on older patients with major depression. Arch Internal Med 1999;159(19):2349–56.
482 Babyak M, Blumenthal JA, Herman S, Khatri P, Doraiswamy M, Moore K, Craighead WE, Baldewicz TT, Krishnan KR. Exercise treatment for major depression. Maintenance of therapeutic benefit at 10 months. J Neurosurg Psychiatry 2000;65(4):541–6.
483 Knubben K, Reischies FM, Adli M, Schlattmann P, Bauer M, Dimeo F. A randomised, controlled study on the effects of a short-term endurance training programme in patients with major depression. Br J Sports Med 2007;41(1):29–33.
484 Veale D, Le Fevre K, Pantelis C, de Souza V, Mann A, Sargeant A. Aerobic exercise in the adjunctive treatment of depression: a randomized controlled trial. J R Soc Med 2011;85(9):541–4.
485 Pinchasov BB. Mood and energy regulation in seasonal and non-seasonal depression before and after midday treatment with physical exercise and bright light. Psychiatry Res 2000;94(1):29–42.
486 Pelham TW, Campagna PD, Ritvo PG, Birnie WA. The effects of exercise therapy on clients in a psychiatric rehabilitation program. Psychosoc Rehab J 1993;16:75–84.
487 Ernst C. Antidepressant effects of exercise: Evidence for an adult-neurogenesis hypothesis? J Psychiatry Neurosci 2006;31(2):84–92.
488 Borgetto B. Selbsthilfe und Gesundheit. Analysen, Forschungsergebnisse und Perspektiven in der Schweiz und in Deutschland. Buchreihe des Schweizerischen Gesundheitsobservatoriums. Bern: Hans Huber; 2004.
489 Rothbauer J, Spießl H, Schön D. Angehörigen-Informationstage. Einstellungen und Bedürfnisse von Angehörigen schizophrener Patienten. Psychiatr Prax 2001;28:118–22.
490 Fähndrich E, Kempf M, Kieser C, Schütze S. Die Angehörigenvisite (AV) als Teil des Routineangebotes einer Abteilung für Psychiatrie und Psychotherapie am Allgemeinkrankenhaus. Psychiatr Prax 2001;28:115–7.
491 Schmid R, Schielein T, Jakob W, Spießl H. Entlassungsbriefe an Angehörige von psychisch Kranken. Vermittlung von Unterstützungsangeboten und Psychoedukation. Psychiatr Prax 2008;35:302–5.

492 Spießl H, Straube D, Neulinger H, Hübner-Liebermann B, Schön D. Patienteninformationsblatt bei Entlassung aus der psychiatrischen Klinik. Krankenhauspsychiatrie 2001;12:129–30.
493 Schmid R, Cording C, Spießl H. Bedeutung emotionaler Belastungen für die Angehörigenarbeit. Hintergründe und praktische Konsequenzen. Psychneuro 2007;33:34–42.
494 Schmid R, Spießl H, Vukovich A, Cording C. Belastungen von Angehörigen und ihre Erwartungen an psychiatrische Institutionen. Fortschr Neurol Psychiat 2003;71:118–28.
495 Wishman MA. Marital distress and DSM-IV psychiatric disorders in a population-based national survey. J Abnorm Psychol 2007;116(3):638–43.
496 Ostacher MJ, Nierenberg AA, Iosifescu DV, Eidelman P, Lund HG, Ametrano RM, Kaczynski R, Calabrese J, Miklowitz DJ, Sachs G, Perlick DA. Correlates of subjective and objective burden among caregivers of patients with bipolar disorder. Acta Psychiatr Scand 2008;118(1):49–56.
497 Perlick DA, Rosenheck R, Miklowitz DJ, Kaczynski R, Link B, Ketter T, Wisniewski S, Wolff N, Sachs G. Caregiver burden and health in bipolar disorder: a cluster analytic approach. J Nerv Ment Dis 2008;196(6):484–91.
498 Jungbauer J, Wittmund B, Dietrich S, Angermeyer MC. The disregarded caregivers: subjective burden in spouses of schizophrenia patients. Schizophr Bull 2004;30(3):665–75.
499 Lenz A. Interventionen bei Kindern psychisch kranker Eltern. Grundlagen, Diagnostik und therapeutische Maßnahmen. Göttingen: Hogrefe Verlag; 2008.
500 Hyde JA. Bipolar illness and the family. Psychiatric Quarterly 2001;72(2):109–18.
501 Kanfer FH, Reinecker H, Schmelzer D. Selbstmanagementtherapie. Ein Lehrbuch für die klinische Praxis. 4. Auflage. Heidelberg: Springer Medizin Verlag; 2006.
502 Scheidhauer H, Schärer L, Biedermann C, Freisen A, Langosch JM. Entwicklung eines Selbstmanagement-Trainingsprogrammes in Selbsthilfegruppen bei Patienten mit bipolaren Störungen. www.patient-als-partner.de/tagung2004/tagung/Poster/32_Scheidhauer.pdf; 2004.
503 Mueser KT, Meyer PS, Penn DL, Clancy R, Clancy DM, Salyers MP. The Illness Management and Recovery Program: Rationale, Development, and Preliminary Findings. Schizophr Bull 2006;32:32–43.
504 Coulter A, Ellins J. Effectiveness of strategies for informing, educating, and involving patients. BMJ 2007;355:24–7.
505 Morgan AJ, Jorm AF. Self-help interventions for depressive disorders and depressive symptoms: a systematic review. Ann Gen Psychiatry 2008;7(13):doi: 10.1186/1744-859X-7-13.
506 Anderson L, Lewis G, Araya R, Elgie R, Harrison G, Proudfoot J, Schmidt U, Sharp D, Weightman A, Williams C. Self-help books for depression: how can practitioners and patients make the right choice? Br J Gen Pract 2005;55(514):387–92.
507 Gregory RJ, Canning SS, Lee TW, Wise JC. Cognitive bibliotherapy for depression: a meta-analysis. Professional Psychol Res Prax 2004;35:275-80.
508 Cuijpers P. Bibliotherapy in unipolar depression: a meta-analysis. J Behav Ther Experi Psychiatry 1997;28(2):139–47.
509 Gellatly J, Bower P, Hennessy S, Richards D, Gilbody S, Lovell K. What makes self-help interventions effective in the management of depressive symptoms? Meta-analysis and meta-regression. Psychol Med 2007;37(9):1217–28.
510 Fanner D, Urquhart C. Bibliotherapy for mental health service users Part 1: a systematic review. Health Info Libr J 2008;25:237–52.
511 Finn J. An exploration of helping processes in an online self-help group focusing on issues of disability. Health Soc Work 1999;24:220–31.
512 Sikorski C, Luppa M, Kersting A, König H-H, Riedel-Heller SG. Effektivität computer- und internetgestützter kognitiver Verhaltenstherapie bei Depression. Ein systematischer Literaturüberblick. Psychiatr Prax 2011;38(2):61–8.
513 Wright JH, Wright AS, Albano AM, Basco MR, Goldsmith LJ, Raffield T, Otto MW. Computer-assisted cognitive therapy for depression: maintaining efficacy while reducing therapist time. Am J Psychiatry 2005;162(6):1158–64.
514 Kessler D, Lewis G, Kaur S, Wiles N, King M, Weich S, Sharp D, Araya R, Hollinghurst S, Peters TJ. Therapist-delivered internet psychotherapy for depression in primary care: a randomised controlled trial. Lancet 2009;374:628–34.
515 Venmark K, Lenndin J, Bjärehed J, Carlsson M, Karlsson J, Öberg J, Carlbring P, Eriksson S, Andersson G. Internet administered guided self-help versus individualized e-mail therapy: a randomized trial of two versions of CBT for major depression. Behav Res Ther 2010;48:368–76.
516 Perini S, Titov N, Andrews G. Clinician-assisted internet-based treatments is effective for depression: randomized controlled trial. Aust N Z J Psychiatry 2009;43:571–8.
517 Schrank B, Seyringer ME, Berger P, Katschnig H, Amering H. Schizophrenie und Psychose im Internet. Psychiatr Prax 2006;(33):277–81.
518 Wenzel J. Vertraulichkeit und Anonymität im Internet. Problematik von Datensicherheit und Datenschutz mit Lösungsansätzen. In: Etzersdorfer E, Fiedler G, Witte M, editors. Neue Medien und Suizidalität. Gefahren und Interventionsmöglichkeiten. Göttingen: Vandenhoeck & Ruprecht; 2003. p. 56–70.
519 Becker K, El-Faddagh M, Schmidt MH. Cybersuizid oder Werther-Effekt online: Suizidchatrooms und -foren im Internet. Kindheit und Entwicklung 2004;13(1):14–25.
520 Schielein T, Schmid R, Dobmeier M, Spießl H. Selbsthilfe aus dem Cyberspace? Psychiatr Prax 2008;35:28–32.
521 Haker H, Lauber C, Rössler W. Internet forums: a self-help approach for individuals with schizophrenia? Acta Psychiatr Scand 2005;112:474–7.

522 Borgetto B. Wirkungen und Nutzen von Selbsthilfegruppen. Pub Health Forum 2007;15(55):doi:10.1016/j.phf.2007.03.004.

523 Borgetto B. Gesundheitsbezogene Selbsthilfe in Deutschland. Stand der Forschung. Baden-Baden: Nomos Verlagsgesellschaft; 2002.

524 Gaber E, Hundertmark-Mayser J. Gesundheitsbezogene Selbsthilfegruppen – Beteiligung und Informiertheit in Deutschland. Ergebnisse eines Telefonischen Gesundheitssurveys 2003. Gesundheitswesen 2005;67:620–9.

525 Hundertmark-Mayser J, Möller B. Selbsthilfe im Gesundheitsbereich. http://www.gbe-bund.de (abgerufen am 22.03.2011); 2004.

526 Klytta C, Wilz G. Selbstbestimmt aber professionell geleitet? Zur Effektivität und Definition von Selbsthilfegruppen. Gesundheitswesen 2007;69:88–97.

527 Segal SP, Silverman CJ, Temkin TL. Self-help and community mental health agency outcomes: A recovery-focused randomized controlled trial. Psychiatr Serv 2010;61(9):905–10.

528 Burti L, Amaddeo F, Ambrosi M, Bonetto C, Cristofalo D, Ruggeri M, Tansella M. Does additional care provided by a consumer self-help group improve psychiatric outcome? A study in an Italian Community-Based Psychiatric Service. Community Ment Health J 2005;41(6):705–20.

529 Leung J, Arthur DG. Clients and facilitators' experiences of participating in a Hong Kong self-help group for people recovering from mental illness. Int J Ment Health Nurs 2004;13:232–41.

530 Höflich A, Matzat J, Meyer F, Knickenberg RJ, Bleichner F, Merkle W, Reimer C, Franke W, Beutel M. Inanspruchnahme von Selbsthilfegruppen und Psychotherapie im Anschluss an eine stationäre psychosomatisch-psychotherapeutische Behandlung. Psychotherapie und Psychologische Medizin 2007;57:213–20.

531 Schulze Mönking H. Self-help groups for families of schizophrenic patients: formation, development and therapeutic impact. Soc Psychiatry Psychiatr Epidemiol 1994;29(3):149–54.

532 Vogel R. Gesprächs-Selbsthilfegruppen. Interviews mit Aussteigern und Dabeigebliebenen. Dissertation an der TU Berlin: Fachbereich Gesellschafts- und Planungswissenschaften, Berlin; 1990.

533 Wohlfahrt N, Breitkopf H. Selbsthilfegruppen und soziale Arbeit. Freiburg: Lambertus; 1995.

534 Leonardo da Vinci pilot projects. Curriculum zur Ausbildung von Experten durch Erfahrung in der Psychiatrie. http://www.krisenpension.de/download/ex-in/ausbildung.pdf (abgerufen am 17.03.2011); 2011.

535 Davidson L, Chinman M, Kloss B, Weingarten R, Stayner D, Tebes JK. Peer support among individuals with severe mental illness: a review of the evidence. Clin Psychol Sci Pract 1999;6:165–87.

536 Utschakowski J. EX-IN-Psychiatrieerfahrung als Kompetenz – Ein europäisches Pilotprojekt und seine Folgen. In: AKTION PSYCHISCH KRANKE, Schmidt-Zadel R, Kruckenberg P, editors. Kooperation und Verantwortung in der Gemeindepsychiatrie. Tagungsbericht Kassel, 3./4. November 2008. Bonn: Psychiatrie-Verlag; 2009. p. 248–54.

537 Davidson L, Chinman M, Sells D, Rowe M. Peer support among adults with serious mental illness: a report from the field. Schizophr Bull 2006;32(3):443–50.

538 Salyers MP, McGuire AB, Rollins AL, Bond GR, Mueser KT, Macy VR. Integrating assertive community treatment and illness management and recovery for consumers with severe mental illness. Community Ment Health J 2010;46(4):319–29.

539 Sells D, Davidson L, Jewell C, Falzer P, Rowe M. The treatment relationship in peer-based and regular Case Management for clients with severe mental illness. Psychiatr Serv 2006;57(8):1179–84.

540 Rummel-Kluge C, Stiegler-Kotzor M, Schwarz C, Hansen WP, Kissling W. Peer-counseling in schizophrenia: patients consult patients. Patient Educ Couns 2008;70:357–62.

541 Rodewischer Thesen – Internationales Symposium über psychiatrische Rehabilitation vom 23.–25.05.1963 in Rodewisch im Vogtland. Zeitschrift für gesellschaftliche Hygiene 1965;11:61–5.

542 Deutscher Bundestag. Bericht über die Lage der Psychiatrie in der BRD – Zur psychiatrischen und psychotherapeutisch/psychosomatischen Versorgung der Bevölkerung. Bonn: Bundestagsdrucksache 7/42000 und 7/4202; 1975.

543 Klecha D, Borchhardt D. Psychiatrische Versorgung und Rehabilitation. Freiburg im Breisgau: Lambertus-Verlag; 2007.

544 Internationale Klassifikation der Funktionsfähigkeit, Behinderung und Gesundheit (ICF) der Weltgesundheitsorganisation (WHO). www.dimdi.de. Köln: DIMDI; 2004.

545 Voges B, Becker T. Sozial- und Gemeindepsychiatrie, psychiatrisch-psychotherapeutische Rehabilitation. In: Berger M, editor. Psychische Erkrankungen: Klinik und Therapie. München: Elsevier GmbH, Urban und Fischer; 2009. p. 237–62.

546 Internationale statistische Klassifikation der Krankheiten und verwandter Gesundheitsprobleme. (ICD 10) 10. Revision.ed. DIMDI: http://www.dimdi.de/static/de/klassi/diagnosen/ls-icdhtml.htm; 2010.

547 Egger JW. Das biopsychosoziale Krankheitsmodell. Grundzüge eines wissenschaftlich begründeten ganzheitlichen Verständnisses von Krankheit. Psychologische Medizin 2005;16(2):3–12.

548 Nuechterlein KH, Dawson ME. A heuristic vulnerability/stress model of schizophrenic episodes. Schizophr Bull 1984;10:300–12.

549 Rüesch P, Neuenschwander M. Soziale Netzwerke und soziale Unterstützung. In: Rössler W, editor. Psychiatrische Rehabilitation. Berlin, Heidelberg, New York, Tokio: Springer; 2004. p. 7–20.

550 Katschnig H, Donat H, Fleischhacker WW, Meise U. 4x8 Empfehlungen zur Behandlung von Schizophrenie. Linz: Edition pro mente; 2002.

551 Beauchamp TL, Childress JF. Principles of Biomedical Ethics. 5th ed. Oxford: Oxford University Press; 2001.
552 Vollmann J. Ethische Probleme in der Psychiatrie. In: Berger M, editor. Psychische Erkrankungen: Klinik und Therapie. München: Elsevier Urban & Fischer; 2009. p. 1083–91.
553 Baumann B. Die Feststellung des Einverständnisses zur Behandlung bei Patienten in Neurologie und Psychiatrie – Vorschlag eines gestuften Entscheidungsablaufes. Fortschr Neurol Psychiat 2003;71:205–10.
554 Helmchen H. Einwilligung nach Aufklärung («informed consent») in der Psychiatrie – Europäische Standards und Unterschiede, Probleme und Empfehlungen. Fortschr Neurol Psychiat 1997;65:23–33.
555 Steinert T. Ethische Einstellungen zu Zwangsunterbringung und -behandlung schizophrener Patienten. Psychiatr Prax 2007;2:186–90.
556 Kirsch P, Steinert T. Natürlicher Wille, Einwilligungsfähigkeit und Geschäftsfähigkeit. Begriffliche Definitionen, Abgrenzungen und relevante Anwendungsbereiche. Krankenhauspsychiatrie 2006;17:96–102.
557 BAR e. V. Die Arbeitshilfe für die Rehabilitation und Teilhabe psychisch kranker und behinderter Menschen der Bundesarbeitsgemeinschaft für Rehabilitation (BAR) e. V. Frankfurt/Main: www.bar-frankfurt.de; 2010.
558 Sozialgesetzbuch. http://www.sozialgesetzbuch-sgb.de (Zugriff am 18.02.2011); 2011.
559 Arbeitsgruppe Psychiatrie der obersten Landesgesundheitsbehörden i. A. der Gesundheitsministerkonferenz. Bestandsaufnahme zu den Entwicklungen der Psychiatrie in den letzten 25 Jahren. http://www.berlin.de/imperia/md/content/lb-psychiatrie/veroeffentlichungen/bericht25jpsychiatrie.pdf?start&ts=bericht25jpsychiatrie.pdf (Zugriff am 13.02.2011); 2003.
560 Fritze J. Integrierte Versorgung: Was ist das? Wie funktioniert das? In: Berger M, Fritze J, Roth-Sackenheim C, Vorderholzer U, editors. Die Versorgung psychischer Erkrankungen in Deutschland. Aktuelle Stellungnahmen der DGPPN 2003–2004. Heidelberg: Springer; 2005. p. 73–6.
561 Schroeder-Printzen J. Rechtliche Rahmenbedingungen neuer Versorgungsformen. In: Weatherly JN, Lägel R, editors. Neue Versorgungsansätze in der Psychiatrie, Neurologie und Psychosomatik. Berlin: Medizinisch Wissenschaftliche Verlagsgesellschaft; 2009. p. 87–98.
562 Möws V, Lägel R. Projekt zur Integrierten Versorgung in Mecklenburg Vorpommern: «Psychiatrisch-Psychotherapeutisches Netzwerk». In: Weatherly JN, Lägel R, editors. Neue Versorgungsansätze in der Psychiatrie, Neurologie und Psychosomatik. Berlin: Medizinisch Wissenschaftliche Verlagsgesellschaft; 2009. p. 135–44.
563 Deister A, Zeichner D, Roick C. Ein Regionales Budget für die Psychiatrie. Erste Erfahrungen aus einem Modellprojekt. PsychoNeuro 2004;30(5):285–8.
564 Roick C, Deister A, Zeichner D, Birker T, König H-H, Angermeyer MC. Das Regionale Psychiatriebudget: Ein neuer Ansatz zur effizienten Verknüpfung stationärer und ambulanter Versorgungsleistungen. Psychiatr Prax 2005;32:1–8.
565 Roick C, Heinrich S, Deister A, Zeichner D, Birker T, Heider D, Schomerus G, Angermeyer MC, König H-H. Das Regionale Psychiatriebudget: Kosten und Effekte eines neuen sektorübergreifenden Finanzierungsmodells für die psychiatrische Versorgung. Psychiatr Prax 2008;35:279–85.
566 König H-H, Heinrich S, Heider D, Deister A, Zeichner D, Birker T, Hierholzer C, Angermeyer MC, Roick C. Das Regionale Psychiatriebudget (RPB): Ein Modell für das neue pauschalierende Entgeldsystem psychiatrischer Krankenhausleistungen? Analyse der Kosten und Effekte des RPB nach 3,5 Jahren Laufzeit. Psychiatr Prax 2010;37:34–42.
567 Melchinger H. Ambulante Soziotherapie. Evaluation und analytische Auswertung des Modellprojektes «Ambulante Rehabilitation psychisch Kranker» der Spitzenverbände der gesetzlichen Krankenkassen. Baden-Baden: NOMOS; 1998.
568 Lambert M, Naber D, Bock T, Meigel-Schleif C, Orton HD. Integrierte Versorgung von Patienten mit psychotischen Erkrankungen, das Hamburger Modell. In: Amelung E, Bergmann F, Hauth I, Jaleel E, Falkai P, Meier U, Reichmann H, Roth-Sackenheim C, editors. Innovative Konzepte im Versorgungsmanagemnt von ZNS-Patienten. Berlin: Medizinisch Wissenschaftliche Verlagsgesellschaft; 2010. p. 113–37.
569 Richtlinien des Bundesausschusses der Ärzte und Krankenkassen über die Durchführung von Soziotherapie in der vertragsärztlichen Versorgung (Soziotherapie-Richtlinien) in der Fassung vom 23. August 2001. Bundesanzeiger 2001;Nr. 217 (S23735).
570 Bundesarbeitsgemeinschaft für Rehabilitation (BAR) e. V. Rahmenempfehlungen zur ambulanten Rehabilitation bei psychischen und psychosomatischen Erkrankungen vom 22. Januar 2004. www.bar-frankfurt.de; 2004.
571 Bundesarbeitsgemeinschaft für Rehabltiation BAR. RPK-Empfehlungsvereinbarung und Handlungsempfehlungen für die praktische Umsetzung. http://www.bagrpk.de/download/110701-BAR-RPK-Handlungsempfehlung.pdf; 2005.
572 Horn A. Integrative Psychiatrische Behandlung am Alexianer-Krankenhaus in Krefeld – Klinische Akutbehandlung ohne Krankenhausbett. In: Schmidt-Zadel R, Kunze H, AKTION PSYCHISCH KRANKE, editors. Mit und ohne Bett. Personenzentrierte Krankenhausbehandlung im Gemeindepsychiatrischen Verbund. Bonn: Psychiatrie-Verlag gGmbH; 2002. p. 294–310.
573 Munz I, Ott M, Jahn H, Rauscher A, Jäger M, Kilian R, Frasch K. Vergleich stationär-psychiatrischer Routinebehandlung mit wohnfeldbasierter psychiatrischer Akutbehandlung («Home Treatment»). Psychiatr Prax 2011;38(3):123–8.
574 Diethelm A. Ambulante psychiatrische Akutbehandlung zu Hause (APAH) – ein Beispiel personenzentrierter Organisation psychiatrischer Akutversorgung. In: Schmidt-Zadel R, Kunze H, AKTION PSYCHISCH KRANKE, editors.

Literatur

Mit und ohne Bett. Personenzentrierte Krankenhausbehandlung im Gemeindepsychiatrischen Verbund. Bonn: Psychiatrie Verlag gGmbH; 2002. p. 130–43.

575 Lambert M, Bock T, Schöttle D, Golks D, Meister K, Rietschel L, Bussopulos A, Frieling M, Schödlbauer M, Burlon M, Huber CG, Ohm G, Pakrasi M, Chirazi-Stark S, Naber D, Schimmelmann GB. Assertive Community Treatment as Part of Integrated Care Versus Standard Care: A 12-Month Trial in Patients With First- and Multiple-Episode Schizophrenia Spectrum Disorders Treated With Quetiapine Immediate Release (ACCESS Trial). J Clin Psychiatry 2010;71(10):1313–23.

576 Atriumhaus. Jahresbericht. www.atriumhaus-muenchen.de; 2007.

577 Schleuning G, Welschehold M. Modellprojekt Psychiatrisches Case Management. Sektorbezogene Untersuchung einer Gruppe von psychisch schwer und chronisch Kranken unter den Bedingungen einer koordinierten Betreuung und Behandlung im außerstationären Bereich. Baden-Baden: Nomos Verlagsgesellschaft GmbH & Co; 2000.

578 Löcherbach P. Einsatz der Methode Case Management in Deutschland: Übersicht zur Praxis im Sozial- und Gesundheitswesen. Vortrag im Augsburger Nachsorgesymposium am 24.05.2003; 2003.

579 Wendt W-R. Case Management – Stand und Position in der Bundesrepublik. In: Löcherbach P, editor. Case-Management – Fall- und Systemsteuerung in Theorie und Praxis. Neuwied: Luchterhand; 2002. p. 13–36.

580 Aktion Psychisch Kranke e. V. Implementation des personenzentrierten Ansatzes in der psychiatrischen Versorgung. (01. Mai 2000–31. Dezember 2002). Bonn: http://www.apk-ev.de/Datenbank/projekte/0003_Abschlussbericht_Impl_gesamt.pdf; 2003.

581 Rössler W, Löffler W, Fätkenheuer B, Riecher-Rössler A. Does case management reduce the rehospitalization rate? Acta Psychiatr Scand 1992;86:445–9.

582 Burns T, Fioritti A, Holloway F, Malm U, Rössler W. Case Management and Assertive Community Treatment in Europe. Psychiatr Serv 2001;52(5):631–6.

583 Marshall M, Crowther R, Almaraz-Serrano A, Creed F, Sledge W, Kluiter H, Roberts C, Hill E, Wiersma D, Bond GR, Huxley P, Tyrer P. Systematic reviews of the effectiveness of day care for people with severe mental disorders: (1) acute day hospital versus admission; (2) vocational rehabilitation; (3) day hospital versus outpatient care. Health Technol Assess 2001;5(21):1–75.

584 Eikelmann B, Reker T, Albers M. Die psychiatrische Tagesklinik. Stuttgart: Georg Thieme Verlag; 1999.

585 Kallert TW, Priebe S, McCabe R, Kiejna A, Rymaszewska J, Nawka P, Ocvár L, Raboch J, Stárková-Kalisová L, Koch R, Schützwohl M. Are day hospitals effective for acutely ill psychiatric patients? A European multicenter randomized controlled trial. J Clin Psychiatry 2007;68(2):278–87.

586 Kallert TW, Matthes C, Glöckner M, Eichler T, Koch R, Schützwohl M. Akutpsychiatrische tagesklinische Behandlung: Ein effektivitätsgesichertes Versorgungsangebot? Psychiatr Prax 2004;31:409–19.

587 Kallert TW, Schönherr R, Schnippa S, Matthes C, Glöckner M, Schützwohl M. Direkte Kosten akutpsychiatrischer tagesklinischer Behandlung: Ergebnisse aus einer randomisierten kontrollierten Studie. Psychiatr Prax 2005;32:132–41.

588 Faulbaum-Decke W, Weatherly JN. Das Projekt «GAPSY» – Rückzugsräume. In: Weatherly JN, Lägel R, editors. Neue Versorgungsansätze in der Psychiatrie, Neurologie und Psychosomatik. Berlin: Medizinisch Wissenschaftliche Verlagsgesellschaft; 2009. p. 231–6.

589 Richtlinien des Bundesausschusses der Ärzte und Krankenkassen über die Verordnung von Krankenhausbehandlung (Krankenhausbehandlungs-Richtlinien). Bundesanzeiger 2003;188:22–577.

590 Spindler J, Schelhase T. Krankenhauslandschaft im Umbruch. Wiesbaden: Statistisches Bundesamt. Wirtschaft und Statistik; 2009.

591 Bölt U, Graf T. Stationäre Gesundheitsversorgung in Deutschland. Krankenhäuser und Vorsorge- oder Rehabilitationseinrichtungen 2008. Wiesbaden: Statistisches Bundesamt. Wirtschaft und Statistik; 2009.

592 Alwan N, Johnstone P, Zolese G. Length of hospitalization for people with severe mental illness. Cochrane Database Syst Rev 2008;DOI: 10.1002/14651858.CD000384.pub2.

593 Aktion Psychisch Kranke e. V. Evaluation der Psychiatrie-Personalverordnung. Abschlussbericht der Psych-PV-Umfrage 2005 im Auftrag des Bundesministeriums für Gesundheit. Bonn: Psychiatrie; 2005.

594 Bundesarbeitsgemeinschaft für Rehabilitation. RPK-Empfehlungsvereinbarung vom 29.09.2005 über die Zusammenarbeit der Krankenversicherungsträger sowie der Bundesagentur für Arbeit bei der Gewährung von Leistungen zur Teilhabe in Rehabilitationseinrichtungen für psychisch kranke und behinderte Menschen. Frankfurt: http://www.bar-frankfurt.de/upload/RPK-Empfehlungsvereinbarung_153.pdf; 2005.

595 Schmidt-Zadel R, Pörksen N. Aktion Psychisch Kranke: Teilhabe am Arbeitsleben. Arbeit und Beschäftigung für Menschen mit psychischen Beeinträchtigungen. Bonn: Psychiatrie-Verlag; 2002.

596 Bundesministerium für Gesundheit. Berufliche Rehabilitation und Beschäftigung für psychisch Kranke und seelisch Behinderte. Eine Bilanz des Erreichten und Möglichen. Schriftenreihe des Bundesministeriums für Gesundheit, Bd. 119. Baden-Baden: Nomos Verlagsgesellschaft; 1999.

597 Albrecht D, Bramesfeld A. Das Angebot an gemeindenahen beruflichen Rehabilitationsmöglichkeiten für psychisch kranke Menschen in der Bundesrepublik. Gesundheitswesen 2004;66:492–8.

598 BIH- Bundesarbeitsgemeinschaft der Integrationsämter und Hauptfürsorgestellen. Jahresbericht 2008/2009: Hilfen für schwerbehinderte Menschen im Beruf. Wiesbaden: Universum-Verlag; 2008.

599 Ruffert L. Zuverdienst und Zuverdienstfirmen. In: Mecklenburg H, Storck JW, editors. Handbuch berufliche

Integration und Rehabilitation: Wie psychisch kranke Menschen in Arbeit kommen und bleiben. Bonn: Psychiatrie-Verlag; 2008. p. 252–7.
600 Hoffmann H. Das Berner Job Coach Projekt. In: Schmidt-Zadel R, Pörksen N, Aktion Psychisch Kranke e. V., editors. Teilhabe am Arbeitsleben. Arbeit und Beschäftigung für Menschen mit psychischen Beeinträchtigungen. Bonn: Psychiatrie-Verlag; 2002. p. 105–29.
601 Universitäre Psychiatrische Dienste Bern (UPD). Jahresbericht 2007. Bern: Universitäre Psychiatrische Dienste Bern (UPD); Forschung und Lehre; 2007.
602 Catty JS, Bunstead Z, Burns T, Comas A. Day centres for severe mental illness. Cochrane Database Syst Rev 2007;CD001710.
603 Schmiedebach HP, Beddies T, Schulz J, Priebe S. Wohnen und Arbeit als Kriterien einer sozialen Integration psychisch Kranker – Entwicklungen in Deutschland von 1900 bis 2000. Psychiatr Prax 2002;29:285–94.
604 Egetmeyer A, Feller T, Schäfer-Walkmann S. Die schwäbische Heimenquete des Bezirks Schwaben. Gutachten. Augsburg: Bezirk Schwaben; Stabsstelle Psychiatrie; 2003.
605 Becker J. Betreutes Wohnen in Familien – ein Weg zur Inklusion. In: Rosemann M, Konrad M, editors. Handbuch Betreutes Wohnen. Von der Heimversorgung zur ambulanten Unterstützung. Bonn: Psychiatrie Verlag; 2011. p. 267–76.
606 Wohn- und Betreuungsvertragsgesetz: Gesetz zur Regelung von Verträgen über Wohnraum mit Pflege- oder Betreuungsleistungen (Wohn- und Betreuungsvertragsgesetz – WBVG). http://www.gesetze-im-internet.de/wbvg/BJNR231910009.html; 2009.
607 Bramesfeld A, Holler G. Der Einfluss der Ausführungspraxis des Bundessozialhilfegesetzes auf die Deinstitutionalisierung psychisch Kranker. Psychiatr Prax 2004;31:387–94.
608 Peukert R. Abmeldungen aus dem betreuten Wohnen Hessen: Ankündigung von Heranziehung von Einkommen und Vermögen: Wirkungen-Konsequenzen. Sozialpsychiatrische Informationen 2010;1:26–30.
609 Völlm B, Becker H, Kunstmann W. Psychiatrische Morbidität bei allein stehenden wohnungslosen Männern. Psychiatr Prax 2004;31:236–40.
610 Torchella I, Anbrecht F, Buchkremer G, Längle G. Wohnungslose Frauen mit psychischer Erkrankung – eine Feldstudie. Psychiatr Prax 2004;31:228–35.
611 Kellinghaus C, Eikelmann B, Ohrmann P, Reker T. Wohnungslos und psychisch krank. Überblick über den Forschungsstand und eigene Ergebnisse zu einer doppelt benachteiligten Randgruppe. Fortschr Neurol Psychiat 1999;67:108–21.
612 Fichtner MM, Koniarczyk M, Greifenhagen A, Koegel A, Quadflieg N, Wittchen HU, Wölz J. Mental illness in a representative sample of homeless men in Munich, Germany. Eur Arch Psychiatry Clin Neurosci 1996;246:185–96.
613 Böker-Scharnhölz M. Wohnungslos und psychisch krank. In: Rosemann M, Konrad M, editors. Handbuch betreutes Wohnen. Bonn: Psychiatrie Verlag; 2011. p. 159–68.
614 Quadflieg N, Fichter MM. Ist die Zuweisung dauerhaften Wohnraums an Obdachlose eine effektive Maßnahme? Eine prospektive Studie über drei Jahre zum Verlauf psychischer Beschwerden. Psychiatr Prax 2007;34:276–82.
615 Längle G, Mayenberger M, Günther A. Gemeindenahe Rehabilitation für schwer psychisch Kranke? Rehabilitation 2001;40:21–7.
616 Angermeyer M, Riedel-Heller S, Roick C. Besonderheiten des deutschen psychosozialen Versorgungssystems aus psychiatrischer Perspektive. In: Pawils S, Koch U, editors. Psychosoziale Versorgung in der Medizin. Entwicklungstendenzen und Ergebnisse der Versorgungsforschung. Stuttgart: Schattauer; 2006. p. 113–22.
617 Tansella M, Thornicroft G. The principles underlying community psychiatry. In: Thornicroft G, Szmukler G, editors. Textbook of Community Psychiatry. Oxford: Oxford University Press; 2001. p. 155–65.
618 Rosemann M. Engagierte Leistungserbringer übernehmen regionale Verantwortung: Qualitätssicherung im Gemeindepsychiatrischen Verbund. In: Schmidt-Zadel R, Kruckenberg P, Aktion Psychisch Kranke e. V, editors. Kooperation und Verantwortung in der Gemeindepsychiatrie. Bonn: Psychiatrie-Verlag; 2009. p. 84–93.
619 Böker-Scharnhölz M. Gemeinsame Qualitätsstandards – die BAG GPV. In: Schmidt-Zadel R, Kruckenberg P, Aktion Psychisch Kranke e. V., editors. Kooperation und Verantwortung in der Gemeindepsychiatrie. Tagungsbericht Kassel, 3./4. November 2008. Bonn: Psychiatrie-Verlag; 2009. p. 384–90.
620 Elgeti H. Der Sozialpsychiatrische Verbund im Großraum Hannover. Vortrag auf der Tagung «Lebensqualität und Versorgungsqualität – Orientierungen für gemeindepsychiatrisches Handeln» am 18.11.1998. Hannover: Akademie für Sozialmedizin e. V.; 1998.
621 Elgeti H. Dialoge – Daten – Diskurse: Zur Qualitätsentwicklung psychiatrischer Hilfen. Sozialpsychiatrische Informationen 2003;33(1):24–9.
622 Elgeti H, Schlieckau L, Sueße T. Qualitätsentwicklung mit regionalen Zielvereinbarungen – geht das? Zwischenbericht über ein Projekt in der Region Hannover. In: Elgeti H, editor. Psychiatrie in Niedersachsen – Jahrbuch 2011, Band 4. Bonn: Psychiatrie-Verlag; 2011. p. 134–42.
623 Peukert R. Was ist «Sozialraumorientierte Gemeindepsychiatrie». In: Schmidt-Zadel R, Kruckenberg P, Aktion Psychisch Kranke e. V., editors. Kooperation und Verantwortung in der Gemeindepsychiatrie. Tagungsbericht Kassel vom 3./4. November 2008. Bonn: Psychiatrie-Verlag gGmbH; 2009. p. 114–28.
624 Fahlbusch JI. Sozialraum – korrigierter Wettbewerb. In: Schmidt-Zadel R, Kruckenberg P, Aktion Psychisch Kranke e. V., editors. Kooperation und Verantwortung in der Gemeindepsychiatrie. Tagungsbericht Kassel vom 3./4. November 2008. Bonn: Psychiatrie-Verlag; 2009. p. 404–7.

625 Lenz A. Ressourcen fördern. Materialien für die Arbeit mit Kindern und ihren psychisch kranken Eltern. Göttingen: Hogrefe; 2010.
626 Lenz A. Riskante Lebensbedingungen von Kindern psychisch und suchtkranker Eltern – Stärkung ihrer Resilienzressourcen durch Angebote der Jugendhilfe. Sachverständigenkommission des 13. Kinder- und Jugendberichts der Bundesregierung. Expertise, Juni 2009. http://www.dji.de/bibs/13_KJB-Expertise_Lenz_suchtkranke_Eltern_pdf (Zugriff am 30.03.2011); 2009.
627 Jungbauer J, Kuhn J, Lenz A. Zur Prävalenz von Elternschaft bei schizophrenen Patienten. Gesundheitswesen 2010;73(5):286–9.
628 McGrath P, Hearle J, Jenner L, PK, Drummond A, Barla JM. The fertility and fecundity of parents with psychosis. Acta Psychiatr Scand 1999;99:441–6.
629 Craig T, Bromet EJ. Parents with psychosis. Ann Clin Psychiatry 2004;16:35–9.
630 Bundespsychotherapeutenkammer. BPtK-Newsletter. Ausgabe I: 3–4; 2007.
631 Downey G, Coyne JC. Children of depressed parents: An integrative review. Psychol Bull 1990;108:50–76.
632 Robins LN, Regier DA. Psychiatric disorders in America. New York: The Free Press; 1991.
633 Niemi LT, Suvisaari JM, Tuulio-Henrickson A, Lönnqvist JK. Childhood developmental abnormalities in schizophrenia: Evidence from high-risk studies. Schizophr Res 2003;60:239–58.
634 Weissmann MM, Gammon GD, John KR, Merikangas KR, Warner V, Prusoff D, Shomomskas D. Children of depressed parents. Arch Gen Psychiatry 1987;44:847–53.
635 Rutter M, Quinton D. Parental psychiatric disorders: Effects on children. Psychol Med 1984;14:853–80.
636 Sameroff A. Early indicators of developmental risk: The Rochester Longitudinal Study. Schizophr Bull 1987;1:3–24.
637 Lenz A. Kinder psychisch kranker Eltern. Göttingen: Hogrefe; 2005.
638 Cummings EM, Davis PT. Maternal depression and child development. J Child Psychol Psychiatry 1994;35:73–112.
639 Kuhn J, Lenz A. Coping bei Kindern schizophren erkrankter Eltern – eine täuschend gute Bewältigung. Prax Kinderpsychol K 2008;57:735–56.
640 Hellmich M. Netzwerke für Kinder psychisch kranker Eltern. Psychosoz Umschau 2009;2:5–6.
641 Migrationsbericht des Bundesamtes für Migration und Flüchtlinge im Auftrag der Bundesregierung 2009. Bundesministerium für Inneres. Berlin: Bonifatius GmbH; 2011.
642 Machleidt W, Koch E, Calliess IT, Schepker R, Salman R. Die Sonnenberger Leitlinien – Eine Programmatik zur Öffnung der psychiatrisch-psychotherapeutischen Versorgung für Menschen mit Migrationshintergrund. In: Machleidt W, Heinz A, editors. Praxis der Interkulturellen Psychiatrie und Psychotherapie. München: Elsevier; 2011. p. 135–43.
643 Behrens K, Calliess IT. Migration biography and culture as determinants of diagnostic and therapeutic processes in mentally ill immigrants A systematic differentiation based on a qualitative content analysis of treatment courses. Psychother Psychosom Med Psychol 2008;58:162–8.
644 Brucks U, Wahl WB. Über-, Unter-, Fehlversorgung? Bedarfslücken und Strukturprobleme in der ambulanten Gesundheitsversorgung für Migrantinnen und Migranten. In: Borde T, David M, editors. Gut versorgt? Migrantinnen und Migranten im Gesundheits- und Sozialwesen. Frankfurt: Mabuse; 2003. p. 15–34.
645 Behrens K, Calliess IT. Psychotherapeutischer Beziehungsaufbau im interkulturellen Erstkontakt. Psychotherapeutenjournal 2011;1:12–20.
646 Erikson E. Identity and the life cycle. New York: International University Press; 1959.
647 Lockenhoff CE, Carstensen LL. Socioemotional selectivity theory, aging, and health: The increasingly delicate balance between regulating emotions and making tough choices. J Personality 2004;72(6):1395–424.
648 Kirmayer LJ. Beyond the 'new cross-cultural psychology': cultural biology, discursive psychology and the ironies of globalization. Transcult Psychiatry 2006;43(1):126–44.
649 Machleidt W, Callies IT. Psychiatrisch-psychotherapeutische Behandlung von Migranten und transkulturelle Psychiatrie. In: Berger M, editor. Psychische Erkrankungen: Klinik und Therapie. München, Jena: Urban & Fischer; 2008. p. 1161–83.
650 Keller A, Baune BT. Impact of social factors on health status and help seeking behaviour among migrants and Germans. J Pub Health 2005;13:22–9.
651 Kirkcaldy B, Wittig U, Furnham A. Migration und Gesundheit. Psychosoziale Determinanten. Bundesgesundheitsblatt – Gesundheitsforschung – Gesundheitsschutz 2006;49:873–83.
652 Jackson PL, Meltzoff AN, Decety J. Neural circuits involved in imitation and perspective-taking. Neuroimage 2006;31(1):429–39.
653 Selten JP, Cantor-Graae E, Kahn RS. Migration and schizophrenia. Curr Opin Psychiatry 2007;20:111–5.
654 Cantor-Graae E, Selten JP. Schizophrenia and Migration: A Meta-Analysis and Review. Am J Psychiatry 2005;162(1):12–24.
655 Bhugra D, Mastrogianni A. Globalisation and mental disorders – Overview with relation to depression. Br J Psychiatry 2004;184:10–20.
656 Jablensky A, Sartorius N, Ehrenberg G, Anker M, Korten A, Cooper JE, Day R, Bertelsen A. Schizophrenia – Manifestations, Incidence and Course in Different Cultures – A World-Health-Organization 10-Country Study. Psychol Med 1992;20(Suppl):1–97.
657 Veling W, Susser E, van Os J, Mackenbach JP, Selten JP, Hoek HD. Ethnic Density of Neighborhoods and Incidence of Psychotic Disorders Among Immigrants. Am J Psychiatry 2008;165(1):66–73.

658 Glaesmer H, Wittig U, Brähler E, Martin A, Mewes R, Rief W. Sind Migranten häufiger von psychischen Störungen betroffen? Eine Untersuchung an einer repräsentativen Stichprobe der deutschen Allgemeinbevölkerung. Psychiatr Prax 2009;36:16–22.

659 Bermejo I, Mayninger E, Kriston L, Härter M. Psychische Störungen bei Menschen mit Migrationshintergrund im Vergleich zur deutschen Allgemeinbevölkerung. Psychiatr Prax 2010;37:225–32.

660 Igel U, Brähler E, Grande G. Der Einfluss von Diskriminierungserfahrungen auf die Gesundheit von Migranten. Psychiatr Prax 2010;37:183–90.

661 Entralgo PN. Arzt und Patient. Zwischenmenschliche Beziehungen in der Geschichte der Medizin. München: Kindler; 1969.

662 Simmel G. Soziologie. Untersuchungen über die Formen der Vergesellschaftung. Berlin: Duncker & Humblot; 1908.

663 Devereux G. Angst und Methode in den Verhaltenswissenschaften. Frankfurt: Ullstein; 1976.

664 Pfeiffer WM. Kulturpsychiatrische Aspekte der Migration. In: Koch E, Özek M, Pfeiffer WM, editors. Psychologie und Pathologie der Migration. Freiburg: Lambertus; 1995. p. 17–30.

665 Tseng WS, Streltzer J. Cultural Competence in Clinical Psychiatry. Washington: American psychiatric Publishing; 2004.

666 Brucks U, von Salisch E, Wahl WB. Soziale Lage und ärztliche Sprechstunde. Hamburg: EBV Rissen; 1987.

667 Rüger U. Über unreflektiertes Funktionalisieren in der Psychotherapie. PTT-Persönlichkeitsstörungen: Theorie und Therapie 2009;131:31–41.

668 Gün AK. Interkulturelle Missverständnisse in der Psychotherapie – Gegenseitiges Verstehen zwischen einheimischen Therapeuten und türkeistämmigen Klienten. Freiburg: Lambertus Verlag; 2007.

669 Koch E, Brucks U, Strate P. Stationäre Psychotherapie bei Migranten – zur Methodik einer kontinuierlichen Selbstüberprüfung des Therapiekonzeptes. In: Mattke D, Hertel G, Büsing S, Schreiber-Willnow K, editors. Vom Allgemeinen zum Besonderen – Störungsspezifische Konzepte und Behandlung in der Psychosomatik. Frankfurt: Verlag für Akademische Schriften VAS; 2002. p. 286–94.

670 Brucks U. Arbeitspsychologie personenbezogener Dienstleistungen. Bern: Hans Huber Verlag; 1998.

671 Maoz B, Rabin S, Katz H, Matalon A. Der zwischenmenschliche Ansatz in der Medizin: Die Arzt-Patienten-Beziehung. Berlin: Logos; 2006.

672 Koch E. Probleme der Arzt-Patient-Beziehung – allgemeine und interkulturelle Aspekte. Balint-Journal 2000;1:103–8.

673 Koch E. Arzt-Patient-Beziehung und Transkulturelle Psychiatrie. Sozialpsychiatrische Informationen 2011;41(1):26–9.

674 Pfeiffer MW. Transkulturelle Psychiatrie. Ergebnisse und Probleme. Stuttgart: Thieme Verlag; 1994.

675 Herbrand F. Fit für fremde Kulturen. Interkulturelles Training für Führungskräfte. Bern, Stuttgart, Wien: Verlag Paul Haupt; 2002.

676 Berninghausen J, Hecht-El Minshawi B. Interkulturelle Kompetenz – Managing Cultural Diversity. Trainings-Handbuch. 3. Auflage ed. Bremen, Boston: Kellner; 2010.

677 Kumbruck C, Derboven W. Interkulturelles Training. Trainingsmanual zur Förderung interkultureller Kompetenzen in der Arbeit. 2. Auflage ed. Heidelberg: Springer; 2009.

678 Grosch H, Leenen WR. Bausteine zur Grundlegung interkulturellen Lernens. In: Bundeszentrale für politische Bildung, editor. Interkulturelles Lernen. Arbeitshilfen für die politische Bildung. Bonn: 1998. p. 29–46.

679 Seidel R. Interkulturelle Kompetenz. In: Machleidt W, Heinz A, editors. Praxis der Interkulturellen Psychiatrie und Psychotherapie. München: Elsevier; 2011. p. 161–9.

680 Oesterreich C, Hegemann T. Interkulturelle Systemische Therapie und Beratung. PiD – Psychotherapie im Dialog 2010;11(4):319–25.

681 Hofstede G. Lokales Denken, globales Handeln, Kulturen, Zusammenarbeit und Management. München: dtv; 1997.

682 Calliess IT, Machleidt W, Behrens K. Akkulturationsstile und migrationsspezifische Konfliktlagen bei suizidalen Krisen von Migranten: Ein Fallbericht zur Entwicklung von Behandlungsstrategien zwischen Autonomie und Bezogenheit. Suizidprophylaxe 2007;34:12–7.

683 Calliess IT, Ziegenbein M, Gosman L, Schmauß M, Berger M, Machleidt W. Interkulturelle Kompetenz in der Facharztausbildung von Psychiatern in Deutschland: Ergebnisse einer Umfrage. GMS Z Med Ausbild 2008;25(3):Doc92.

684 Tagay S, Zararsiz R, Erim Y, Düllmann S, Schlegl S, Brähler E, Senf W. Traumatic events and posttraumatic stress disorder in Turkish-speaking patients in primary care. Psychother Psychosom Med Psychol 2008;58:155–61.

685 Gül V, Kolb S, Saglam S. Somatisierungsstörungen und psychische Komorbidität. Diagnose und Therapieoptionen am Beispiel türkischer Patienten in Deutschland. PsychoNeuro 2008;34:213–5.

686 Schouler-Ocak M, Haasen C. Sucht und Migration. Sucht 2008;54:268–70.

687 Koch E, Hartkamp N, Siefen RG, Schouler-Ocak M. Patienten mit Migrationshintergrund in stationär-psychiatrischen Einrichtungen – Pilotstudie der Arbeitsgruppe «Psychiatrie und Migration» der Bundesdirektorenkonferenz. Nervenarzt 2008;79:328–39.

688 Wohlfahrt E, Zaumseil M. Transkulturelle Psychiatrie – interkulturelle Psychotherapie. Interdisziplinäre Theorie und Praxis. Heidelberg: Springer Medizin Verlag; 2006.

689 Assion HJ. Migration und seelische Gesundheit. Berlin: Springer; 2005.

690 Merbach M, Wittig U, Brähler E. Anxiety and depression by Polish and Vietnamese migrants in Leipzig depending on their adaptation process. Psychother Psychosom Med Psychol 2008;58:146–54.

Literatur

691 Koch E, Küchenhoff B, Schouler-Ocak M. Inanspruchnahme psychiatrischer Einrichtungen von psychisch kranken Migranten in Deutschland und der Schweiz. In: Machleidt W, Heinz A, editors. Praxis der Interkulturellen Psychiatrie und Psychotherapie. München: Elsevier; 2010. p. 489–98.
692 Koch U, Brähler E. Migration and health – a subject of high priority. Psychother Psychosom Med Psychol 2008;58:105–6.
693 Linder J, Priebe S, Penka S, Napo F, Schouler-Ocak M, Heinz A. Mental health care for migrants. Psychother Psychosom Med Psychol 2008;58:123–9.
694 Die Beauftragte der Bundesregierung für Migration, Flüchtlinge und Integration. Nationaler Integrationsplan. Berlin: Presse- und Informationsamt der Bundesregierung; 2007.
695 Razum O, Zeeb H, Schenk L. Ähnliche Krankheiten, unterschiedliche Risiken. Migration und Gesundheit. Dtsch Arztebl 2008;47:A2520–1.
696 Koch E, Hartkamp N, Siefen RG, Schouler-Ocak M. German pilot study of psychiatric inpatients with histories of migration. Nervenarzt 2008;79:328–39.
697 Schouler-Ocak M, Hartkamp N, Koch E, Schepker R, Bretz HJ, Hauth I, Heinz A. Patients with a history of immigration in inpatient psychiatric clinics – representative country-wide survey of the «Psychiatry and Immigration» Working Group of the Federal Directors Conference. Psychiatr Prax 2009;36:202.
698 Grube M. Are compulsory admissions more frequent in immigrants and ethnic minorities? Psychiat Prax 2009;36:67–71.
699 Schouler-Ocak M. Gesundheitsförderung und Suizidprävention unter besonderer Berücksichtigung von Migranten. Neuro aktuell 2008;4:21–5.
700 Schomerus G. Obstacles in the way – stigma and helpseeking. Psychiatr Prax 2009;36:53–4.
701 Machleidt W, Heinz A. Praxis der Interkulturellen Psychiatrie und Psychotherapie. Migration und psychische Gesundheit. München: Elsevier; 2011.
702 Koch E. Migranten türkischer Herkunft am Psychiatrischen Krankenhaus Marburg – eine Institution öffnet sich für Arbeit mit Ausländern. Curare 1997;1(20):65–74.
703 Calliess IT, Behrens K. Kultursensible Diagnostik und migrationsspezifische Anamnese. In: Machleidt W, Heinz A, editors. Praxis der Interkulturellen Psychiatrie und Psychotherapie. München: Elsevier; 2011. p. 191–7.
704 Haasen C, Kraft M, Yagdiran O, Naber D. Auswirkung von Sprachproblemen in der stationären Behandlung von Migranten. Krankenhauspsychiatrie 1999;10:91–5.
705 Zeiler J. Psychiatrische Diagnostik bei Migranten: Typische Fehlerquellen. T & E Neurologie und Psychiatrie 1997;11:889–91.
706 Behrens K, Calliess IT. Gleichbehandlung ohne gleiche Behandlung: Zur Notwendigkeit der Modifikation therapeutischer Strategien für die Arbeit mit Migranten. Fortschr Neurol Psychiat 2008;76:725–33.
707 Mösko M, Schneider J, Koch U, Schulz H. Does a Turkish migration background influence treatment outcome? Results of a prospective inpatient healthcare study. Psychother Psychosom Med Psychol 2008;58:176–82.
708 Bhugra D. Migration and mental health. Acta Psychiatr Scand 2004;109:243–58.
709 Lesser IM, Castro DB, Gaynes BN, Gonzalez J, Rush AJ, Alpert JE, Trivedi M, Luther JF, Wisniewski SR. Ethnicity/race and outcome in the treatment of depression: results from STAR*D. Med Care 2007;45:1043–51.
710 Haasen C, Demiralay C. Transkulturelle Aspekte der Behandlung psychischer Störungen. Psychiatrie 2006;3:150–6.
711 Pi EH, Simpson GM. Cross-cultural psychopharmacology: a current clinical perspective. Psychiatr Serv 2005;56(1):31–3.
712 Schouler-Ocak M, Rapp MA, Reiske SL, Heinz A. Psychotherapy with traumatised migrants from Turkey: taking into account cultural factors. Psychother Psychosom Med Psychol 2008;58:169–75.
713 Michael L, Frings E, Dörfler T, Wolstein J. Vergleich von Patienten mit und ohne Migrationshintergrund am Anfang und Ende einer Suchttherapie. Sucht 2009;55:148–53.
714 Pfeiffer MW. Wodurch wird ein Gespräch therapeutisch? Zur kulturellen Bedingtheit psychotherapeutischer Methoden. Psychother Psychosom Med Psychol 1991;41:93–100.
715 Sato T. Autonomy and relatedness in psychopathology and treatment: a cross-cultural formulation. Genet Soc Gen Psychol Monogr 2001;127:89–127.
716 Kastrup M. Staff competence when dealing with traditional approaches. Eur J Psychiatr 2008;23(1):59–68.
717 Okasha A. The impact of Arab culture on psychiatric ethics. In: Okasha A, Arboleda-Florez J, Sartorius N, editors. Ethics, Culture and Psychiatry: International Perspectives. Washington: APA Press; 2000. p. 15–28.
718 Fisek GO. Cultural Context. Migration and health risks – A multilevel analysis. In: Marschalck P, Wiedl KH, editors. Migration und Krankheit. IMIS-Schriften, Bd. 10. Osnabrück: Universitätsverlag Rasch; 2001. p. 113–22.
719 Hausotter W. Begutachtung von Menschen mit Migrationshintergrund. Neuro aktuell 2008;5:35–46.
720 Hausotter W, Schouler-Ocak M. Begutachtung bei Menschen mit Migrationshintergrund unter medizinischen und psychologischen Aspekten. München, Jena: Elsevier Urban & Fischer; 2007.
721 Sieberer M, Ziegenbein M, Eckhardt G, Machleidt W, Calliess IT. Psychiatrische Begutachtung im Asylverfahren. Psychiatr Prax 2011;38(1):38–44.
722 Claassen D, Ascoli M, Berhe T, Priebe S. Research on mental disorders and their care in immigrant populations: review of publications from Germany, Italy and the United Kingdom. Eur Psychiatry 2005;20:540–9.
723 Grube M. Bildnerisches Gestalten als interkulturelle Verständigungsmöglichkeit bei psychiatrisch erkrankten Migranten. In: Hartwig P, Freyrear JL, editors. Kreativität. Das dritte therapeutische Prinzip in der Psychiatrie. Sternenfels: Verlag Wissenschaft und Praxis; 2002. p. 85–9.

724 Koch E, Müller MJ. Die andere Stimme: Symposium und Neueröffnung der Bilderausstellung aus der Gertrud-Lechner-Sammlung, Marburg 3. Dezember 2010. Die andere Stimme, in Vorbereitung; 2010.
725 Zwischen Stühlen: Migration und Kunsttherapie. Tagung in der Klinik Höhenried am 12. und 13. November 2010. Höhenried; 2010.
726 Sieberer M, Ziegenbein M, Clark D, Ersöz B, Calliess IT. Gesundheit und Akkulturation durch Bewegung? Ergebnisse einer Querschnittsstudie zur körperlichen Aktivität von Migranten. Z Med Psychologie 2009;18(Sonderheft Migration und Gesundheit):170–9.
727 WHO. The world health report 2001 – Mental Health: New Understanding, New Hope. Geneva, Switzerland: World Health Organization; 2001.
728 WHO. Prevention and Promotion in Mental Health. Geneva, Switzerland: World Health Organization; 2002.
729 WHO. Prevention of mental disorders: effective interventions and policy options: summary report. Geneva, Switzerland: World Health Organization; 2004.
730 (730) Sajatovic M, Sanders R, Alexeenko L, Madhusoodanan S. Primary prevention of psychiatric illness in special populations. Ann Clin Psychiatry 2010;22(4):262–73.
731 Kirmayer LJ, Narasiah L, Munoz M, Rashid M, Ryder AG, Guzder J. Canadian Guidelines for Immigrant Health. Common mental health problems in immigrants and refugees: general approach in primary care. Can Med Assoc J 2009;5:1–9.
732 Jané-Llopis E, Anderson P. Mental health promotion and mental disorder prevention across European Member States: a collection of country stories. Luxembourg: European Communities; 2006.
733 Larkin GL, Rivera H, Xu H, Rincon E, Beautrais AL. Community responses to a suicidal crisis: implications for suicide prevention. Suicide Life Threat Behav 2011;41(1):79–86.
734 Deren S, Shedlin M, Kang SY, Cortes DE. HIV risk and prevention among Hispanic immigrants in New York: The Salience of Diversity. Subst Use Misuse 2011;46(2–3):254–63.
735 Zeef A, Salman R, Krauth C, Walter U, Machleidt W. Prävention bei Migranten am Beispiel der Sucht. In: Machleidt W, Heinz A, editors. Praxis der interkulturellen Psychiatrie und Psychotherapie. München: Elsevier; 2010. p. 541–50.
736 Marwaha S, Livingston G. Stigma, racism or choice. Why do depressed ethnic elders avoid psychiatrists? J Affect Disord 2002;72(3):257–65.
737 Bahadir S. Müssen alle bikulturellen Krankenhausmitarbeiter dolmetschen (können/wollen)? In: Falge C, Zimmermann G, editors. Interkulturelle Öffnung des Gesundheitssystems. Baden-Baden: Nomos; 2009. p. 171–86.
738 Morina N, Maier T, Schmid Mast M. Lost in Translation? Psychotherapie unter Einsatz von Dolmetschern. Psychother Psych Med 2010;60:104–10.

739 Gün AK. Erfordernis und Aufgaben von Integrationsbeauftragten in der stationären Versorgung. In: Falge C, Zimmermann G, editors. Interkulturelle Öffnung des Gesundheitssystems. Baden-Baden: Nomos; 2009. p. 157–70.
740 Alarcon RD. Culture, cultural factors and psychiatric diagnosis: review and projections. World Psychiatry 2009;8:131–9.
741 Deutsche Gesellschaft für Kinder- und Jugendpsychiatrie und Psychotherapie, Bundesarbeitsgemeinschaft Leitender Klinikärzte für Kinder- und Jugendpsychiatrie PuP, Berufsverband der Ärzte für Kinder- und Jugendpsychiatrie PuP. Leitlinien zur Diagnostik und Therapie von psychischen Störungen im Säuglings-, Kindes- und Jugendalter. 3. überarbeitete Auflage. Köln: Deutscher Ärzte-Verlag; 2007.
742 Timmons-Mitchell J, Bender MB, Kishna MA, Mitchell CC. An independent effectiveness trial of multisystemic therapy with juvenile justice youth. J Clin Child Adolesc Psychol 2006;35:227–36.
743 Hebebrand J, Von Klitzing K. Säuglings- und Kleinkindpsychiatrie. Z Kinder Jugendpsychiatr Psychother 2009;37(4):328–35.
744 Wissenschaftlicher Beirat Psychotherapie. Gutachten zur wissenschaftlichen Anerkennung der Systemischen Therapie. Dtsch Arztebl 2009;PP8:86–9.
745 Woolfenden SR, Williams K, Peat J. Family and parenting interventions in children and adolescents with conduct disorder and delinquency aged 10–17. Cochrane Database Syst Rev 2001;2:DOI: 10.1002/14651858.CD003015.
746 Littell JH, Fopa M, Forsythe B. Multisystemic therapy for social, emotional, and behavioural problems in youth aged 10–17. Cochrane Database Syst Rev 2005;4:DOI: 10.1002/14651858.CD004797.pub4.
747 Brestan EV, Eyberg SM. Effective psychosocial treatments of conduct-disordered children and adolescents: 29 years, 82 studies, and 5,272 kids. J Clin Child Psychol 1998;27:180–9.
748 Beck N, Warnke A. Jugendhilfebedarf nach stationärer kinder- und jugendpsychiatrischer Behandlung. Z Kinder Jugendpsychiatr Psychother 2009;37:57–67.
749 Fegert JM, Roosen-Runge G, Thoms E, Kirsch U, Kölch M. Stellungnahme zur Eingliederungshilfe nach § 35a SGB VIII der Kommission Jugendhilfe der kinder- und jugendpsychiatrischen Fachgesellschaften. Z Kinder Jugendpsychiatr Psychother 2008;36:279–86.
750 Schmidt MH, Schneider K, Hohm E, Pickartz A, Macsenaere M, Petermann F, Flosdorf P, Hölzl H, Knab E. Effekte erzieherischer Hilfen und ihre Hintergründe. Jugendhilfe-Effekte-Studie. Band 219, Schriftenreihe des BMFSFJ. Stuttgart: Kohlhammer-Verlag; 2002.
751 Macsenaere M, Herrmann T. Klientel, Ausgangslage und Wirkungen in den Hilfen zur Erziehung. Eine Bestandsaufnahme mit EVAS. Unsere Jugend 2004;1:32–42.
752 Besier T, Fegert JM, Goldbeck L. Evaluation of Psychiatric Liaison-Services for Adolescents in Residential Group Homes. Eur Psychiatry 2009;24:483–9.

753 Deutscher Bundestag. Unterrichtung durch die Bundesregierung: Bericht über die Lebenssituation junger Menschen und die Leistungen der Kinder- und Jugendhilfe in Deutschland. 13. Kinder- und Jugendbericht und Stellungnahme der Bundesregierung. 2009.

754 Pössel P, Häußler B. Übersetzungs- und Validierungsansätze der deutschen Version des «Teenage Inventory of Social Skills». Z Kinder-Jugendpsychiatr 2004;32:37–43.

755 Melfsen S, Schwieger J, Kühnemund M, Stangier U, Stadler C, Poustka F, Heidenreich T, Lauterbach W, Warnke A. Die Behandlung sozialer Ängste im Kindes- und Jugendalter. Z Kinder Jugendpsychiatr Psychother 2006;34(3):203–12.

756 Beidel DC, Turner SM, Morris TL. Behavioral treatment of childhood social phobia. J Consult Clin Psychol 2000;68:1072–80.

757 Larson J, Lochman JE. Helping school children cope with anger. A cognitive behavioural intervention. New York: Guilford; 2002.

758 Kazdin AE, Esveldt-Dawson K, French NH, Unis AS. Problem-solving skills training and relationship therapy in the treatment of antisocial child behavior. J Consult Clin Psychol 1987;55(1):76–85.

759 Vitaro F, Tremblay RE. Impact of a prevention program on aggressive children's friendships and social adjustment. J Abnorm Child Psychol 1994;22(4):457–75.

760 Van Manen TG, Prins PM, Emmelpamp PMG. Reducing aggressive behavior in boys with a social cognitive group treatment: Results of a randomized, controlled trial. J Am Acad Child Adolesc Psychiatry 2004;43:1478–87.

761 McClellan JM, Werry JS. Evidence-based treatments in child and adolescent psychiatry: an inventory. J Am Acad Child Adolesc Psychiatry 2003;42(12):1388–400.

762 Frick PJ. Effective interventions for children and adolescents. Can J Psychiatry 2001;46:597–608.

763 Bölte S, Poustka F. Intervention bei autistischen Störungen: Status quo, evidenzbasierte, fragliche und fragwürdige Techniken. Z Kinder Jugendpsychiatr Psychother 2002;30:271–80.

764 Daly BP, Creed T, Xanthopoulos M, Brown RT. Psychosocial treatments for children with attention deficit/hyperactivity disorder. Neuropsychol Rev 2007;17:73–89.

765 Knight LA, Rooney M, Chronis-Tuscano A. Psychosocial treatments for attention-deficit/hyperactivity disorder. Curr Psychiatry Rep 2008;10:412–8.

766 Holtkamp K, Herpertz-Dahlmann B, Vloet T, Hagenah U. Group psychoeducation for parents of adolescents with eating disorders. Eat Disord 2005;13:381–90.

767 Remschmidt H, Schmidt MH. Alternative Behandlungsformen in der Kinder- und Jugendpsychiatrie: stationäre Behandlung, tagesklinische Behandlung und home-treatment im Vergleich. Stuttgart: Enke; 1988.

768 Göpel C, Schmidt MH, Blanz B, Rettig B. Behandlung hyperkinetischer Kinder im häuslichen Umfeld. Z Kinder Jugendpsychiatr Psychother 1996;24:192–202.

769 Mattejat F, Hirt BR, Wilken J, Schmidt MH, Remschmidt H. Efficacy of inpatient and home treatment in psychiatrically disturbed children and adolescents. Follow-up assessment of the results of a controlled treatment study. Eur Child Adolesc Psychiatry 2001;10(1):171–9.

770 Liddle HA, Dakof GA, Parker K, Diamond GS, Barret K, Tejada M. Multidimensional family therapy for adolescent drug abuse: Results of a randomized clinical trial. Am J Drug Alcohol Abuse 2001;27(4):651–88.

771 Gantner A. Multidimensionale Familientherapie für cannabisabhängige Jugendliche – Ergebnisse und Erfahrungen aus der «INCANT»-Pilotstudie. Prax Kinderpsychol Kinderpsychiatr 2006;55:520–32.

772 Kazdin AE, Esveldt-Dawson K, French NH, Unis AS. Effects of parent management training and problem-solving skills training combined in the treatment of antisocial child behavior. J Am Acad Child Adolesc Psychiatry 1987;26:416–24.

773 Pfiffner LJ, McBurnett K. Social skills training with parent generalization: treatment effects for children with attention deficit disorder. J Consult Clin Psychol 1997;65:749–57.

774 Garland AF, Hawley KM, Brookman-Frazee L, Hurlburt MS. Identifying common elements of evidence-based psychosocial treatments for children's disruptive behavior problems. J Am Acad Child Adolesc Psychiatry 2008;47:505–14.

775 Weiss B, Harris V, Catron T, Han SS. Efficacy of the RECAP intervention program for children with concurrent internalizing and externalizing problems. J Consult Clin Psychol 2003;71:364–74.

776 Kratochwill TR, McDonald L, Levin JR, Scalia PA, Coover G. Families and Schools Together: an experimental study of multi-family support groups for children at risk. J Sch Psychol 2009;47:245–65.

777 Pfiffner LJ, Yee Mikami A, Huang-Pollock C, Easterlin B, Zalecki C, McBurnett K. A randomized, controlled trial of integrated home-school behavioral treatment for ADHD, predominantly inattentive type. J Am Acad Child Adolesc Psychiatry 2007;46(8):1041–50.

778 AACAP (American Academy of Child and Adolescent Psychiatry). Practice parameter: Community systems of care. J Am Acad Child Adolesc Psychiatry 2007;46:284–99.

779 Nitkowski D, Petermann F, Büttner P, Krause-Leipoldt C, Petermann U. Behavior modification of aggressive children in child welfare: evaluation of a combined intervention program. Behav Modif 2009;33:474–92.

780 Leppert T, Probst P. Entwicklung und Evaluation eines psychoedukativen Gruppentrainings für Lehrer von Schülern mit einer autistischen Entwicklungsstörung und Intelligenzminderung. Z Kinder Jugendpsychiatr Psychother 2005;33:49–58.

781 AAGP. Consensus statement on improving the quality of mental health care in U.S. nursing homes: management of depression and behavioral symptoms associated with dementia. J Am Geriatr Soc 2003;19:1287–98.

782 IQWiG. Nichtmedikamentöse Behandlung der Alzheimer Demenz. 1. Version des Abschlussberichtes im Auftrag des Gemeinsamen Bundesausschusses. 2009.

783 Moniz-Cook E, Vernooij-Dassen M, Woods R. A European consensus on outcome measures for psychosocial intervention research in dementia care. Aging Ment Health 2008;12:14–29.
784 Frederick JT, Steinman LE, Prohaska T. Community-based treatment of late life depression an expert panel-informed literature review. Am J Prev Med 2007;33:222–49.
785 Steinman LE, Frederick JT, Prohaska T. Recommendations for treating depression in community-based older adults. Am J Prev Med 2007;33:175-81.
786 Yamaguchi H, Maki Y, Yamagami T. Overview of non-pharmacological intervention for dementia and principles of brain-activating rehabilitation. Psychogeriatrics 2010;10:206–13.
787 Brodaty H, Green A, Koschera A. Meta-analysis of psychosocial interventions for caregivers of people with dementia. J Am Geriatr Soc 2003;51:657–64.
788 Sitzer DI, Twamley EW, Jeste DV. Cognitive training in Alzheimer's disease: a meta-analysis of the literature. Acta Psychiatr Scand 2006;114(2):75–90.
789 Smits CH, de Lange J, Droes RM. Effects of combined intervention programmes for people with dementia living at home and their caregivers: a systematic review. Int J Geriatr Psychiatry 2007;22:1181–93.
790 Selwood A, Johnston K, Katona C, Lyketsos C, Livingston G. Systematic review of the effect of psychological interventions on family caregivers of people with dementia. J Affect Disord 2007;101(1–3):75–89.
791 Robinson L, Hutchings D, Corner L. A systematic literature review of the effectiveness of non-pharmacological interventions to prevent wandering in dementia and evaluation of the ethical implications and acceptability of their use. Health Technol Assess 2006;10(iii):ix–108.
792 Graff MJ, Vernooij-Dassen MJ, Thijssen M. Effects of community occupational therapy on quality of life, mood, and health status in dementia patients and their caregivers: a randomized controlled trial. J Gerontol A Biol Sci Med Sci 2007;62:1002–9.
793 Graff MJ, Vernooij-Dassen MJ, Thijssen M. Community based occupational therapy for patients with dementia and their care givers: randomised controlled trial. BMJ 2006;333(7580):1196.
794 Livingston G, Johnston K, Katona C. Systematic review of psychological approaches to the management of neuropsychiatric symptoms of dementia. Am J Psychiatry 2005;162(11):1996–2021.
795 Clare L, Woods RT, Moniz Cook ED. Cognitive rehabilitation and cognitive training for early-stage Alzheimer's disease and vascular dementia. Cochrane Database Syst Rev 2003;CD003260.
796 Hermans DG, Htay UH, McShane R. Non-pharmacological interventions for wandering of people with dementia in the domestic setting. Cochrane Database Syst Rev 2007;CD005994.
797 Bates J, Boote J, Beverley C. Psychosocial interventions for people with a milder dementing illness: a systematic review. J Adv Nurs 2004;45:644–58.
798 Giordano M, Dominguez LJ, Vitrano T. Combination of intensive cognitive rehabilitation and donepezil therapy in Alzheimer's disease (AD). Arch Gerontol Geriatr 2010;51:245–9.
799 Spector A, Orrell M, Woods B. Cognitive Stimulation Therapy (CST): effects on different areas of cognitive function for people with dementia. Int J Geriatr Psychiatry 2010;25:1253–8.
800 Gitlin LN, Winter L, Burke J. Tailored activities to manage neuropsychiatric behaviors in persons with dementia and reduce caregiver burden: a randomized pilot study. Am J Geriatr Psychiatry 2008;16:229–39.
801 Gitlin LN, Winter L, Dennis MP. Targeting and managing behavioral symptoms in individuals with dementia: a randomized trial of a nonpharmacological intervention. J Am Geriatr Soc 2010;58:1465–74.
802 Gitlin LN, Winter L, Vause Earland T. The Tailored Activity Program to reduce behavioral symptoms in individuals with dementia: feasibility, acceptability, and replication potential. Gerontologist 2009; 49:428–39.
803 Woods B, Spector A, Jones C. Reminiscence therapy for dementia. Cochrane Database Syst Rev 2005;CD001120.
804 Romero B, Wenz M. Concept and effectiveness of a treatment program for patients with dementia and their relatives. Results from the Bad Aibling Alzheimer Disease Therapy Center. Z Gerontol Geriatr 2002;35:118–28.
805 Baillon S, Van Diepen E, Prettyman R. A comparison of the effects of snoezelen and reminiscence therapy on the agitated behaviour of patients with dementia. Int J Geriatr Psychiatry 2004;19:1047–52.
806 Staal JA, Sacks A, Matheis R. The effects of Snoezelen (multi-sensory behavior therapy) and psychiatric care on agitation, apathy, and activities of daily living in dementia patients on a short term geriatric psychiatric inpatient unit. Int J Psychiatry Med 2007;37:357–70.
807 Bienstein CF. Basale Stimulation in der Pflege. Seelzer/Velber: Kallmeyer Verlag; 2003.
808 Chung JC, Lai CK, Chung PM. Snoezelen for dementia. Cochrane Database Syst Rev 2002;CD003152.
809 Thorgrimsen L, Spector A, Wiles A. Aroma therapy for dementia. Cochrane Database Syst Rev 2003;CD003150.
810 Vink AC, Birks JS, Bruinsma MS. Music therapy for people with dementia. Cochrane Database Syst Rev 2004;CD003477.
811 Guetin S, Portet F, Picot MC. Effect of music therapy on anxiety and depression in patients with Alzheimer's type dementia: randomised, controlled study. Dement Geriatr Cogn Disord 2009;28:36–46.
812 Holmes C, Knights A, Dean C. Keep music live: music and the alleviation of apathy in dementia subjects. Int Psychogeriatr 2006;18:623–30.
813 Raglio A, Oasi O, Gianotti M. Effects of music therapy on psychological symptoms and heart rate variability in patients with dementia. A pilot study. Curr Aging Sci 2010;3:242–6.
814 Sung HC, Chang AM. Use of preferred music to decrease agitated behaviours in older people with dementia: a review of the literature. J Clin Nurs 2005;14:1133–40.

815 Sung HC, Chang AM, Lee WL. A preferred music listening intervention to reduce anxiety in older adults with dementia in nursing homes. J Clin Nurs 2010;19:1056–64.
816 Ballard C, Brown R, FJ. Brief psychosocial therapy for the treatment of agitation in Alzheimer disease (the CALM-AD trial). Am J Geriatr Psychiatry 2009;17:726–33.
817 Forbes D, Morgan DG, Bangma J. Light therapy for managing sleep, behaviour, and mood disturbances in dementia. Cochrane Database Syst Rev 2004;CD003946.
818 Skjerve A, Bjorvatn B, Holsten F. Light therapy for behavioural and psychological symptoms of dementia. Int J Geriatr Psychiatry 2004; 19:516–22.
819 Forbes D, Forbes S, Morgan DG. Physical activity programs for persons with dementia. Cochrane Database Syst Rev 2008;CD006489.
820 Rolland Y, Pillard F, Klapouszczak A, Reynish E, Thomas D, Andrieu S, Riviere D, Vellas B. Exercise program for nursing home residents with Alzheimer's disease: a 1-year randomized, controlled trial. J Am Geriatr Soc 2007;55(2):158–65.
821 Heyn P, Abreu BC, Ottenbacher KJ. The effects of exercise training on elderly persons with cognitive impairment and dementia: a meta-analysis. Arch Phys Med Rehabil 2004; 85:1694–704.
822 Eggermont LH, Swaab DF, Hol EM. Walking the line: a randomised trial on the effects of a short term walking programme on cognition in dementia. J Neurol Neurosurg Psychiatry 2009;80:802–4.
823 Oswald WD, Hagen B, Rupprecht R. Non-medicamentous therapy and prevention of Alzheimer disease. Z Gerontol Geriatr 2001;34:116–21.
824 Kemoun G, Thibaud M, Roumagne N. Effects of a physical training programme on cognitive function and walking efficiency in elderly persons with dementia. Dement Geriatr Cogn Disord 2010;29:109–14.
825 Schwenk M, Zieschang T, Oster P. Dual-task performances can be improved in patients with dementia: a randomized controlled trial. Neurology 2010;74:1961–8.
826 Cohen-Mansfield J. Nonpharmacologic interventions for inappropriate behaviors in dementia: a review, summary, and critique. Am J Geriatr Psychiatry 2001;9:361–81.
827 Snowden M, Sato K, Roy-Byrne P. Assessment and treatment of nursing home residents with depression or behavioral symptoms associated with dementia: a review of the literature. J Am Geriatr Soc 2003;51:1305–17.
828 Selbmann H, Kopp I. Implementierung von Leitlinien in den Versorgungsalltag. Psychiatrie 2005;2(1):33–8.
829 Grol R. Strategies for dissemination and implementation of clinical guidelines. Baden-Baden: Nomos Verlagsgesellschaft; 1998.
830 Grol R, Grimshaw J. Evidence-based implementation of evidence based medicine. Jt Comm J Qual Improv 1999;25:503–21.
831 Gross PA, Greenfield S, Cretin S, Ferguson J, Grimshaw J, Grol R, Klazinga N, Lorenz W, Meyer GS, Riccobono C, Schoenebaum SC, Schyve P, Shaw C. Optimal methods for guideline implementation: conclusions from Leeds Castle meeting. Med Care 2001;39:85–92.

832 Lohr KN. Medicare: A Strategy for Quality Assurance. Washington D.C.: National Academy Press; 1990.
833 Weinmann S, Becker T. Qualitätsindikatoren für die Integrierte Versorgung von Menschen mit Schizophrenie. Bonn: Psychiatrie Verlag; 2009.
834 Weinmann S, Roick C, Martin L, Willich SN, Becker T. Development of a set of schizophrenia quality indicators for integrated care. Epidemiol Psychiatr Soc 2010;19(1):52–62.
835 Wobrock T, Weinmann S, Falkai P, Gaebel W. Quality assurance in psychiatry: quality indicators and guideline implementation. Eur Arch Psychiatry Clin Neurosci 2009;259(2):219–26.
836 Gaebel W, Janssen B, Zielasek J. Mental health quality, outcome measurement, and improvement in Germany. Curr Opin Psychiatry 2009;22(6):636–42.
837 Kunze H. Psychiatrische Übergangseinrichtungen und Heime. Stuttgart: Enke Verlag; 1981.
838 Kunze H. Rehabilitationsplanung. In: Rössler W, editor. Psychiatrische Rehabilitation. Berlin, Heidelberg: Springer Verlag; 2004. p. 104–25.
839 Kunze H. Personenzentrierte Betreuungsansätze in einem integrierten Hilfesystem. In: Rössler W, editor. Psychiatrische Rehabilitation. Berlin, Heidelberg: Springer Verlag; 2004. p. 659–69.
840 Kauder V. Personenzentrierte Hilfen in der psychiatrischen Versorgung. Kurzfassung des Berichtes zum Forschungsprojekt des Bundesministeriums für Gesundheit. Bonn: Psychiatrie-Verlag; 1997.
841 Bundesministerium für Gesundheit. Von institutions- zu personenzentriertenzentrierten Hilfen in der psychiatrischenVersorgung. Bericht zum Forschungsprojekt des BMG. Band 116 Schriftenreihe des BMG ed. Baden-Baden: Nomos; 1999.
842 Bund-Länder-Arbeitsgruppe. Weiterentwicklung der Eingliederungshilfe für Menschen mit Behinderungen der ASMK – Eckpunkte für die Reformgesetzgebung. Stand 14.09.2010 ed. 2010.
843 Kunze H, Elsässer-Gaißmaier H-P, Fegert J M, Heinz A, Schmidt-Michel P-O, Weiß P. Das «St. Florian-Prinzip»steuert die maßnahmebezogene Finanzierung von Leistungen für psychisch Kranke – Anstehende Reformen der Rahmenbedingungen für die Finanzierung. Psychiatr Prax 2011;38:45–52.
844 Weinmann S. Evidenzbasierte Psychiatrie. Methoden und Anwendung. Stuttgart: Kohlhammer; 2007.
845 Psychiatrie-Personalverordnung – Psych-PV. Verordnung über Maßstäbe und Grundsätze für den Personalbedarf in der stationären Psychiatrie. http://www.gesetze-im-internet.de/psych-pv/BJNR029300990.html; 2011.
846 Lambert M, Naber D, Bock T, Meigel-Schleif C, Orton HD. Integrierte Versorgung von Patienten mit psychotischen Erkrankungen – das Hamburger Modell. Soziale Psychiatrie 2010;127:30–2.
847 Kunze H, Franz M. Integrierte störungsspezifische Konzepte im Klinischen Bereich und darüber hinaus – auch ohne «Integrierte Versorgung» nach § 140 SGB

V möglich. In: Weatherly JN, Lägel R, editors. Neue Versorgungsansätze in der Psychiatrie, Neurologie und Psychosomatik. Berlin: Medizinisch Wissenschafltliche Verlagsgesellschaft; 2009. p. 213–23.
848 Wing JK. Institutional influences on mental disorder. In: Kisker KP, Meyer JE, Müller C, Strömgen E, editors. Psychiatrie der Gegenwart. Berlin: Springer; 1975. p. 327–60.
849 Anthony W, Rogers ES, Farkas M. Research on evidence-based practices: future directions in an era of recovery. Community Ment Health J 2002;39:101–14.
850 Riedel-Heller S, Bramesfeld A, Roick C, Becker T, König H-H. Der Ruf nach mehr Versorgungsforschung. Psychiatr Prax 2008;35(4):157–9.
851 Bramesfeld A, Riedel-Heller S. Prioritäre Themen in der Versorgungsforschung zur psychischen Gesundheit. Psychiatr Prax 2008;35(7):315–7.
852 Sikorski C, Glaesmer H, Bramesfeld A. Quantität versus Qualität – Zum Stand der Methodendebatte in der Versorgungsforschung. Psychiatr Prax 2010;37(7):322–8.
853 Slade M, Priebe S. Conceptual limitations of randomised controlled trials. In: Priebe S, Slade M, editors. Evidence in Mental Health Care. New York: Brunner Routledge; 2002. p. 101–8.
854 Riedel-Heller S, Richter D. Psychosoziale Interventionen und Soziale Inklusion: Näher an die Lebenswelt der Betroffenen rücken. Psychiatr Prax 2008;35(5):213–5.
855 Reuster T, von Spreti F, Martius P, Unterberger J, Broocks A. Ergotherapie, Kunsttherapie, Musiktherapie, Körper- und Sporttherapie. In: Möller H-J, Laux G, Kapfhammer H-P, editors. Psychiatrie, Psychosomatik, Psychotherapie. Band 1: Allgemeine Psychiatrie. 4., erw. und vollständig neu bearb. Aufl. Berlin, Heidelberg: Springer-Verlag; 2011. p. 1065–98.
856 Meyer A-E. Eine Taxonomie der bisherigen Psychotherapieforschung. Z Klin Psychol 1990;19:287–91.
857 Paul GL. Behavior modification research: Design and Tactics. In: Franks CM, editor. Behavior therapy: Appraisal and status. New York: McGraw Hill; 1969. p. 29–62.